科学出版社"十四五"普通高等教育研究生规划教材

医学影像技术研究生核心课程教材

供医学影像技术、医学影像学、生物医学工程、智能影像工程、临床医学、预防医学等医学相关专业使用

医学影像处理技术学

主　　编　牛延涛　邱建峰

副主编　李文美　王红光　刘　杰　袁　元

编　　者（以姓氏笔画为序）

王红光	河北医科大学第四医院	牛延涛	首都医科大学附属
尹建东	中国医科大学附属盛京医院		北京同仁医院
石　斌	甘肃省人民医院	付丽媛	中国人民解放军联勤保障
刘　杰	郑州大学第一附属医院		部队第九〇〇医院
李　琦	重庆医科大学附属第一医院	李文美	广西医科大学附属第一医院
邱建峰	山东第一医科大学	迟　彬	华中科技大学同济医学院
张　玲	南京医科大学第一附属医院		附属协和医院
张　鑫	温州医科大学	金　超	西安交通大学第一附属医院
周　辰	首都医科大学	赵　维	北京航空航天大学
赵永霞	河北大学附属医院	胡玲静	首都医科大学
闻彩云	温州医科大学附属第一医院	袁　元	四川大学华西医院
徐绍忠	江西中医药大学附属医院	高丽敏	河北省中医院
郭　丽	天津医科大学	黄　浩	福建中医药大学
康天良	首都医科大学附属北京同仁医院	路伟钊	山东第一医科大学
窦社伟	河南省人民医院	蔡裕兴	南方医科大学南方医院

秘　　书　康天良

科　学　出　版　社

北　京

内 容 简 介

在临床实践和科学研究中，医学影像处理对疾病的诊断和治疗起着越来越重要的作用。随着影像组学和人工智能等的发展，其对医学影像处理技术提出了新的和更高的要求。本书阐述了医学影像处理技术的发展历程、相关基础知识、影像变换、影像增强、影像分割、模式识别、影像可视化、配准和融合等基本理论，其在临床 DR、CT、MRI 和 DSA 中的最新应用，以及医学影像处理技术的科研设计。

本书图文并茂，从临床实践中对影像处理技术的需求出发，具有针对性强、适配性好的特点。既可作为医学影像技术学本科、研究生教材，也可以作为临床医学影像从业人员和相关研究及设备软硬件研发人员的参考书。

图书在版编目（CIP）数据

医学影像处理技术学/牛延涛，邱建峰主编. —北京：科学出版社，2024.3

科学出版社"十四五"普通高等教育研究生规划教材　医学影像技术研究生核心课程教材

ISBN 978-7-03-077276-3

Ⅰ.①医… Ⅱ.①牛… ②邱… Ⅲ.①医学摄影–图像处理–研究生–教材 Ⅳ.① R445

中国国家版本馆 CIP 数据核字（2023）第 251783 号

责任编辑：王锞韫/责任校对：宁辉彩
责任印制：张　伟/封面设计：陈　敬

科学出版社 出版
北京东黄城根北街 16 号
邮政编码：100717
http://www.sciencep.com

北京汇瑞嘉合文化发展有限公司印刷
科学出版社发行　各地新华书店经销

*

2024 年 3 月第 一 版　开本：787×1092　1/16
2024 年 3 月第一次印刷　印张：23
字数：680 000
定价：118.00 元
（如有印装质量问题，我社负责调换）

序

为了顺应医学技术（一级学科）下医学影像技术学（二级学科）及其亚学科快速发展的需求，紧跟新设备、新技术、新方法和新理论日新月异且更新周期不断缩短的发展步伐，科学出版社启动了"十四五"普通高等教育规划教材医学影像技术研究生核心课程教材申报工作，为学科交叉性、融合性和前沿性的快速发展提供了良好的机遇。经医学影像技术研究生核心课程教材编审专家委员会研究决定，组织全国各省市的影像技术专家编写《医学数字 X 线成像技术学》《医学 CT 成像技术学》《MR 成像技术学》《医学影像处理技术学》《医学影像信息与人工智能技术学》系列医学影像技术研究生教材，填补我国医学影像技术无研究生教材的空白。本系列医学影像技术研究生教材可供高等医药院校医学影像技术、医学影像学、生物医学工程、智能影像工程、临床医学、预防医学等医学相关专业使用。

本系列研究生教材以《教育部 国家发展改革委 财政部关于加快新时代研究生教育改革发展的意见》（教研〔2020〕9 号）、《国务院办公厅关于加快医学教育创新发展的指导意见》（国办发〔2020〕34 号）、《普通高等学校教材管理办法》（教材〔2019〕3 号）、《教育部关于印发〈国家教材建设重点研究基地管理办法〉的通知》（教材〔2020〕1 号）和《普通高等学校本科专业类教学质量国家标准》等文件的精神为指导，全面深化普通高等学校教育改革，提升教育水平和培养质量，推进新医科建设。

本系列研究生教材遵循医学影像技术研究生专业的培养目标，以临床实际问题为导向，以忠实专业要求、高于专业标准、强化研究专业、回归和服务专业为指导思想。坚持研究生教材的思想性、科学性、先进性、启发性、实用性和创新性的原则；本着源于本科教材的基本理论、基本知识和基本技能的基础上进行升华的理念；适应医学影像技术二级学科下相关亚学科的各种技术更新周期不断变短的趋势；紧跟相关学科新技术日新月异的发展步伐；追踪相关学科的新理论和新方法及新技术；强调学科的交叉性、融合性和前沿性。

本系列研究生教材的编写倡导医学影像技术二级学科相关亚学科的应用技术理论化和理论知识实用化，力戒与临床脱节，强调实用性，避免纯理论。参加本系列研究生教材的编委大多是来自各地域的大学附属医院或教学医院临床第一线的"双师型"教师，具有丰富的教学经验和临床工作的实际体验。

由于编者水平所限，书中如有缺点和错误，恳请广大读者不吝赐教，提出宝贵的改进意见。

余建明

2023 年 6 月

前　言

随着放射诊疗硬件和软件技术的迅猛发展，我国放射诊疗设备的装机量大幅提升，放射诊疗的总人次数快速攀升，稳健估计每年超过 10 亿人次，其中绝大多数为放射诊断检查。在大型综合医院的放射科或医学影像中心，每天医学影像检查数达 4000～6000 人次甚至更高，海量的影像数据可为临床疾病的诊断和治疗提供丰富的影像学信息。因此，根据临床需求，对影像数据进行适宜处理使其突出显示相关疾病的特征，这是对数字化时代医学影像技术从业人员提出的要求。同时，随着影像组学和人工智能的发展，对影像处理技术提出了新的和更高的要求。因此，非常有必要提升医学影像技术从业人员的相关理论基础和临床应用水平，并了解医学影像处理技术的进展，以便在临床实践中合理利用相关的影像处理方法和技术，提升图像质量，突出感兴趣特征，增强显示效果和影像学信息；充分挖掘影像处理技术的潜能，尽可能满足临床需求。在此背景下，《医学影像处理技术学》应运而生。

本书共 13 章，分别介绍了医学影像处理技术的发展历程、相关基础知识、影像变换、影像增强、影像分割、模式识别、影像可视化、配准和融合等基本理论；同时，结合放射诊断的临床应用实践，介绍了数字 X 射线摄影（DR）影像处理技术、计算机体层成像（CT）影像处理技术、磁共振成像（MRI）影像处理技术和数字减影血管造影（DSA）影像处理技术，还对医学影像处理技术的科研设计进行了阐述。

本书编写以理论结合临床实践为目的，重点阐述医学影像处理常用的方法和原理，以及在 DR、CT、MRI 和 DSA 中的应用，注重逻辑性和全书的系统性，重点突出，深入浅出。

本书阐述了医学影像处理技术的现状和发展趋势，详细介绍了影像处理技术的基础、原理和临床应用；文中所用图片大多来自临床病例，将理论知识和临床实践有机结合，突出展示医学影像处理技术在临床诊疗中的广泛运用和扮演的重要角色；同时，契合医学影像技术人员科研开展和论文撰写等需要，系统阐述影像处理技术科研设计和研究热点。本书图文并茂，从临床实践中对影像处理技术的需求出发，具有针对性强、适配性好的特点。本书既可以作为医学影像技术学本科、研究生教材，也可以作为临床医学影像从业人员和相关研究及设备软硬件研发人员的参考用书。

本书的编者来自全国不同地区的高校和医院。高校的编者从事医学影像处理技术的教学和研究，具有深厚的理论基础和丰富的教学经验；医院的编者均在临床一线工作多年，基础扎实，临床经验丰富。在此，对各位编者和在各方面给予本书关心和帮助的同道们一并表示最诚挚的感谢。

医学影像处理技术相关专业知识复杂，且相关技术更新较快，本书的编写为第一版，可借鉴经验不多，加上我们水平有限，难免存在不足之处。望各位同道在使用中提出宝贵意见和建议，以便再版时修订和改进。

牛延涛　邱建峰

2023 年 10 月

目　　录

第1章 医学影像处理技术概论

现代医学中，医学影像在疾病的诊断、分期和治疗手段选择方面起着越来越重要的作用。医学影像的成像技术通过各种成像模式获取人体组织或器官的信息，以图像的形式直观地展现出来，极大地拓展了医师获取信息的范围。医学影像处理就是使用图像处理技术对医学影像进行获取、处理、增强等操作，以得到医学诊疗所需要的信息。它是图像处理学科中一个很重要的领域，现代医学的发展离不开图像处理学科，医学的发展同时也促进了图像处理学科的发展。

第一节　医学影像处理技术发展历程和应用

一、常见术语及其含义

（一）图象与图像

根据现行国家规范，应使用"图像"，而不是"图象"。"像"与"象"是有区别的。2001年，中华人民共和国教育部、国家语言文字工作委员会发布规范《第一批异形词整理表》，将"图像""录像""显像管"等定为推荐词形。图像又称影像，英文是 image 或 imagery，为物体反射或辐射电磁波能量强度的二维空间记录和显示。

（二）图形与图像

图形英文为 graph，在载体上以几何线条和几何符号等反映事物各类特征和变化规律的表现形式。图形对应着矢量图，是由计算机绘制的直线、圆、矩形、曲线、图表等，而图像对应的则是位图。

（三）数字图像

数字图像（digital image）是将一幅二维图像的灰度表示为离散坐标点的二维函数，并将其量化为离散数值时所对应的图像。

（四）数字图像处理

数字图像处理（digital image processing）是通过计算机对图像进行降低噪声、增强、复原、变换、分割、提取特征、分类等处理的方法和技术。

首先，数字图像处理技术可以帮助人们更加客观、准确地认识世界，人的视觉系统可以帮助人类从外界获得 3/4 以上的信息，而图像、图形又是所有视觉信息的载体。尽管人眼的鉴别力很高，可以识别上千种颜色，但在许多情况下，图像对于人眼来说是模糊的甚至是不可见的。一方面，通过图像增强技术，可以使模糊甚至不可见的图像（如一幅褪色发虚的照片）变得清晰明亮；另一方面，通过数字图像处理中的模式识别技术，可以将人眼无法识别的图像进行分类处理。指纹识别是一个典型的例子，人眼很难区分识别不同个体的指纹，而计算机通过模式识别技术却可以快速准确地检索、匹配和识别不同个体的指纹。其次，数字图像处理技术可以拓宽人类获取信息的视野范围。通过数字图像处理技术可以利用红外、微波等波段的信息进行数字成像，将不可见的信息变为可见信息图像。

（五）数字 X 射线摄影

数字 X 射线摄影（digital radiography，DR）是利用数字 X 射线探测器实现射线摄影的一种设备。其影像直接从影像接收器读出。通常由 X 射线发生装置、数字 X 射线成像装置和辅助装置组成。

（六）计算机体层成像

计算机体层成像（computed tomography，CT）是利用精确准直的成像媒介（如 X 射线、γ 射线、超声波等）与高灵敏度的探测器，围绕人体的某一部位采集数据，并根据需要重建出断面影像的一种成像方法。根据照射源不同，其可分为 X 射线计算机体层成像（X-CT）、超声计算机体层成像（UCT）和 γ 射线计算机体层成像（γ-CT）等。

（七）数字减影血管造影

数字减影血管造影（digital subtraction angiography，DSA）是通过人工的方法将对比剂注射到目标血管内进行 X 射线成像，利用计算机处理对比剂注入前后所得到的数字化影像信息，以消除周围组织结构而使血管影像清晰显示的一种成像技术。

（八）磁共振成像

磁共振成像（magnetic resonance imaging，MRI）是利用生物体内特定原子核在磁场中所表现出的磁共振现象而产生信号，经空间编码、重建而获得影像的一种成像技术。

（九）超声成像

超声成像（ultrasonic imaging，USI）是基于由组织特性和几何尺寸的不同造成超声波在不同组织里透射、反射、散射、衍射和干涉等传播规律的不同而使接收信号的幅度、频率、相位、时间等参量发生相应改变的原理，通过对这些参量的测量和成像来识别组织的差异、判别组织病理特征的一种成像技术。

二、数字图像处理的发展历程

数字图像处理技术源于 20 世纪 20 年代报纸行业，当时引入一种电缆图片传输系统，通过海底电缆从英国伦敦到美国纽约传输了一幅照片，采用数字压缩技术实现了第一幅数字照片的传送。1964 年，美国国家航空航天局喷气推进实验室（JPL）处理了太空船"徘徊者七号"发回的月球照片，标志着数字图像处理技术开始得到实际应用。其后，卫星遥感、军事、气象等学科，特别是计算机技术的发展推动了数字图像处理技术的快速发展。数字图像处理技术的迅速发展为人类带来了巨大的经济社会效益，大到应用卫星遥感进行的全球环境气候监测，小到指纹识别技术在安全领域的应用，数字图像处理技术已经融入科学研究和经济生活的各个领域。

数字图像处理技术在 20 世纪 60 年代末和 70 年代初开始用于医学成像。70 年代初发明的 CT 是图像处理在医学诊断领域中的重要应用之一。发明者 Godfrey N.Hounsfield 和 Alan M. Cormack 教授共同获得 1979 年的诺贝尔生理学或医学奖。随着 CT 的发明，CT 图像算法及相关后处理算法等逐渐发展成熟。同一时期，MRI 和 DSA 也在医学上开始应用。

1895 年，伦琴发现 X 射线，并用 X 射线拍摄了人类历史上第一张医学图像，1901 年获得了诺贝尔物理学奖。1981 年，计算机 X 射线摄影（computed radio-graphy，CR）技术的发明和使用，把 X 射线摄影从模拟时代带入到数字时代，医学图像从此全面进入了数字化时代。

20 世纪 80 年代，借助计算机、人工智能等方面的快速发展，数字图像处理技术实现了更高层次的发展，人们已经着手研究如何使用计算机进行图像解释。

20 世纪 90 年代初，数字图像处理技术得到了一个快速发展，特别是小波理论和小波变换方法的诞生，更好地实现了数字图像的分解与重构。

进入到 21 世纪，借助计算机技术的飞速发展与各种理论研究的不断完善，数字图像处理技术的应用范围被拓宽，甚至已经在某些领域取得突破。从目前数字图像处理技术的特点来看，在巨大图像信息量处理的综合性能方面显示出十分明显的优势，其得益于图像信息理论与通信理论的紧密结合。再加上数字图像处理技术具有处理精度高、灵活性强、再现性好、适用面广、信息压缩的潜力大等特点，已广泛应用于各个领域。

基于目前数字图像处理技术的发展现状，其未来的发展趋势主要表现在以下几个方面。

第一，各类相关新理论和新研究的出现将进一步推动数字图像处理技术的发展，如遗传算法、神经网络等，特别是分形（Fractal）算法，能够应用在图形处理、图像处理及生物、数字、神经等多个领域，Fractal 与数字图像处理技术的结合是未来的重要发展方向。

第二，机器人视觉。目前的机器人技术已经得到良好发展，各种人工智能机器人的出现代表着相关技术与相关学术研究已得到进一步应用。数字图像处理技术实现了机器人视觉向更高层次的发展。

第三，借助多媒体技术提高硬件芯片的性能，目前已经十分普遍。在未来，实现数字图像处理与芯片技术的结合也将成为主要的应用方向。

第四，借助各类学术研究与理论的完善，数字图像处理技术势必逐渐变得更加完善。

第五，人们越来越重视软件方面的研究，这种环境下软件技术与数字图像处理技术的结合必定能够开发出高级的软硬件图像处理方法。

第六，大环境下相关理论、实践的不断完善，使得数字图像处理技术必定是朝着高速、高分辨力、智能化方向发展。

三、数字图像处理的三个层次

数字图像处理可以分为三个层次，即低级图像处理、中级图像处理和高级图像处理。

（一）低级图像处理

主要对图像进行各种加工以改善图像的视觉效果或突出有用信息，并为自动识别奠定基础，或通过编码以降低图像对存储空间、传输时间或传输带宽的要求。其特点为，输入是图像，输出也是图像，即图像之间进行的变换。

（二）中级图像处理

主要对图像中感兴趣的目标进行检测（或分割）和测量，以获得它们的客观信息，从而建立对图像的描述。其特点为，输入是图像，输出是数据。

（三）高级图像处理

在中级图像处理的基础上，进一步研究图像中各目标的性质和它们之间的相互联系，并得出对图像内容含义的理解（对象识别）及对原来客观场景的解释（计算机视觉），从而指导和规划行动。其特点为，以客观世界为中心，借助知识、经验等来把握整个客观世界；输入是数据，输出是理解。

狭义的图像处理是低级处理操作，它主要在图像像素层级上进行处理，处理的数据量非常大。图像分析则进入了中级处理操作，经分割和特征提取，把原来以像素构成的图像转变成比较简洁的、非图像形式的描述。图像理解则是高级处理操作，它是对描述中抽象出来的符号进行推理，其处理过程和方法与人类的思维推理有许多类似之处。图像处理的三个层次相互交融，有时并无明显界线。中、高级图像处理中也包含初级图像处理的内容。

四、数字图像处理技术在医学中的应用

数字图像处理技术拓宽了人类获取信息的视野范围。人眼只能看到电磁波谱中的可见光部分（0.38～0.76μm），其余的紫外波段、红外波段和微波波段等波谱是人眼不可见的。通过数字图像处理技术，可以利用红外、微波等波段的信息进行数字成像，将不可见的信息变为可见的图

像信息。根据电磁波不同波段的特性，不同频率的电磁波被应用在不同的成像或者治疗设备上，对临床疾病的诊断或者治疗具有重要的作用，如γ射线成像［核医学成像的正电子发射体层成像（PET）等］、X射线成像（DR、DSA、CT）、可见光成像（显微镜、内镜）、红外线成像（红外线乳房透视成像）、无线电波段成像（MRI）和超声波成像（USI）等。

随着计算机和人工智能等技术的进步，医学成像从解剖成像逐步朝着动态化、功能化、能谱化方向发展。

在DR领域中，人们开发了不同的成像方式，如二维到三维成像。将DR负重成像优势发展到三维成像领域，获得分辨力更高的三维图像。利用体层成像原理，开发了数字体层摄影技术，应用在全身各部位，特别是在乳腺X射线摄影方面发展比较成熟。采用能谱成像技术，可以获得高低能量下普通胸部成像的"骨肉分离"影像；采用对比剂能谱成像技术，可以获得只含对比剂的病灶图像，如对比增强乳腺X射线摄影技术；采用动态成像方法，可进行器官的功能成像，如通过观察和计算肺部呼吸过程来评估慢性阻塞性肺疾病；采用图像处理算法，可获取单次曝光下的胸部X射线摄影中"骨肉分离"图像。

CT也从普通能量成像向功能化、能谱化发展。2020年1月14日，国家药品监督管理局批准了创新医疗器械"冠脉血流储备分数计算软件"的注册，这是我国首款获批上市的CT血流储备分数（CT-FFR）产品。该软件可以在常规心脏冠状动脉成像中通过图像分析得到心肌灌注情况的功能影像。在CT能谱成像中，有双球管双探测结构、单球管探测器高低能量切换结构和单球管双层探测器结构等模式。影像处理技术在CT能谱成像领域也得到了极大发展，能谱扫描可重建出虚拟平扫图、碘图、原子序数图、单能量图等多种图像，能把各种结石成分分析出来、把骨关节的钙成分提取出来，更方便水肿等信号的观察，达到类似MRI的效果。随着人工智能等方法的发展，广泛应用在肺部CT等检查项目的阅片中，极大地提高了效率。

MRI也随着技术进步逐渐迈向快速化、高清化。压缩感知技术应用在MRI上，使成像速度大幅度提升，能实现快速动态扫描。应用人工智能技术对感兴趣解剖部位进行自动定位，大幅提升了检查效率和扫描层面定位的精确度。

DSA从二维成像到三维成像发展变化。目前，DSA均可采用旋转曝光方式的三维信息采集进行血管等结构的三维重建。在平板DSA的基础上也发展了平板CT，能获得分辨力高的CT图像，为图像融合、术前规划等带来方便。

第二节　医学影像处理系统

数字图像处理技术的快速发展和广泛应用推动了图像处理系统硬件设备的研制与开发。在医学影像处理系统中，巨大的存储数据需要海量的存储设备，复杂图像处理算法需要高性能的计算机支持；同时，医学影像的显示和输出要求与高性能的显示器和高性能打印机相匹配。

一、图像处理系统的组成

简单来说，图像处理系统是由图像处理软件和硬件组成，具体包括输入设备、主机系统、输出设备和存储器。有可以处理卫星图像的大型图像处理系统，也有使用通用小型机的专用图像处理系统。医学影像处理系统的计算机一般是采用性能良好的通用普通个人计算机（PC）。图像处理软件由执行图像处理任务的各专用模块（如后处理、打印、浏览等功能模块）构成。医学影像处理系统输入设备一般由各种医疗设备组成，有放射线成像设备DR、CT、PET等，以及超声成像设备B超、磁场成像设备MRI、可见光成像设备内镜成像等，都可作为图像输入设备。图像主机系统是与所对应输入设备图像相配套的后处理主机系统。CT、MRI有对应的专用后处理平台，DR有相应的图像处理界面或者专门工作站。

海量的医学影像需要医学影像处理系统具有极大容量的存储能力。矩阵为512×512像素的一幅 CT 图像，每个像素的灰度值为 16 比特（bit），如果图像不压缩，则需要 0.5MB 的存储空间。一个患者一次 CT 检查可能产生几百甚至上千幅图像，在处理几千幅甚至几万幅图像时，图像处理系统需要具有提供足够存储空间和处理大量数据的能力。图像处理应用的数字存储分为三个主要类别：①处理期间的短期存储，如计算机内存存储或者专用缓存设备；②快速调用的在线存储，通常采用磁盘或者光盘；③档案存储。医学影像系统中，医学影像一般不用本地硬盘长期存储，而是采用影像存储与传输系统（picture archiving and communication system，PACS）终端进行图像存储与备份。

医学影像处理系统输出设备可以输出到显示器进行软阅读，或者输出到胶片打印机进行硬拷贝。对于医学影像处理系统来说，图像显示器有普通显示器和符合医学数字成像和通信（DICOM）标准的医用显示器。医用显示器专门用来显示医学图像，有 1MP（mega pixels，百万像素）、2MP、3MP、5MP 等分辨力的显示器，不同成像模式所得影像应当配套相应分辨力的显示器。1MP 显示器多适用于 CT、MRI、数字胃肠图像；2MP 显示器多适用于 CR、DSA、数字胃肠、PACS 阅片工作站；3MP 显示器多适用于 DR、PACS 诊断工作站；5MP 显示器多适用于 DR、乳腺摄影、PACS 诊断工作站。显示器对图像的显示质量有很大的影响，需要定期进行质量控制。

二、数字图像处理的基本步骤

在图像处理系统中，输入为图像，输出可以是图像也可以是从图像中提取的属性或特征。图像处理步骤分为以下几个方面，并在不同的章节中进行阐述。

图像获取是数字图像处理的第一步，即不同医学成像模式的影像获取过程，包括采样和量化。

图像增强是对一幅或一系列图像进行操作，其目的是突出图像中"有用"的信息，扩大图像中不同物体特征之间的差别。图像增强方法多种多样，没有统一的通用方法，其方法的选择与处理的目的相关，不同的目的选择不同的处理方法，如对 X 射线图像十分有用的增强方法，对卫星图像可能就不适用。图像增强突出某一特征信息，其他的信息可能会被压缩，如低通滤波消除噪声的同时会导致纹理信息减弱。图像增强有许多方法，如灰度变换、代数运算、几何变换、直方图运算、图像平滑和锐化等。

图像复原也是改进图像外观的处理范畴。与图像增强不同，图像增强是主观的，而图像复原是客观的。复原技术倾向于以图像退化的数学或概率模型为基础对图像进行处理。

伪彩色是图像中提取和显示感兴趣区的基础，伪彩色处理在医学图像中的应用很广泛，如灌注图像处理等。

小波变换和其他图像变换是图像处理的数学基础。小波是用不同频率来表示图像的基础，傅里叶变换是最经典的空间域和频率域的桥梁。

图像压缩是减少图像存储量或降低图像带宽的处理。联合图像专家组（Joint Photographic Experts Group，JPEG）的图像压缩标准应用广泛，文件扩展名为 jpg，它用最少的磁盘空间得到较好的图像质量。在医学影像处理中，对医学图像的压缩也是重要的内容，如利用小波对图像进行压缩。

形态学处理是提取图像中用于表示和描述形状成分的处理工具。常用于图像的中级图像处理，从输入图像到输出图像属性。

分割过程是将一幅图像划分为不同组成部分或目标。自动分割是数字图像处理中较困难的任务之一，成功地把目标逐一分割出来是一个艰难的处理过程。通常，分割越准确，后续的识别过程越顺利。

特征提取一般是在图像分割后进行的，输出的是图像原始数据的一部分区域或者边界。特征提取包括特征检测和特征描述。特征检测是寻找图像中某一特征、区域或边界，特征描述是对检测的特征来规定量化属性。

图像模式识别是根据目标特征向量描述，对目标进行赋予标志的过程。医学影像中的各种计算机辅助诊断系统，就是对病变进行检测并赋予相应的诊断信息。

医学影像处理是根据其具体影像成像方法及影像信息的显示特征，选择特定的图像处理方式。临床实践中常用的成像模式有多种，如 DR、CT、MRI、DSA、SPECT、PET/CT 等，既有普遍使用的图像处理方法，也有针对特定成像模式的特殊处理方法。

第三节　医学影像处理技术的临床应用

医学影像处理方法在临床实践中应用广泛，不同的图像处理方法会产生不同的处理效果，这些处理方法都与图像质量的要求息息相关。图像质量是图像的基本属性，它是一个相对主观的概念，它的好坏依赖于图像的用途。图像质量与颜色、形状、纹理、动态范围等基本特征相关，普通摄影需要对物体色彩真实再现，而医学影像则是要求有利于病变的检出。

医学影像处理的目的：①显示病变的全面信息，如病变的最高信号到最低信号都能显示。②改善图像对比度，使病变显示得更明显。③空间分辨力优化。采用适当的空间频率处理方法，让病变的空间纹理显示更好，如观察骨骼的时候，采用适当的锐利算法。④降低图像噪声。通过平滑算法或者其他技术降低图像的颗粒度，减少噪声对病灶显示的干扰。⑤去除伪影。一些伪影会对图像的观察带来误解，导致病变诊断错误。⑥根据影像处理用途，还可以对图像进行分割和识别，如病灶识别、手术路径规划等操作。

适当的图像处理能够优化宽容度和对比度，还可以改善低的空间分辨力。但是，通常的情况下，使用一种图像处理方法改善某一个图像质量特征，同时可能会压制其他图像质量指标。以下从几个方面分别介绍影像处理技术的临床应用。

一、提高空间分辨力

空间分辨力表征成像系统对微小细节的显示能力，空间分辨力高，则微小细节显示清楚。在医学影像处理系统中，空间分辨力常常与探测器的最小成像单元尺寸、X 射线管的焦点尺寸、图像处理算法等相关，其中处理算法在成像链基础上会进一步影响其分辨力。

空间分辨力的评价有主观评价法和客观评价法，临床中常采用矩形波测试卡读数和调制传递函数（MTF）进行评价。在 DR 中，通过一些适当锐化算法可以提高图像空间分辨力（如关节成像中对骨小梁等细节的显示），但采用该算法时，会导致图像噪声增加。在 CT 中，经常结合窗技术，对原始图像进行骨算法和软组织算法重建，以分别观察骨骼和软组织，避免采用单一算法进行观察时导致某些解剖信息丢失（图 1-1）。

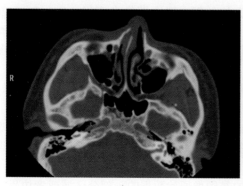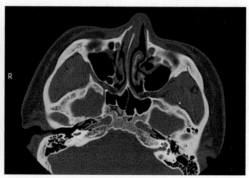

A　　　　　　　　　　　　B

图 1-1　鼻骨 CT 不同算法的图像

A. 标准算法；B. 锐利算法

二、增加对比度

对比度一般包括被检体对比度、探测器对比度和显示对比度等。图像对比度是指一幅图像中明暗区域最亮的白和最暗的黑之间不同亮度层级的测量，即指一幅图像灰度反差的大小。对比度对视觉效果的影响非常关键，一般来说，对比度越大，图像越清晰醒目；对比度越小，图像越模糊灰蒙。图像的对比度调节需根据临床需求对特定的解剖区域进行对比度的扩展。在 DR 中，通过调整成像的特性曲线（类似胶片特性曲线）达到增加图像感兴趣区对比度的目的。根据临床需要，不同的特性曲线对应不同的成像部位。在图 1-2 鼻骨侧位 DR 影像处理中，鼻骨毗邻空曝区域，整体亮度偏暗，在进行图像处理时，需对过度曝光区域通过特性曲线进行对比度调整，使鼻骨区域的对比度均衡，鼻骨及鼻部软组织均能良好显示，从而适于肉眼观察。同样的处理方式应用在腰椎侧位 DR 中，如椎体棘突附近的高曝光区域，也需要采用相应的特性曲线进行对比度和亮度调节。在 CT 影像处理中，一般在显示对比度上进行调节，调节窗宽、窗位对图像的不同组织进行观察，采用窄窗观察则提高图像感兴趣区显示对比度，宽窗则降低其图像的显示对比度。如对比度很高的骨骼则宜采用宽窗，应适当降低显示对比度进行观察，而软组织则适宜采用窄窗观察，以提高显示对比度。在 CT 重建算法中，采用平滑滤波算法会使软组织的对比度有所改善，同时也能降低图像噪声。

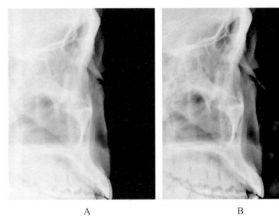

图 1-2　鼻骨侧位 DR 影像的对比度调节
A. 高对比度图像；B. 处理后的组织均衡图像

对过度曝光组织进行处理时，也可采用补偿算法来改善过度曝光组织的对比度，这种处理方式在保证其他组织对比基本不变的情况下对过度曝光区域进行补偿，正常曝光区域少补偿或者不补偿。这种周围组织均衡技术应用在数字乳腺 X 射线摄影中，其原始图像通过周围组织均衡技术，应用算法模型对感兴趣区的识别和补偿，生成补偿图像，通过计算后得到最后图像，皮肤边缘得到清楚显示（图 1-3）。

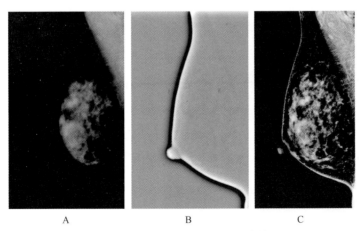

图 1-3　乳腺摄影图像过度曝光区域的处理
A. 原始图像；B. 补偿图像；C. 处理后的图像

对一些非正常解剖组织（如假体、钢板等）进行图像处理时，常常会影响正常组织的图像对比度，对它们的识别处理也可以改善图像的对比度，如乳房假体识别算法等。当乳房有假体植入时，高密度的假体参与图像运算后会使乳腺 X 射线图像的整体亮度和对比度改变，导致乳腺组织对比度、亮度下降，而假体内部结构显示良好（图 1-4A、B）。当选用假体植入算法时，图像处理把假体区域排除不参与图像运算，从而去除假体对成像的影响，乳腺组织之间对比度和亮度恢复正常，假体区域呈高亮度显示（图 1-4C、D）。

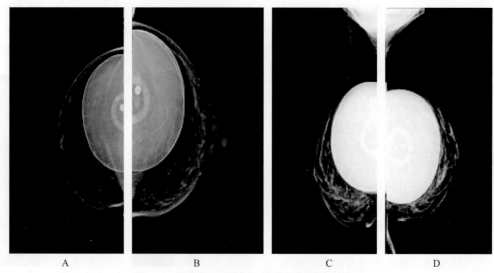

图 1-4　假体植入乳腺 X 射线摄影图像的处理

A、B. 未使用假体识别算法；C、D. 使用假体识别算法

三、降低噪声

图像噪声（noise）是指存在于图像数据中不必要的或多余的干扰信息。图像噪声按其来源可分为加性噪声、乘性噪声、量化噪声、椒盐噪声、泊松分布噪声等。X 射线摄影中，X 射线量子呈典型的泊松分布，它的统计特点是方差等于均值，噪声（标准差）与信号幅值的二次方根成正比，图像的信噪比与信号幅值成正比。噪声对医学影像的质量影响比较大，当影像曝光不足时，在图像上会呈现出颗粒感，这种颗粒感可能会干扰正常组织信号的显示，影响对解剖结构的观察。在乳腺 X 射线摄影中，噪声可能会掩盖微小钙化的显示。噪声评价方法有颗粒度［用 RMS（均方根值）表达］、维纳频谱（WS）等。噪声的存在会影响图像质量，同时给影像处理带来很多困难，如对图像分割、特征提取及图像识别等都有直接影响。在临床实践中，针对不同噪声可采用不同的平滑降噪方法。

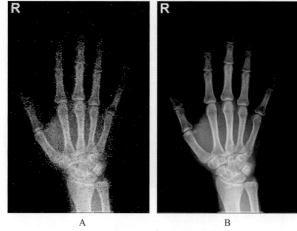

图 1-5　中值滤波对图像的降噪作用

A. 含椒盐噪声的图像；B. 中值滤波后的图像

（一）均值滤波、中值滤波、低通滤波和小波变换

多种方法都可以用来进行平滑滤波去噪，根据不同的噪声模型进行不同滤波器的选择，达到最佳滤波效果，如中值滤波器可以有效去除椒盐噪声（图 1-5）、自适应滤波器可以去除高斯噪声等。

（二）图像加法运算

对图像进行加法运算后求平均值可以有效去除系统的随机噪声，提高图像的信噪比。在 DSA 图像处理时，经常应用叠加图像算法来提高显示图像的信噪比，使连续多帧图像进行平均后显示，图像信噪比显著高于单幅图像。在 CT 图像重建模式中，迭代算法采用累加、累乘的方式可以有效去除扫描条件引起的量子噪声，使 CT 在比较低的剂量下能得到与正常剂量下类似噪声水平的图像。当图像进行层面重组处理时，较大层厚的图像信噪比比薄层图像高（图 1-6）。这些都是有效去除噪声的影像处理方法。

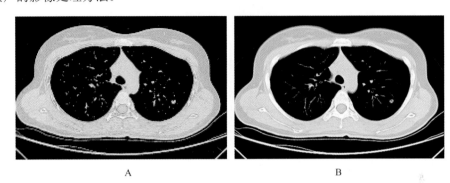

图 1-6 不同层厚的肺部 CT 图像

A. 层厚为 1mm 的图像；B. 层厚为 5mm 的图像

四、突出感兴趣组织以及相关测量

（一）窗口技术

在数字影像中，对比度和亮度的调节可以很好地显示不同的结构，这在软阅读中广泛应用，医学影像中一般叫作窗技术。通过窗技术可以使感兴趣区显示位于窗中心，调节窗宽可以对感兴趣区对比度进行调节。在 CT 图像中，不同的窗宽、窗位组合用于显示不同的解剖结构，以胸部扫描为例，软组织窗用来观察纵隔组织，肺窗用于观察含气肺组织，骨窗用于观察肋骨和胸椎等。

通常我们把冲洗后的 X 射线照片显示的黑白图像称为正片，透视图像黑白度与正片相反，称为负片。某些图像利用黑白反转技术处理后，对病变检出的敏感性会发生变化，如对腹部膈下游离气体进行 DR 检查时，感兴趣区膈下游离气体在白色的腹部背景下呈现出少量低密度影像，而对图像进行黑白反转技术处理后，膈下游离气体则在黑色腹部背景中呈现白色，显示更为敏感（图 1-7）。

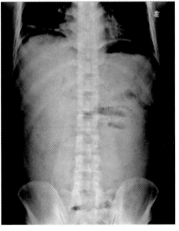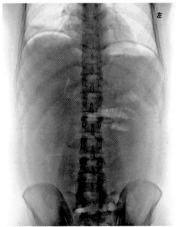

图 1-7 腹部膈下游离气体 DR 检查

A. 立位腹平片；B. 反转后图像

（二）图像减法运算

对图像进行减法运算可以消除某些不重要的解剖结构，突出感兴趣区的信号。减法运算经常应用于时间减影成像或者能量减影成像中。

常规胸部 DR 高低双能量减影技术通过减法运算可以重建出肋骨、肺组织和常规图像三种图像，达到提取肋骨或者肺结节组织的目的。

应用对比剂可以进行时间减影或者能量减影成像，这些应用很广泛，如 DSA 时间减影、DSA 能量减影、乳腺对比增强 X 射线摄影和能谱 CT 扫描等。通过减法运算可以提取含碘对比剂的信号。DSA 减影可以把靶血管很好地显示出来，乳腺对比增强 X 射线摄影从高能图像中减去低能图像，把血供丰富的、含有碘对比剂的组织提取出来，不含碘对比剂的组织被抑制掉而不显示（图 1-8）。能谱 CT 扫描中，重建出碘图或者虚拟平扫图像等均是基于减法运算进行的感兴趣组织的提取。

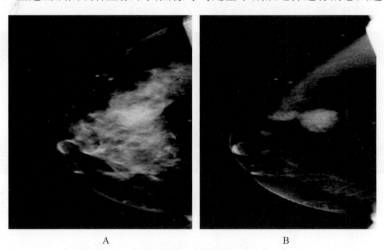

图 1-8　乳腺 X 射线摄影图像的减影处理
A. 低能图像；B. 减影图像

（三）伪彩色处理

人眼只能辨别几十种灰度，但能辨别数千种颜色。在医学图像处理中，通过对黑白图像的彩色化处理，可以简化提取和识别目标，对感兴趣区病变的显示更清晰。CT 影像处理可以对一些病灶通过组织分割等方法进行伪彩色或者假彩色处理，通过不同色彩显示，突出感兴趣区的信息，如肝脏肿瘤组织、肋骨容积再现（volume rendering，VR）显示、灌注图像伪彩色处理等都可以对相应感兴趣区进行突出显示（图 1-9 和图 1-10）。

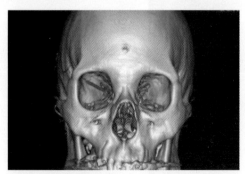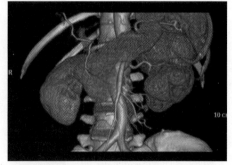

图 1-9　眼眶内异物（树枝）CT 图像　　　图 1-10　腹部肿瘤组织分割 CT 图像

（四）特定临床需求的处理算法

图像后处理算法可以对某个感兴趣组织进行特殊处理，突出感兴趣区的显示。在常规胸部 DR 中，对重点观察的经外周静脉穿刺的中心静脉导管（PICC）管路的患者，可以进行相应的 PICC 管路处理；观察肺组织时还可采用去骨算法，能把隐藏在肋骨后面的肺结节很好地显示出来（图 1-11）。

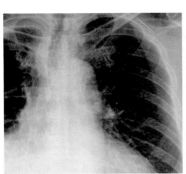
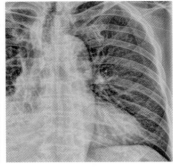
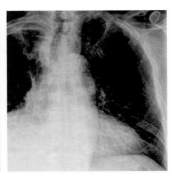

图 1-11　胸部 DR 图像的处理

A. 常规算法；B. PICC 算法；C. 去骨算法

（五）测量功能

影像处理还可以对解剖结构进行几何描述和信号强度测量，如面积、长度、角度和像素值等。图像测量的主要目的是提取出对临床诊断有用的定量信息，并进行定量估算。在临床中，常用的测量参数包括长度、角度、面积和体积。长度测量用于测量病变大小、深度等；而角度测量通常用于疾病诊断、了解病变与周围组织的关系、确定手术方案等。在双下肢或脊柱全景拼接图像中，骨科或矫形外科医师常常利用测量工具来评估病情、明确诊断，这对治疗方案、手术方式、固定方式的选择和治疗效果的评价具有至关重要的作用（图 1-12）。CT 影像处理常用容积测量方法对病灶的体积、密度等进行定量测量，用于病情的评估和治疗效果的随访评价。

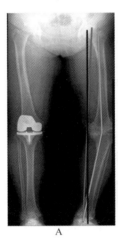
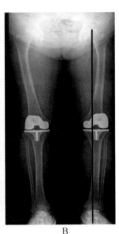

图 1-12　DR 下肢全长拼接图像的测量

A. 术前图像；B. 术后图像

五、抑制伪影

医学影像成像系统相对复杂，成像过程持续时间较长、成像环节操作不规范或者解剖结构运动等都会导致图像产生与实际解剖结构不相符的信号，称其为伪影。

伪影的产生有很多因素，分为设备的因素和被照体的因素。DR 设备常见的伪影有滤线栅伪影、探测器伪影等。被照体常见的伪影有运动伪影、射线硬化效应伪影、化学位移伪影等。图像处理算法引起的伪影有锐化伪影、截断伪影等。为了去除部分伪影，许多影像处理算法得到应用。现代 DR 中，对静止滤线栅伪影的去除采用频率域带阻滤波器处理方法，在图像频率域中将滤线栅对应的相应频率进行截止处理，经过傅里叶逆变换就可以得到无滤线栅伪影的图像（图 1-13）。

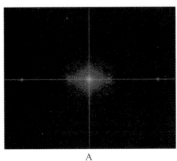
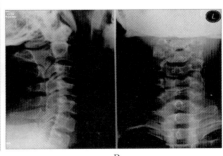

A　　　　　　　　　　　　B

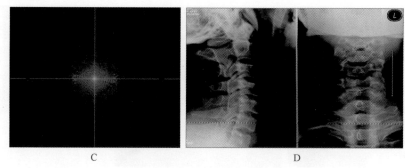

图 1-13 DR 滤线栅伪影去除

A. 处理前频率域 DR 图像；B. 处理前空间域颈椎正侧位 DR 图像；C. 处理后频率域 DR 图像；D. 处理后空间域颈椎正侧位 DR 图像

X 射线不是单能的，是包含一系列频率的电磁波。当连续能谱的 X 射线经过人体时，能量较低的 X 射线优先被吸收，高能量 X 射线较易穿透。在射线传播过程中，平均能量变高，射线逐渐变硬，称为线束硬化效应。在临床 CT 图像处理中，要经常对射线硬化效应伪影采用相应的补偿算法处理，如头部 CT 扫描时前颅底射线硬化效应伪影需要在颅脑重建算法中加入去除硬化伪影算法来进行伪影消除。对金属引起的射线硬化效应伪影，同样也可以采用去除金属伪影算法或者能谱扫描单能量重建来去除。

图像处理算法本身也会引起一些伪影，如图像进行锐化处理时，过度的锐化效果会在骨骼边缘区域产生黑色条形伪影，通过减少锐化强度可以避免相应的伪影（图 1-14）。当在频率域进行滤波时，高阶的滤波器经常会产生振铃现象，即截断伪影（图 1-15），通过改善滤波器算法，如采用高斯滤波器可以有效避免产生截断伪影。

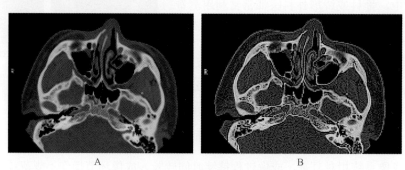

图 1-14 CT 图像的锐化处理

A. 常规 CT 骨算法图像；B. 锐化过度图像

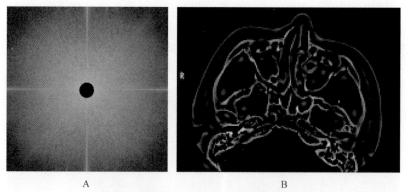

图 1-15 CT 图像的滤波

A. 理想高通滤波；B. 理想高通滤波后的截断伪影

运动伪影经常通过拍摄技术等解决，如固定被照体、缩短采集时间等。但对某些特殊的运动伪影从扫描技术上无法彻底解决，如冠状动脉 CT 血管成像（CTA），当重建图像有运动伪影时，可以通过时相编辑技术进行改善，还可以应用图像复原技术进行运动伪影校正，如某公司开发的冠状动脉运动追踪冻结（SSF）技术。

六、识别病灶

图像处理技术的发展，对病灶的自动识别变得越来越容易。目前，开发了许多计算机辅助诊断（computer aided diagnosis，CAD）系统，可以进行病灶的自动识别、测量和诊断。乳腺 CAD 系统和肺结节 CT 诊断系统比较成熟并应用于乳腺 X 射线摄影和肺部 CT 扫描的临床实践中。在胸部 X 射线摄影中，CAD 系统可以通过图像识别算法提示受检者是否有危急病症，如气胸等。

对病灶的识别是人工智能应用的重要方面。在 CT 扫描应用中，经常需要对患者不同时期的病变进行比较，如肺部肿瘤患者需要定期查看肿瘤的变化，以便观察治疗效果。对此，一些肿瘤追踪软件可以对病灶进行自动或半自动识别、追踪。通过软件可以回顾一个患者在不同时期的 CT 数据，并在经过配准的图像上对不同时期肿瘤病灶的趋势曲线情况进行分析，从而能更好地掌握患者病情的变化情况和对药物或治疗的反馈，及时调整治疗措施。同时，还可以进行肿瘤的自动或半自动测量，如肺结节的半自动提取，根据结节类型选择特定算法分割结节，并自动计算体积、长轴、短轴等参数；肝脏肿瘤的半自动提取，半自动分割肝脏肿瘤，并自动计算体积等参数。

七、手术规划与手术导航

成像技术在医疗领域的应用，不但丰富了疾病诊断的手段，而且为治疗疾病提供了有效保障。相应地，手术规划和手术导航也常常借助于医学成像和图像处理方法。

（一）手术规划

进行手术之前，通过三维医学影像数据重建患者重要脏器和肿瘤的三维模型并加以分析，医师可以在相应的三维交互界面设置手术方案，并通过计算机模拟医师设计的即将执行的手术方案的临床效果，从而为医师提供可靠的手术指导，降低手术的执行难度，提升手术效果和提高成功率。

（二）手术导航

手术导航技术的目的是应用患者的医学影像及由其重构生成的三维模型来指导临床手术的实施。在进行手术时，当手术器械指向患者身体内部的任意部位时，它的坐标信息都会被导航系统实时捕捉，并显示在由医学影像重构而获得的患者的三维模型上。这样，即使不用给患者亲自手术，医师也能够实时了解手术器械和患者器官及肿瘤之间的相对关系，来指导手术的执行。手术导航系统分为主动系统、半主动系统、被动系统导航。按照导航信号类型不同，可分为光学导航、机械导航、超声导航、电磁导航等。按照导航有无影像及影像建立方法，可再细分为基于 CT、基于 X 射线摄影、基于 MRI 等多方式的导航系统。还可按照手术对象、应用领域等进行分类。

在实际应用过程中，手术规划、手术导航的数据采集经常是多模态的，常见的有 CT、DSA、MRI、PET 等图像，通过图像配准、融合等技术，进行三维重组和图像分割等处理。

八、影像显示和存储

（一）影像显示

影像显示是医学影像处理很重要的一部分，好的显示效果有助于提高所观察图像的质量和观察者的阅读能力。显示质量的降低可使影像信息传递效率降低，总体诊断影像的效能下降，可能导致假阳性和假阴性。随着 PACS 的使用，目前大都采用无胶片的软阅读方式，放射医师和临床医师可通过医学影像显示处理工作站、医学影像浏览终端等设备直接调用各种医学影像，用于观察、诊断和会诊。图像可以从单幅显示切换到多幅显示，图像能依次叠加在单个窗口上形成堆栈阅读、对比阅读等。影像的查询和显示都是实时的，有很强的影像处理功能，以便提供符合医师习惯的医学影像，让医师对影像进行多方位和多角度的观察，也可以通过软件进行影像的三维重组及浏览。影像处理包括影像放大、缩小、增强、锐化、窗宽/窗位的调整及感兴趣区的面积、周长、灰度等的测量等。

对于医学图像来说，一般要求高分辨力和高亮度显示器，同时在不同显示器上需要保持显示灰度的一致性。采集设备、打印设备和显示设备通常遵循幂函数响应，也称 γ 响应。用于校正这些幂函数响应而采用的处理称为 γ 校正。通常每个专用医用显示器都有自己对应的 γ 值，在图像显示前可以对图像进行 γ 校正，即输入图像进行幂函数 1/γ 变换后再在显示器上显示，显示效果与输入图像一致。γ 校正能使各图像在不同显示器上的显示效果和输入图像保持一致；同时，γ 变换也可以直接应用在图像处理中进行对比度的增强等。

在显示图像时，如 CT 和 MRI 的体层图像可以用 1K 的较低分辨力显示器以完全的保真度来阅读，DR 等则需要至少 2K 的显示器来显示。如果条件有限时，则可以在低分辨力显示器上用 1∶1 显示来阅读，最大程度保证诊断的准确性，不漏掉微小的影像信息，但这种方法会降低诊断医师的工作效率，使阅片时间延长，增加操作者的疲劳度。

图像显示过程最容易忽视的是显示器的质量控制。随着显示器硬件的老化，显示质量会逐渐发生衰退；同时，未经校准的显示器也会对影像显示质量产生影响。因此，需要应用质量控制手段使显示器的质量处在一个可接受的水平。美国医学物理师协会（AAPM）出版物 TG18 的指导方案，为临床实践中使用医用显示器提供了标准程序和验收标准。

（二）影像存储和压缩

医学影像是一种特殊的图像，其安全性和隐私性要求高，存储时需要遵循相应的病案管理要求。医院信息化后，医学影像存放于 PACS 中。PACS 系统以高速计算机设备为基础，以高速网络联接各种影像设备和相关科室，利用大容量磁、光存储技术，以数字化的方法存储、管理、传送和显示医学影像及其相关信息，具有影像质量高及存储、传输和复制无失真，以及传送迅速、影像资料可共享等突出的优点。医院信息系统（HIS）、放射信息系统（RIS）、成像设备（如 CT 和 MRI 等）、PACS 之间的协同工作和无缝连接，必须全面遵循医疗信息交换标准（HL7）和医学数字成像和通信（DICOM）3.0 标准，才能使医院信息系统实现互联和通信。

PACS 影像的存储设备包括服务器（可采用集群或容错结构）、磁盘阵列、磁带库、光盘库等分级存储设备，配以带有图形数据传输、数据库管理和影像处理等功能的 DICOM3.0 标准服务器软件。存储一般分为在线和离线两种方式。在线数据一般要求存储在服务器硬盘上，而离线的数据则可以存储在价格较低的磁带或光盘上。根据对系统数据的等级划分和系统存储设备的容量，将最近要使用的数据和等级较高的数据存储在在线设备上，其余的则存储在离线设备上，需要使用时再进行回传。医师在客户端查询和显示患者信息和影像时，图像数据从服务器上读取；同时，系统可以根据需要将一部分数据直接缓存在客户端，以减少访问 PACS 服务器的流量，提高查询和显示速度。

医学影像数据量随着技术的发展呈几何级数增长，为了节省数据的存储空间，有必要对所获取的影像进行图像数据压缩。图像数据压缩就是以尽量少的比特数表征图像数据信号，减少容纳给定消息集合或数据采样集合的信号空间，同时保证重建图像的质量。图像压缩编码方法有无失真编码和有限失真编码，其中常用的有霍夫曼编码、游程编码、小波变换、离散余弦变换等方法。

第四节 医学影像处理技术临床应用新进展

一、在计算机辅助诊断中的应用

计算机辅助诊断（CAD）是随着计算机技术的飞速发展而应用于影像诊断领域的一项新技术。CAD 技术是数字图像处理、模式识别等专业的综合应用，主要包括图像采集、图像预处理、感兴趣区（region of interest，ROI）分割、特征提取和分类识别等工作模块。CAD 在乳腺 X 射线摄影、肺结节识别方面应用较为成熟。

（一）乳腺 X 射线图像的 CAD

乳腺 X 射线摄影检查简便无创、成像清晰，对乳腺内钙化的敏感度高，价格相对便宜，已经成为乳腺癌筛查和早期诊断的首选方法和重要手段。乳腺 X 射线图像的 CAD 是借助计算机模式识别、图像处理，以及人工智能等技术而建立起来的自动分析技术。

CAD 技术可提高判定乳腺癌的可靠性。在乳腺 X 射线图像的 CAD 技术中，通过病灶检测和特征提取技术，可准确提取出病灶的特征信息，检出微小钙化灶和肿块，为进一步分析病灶的良性、恶性提供重要价值。目前，国际上建立了三个标准高分辨力的乳腺样本数据库，分别是 X 射线乳腺摄影影像分析学会（Mammographic Image Analysis Society，MIAS）、加州大学旧金山分校/劳伦斯利弗莫尔国家实验室（University of California，San Francisco and Lawrence Livermore National Laboratory，UCSF/LLNL）和筛查乳腺钼靶摄影数字化数据库（Digital Database for Screening Mammography，DDSM），为研究者提供了很好的样本。但这些样本大多为西方女性，对于东方女性致密性乳腺的 CAD 效果大打折扣。在乳腺体层成像中，有的厂家利用深度学习研发 3D 图像的 CAD 技术，与上一代 CAD 相比，对发现癌症有更高的准确度，且该软件完全集成在主机系统上，能提高诊断的准确性，极大地减少了阅片时间。

（二）胸部多疾病智能诊断系统

肺部计算机辅助诊断由以前的肺结节诊断逐渐扩展到基于一次胸部 CT 扫描，可进行人工智能（artificial intelligence，AI）辅助肺结节、肋骨骨折等多种疾病诊断，降低多种疾病的漏诊率。

二、在影像组学中的应用

影像组学的概念最早于 2012 年由荷兰科学家 Lambin 提出。由于在日常工作中对病灶的诊断局限于大小、密度、形态、边界等基本方面，但图像中大量的其他影像特征没有得到有效的分析。影像组学则通过自动化或半自动化提取图像中病灶感兴趣区的特定影像特征数据，对病灶进行分割、特征提取、建模等，从而能够对海量的影像数据进行更深层次的挖掘及高通量的定量分析，筛选出对于病灶最具有价值的数据，更好地帮助临床医师对病灶的性质进行判断，提高病灶的诊疗精度，具有重要的临床应用价值。

影像组学作为一种无创手段，在多方面具有较高的临床应用价值。从肺结节的良性、恶性诊断，到判断是否具有侵袭性，再到恶性肺结节的病理分类，影像组学能够帮助影像诊断医师精准判断结节的特性，以及提供相对于传统影像形态更加细致的特征。另外，对于恶性肺结节的治疗疗效评估及远处转移的预测，影像组学可以帮助临床医师更好地制订不同患者的个性化诊治方案。当前，医学影像一般通过形态特征描述肺结节的潜在表现，当结合影像组学的方法分析肺结节时，能够给予临床工作者更多潜在的深层信息。

影像组学在肺结节精准诊疗方面的作用越来越凸显。随着研究人员基于大数据、多学科，以及人工智能等方面的不断深入探索，影像组学可以提供肺结节的全方位特征及临床疗效预测，更好地帮助临床医师对肺结节进行精准诊疗。

影像组学的其他应用还有很多，如胶质瘤分型、皮肤癌类别精准诊断；影像预测病理，如超声影像组学可以预测乙型肝炎肝纤维化分期；疗效评估，如结肠癌新辅助化疗疗效评价；预后预测，如鼻咽癌的预后预测等。影像组学未来的研究方向，应该是多学科的信息交叉与共享，不仅与临床联系，还应当与病理、遗传、基因等多方面联系。影像组学作为一种新兴的研究发展方向，目前的很多研究都处于初级阶段，有许多问题还有待解决。

三、在人工智能技术中的应用

在影像技术人员的日常工作中，人工智能技术也在逐渐出现。智能识别人体解剖部位的技术已在临床使用。在近些年的 CT 研发中，有的设备针对定位扫描开发了"天眼"技术，通过景深摄像头对人体外观进行光学成像，通过图像算法智能识别人体各解剖部位，如头部、胸部、腹部等。识别后可以在光学视频上进行定位指导扫描，进一步优化了扫描流程，使扫描部位和范围更加精准。

在临床实践中，对影像技术人员的操作进行质量评价方面，人们也开发了一些人工智能质控技术。智能质控技术软件能对所拍摄的图像进行解剖位置的识别，如胸部 X 射线摄影中，可以对肩胛骨、肺叶等解剖部位进行识别。通过识别数据与标准体位或者具体数据指标进行比较，能够对拍摄的影像进行客观智能评价，如肩胛骨是否投影在肺野内、吸气是否充分、是否有体外异物等。在终端可以进行质量实时监督并提供质控信息，促进影像技师对图像质量的重视，也可以进行回顾性分析，对某个时期内的影像进行质控分析。

四、在质量提升中的应用

图像处理技术可以提升图像质量，去除一些由硬件带来的伪影，或者采用算法从图像处理方面达到替代硬件的方法，如虚拟滤线栅相关技术。近来有些影像采集算法能加速成像，克服一些生理运动带来的伪影，如 MRI 的压缩感知技术。有些影像复原算法能对采集的运动图像进行复原处理，如 CT 的心脏快速冻结技术。

（一）虚拟滤线栅技术

在普通 X 射线摄影中，滤线栅是常规采用的技术，它增加图像的对比度，极大地改善了含散射线较多的体厚较大部位摄影的图像质量，但同时也带来了一些问题，如辐射剂量高、滤线栅伪影等。为了避免静止滤线栅伪影，在以胶片和 CR 为主的 X 射线摄影年代，运动滤线栅是主流配置，但其辐射剂量进一步增加。当进入 DR 时代，图像处理技术也得到快速发展。DR 大都使用静止滤线栅，在图像频率域中采用静止滤线栅条影去除技术，既节省制造成本、减少故障率，还能降低患者辐射剂量。图像处理方法还可以通过自适应滤线栅伪影频率调节，对不同频率的伪影进行自适应去除，更好地应用于临床。

虚拟滤线栅技术通过对直射线和散射线进行全息采集，用两个数学模型对两者贡献进行分割，从而抑制散射线，提升直射线权重。在两个数学模型中，一个是散射雾图像退化模型，一个是图像多频段的金字塔模型。散射雾图像退化模型，是在直射图像上加入了散射雾图像和量子噪声，其中的散射图像可以用直射图像进行高斯低通滤波后近似表示。图像多频段模型，是由从高到低不同的频率重叠而成。虚拟滤线栅处理时，根据以上两个模型，图像按频率从高到低分解成多频段图像，并分别对低频段的图像作不同程度的去散射处理，对高频段的图像作不同程度对比度增强处理，然后将处理后的每一频段的图像进行合并，取得复原后图像输出。该技术的应用价值主要在体厚较大的部位，如胸部、腹部、骨盆部的摄影（图 1-16），没有滤线栅伪影对解剖结构的干扰，显著地改善了床旁摄影的图像质量，降低了辐射剂量，同时也缩短了检查时间。随着技术的发展，虚拟滤线栅技术有可能逐渐替代物理滤线栅。

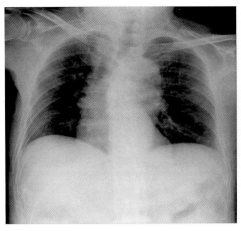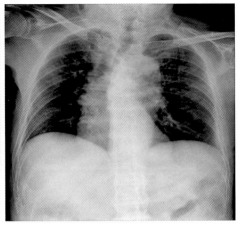

A　　　　　　　　　　　　　　　　　　　　B

图 1-16　胸部床旁 X 射线摄影的虚拟滤线栅处理
A. 无滤线栅图像；B. 虚拟滤线栅处理图像

（二）压缩感知技术

在磁共振扫描时，由于扫描时间较长，容易受呼吸、心跳等生理活动的影响，一些部位的扫描容易产生运动伪影，导致成像效果不佳，严重影响诊断的准确性。

在 MRI 检查中，由于扫描仪器所采集的不是直接的图像像素，而是经过全局傅里叶变换将原始采集的时间域图像转化得到频率域图像。每一个频率域像素是时间域图像所有像素值的线性组合，即频率域图像的每一个像素都包含原始图像的所有信息。因此，只保留部分重要的采集数据不会导致原始图像信息的永久缺失。运用压缩感知理论可以大幅减少采样数据量，从而为后续数据传输、处理和存储减小压力。该技术创新地改变了医学信息的获取方式，可以将速度提高到原来的若干倍，进而实现缩短扫描时间，同时又具有令人满意的空间分辨力，因此，在临床 MRI 的应用中备受关注。压缩感知技术能缩短乳腺等动态增强序列的扫描时间，时间分辨力大幅提高，可以对肿瘤的动静脉血供情况进行比较分析。压缩感知技术还经常应用在难以配合的老年或者体弱患者扫描中。肺癌筛查目前主要采用 X 射线和 CT。有文献报道，非电离辐射的磁共振采用压缩感知技术，也可以进行肺部肿瘤筛查，缘于磁共振对软组织成像有优势，对肿瘤的良性、恶性判断更好。肺部在磁共振领域属于多伪影难配合部位，通过压缩感知技术与并行采集技术可以把扫描速度提高 20 倍，从而实现肺部磁共振成像屏气时间缩短、运动伪影减少的目的。

压缩感知 MRI 技术是一项在应用数学基础上发展起来的快速 MRI 新技术。它能实现快速高质量成像，因此，其在医学 MRI 的应用上具有很好的发展潜力。目前，其理论研究还不够完善，相应的应用研究还处于理论层面，即主要是在测量矩阵和重构算法的性能分析和优化上。对压缩感知实现方法的研究仍处于起步阶段，许多相关问题有待解决，主要存在于快速有效的稀疏分解算法的研究、去噪声的重构算法的设计研究、图像的实际应用问题研究及软硬件要求和设计研究。

（三）图像复原技术

在冠状动脉扫描中，由于心率过快、心律不齐等因素会引起图像采集过程中信息不一致，导致重建出的冠状动脉产生运动伪影，使得影像不能满足临床需求。在此背景下，有人采用 SSF 技术对图像进行运动校正，即图像复原技术。它根据目标相位及其临近期相分析冠状动脉的运动路径和速度，找到冠状动脉运动的特征性，确定目标相位的实际位置和形态，从而改善冠状动脉造影的图像质量，特别是减少高心率下右冠状动脉的运动伪影（图 1-17）。

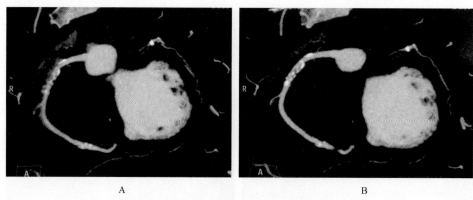

图 1-17　冠状动脉 CTA 运动伪影图像

A. 未使用 SSF 技术的图像；B. 使用 SSF 技术后的图像

五、在手术规划和导航中的应用

手术规划和导航系统是一个集医学、影像学、计算机视觉、机器人技术、空间定位技术、虚拟现实（VR）交互、定制化制造于一体的多学科交叉系统，被越来越多地应用于耳鼻喉科、神经外科、骨科等手术中，它可以规划手术、实习教学、辅助医师精准操作，从而提高手术的安全性和准确性。

（一）手术规划和导航技术在鼻科手术中的应用

解剖和手术教学一直是临床医学教育中的难点，特别是鼻内镜下的解剖和手术教学，由于与直视下所见存在视觉差异，更加难以领会和掌握。一旦对镜下解剖理解有误，可能导致严重的手术并发症。在手术前，通过 CT 和 MRI 采集患者鼻腔、鼻窦的影像学资料，输入导航电脑，即成为鼻内镜的手术"地图"。带有红外传感器的手术器械，就像行驶中的汽车，不论它们在术中被放置在患者的什么位置，都可在电脑的手术"地图"上显示出来。已经有研究证实，影像导航系统的应用，可以降低上述鼻内镜手术并发症的发生率。手术规划和导航技术还可以应用于教学实践。

（二）术中磁共振成像的应用

术中磁共振成像（intraoperative magnetic resonance imaging，iMRI）基于磁共振成像原理，在手术过程中实时采集患者图像，是术中影像学的一个重要研究方向。手术前采集的医学影像，只包含了患者某一时期的相对静态信息，无法全面反映手术过程中人体病理生理的实时情况。1984年，Lunsford 首先提出了术中影像概念，尝试在脑肿瘤手术中实施 CT 扫描，创造性地拓宽了临床医师的术中视野。术中影像学的出现，有助于科学判别术中病灶位置和边界，以精确切除病灶和保护周围正常组织。术中磁共振成像通过手术操作过程中的实时、动态成像，使神经外科手术操作者实时了解脑组织移位情况；在胶质瘤、侵袭性垂体瘤切除及定位穿刺活检方面具有减少肿瘤残存、提高肿瘤完全切除率、延长患者生存时间、提高穿刺活检精确性等优势。通过结构像与功能像的融合成像技术，使功能区胶质瘤切除与功能保护兼顾。基于血氧水平依赖（BOLD）、弥散张量纤维束成像（DTT）、磁共振波谱（MRS）等脑功能成像实时导航技术，使术中磁共振成像信息进一步丰富，使不同成像方式所代表的解剖、病理、代谢信息得到临床验证。

智能辅助技术在手术规划和导航中也有应用，如 VR 技术充分地与神经外科中的磁共振、神经导航、功能影像技术等相结合，在神经外科疾病的诊断、治疗、评估、预后及神经外科手术术前规划、模拟等方面展现出巨大的优势。

增强现实（AR）技术的应用，能够将虚拟计算机数据准确融合到实际手术场景中，无须医师在图像显示器和实际操作区域进行视野切换，改善医师的手眼协调能力，提高图像引导手术的精度。

目前，神经外科导航系统广泛应用于各种手术，采用先进的图像重建、配准和融合、定位跟踪、变形校正等技术，以 CT、MRI 等医学影像数据为基础，建立精确的人体三维模型，借助光学定位仪定位手术器械，跟踪显示手术器械和冰爪的空间位置关系，对手术全程进行实时的引导和监控。通过该系统可以引导医师准确定位、鉴别与切除病变组织，减少对重要血管、神经等功能组织的损伤，提高手术精确性，降低手术风险。

（康天良　牛延涛）

第2章 医学影像处理基础

第一节 医学影像的数字化

一、采样与量化

（一）基本理论

模拟信号是指连续的特征量在给定范围内所表达的信息，或在一段连续的时间内，其代表的特征量可以在任意瞬间呈现为任意数值的信号。通常，把模拟信号称为连续信号。数字信号是指在时间、取值上为离散的、不连续的信号，其大小常用有限位的二进制数表示。

通过采样、量化和编码三个基本过程，可实现模拟信号的数字化。第一个过程是"采样"，就是以相等的间隔来提取模拟信号的一个瞬时或局部幅值，使连续的信号变成离散的信号。第二个过程是"量化"，把提取的样值变换为最接近的数字值，来表示所提取瞬时或局部幅值的大小。第三个过程是"编码"，就是把量化的数值用一组二进制的数码来表示。经过这三个过程可以完成模拟信号的数字化，这个过程叫模数转换。模数转换的逆过程是数–模转换。数字信号传送到接收端后，需要有一个还原的过程，即把收到的数字信号再变回模拟信号，使之再现为声音、图像等，为接收者所能理解。

图像是各种采集系统以不同形式和手段观测客观世界所获得的，是一种对客观存在物体的相似性模仿与描述。医学图像通常来自众多不同的医学影像设备，因而既有模拟图像，也有数字图像，如传统的 X 射线摄影以 X 射线胶片为接收介质，所获得的图像是模拟图像，而数字 X 射线摄影（DR）及以计算机体层成像技术为基础的 CT、MRI 等设备生成的图像为数字图像。随着计算机运算速度的快速提高，图像重建和后处理技术得到了进一步的发展，当前影像以数字图像为主。

一幅图像可以定义为一个二维函数 $f(x, y)$，其中 x 和 y 表示一个坐标点的位置，任意空间坐标 (x, y) 处的幅值 f 称为图像在该点的强度或灰度。模拟图像在二维坐标系中是连续变化的，即图像的像素点是无限稠密的，同时其灰度值（即图像从暗到亮）的变化值也是无限稠密的。可以说，模拟图像在水平和垂直方向上像素点位置的变化，以及每个像素点位置上的灰度变化都是连续的。连续模拟函数表示的图像无法用计算机进行处理，也无法在各种数字系统中传输或存储，必须将图像的模拟信号转变为数字信号。

当坐标 (x, y) 和灰度值 f 都是有限的离散量时，即把连续的模拟图像离散化成规则网格，称该图像为数字图像。数字图像是以数字的方式来记录图像上各网格点的亮度信息的图像，相当于一个离散采样点的集合，每个点具有其各自的属性。

图像的离散化过程称为采样，对坐标值进行数字化，被选取的点称为采样点，这些采样点也称为像素。一个大小为 $M×N$ 数字图像是由 M 行 N 列的有限像素组成的，每个像素都有特定的位置和幅值，代表了其所在行列位置上的图像物理信息，如灰度和色彩等。

一幅模拟图像被转化成数字矩阵，就成为计算机能够处理的形式。数字图像 f 的矩阵见式（2-1）。

$$f(x, y) = \begin{bmatrix} f(0,0) & \cdots & f(0, N-1) \\ \vdots & \ddots & \vdots \\ f(M-1, 0) & \cdots & f(M-1, N-1) \end{bmatrix} \tag{2-1}$$

在采样点上的函数值称为采样值，即在空间上用有限的采样点来代替连续无限的坐标值。一幅图像的采样点过多，增加了用于表示这些采样点的信息量；如果采样点过少，则有可能会丢失原始图像所包含的信息。所以，最好的采样点数应该满足一定的约束条件，即由所选采样点采用某种方法能够完全重建原始图像。实际上，这就是二维采样定理的内容——采样频率必须大于原始信号最高频率的 2 倍才能完整地还原原始信号。该采样定理说明，采样频率与信号频谱之间的关系是连续信号离散化的基本依据，由美国电信工程师奈奎斯特在 1928 年提出。

采样定理为采样频率建立了一个足够的条件，该采样频率允许离散采样序列从有限带宽的连续时间信号中捕获所有信息，是模拟信号和数字信号之间的基本桥梁。否则，会产生混叠误差，即高于采样频率一半的高频信号被映射到信号的低频部分，与原有低频信号叠加，对信号的完整性和准确性产生影响，如摩尔纹现象，是一种会使图像出现高频干扰的不规则条纹。

对每个采样点灰度值的离散化过程称为量化，对幅值进行数字化，即用有限个数值来代替连续无限多的连续灰度值，见图 2-1。常见的量化可分为两大类：一类是将每个采样值独立进行量化的标量量化方法，另一类是将若干采样值联合起来作为一个矢量来量化的矢量量化方法。无论是标量量化，还是矢量量化，其对象都是模拟值。量化值一般为整数。充分考虑到人眼的识别能力之后，目前非特殊用途的图像均为 8bit 量化，即用［0～255］描述"从黑到白"。在 3bit 以下的量化，会出现伪轮廓现象，医学影像常用 12～16bit 量化。

量化可分为均匀量化和非均匀量化。均匀量化是简单地在灰度范围内等间隔量化。非均匀量化是对像素出现频度少的部分量化间隔取大，而对出现频度大的量化间隔取小。

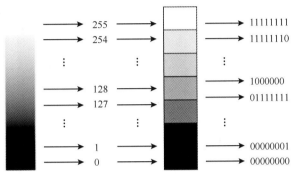

图 2-1　连续灰度值的量化及编码

量化误差是指由于对模拟信号进行量化而产生的误差，即量化结果和被量化模拟量的差值，该误差最大可达到量化等级的一半。显然，量化级数越多，量化误差越小；量化级数越少，则量化误差越大。量化级数指的是将最大值分为均等的级数，每一个均值的大小称为一个量化单位。量化误差对信号而言是一种噪声，也叫量化噪声。

数字图像的质量在很大程度上取决于采样和量化中所用的样本数和离散灰度级。经过采样和量化后，连续图像被分解成若干小离散点，这些小离散点被称为像素，各像素的颜色也用量化的离散整数值来表示，这样处理后的图像称为数字图像。也就是说，数字图像是模拟图像经过数字化（或离散化）过程转变而成的。因此，数字图像又称为离散图像。数字图像可以通过计算机进行处理，也可以在各种数字系统中进行传输和存储。数字图像的获取及显示见图 2-2。

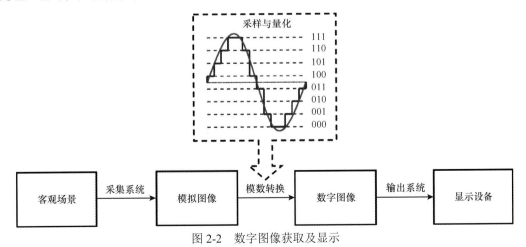

图 2-2　数字图像获取及显示

采样时的注意点包括两个方面，即采样间隔的选取，以及采样保持方式的选取。采样间隔太小，则增大数据量；采样间隔太大，则发生频率的混叠现象。采样保持，一般不采用 0 阶保持的方式，即一个像素的值是其局部区域亮度（颜色）的均值。由于图像是二维分布的信息，所以采样是在横轴（x 轴）和纵轴（y 轴）两个方向上进行。一般情况下，x 轴方向与 y 轴方向的采样间隔相同。图 2-3A 显示了一张二维平面上的胸部图像，图 2-3B 显示了采样和量化后的图像。

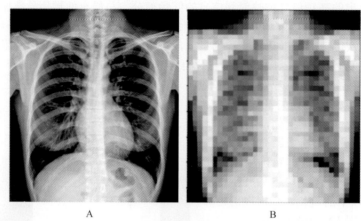

图 2-3　胸部图像

A. 二维平面上的图像；B. 采样和量化后的图像

（二）X 射线摄影和透视的采样与量化

1895 年伦琴发现 X 射线后，X 射线在临床中得到了广泛的应用。当 X 射线透过人体时，各种脏器与组织对 X 射线的吸收程度不同，因而在接收器中得到不同的射线强度。

X 射线能使人体形成影像，必须具备以下三个基本条件。①X 射线具备一定的穿透力；②被穿透的组织结构存在密度和厚度的差异，从而导致穿透物质后剩余的 X 射线强度存在差别；③有差别的剩余 X 射线强度仍为不可见的，必须经过载体才可获得有黑白对比、层次差异的 X 射线影像。

目前，X 射线摄影常用的两种平板探测器为非晶硅平板探测器和非晶硒平板探测器。

非晶硅平板探测器接收到穿透人体后的剩余 X 射线，利用荧光介质材料碘化铯吸收 X 射线光子，并将其转换成可见光；光电二极管吸收可见光，转换成电荷；每个光电二极管代表一个像素，每个像素的电荷被电子电路读出，经采样、量化转换成数字信号，最后传送到影像处理器（图 2-4）。这是一种间接转换方式，为目前临床所用设备的主流方式。

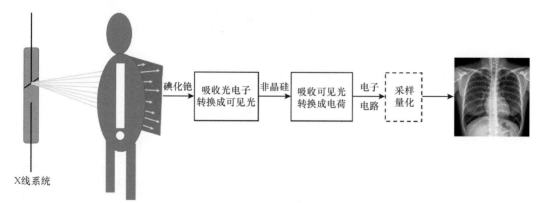

图 2-4　非晶硅平板探测器成像原理

相比于非晶硅平板探测器，非晶硒平板探测器则把入射的 X 射线能量直接转换为电荷，这是一种直接的转换方式（图 2-5）。基本原理：①向非晶硒层加正向偏置电压（0～5kV），即预置初始状态；②经 X 射线照射后，非晶硒层所产生的电子空穴对在外加电场作用下产生电流，并在薄膜晶体管（thin-film transistor，TFT）层存储电荷，对应于入射 X 射线的剂量；③读出 TFT 层存储的电荷，放大并经过模数转换及采样、量化后，输出到计算机；④所有电荷信号被读取后，消除残余电荷，恢复到初始状态。平板上的每个晶体管单元相当于一个像素，所有像素进入计算机处理后，形成数字化矩阵图像。

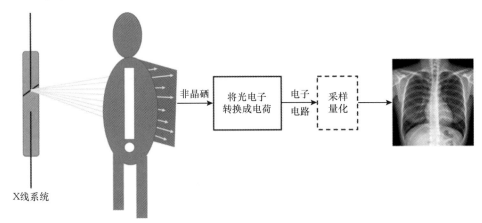

图 2-5　非晶硒平板探测器成像原理

X 射线透视是将穿过人体的 X 射线影像信息转变为数字信号，数字信号通过转换器转换输送到显示屏，在显示屏上显示人眼能够分辨的灰阶图像。医师直接观察患者的身体情况，如消化道造影，可显示患者吞咽对比剂的全过程。口服的对比剂所到达的病变部位可以和正常周围组织形成鲜明的对比，亦可灵活地显示脏器的局部和全貌，并可检查胃肠道形态与功能，且简单易行。数字 X 射线透视机采用非晶硅动态平板探测器，其采样和量化与固定式平板探测器相近，见图 2-4。

（三）CT 的采样与量化

计算机体层成像（CT）技术，是 X 射线从多个方向绕身体某一部位进行照射，然后测定透过的 X 射线量，数字化后经过计算得出层面组织各个单位体积的吸收系数，最后重建出图像。CT 可以显示普通 X 射线检查所无法观察到的身体内部组织结构和病变，其组织分辨力高，能区分组织间密度的微小差异。

常用的 CT 探测器类型有两种，一种是收集荧光的探测器，称闪烁探测器，也叫固定探测器；一种是收集气体电离电荷的探测器，称气体探测器。

闪烁探测器是利用射线能使某些物质闪烁发光的特性来探测射线的装置。由于此种探测器的探测效率高、分辨时间短，既能探测带电粒子，又能探测中性粒子；既能探测粒子的强度，又能测量它们的能量，鉴别它们的性质。因此，闪烁探测器在 CT 扫描机中得到了广泛的应用。

光电倍增管是一种光电转换器件，通过它把 X 射线光子转换成电子。它不同于其他的光电转换器件，如光电管、光电池等，光电倍增管可把微弱的光按比例转换为较大的电信号，这就是它的倍增作用。模数转换器将输入的电信号，经采样、量化后转变为相应的数字信号，输入计算机。

气体探测器是利用气体（一般采用化学性能稳定的惰性气体）电离的原理，入射的 X 射线使气体产生电离，通过测量电流的大小来测得入射 X 射线的强度。气体探测器由一系列单独的气体电离室构成。当入射 X 射线进入各个气体电离室后，将气体电离，正离子由中心收集电极接收，负离子（电子）被隔板接收。正、负离子的定向运动形成电离电流。电离电流与入射的 X 射线强度（光子数）成正比，其微弱的信号经前置放大器放大，经模数转换、采样与量化后输入数据采集系统。气体探测器的光子转换效率比固体探测器低。

在扫描和采集数据过程中，保证系统的稳定性是非常重要的。为防止探测器零位漂移，在扫描过程中需要对探测器的变化进行校正，使得在每个 X 射线脉冲到来之前，所有探测器输出皆为 0。

（四）MRI 的采样与量化

MRI 是通过对静磁场中的人体施加某种特定频率的射频脉冲，使人体组织中的氢质子受到激发而产生磁共振现象；当终止射频脉冲后，质子在弛豫过程中感应出磁共振信号，经过对磁共振信号的接收、空间编码和图像重建等处理过程，即产生磁共振图像。人体中氢原子核丰富，而且用它进行 MRI 的效果最好。

与 CT 成像类似，MRI 也是利用投影重建图像。成像过程中先把检查层面分成一定数量的小体积（即体素），用接收器收集信息。数字化后输入计算机进行重建运算，获得每个体素的信号强度。信号强度与质子密度及 T_1、T_2 相关，反映了正常组织和病理组织的信息。通过采用适当的脉冲序列和扫描参数，可获得 T_1 加权像和 T_2 加权像。

在现代 MRI 算法中，最常用的是二维傅里叶变换法（2DFT），其基本思想如下：用磁共振信号的频率存储于成像体层空间一个方向上（如 x）的信息，用磁共振信号的相位存储于体层另一个方向上（如 y，应与 x 正交）的空间信息，也就是对空间信息既利用频率编码，又利用相位编码。相位编码从本质上讲也属于频率编码，因而 x–y 平面可由 w_x–w_y 平面来表示。对于用一定方式采集的磁共振信号，经傅里叶变换后，其幅值代表像素点密度，整个变化后用函数 $F(w_x, w_y)$ 代表重建的图像。

MRI 的重建一般采用超级小型计算机配以阵列处理机来完成。另外，为了实时快速地实现图像更新和后置处理，在显示控制台中装有图像处理机，提供图像显示。

在所有医学影像学检查中，MRI 的软组织对比分辨力最高，可以清楚地分辨肌肉、肌腱、筋膜、脂肪等软组织，所包含信息量大，可全面显示被检查器官或组织的结构。

（五）DSA 的采样与量化

数字减影血管造影（DSA）是通过计算机消除血管影像上的骨骼与软组织影像，进而突出血管的一种成像技术。目前，DSA 的探测器包括影像增强器及平板探测器。

影像增强器型 DSA 是利用影像增强器将透过人体后已衰减的未造影图像的 X 射线信号增强，再用高分辨力的摄像机对增强后的图像做一系列扫描。扫描本身就是把整个图像按一定的矩阵分成许多小方块，即像素；所得到的各种不同信息经模数转换、采样与量化后得到不同值的数字信号，然后存储起来；再把造影图像的数字信息与未造影图像的数字信息相减，所获得的不同数值的差值信号，经数–模转换成各种不同的灰度等级，在监视器上形成图像。由此，骨骼和软组织的影像被消除，仅留下含有对比剂的血管影像。

平板探测器型 DSA 是利用非晶硅或非晶硒平板探测器对穿过人体的 X 射线信息进行接收，使不可见的 X 射线信息影像转换为光学图像，其成像原理与 DR 类似。

DSA 减影方式分为时间减影、能量减影和混合减影。时间减影是 DSA 的常用方式，在注入的对比剂进入感兴趣区前，将一帧或多帧图像作为蒙片储存起来，并与按时间顺序出现的含有对比剂的充盈像一一进行相减，这样两帧间相同的影像部分被消除，而对比剂被显示出来，因造影像和蒙片两者获得的时间先后不同，故称时间减影。

能量减影也称双能量减影，在进行感兴趣区血管造影时，同时用两个不同的管电压，如 70kV 和 130kV 取得两帧图像，然后进行减影，由于两帧图像是利用两种不同的能量摄取的，所以称为能量减影，临床较少应用。

混合减影是基于时间与能量两种物理变量，先进行能量减影，再进行时间减影。混合减影经历了两个阶段，先消除软组织，后消除骨组织，最后仅留下血管影像。混合减影要求在同一焦点上发生两种高压，或在同一 X 射线管中具有高压和低压两种焦点。所以，混合减影对设备及 X 射线球管负载的要求都较高，临床实际应用不多。

二、医学影像的数值描述

（一）基本概念

1. 像素　是图像的最小信息单位，通常为整数，其取值大小称为像素值。

2. 空间分辨力　是指图像中可辨认的临界物体空间最小几何长度的极限，即对细微结构的分辨能力。图像空间分辨力决定着组成一幅图像的像素数目，而显示分辨力则影响显示图像的区域大小。CT 图像的空间分辨力一般低于 X 射线影像。

3. 密度分辨力　指能分辨两种组织最小密度差异的能力。空间分辨力和密度分辨力互相制约，密切相关。矩阵大、层厚小、像素小、数目多，则提高了空间分辨力，但每个体素所获得的光子数却按比例减少，密度分辨力则下降。若需保持原来的密度分辨力，就要增加 X 射线量。CT 的密度分辨力要比 X 射线摄影高约 20 倍。

4. 时间分辨力　是指同一区域进行的相邻两次成像的最小时间间隔。在心脏成像中，时间分辨力是影响图像质量的重要指标。对人体各部位成像时，要尽量缩短成像时间，同时又要把被检者有意和无意运动造成的影像模糊降到最低程度。质量最好的图像通常包括四肢关节系统和头部，因为这些结构部位很容易被固定。

5. 对比度分辨力　是指能分辨最低密度差别的能力。MRI 的优势在于对低对比度组织的显示。普通 X 射线成像时，两种不同对比度的显示主要是由 X 射线衰减系数来决定的。对绝大多数组织来说，微小的差别还要受散射线的影响而减弱。在 CT 成像时，散射线在很大程度上被去除了，所以对比度分辨力得到提高。

（二）X 射线摄影和透视影像的数值描述

人体组织有密度和厚度的差别，由于存在这种差别，X 射线透过人体各种不同组织结构时，被吸收的程度不同，所以到达平板探测器上的 X 射线量即有差异，这样就形成了明暗对比不同的影像。

X 射线图像处理的基本目的是要在图像上把特定的脏器轮廓从周围的结构中分离出来。要想精确表达 DR 影像，就必须具有足够的位深度，12bit 影像只能记录 4096 等级灰阶，不能满足 DR 影像信号的完整记录。目前，大多 DR 系统都采用 14bit 或 16bit，可记录的灰阶等级能达到 16 384 或 65 536，可以反映很小密度的层次变化。灰阶差异越明显，对比度越大，分辨越清楚。

成像质量影响因素，主要受到患者移动及曝光剂量的影响。曝光剂量过大或过小，都会使后处理技术的调整范围缩小，出现噪声甚至斑点及对比度下降，使图像质量下降。

当曝光剂量太低时，探测器接收的光子较少，图像噪声过大，导致无法分辨物体与背景及细微的密度差别，图像质量较差；曝光剂量增大，分辨物体与背景及细微密度差别的能力增强，图像质量变好；当达到一定曝光剂量时，已经达到了空间分辨力和低对比度分辨力的极限，空间分辨力和低对比度分辨力不会持续增加；若曝光剂量过大，超出一定范围，则会导致图像质量下降。当 DR 设备受到环境温度、平板探测器坏点等因素影响时，DR 影像的空间分辨力、低对比度分辨力均受到影响，影像质量变差，不能有效区分病灶与正常组织，从而影响临床诊断，容易出现误诊。

（三）CT 影像的数值描述

CT 值是根据各种组织对 X 射线的吸收系数来决定的。人们将线性衰减系数划分为 2000 个单位，即特定物质的 CT 值等于该物质的衰减系数与水的吸收系数之差再除以水的吸收系数，然后乘以1000。物质的CT值越高，表明其密度越大。

在物理过程中，物质的密度是由物质对X射线的衰减系数来体现的。人体组织的CT值范围有2000个分度，图像层次多，但人眼无法观察。为了提高组织细微结构的显示，人们可根据诊断需要调节图像的对比度和亮度，称为窗技术，可调节窗宽和窗位。

CT噪声和伪影是评价CT成像质量的重要指标，降低噪声及减少伪影是CT质量控制的重要内容。

1. 噪声 均匀物体的影像中各像素的CT值会出现参差不齐，使图像呈明显的颗粒性，直接影响其密度分辨力。把这种现象用统计学上的标准偏差方式表示出来即为CT的噪声。它可分为随机噪声和统计噪声（常规所指的噪声为统计噪声），噪声产生的机制和对图像质量的影响各不相同，严重的随机噪声往往形成伪影。噪声的来源是多方面的，如探测器的灵敏度、像素大小、层厚、X射线量、重建方法、散射线、电子线路及机械方面等。噪声与图像的质量成反比，因此，要了解噪声产生的机制，尽量加以抑制。

2. 伪影 CT图像中与被扫描组织结构无关的异常影像称为伪影。图像上非真实的阴影或干扰即称伪影，伪影会降低图像的质量，易造成误诊或不确定。伪影分为患者引起的伪影与CT设备本身造成的伪影两大类。患者不自主运动，如心脏搏动、肠蠕动、屏气不良等，以及患者的躁动均可产生伪影，常表现为条状影。另外，患者体内高密度的异物也可形成伪影，如假牙、钢钉等。CT检查时，选用的扫描参数不当，如选用的扫描野和显示野与扫描部位大小不匹配、扫描参数设定过低也可产生伪影。选择适宜的图像处理方法可有效降低伪影的影响。

（四）MRI影像的数值描述

磁共振信号是随时间连续变化的模拟信号，经过采样和量化将其转换为数字信号后进一步处理，如累加、存储、变换和运算等。图像重建的运算主要是快速傅里叶变换。每幅图像对应两个原始数据矩阵，即信号的实部和虚部，分别进行行和列的快速傅里叶变换，得到模矩阵。模矩阵中每个元素值的大小正比于每个体素磁共振信号的强度。

影响磁共振信号强度的因素较多，主要有两个方面：一方面是组织本身的特性，包括质子密度、T_1值、T_2值等；另一方面是设备和成像技术参数，包括主磁场强度、序列、成像参数等。

MRI设备在获取图像时受到多种因素的影响，常使图像中出现局部区域不清晰的现象。MRI常见的伪影有硬件伪影、运动伪影、金属异物伪影等。其中，硬件伪影是指与MRI系统设备有关的伪影，产生的原因主要是硬件故障或受干扰、MRI技术内在缺陷、参数选择不合理等；伪影主要包括折叠伪影、化学位移伪影、截断伪影、数据出错伪影等。运动伪影是指患者躁动或者生理性运动产生的伪影；金属异物伪影是指铁磁性金属会引起图像的严重变形。这不仅给临床诊断和医学研究带来了不便，也给诸如图像分割、三维重建、图像融合等图像处理工作带来了困难。

（五）DSA影像的数值描述

人体组织结构中，有相当一部分，只依靠它们本身的密度与厚度差异不能在普通检查中显示。此时，可以将高于或低于该组织结构的物质引入器官内或其周围间隙，使之产生对比以显影，此即造影检查。矩阵中被分割的小单元为像素，图像的数字化就是测量每个像素的衰减值，并把测量到的数值经采样和量化两个过程转变为数字，再把每个像素点对应的坐标和衰减值输入计算机进行运算。

每个像素必须产生三个二进制数字，第一个数字相当于线条数，第二个数字相当于像素在这条线上的位置，第三个数字是被编码的灰阶信息。所以说，数字图像就是在坐标和亮度上都已经离散了的图像。像素的数值有数十至数千级，以2的乘方数（比特）表示。目前，DSA成像设备的灰阶多为14bit。像素的大小由探测器矩阵的大小所决定。DSA影像的成像方式和像素表达与X

射线摄影和透视类似，只是在减影过程中需要对蒙片或被减影图像做一些特殊处理，如像素位移、图像合成等。类 CT 功能所产生的体层图像，其产生原理和像素表达与普通 CT 一样。

第二节　影像像素间的基本关系

一、像素邻域

像素邻域分为三类，即四邻域、对角邻域和八邻域。

（一）像素的四邻域

一幅图像除了图像的四边以外，其余像素都有八个临界点。通常考虑任一像元 $f(x, y)$ 有两类邻接方式：一种称四邻接，只考虑 $f(x, y)$ 的上、下、左、右四个邻点及其组成的邻域，称 $f(x, y)$ 的四邻域，见图 2-6。因此，连通边界的连接方法也分为四连通和八连通两种。

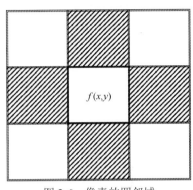

图 2-6　像素的四邻域

（二）像素的对角邻域

对于以像素 $f(x, y)$ 为中心的九宫格而言，一个"加号"所涵盖的四个像素被称为中心像素的四邻域，记作 N4(f)；角落的四个像素则是对角邻域，记作 ND(f)，见图 2-7。

（三）像素的八邻域

$f(x, y)$ 上、下、左、右和东北、西北、西南、东南八个像素及其组成的邻域，称八邻域，见图 2-8。周围全部八个像素称为中心像素的八邻域，记作 N8(f)。

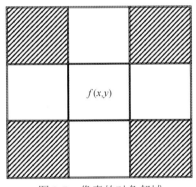

图 2-7　像素的对角邻域

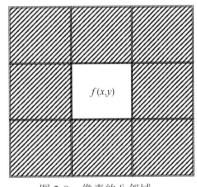

图 2-8　像素的八邻域

（四）临床应用

阈值分割是最常见的、并行的直接检测区域的分割方法。如果只选取一个阈值称为单阈值分割，将图像分为目标和背景两大类；如果用多个阈值分割称为多阈值方法，图像将被分割为多个目标区域和背景。为区分目标，还需要对各个区域进行标记。阈值分割方法基于对灰度图像的一种假设：目标或背景内相邻的像素在灰度上有差异，反映在图像直方图上，不同目标和背景则对应不同的峰。选取的阈值应位于两个峰谷处，从而能将各个峰分开。

1. 阈值分割的优点　简单，在不同类的物体灰度值或其他特征值相差很大时，它能很有效地对图像进行分割。阈值分割通常作为预处理，然后应用其他一系列分割方法进行处理，它常用于图像中皮肤、骨骼分割及乳腺轮廓分割，见图 2-9。

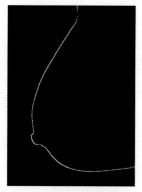

图 2-9 乳腺 X 射线图像所提取的轮廓示意图

2. 阈值分割的缺点 不适用于多通道图像和特征值相差不大的图像，对于图像中不存在明显的灰度差异或各物体的灰度值范围有较大重叠的图像分割问题，难以得到准确的结果。另外，由于它仅仅考虑图像的灰度信息而不考虑图像的空间信息，阈值分割对噪声和灰度不均匀很敏感。

二、邻接性、连通性、区域和边界

（一）邻接性

邻接是两个元素之间的关系。图 2-10 中 p 和 q 是四邻接；图 2-11 中 p 和 q 是对角邻接；图 2-12 中 p 和周围的 q_n（$n=1, 2, 3, \cdots, 8$）是八邻接。

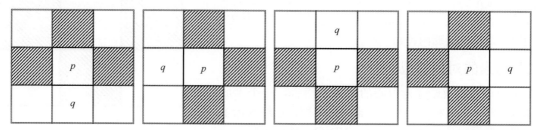

图 2-10 像素的四邻接

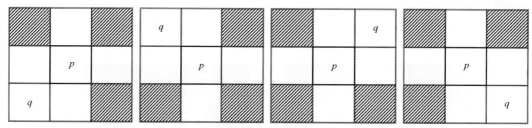

图 2-11 像素的对角邻接

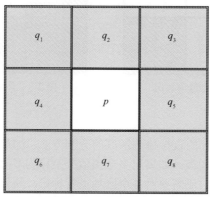

图 2-12 像素的八邻接

显然，若 p 和 q 是八邻接，则它们不一定是四邻接，也可能是对角邻接；若 p 和 q 是四邻接，那么它们一定是八邻接。

（二）连通性

连通性反映两个像素的空间关系。首先定义像素 p 到像素 q 的通路，这也是建立在邻接性的基础上。

像素 $p(x_p, y_p)$ 到像素 $q(x_q, y_q)$ 的通路，指的是一个特定的像素序列 $[(x_0, y_0), (x_1, y_1), \cdots, (x_n, y_n)]$，其中 $(x_0, y_0)=(x_p, y_p)$，$(x_n, y_n)=(x_q, y_q)$。并且像素 (x_i, y_i) 和 (x_{i-1}, y_{i-1}) 在满足 $1 \leqslant i \leqslant n$ 时是邻接的。在上面的定义中，n 是通路的长度，若 $(x_0, y_0)=(x_n, y_n)$，则这条通路是闭合通路。

令 S 是图像中的一个像素子集，如果 S 的全部像素之间存在一个通路，则可以说两个像素 p 和 q 在 S 中是连通的。对于 S 中任何元素 p，S 中连通到该像素集称为 S 的连通分量。如果 S 仅有一个连通分量，则集合 S 称为连通集。

（三）区域

令 R 是图像的一个像素子集，如果 R 为连通集，则称 R 为一个区域。若两个区域联合形成一个连通集，则区域 R_i 和 R_j 称为邻接区域。涉及区域时，必须制定邻接的类型（四邻接或八邻接）。

（四）边界

边界的概念是相对于区域而言的。一个区域 R 的边界是 R 中与 R 的补集中的像素相邻的一组像素，也称为边框或轮廓。内边界是指该区域中和其背景相邻接的点的集合。外边界为背景中对应的边界。

（五）临床应用

区域生长技术是医学影像中目标区域分割技术的基础方法，基本思想是将具有相似性质的像素集合起来构成区域。先对每个需要分割的区域找一个种子像素作为生长起点，然后将种子像素和周围邻域中与种子像素有相同或相似性质的像素合并到种子像素所在的区域中，将这些新像素当作新的种子继续上面的过程，直到没有满足条件的像素可被包括进来，一个区域就生长成了。区域生长算法的优点是计算简单，特别适用于分割小的结构，如肿瘤和瘢痕。与阈值分割类似，区域生长也很少单独使用，往往与其他分割方法一起使用。

区域生长方法的缺点是，它需要人工交互以获得种子点，这样，使用者必须在每个需要抽取的区域中植入一个种子点。

第三节　医学影像的文件类型与格式

一、位　　图

（一）二值图像

在日常生活中，数字影像广泛应用于各行各业，如传真书信、商品二维码、数字文档等。但由于数字影像中包含了许多冗余信息，而在某些应用场景中，该信息用处不大，因此，可以利用数字图像处理技术将图像转换为需要的类型。

在一幅图像中，每个像素点的像素值取值范围是两种值或灰度等级值，即该图像中的任意一个像素点的灰度等级值为 0 或 1，那么该图像被称为二值图像（binary image）。二值图像最常用的表示方式有黑白、单色和 B&W 图像等。如在图 2-13 中，图 2-13A 表示原始灰度图像，图 2-13B 表示灰度图像经过二值化处理后的二值图像。由于二值图像具有内存占用小、处理后的图像更简洁等优点，它的应用场景一般是在叙述文字影像，见图 2-13B，在医学影像的应用范围可以包括图像直方图二值化分割、图像条形码的录入、蒙片等。

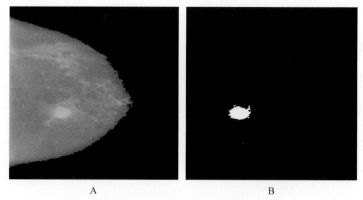

图 2-13　灰度图像与二值图像

A. 原始灰度图像；B. 二值图像

相反，二值图像的缺点是无法准确地表现出图像的细节和纹理特点，只能表现出图像中的边缘特征信息，见图 2-14。

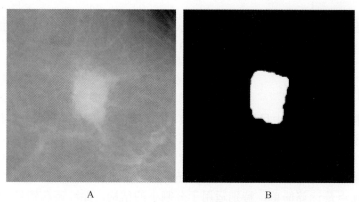

图 2-14　肿瘤的灰度图像和二值图像

A. 原始灰度图像；B. 二值图像

二值图像的原理是，整张图像展现为黑白色，即将一幅灰度图像像素点的灰度值设定为 0 或 255。二值化图像的步骤：首先，将得到的原始图像（如彩色图像）通过预处理，得到灰度图像；其次，将灰度图像进行二值化处理，即得到二值图像，处理过程见图 2-15。

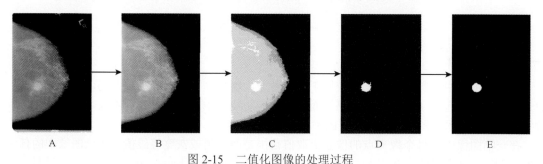

图 2-15　二值化图像的处理过程

A. 原始图像；B. 预处理图像；C. 初始分割图像；D. 最终分割图像；E. 后处理图像

这样的步骤有助于在之后继续进行图像处理时，图像中的像素值集合只包含 0 和 255，集合中不再涉及其他的像素值，使处理的过程更简洁。同时，图像需要占用的大小及数据量更小。在二值化处理图像的过程中，通常情况下采用闭合和连接的边缘来定义不重叠的区域。通过使用

MATLAB 分析图 2-15 中的 A、B 和 E 三幅图像的像素值分布，其像素值的直方图分别见图 2-16。在二值图像中，存在一条连通的集合 A 所需要的条件是：该连通的像素集合需要满足某种相邻关系的排列。例如，像素点 m 与像素点 n 之间有像素值点 $s_1, s_2, \cdots, s_n$，同时这些点都以某种方式相邻，那么像素点 m 和像素点 n 则存在一条通路，倘若该条通路首尾连接，那么该通路被称为闭合通路。而一个图像子集 X，假如 X 是相连的，那么该图像区域则称为 X；而其他不相连的 Y 个区域，构成图像前景是 XY 的合集；反之，图像的背景则为 XY 的补集。

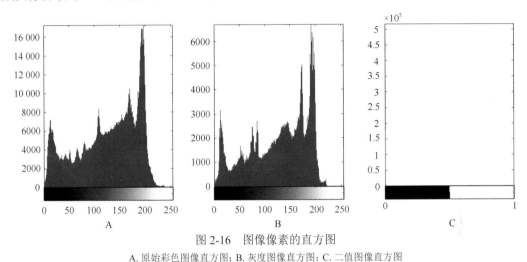

图 2-16　图像像素的直方图

A. 原始彩色图像直方图；B. 灰度图像直方图；C. 二值图像直方图

从图 2-16 中的直方图信息可以看出，横轴为像素值的范围，纵轴为像素点的个数。图 2-15 中的原始灰度图像的像素值分布在集合（0，255）之间，且直方图对应的像素值可进行归一化处理，可将其像素值集合分布范围设定为（0，1）。

（二）灰度图像

数字灰度图像（gray image）是每个像素从最小像素值到最大像素值的单通道图像表示。这类图像通常显示为从最暗黑色到最亮白色的灰度，尽管理论上这个采样可以是不同深浅的任何颜色，甚至可以是不同亮度上的不同颜色。灰度图像与二值图像不同，在计算机图像领域中二值图像只有黑白两种颜色，灰度图像在黑色与白色之间还有许多级的灰度。

一幅完整的图像，是由红色、绿色、蓝色三个通道组成的。红色、绿色、蓝色三个通道的缩览图都是以灰度显示的。用不同的灰度色阶来表示"红、绿、蓝"在图像中的比重。通道中的纯白，代表了该色光在此处为最高亮度，亮度级别是 255。

在数字图像领域之外，"黑白图像"或"单色图像"也表示"灰度图像"，如灰度的照片通常叫作"黑白照片"。

灰度图像通常是在单个电磁波频谱（如可见光）内测量每个像素的亮度得到的。用于显示的灰度图像通常用每个采样像素 8 位的非线性尺度来保存，这样可以有 256 级灰度，这种精度刚刚能够避免可见的条带失真，并且易于编程。但在医学图像与遥感图像等技术应用中，经常采用更多的级数以充分利用每个像素采样 10 或 12 位的传感器精度，并且避免计算时的近似误差，在这些应用领域每个像素采样 16 位，即 65 536 级得到流行。

灰度图像存储小，其亮度值是 256 色调色板索引号，从整幅图像的整体和局部的色彩及亮度等级分布特征来看，灰度图像描述与彩色图像描述是一致的。因此，很多真彩色图像的分析，第一步就是转换为灰度图像，然后再进行分析。

真彩色是 24 位，$2^8 \times 2^8 \times 2^8 = 16\ 777\ 216$ 种颜色，需要 $16\ 777\ 216 \times 4$ 字节，也就是 64MB 的调色板空间，所以，真彩色是不用调色板的。如视频目标跟踪和识别时，第一步就是要转换为灰度图像。

现有的成熟分析算法多是基于灰度图像的，灰度图像综合了真彩色位图的 RGB 各通道的信息。

真彩色图像转换为灰度图像的常用方法：①根据 YUV 颜色空间，分量 Y 的物理意义是点的亮度，由该值反映亮度等级，根据 RGB 和 YUV 颜色空间的变化关系可建立亮度 Y 与 R（红色）、G（绿色）、B（蓝色）三个颜色分量的对应，即 $Y=0.3R+0.59G+0.11B$，以这个亮度值表达图像的灰度值。②求出每个像素点的 R、G、B 三个分量的平均值，然后将这个平均值赋给这个像素的三个分量。

（三）真彩色图像

真彩色是一种 RGB 色彩模型标准，它规定了 256 种红、绿、蓝空间的色调，共 1600 万种颜色，比人眼能分辨的颜色多很多。图像中的每个像素值被分成三个原色分量 R、G、B，并且每个原色分量直接决定了其原色的强度，以这种方式产生的颜色称为真色。

在真彩色图像中，前三个通道各用一个字节表示，如红、绿、蓝（RGB）或蓝、绿、红（BGR）。如果有第四个字节，则表示该图像使用了阿尔法（alpha）通道。但是，实际的系统通常使用超过 8 位（即一个字节）来挤出通道，如 48 位扫描仪，这种系统统称为真彩色系统。真彩色图像中每色光用 8 位表示，每个通道有 256（2^8）个色阶，三色光交互增减。RGB 三色灯在一个像素（256×256×256=16 777 216）上最多可以显示 1677 万种颜色，这个值是电脑所能表示的最高颜色。人们普遍认为，人眼分辨颜色的能力大约有 1000 万种，因此，RGB 形成的图像称为真彩色。

真彩色也指使用 RGB 显示模式的显示器或屏幕，不需要颜色查询表。每个红、绿、蓝的子像素包含 8 位信息，如果有第四个字节，则用于阿尔法通道信息或干脆忽略。如果一个系统有第四个字节用于阿尔法通道，那么这就被称为 32 位真彩色显示，它使用 RGBA 颜色显示，其中"A"是阿尔法通道。如果一个 32 位显示器被迫恢复到 24 位模式，那么阿尔法通道就会被放弃，这将使透明度降低和半透明效果失效，但对颜色深度没有影响，除非它进一步向 8 位或 16 位颜色深度下降。

（四）索引图像

索引图像应用的场合比真彩色图像少得多，但是，在某些特殊的领域（如游戏）和应用（如屏幕传输）中索引图像依旧发挥着重要的作用。

索引图像包括一个数据矩阵 X 和一个颜色映射（调色板）矩阵 map。数据矩阵中的像素值是对一个颜色映射的直接索引。数据矩阵 X 可以有 8 位无符号整数（uint8）、16 位无符号整数（uint16）或双精度浮点数（double）类型。颜色映射矩阵 map 是一个 $N×3$ 的数据阵列，其中每个元素都是位于（0,1）之间的 double 类型。map 矩阵每一行有三列，分别表示红色（R）、绿色（G）和蓝色（B）。每个像素的颜色通过 X 中的颜色值作为 map 中的下标来获取，即 X 中的元素。

索引图像最多只能包含 256 种颜色。将图像从真彩色转换为索引模式时，必须先编制索引颜色表，将颜色存储在索引图像中。如果原始图像中的颜色超出颜色表中的颜色范围，则应自动选择颜色表中最接近的颜色或使用现有颜色来模拟该颜色。索引颜色模式可以在保持视觉质量基本不变的情况下减小文件大小。因此，索引图像的实际数据只是对应颜色表中的一个索引，而不是实际的像素值。它与灰度图像不同，灰度图像同一幅图像最多有 256 种颜色，但颜色表中的值是 0～255 之间的连续值，所以灰度图像的数据可以认为是实际像素值或指数值。索引图像的这一特性意味着我们通常不会在处理索引数据时直接对其进行操作。

要将真彩色图像转换为索引图像，我们需要构建一个颜色表。为了尽量减少图像在转换过程中的视觉损失，必须合理构建颜色表，构建众所周知的流行的颜色，也就是图像中最常用的 256 种颜色。对于未包含在这 256 种颜色中的值，使用最接近的颜色代替。索引图像由于颜色失真小，具有保存文件体积比较小的优点。

二、医学影像文件格式

（一）DICOM 图像

医学数字成像和通信（digital imaging and communications in medicine，DICOM）是一组通用的标准协定，主要针对医学影像的处理、存储、打印及传输。在医学成像设备中，DICOM 标准是应用较为广泛的医疗信息标准之一。当前有百亿级符合 DICOM 标准的医学影像用于临床。1993年发布的 DICOM 标准 3.0 已经发展成为医学影像信息学领域的国际通用标准。

20 世纪 70 年代，随着以 CT 为代表的数字影像设备广泛应用于临床，美国放射学院（ACR）和美国电气制造商协会（NEMA）于 1983 年成立联合委员会，制定相应的规范，以实现以下目标：促进不同厂商设备间数字图像信息通信标准的建立；推广和扩展影像存储与传输系统（picture archiving and communication system，PACS），使其可以与其他医院信息系统进行通信，并使诊断设备广泛分布在不同的地理位置。DICOM 标准包含了档案格式的定义及网络通信协定，以 TCP/IP 为基础的应用协定，并以 TCP/IP 联系各个系统。两个能接受 DICOM 格式的医疗仪器间，可借由 DICOM 格式的档案，来接收与交换影像及患者资料。DICOM 标准可以整合不同厂商的医疗影像仪器、服务器、工作站、打印机和网络设备，使它们都能汇聚在 PACS 中。DICOM 标准广泛应用于放射诊疗设备（X 射线摄影、CT、磁共振、超声等）中，并在临床各学科领域得到越来越深入的应用。

DICOM 标准的数据结构定义了一个数据集（data set），来存储信息对象定义（IOD）。数据集由多个数据元素（data element）组成。每个数据元素描述一条信息（所有标准数据元素及其对应的信息都列在标准的第六部分），它由相应的标记［8 位 16 进制数，如（0008，0016），前 4 位是组号（group number），后 4 位是元素号（element number）］来确定 DICOM 数据元素为两种类型的哪一种：标准数据元素，组号为偶数，其含义在标准中定义；私有数据元素，组号为奇数，描述信息的内容，由用户定义。

自 1985 年第一版 DICOM 标准发布以来，DICOM 标准给放射学的实践带来了革命性的变化。正如互联网成为信息传播应用的新平台一样，DICOM 标准让先进的医学影像应用"改变临床医学的面貌"。如 DICOM 标准服务于急诊科的医师和患者、心脏压力测试和乳腺癌检查，它是有效的医学成像标准。

DICOM 标准规定了非专有的数据交换协议、数字图像格式，以及生物医学影像和图像相关信息的文件结构。DICOM 标准是实现生物医学成像计算机系统之间自动互操作性所需元素的完整规范。该标准正在以模块化的方式进行扩展，以支持新的应用并纳入新技术。与其他信息系统的接口提供了与图像有关的患者、程序和结果信息的共享管理。

（二）NIFTI 图像

在了解神经影像学信息技术计划（neuroimaging informatics technology initiative，NIFTI）图像格式之前，需先了解一下 Analyze（由梅奥临床医学中心使用同名的分析软件包而得名，仅用于动能 MKI）格式。Analyze 格式储存的每组数据组包含 2 个文件，一个为数据文件，其扩展名为.img，包含二进制的图像资料；另外一个为头文件，扩展名为.hdr，包含图像的元数据。Analyze 格式主要不足就是头文件不能真正反映元数据。

为了减少不同研究中心及数据分析软件共享数据后存在的问题，2000 年美国国立精神卫生研究所、美国国立神经疾病和卒中研究所的研究小组创建了新的数据存储格式。2004 年，新的数据格式的第一个版本（即 NIFTI-1 格式）发布，它是 Analyze7.5 格式的延伸，且增加了相当数量的元数据。NIFTI 格式最重要的特征就是能反映 MRI 仪器的像素指数与空间位置。如果使用得当，能帮助我们准确定向，如能确定哪边代表的是左脑。原来的 Analyze7.5 format 图像格式缺少一些信息，如没有方向信息、患者的左右方位等，如果需要包括额外的信息，就需要一个额外的文件，如 Analyze7.5 就需要一对 <.hdr, .img> 文件来保存图像的完整信息。因此，为解决这个问题，数据格式工作组（data format working group，DFWG）将图像格式定义为 NIFTI 格式。

标准 NIFTI 图像的扩展名是.nii，也包含了头文件及图像资料。由于 NIFTI 格式和 Analyze 格式的关系，NIFTI 格式也可使用独立的图像文件（.img）和头文件（.hdr）。单独.nii 格式文件的优势是可以使用标准的压缩软件（如 gzip）进行压缩，而且一些分析软件包（如英国牛津大学脑功能 MRI 中心软件库）可以直接读取和写入压缩的.nii 文件（扩展名为.nii.gz）。

（三）其他常用的图像格式

1. Mosaic 数据存储格式　有些 MRI 的脉冲序列把 fMRI 的 DICOM 数据存储为 Mosaic（由程序 MacOSaiX 生成的文件）格式。这种格式中，每个图像文件中包含 1 个 mosaic 文件，而实际是 16 层的图像。该存储格式就节约了大量的存储空间。大多数情况下，仪器生产商保存为 256×256，而 fMRI 的矩阵为 64×64。因此，分析前必须解压缩 mosaic 图像，使之成为三维或四维文件，从而符合分析软件需要。

2. Analyze 格式　Analyze 格式储存的每个数据组包含两个文件，即数据文件和头文件。在 fMRI 的早期，Analyze 格式是最常用的格式，但现在已逐渐被 NIFTI 格式所取代。

3. BMP 格式　BMP（Bitmap，位图）不压缩，可以任意选择图像灰度深度或图像位数。如果图像是 14～16bit，那么可以选择大于图像的最大值图像格式进行保存，如 24bit 的深度；如果选小了，如 8bit，就会产生"削顶效应"。

（蔡裕兴　石　斌）

第3章 医学影像变换

在医学影像处理与分析中广泛应用各种图像变换技术，它们是图像处理与分析的重要工具。图像变换技术是将图像转换到变换域（如频率域），以便在变换域中对图像进行处理和分析。图像变换的主要意义是可以从另一个维度来分析图像的特性，提高图像处理的速度。

医学影像数据在计算机上实现准确无误读取和显示以后，为了更有效和快速地对医学影像进行处理和分析，常常需要将原定义在某种空间的图像以特定的方式转换到另一种空间，并利用在这些空间的特有性质方便地进行进一步的加工，最后再转换回图像空间以得到所需要的效果。

医学影像可以作为图像的特定应用领域之一，也属于图像范畴的一个子集，因此，一些适用于普通图像的变换方法同样适用于医学影像。图像变换是许多图像处理和分析技术的基础，如图像去噪与增强、图像编码及压缩、图像特征提取、图像分割等处理都可作为图像变换的后续处理。

本章重点介绍傅里叶变换（Fourier transform，FT）、离散余弦变换、小波变换及各种图像变换技术在医学影像处理中的应用。

第一节 傅里叶变换

傅里叶变换在1807年由法国数学家和物理学家傅里叶公开提出。通过傅里叶变换，使得对信号的分析实现了从时间域到频率域。在信号频率域中，频率的大小可以反映信号的变化速度。频率越高，信号变化速度越快；频率越低，信号变化速度越慢。当信号没有变化时，频率为零。对应到图像中，高频信号对应着图像变化剧烈的部分，往往是图像中的边缘信号或噪声信号，而低频信号对应着图像中亮度或灰度值变化缓慢的区域，往往是图像中大片平坦的区域。值得注意的是，低频分量和高频分量只是一种相对概念。对于图像来说，低频信号和高频信号与像素值的大小没有关系。需要说明的是，傅里叶变换得到的频谱图上的点与原图像上的点之间不存在一一对应的关系。

从数学角度分析，傅里叶变换是先将一个图像函数转换为一系列周期函数，然后再进行处理。从物理意义的角度分析，傅里叶变换是将图像从空间域转换到频率域，利用傅里叶逆变换，可以实现图像从频率域变换到空间域。傅里叶变换可以实现图像的灰度分布函数与图像的频率分布函数之间的相互转换。

在图像处理领域，借助于傅里叶变换，就可以研究在空间域和频率域中同时思考处理问题的方法。由于傅里叶变换不仅能把空间域中复杂的卷积运算转化为频率域中的乘积运算，还能在频率域中简单而有效地实现增强处理和特征抽取，因而在图像处理中得到了广泛的应用，可以用它完成图像分析、图像增强及图像压缩等工作。

一、连续傅里叶变换

（一）一维连续傅里叶变换

令 $f(x)$ 为实变量 x 的连续函数，且在 $(-\infty, +\infty)$ 内绝对可积，$f(x)$ 的傅里叶变换定义见式（3-1），并用 $F(u)$ 表示。

$$F(u) = \int_{-\infty}^{+\infty} f(x) \exp[-j2\pi ux] \mathrm{d}x \tag{3-1}$$

式（3-1）中，$j = \sqrt{-1}$。$\exp[x] = \mathrm{e}^x$，u 是频率域变量。$F(u)$ 是频率域信号。

若已知 $F(u)$，且假设 $F(u)$ 可积，则利用傅里叶逆变换可求得 $f(x)$，见式（3-2）。

$$f(x) = F(u) = \int_{-\infty}^{+\infty} F(u) \exp[j2\pi ux] du \qquad (3-2)$$

如果 $f(x)$ 是连续的和可积的，并且 $F(u)$ 是可积的，可以证明傅里叶变换对存在。正、反傅里叶变换称为傅里叶变换对，即式（3-1）和式（3-2）称为傅里叶变换对，是可逆的。

一个实函数的傅里叶变换通常是复数，见式（3-3）。

$$F(u) = \text{Re}(u) + j\text{Im}(u) \qquad (3-3)$$

式（3-3）中，$\text{Re}(u)$ 和 $\text{Im}(u)$ 分别是 $F(u)$ 的实部和虚部，将式（3-1）表示成指数形式，可以写为式（3-4）。

$$F(u) = |F(u)| e^{j\varphi(u)} \qquad (3-4)$$

式（3-4）中，$|F(u)|$、$\varphi(u)$ 见式（3-5）和式（3-6）。

$$|F(u)| = [\text{Re}^2(u) + \text{Im}^2(u)]^{\frac{1}{2}} \qquad (3-5)$$

$$\varphi(u) = \arctan\left[\frac{\text{Im}(u)}{\text{Re}(u)}\right] \qquad (3-6)$$

幅度函数 $|F(u)|$ 被称为 $f(x)$ 的傅里叶谱或振幅谱，$\varphi(u)$ 为其相位角，被称为相位谱。谱的平方一般称为 $f(x)$ 的能量谱，可以表示为式（3-7）。

$$E(u) = |F(u)|^2 = \text{Re}^2(u) + \text{Im}^2(u) \qquad (3-7)$$

傅里叶变换中出现的变量 u 通常称为频率域变量。用欧拉公式可将指数 $\exp[-j2\pi ux]$ 表示成式（3-8）的形式。

$$\exp[-j2\pi ux] = \cos 2\pi ux - j\sin 2\pi ux \qquad (3-8)$$

如果将式（3-1）中的积分解释为离散项的和的极限，则 $F(u)$ 是包含了正弦项和余弦函数项的无限和，而 u 的每一个值决定了它所对应的正弦-余弦函数对的频率。

（二）二维连续傅里叶变换

一维傅里叶变换可以推广到两个变量的函数 $f(x, y)$。如果 $f(x, y)$ 是连续的、可积的，且 $F(u, v)$ 是可积的，则存在式（3-9）和式（3-10）傅里叶变换对。

$$F(u, v) = \int_{-\infty}^{+\infty}\int_{-\infty}^{+\infty} f(x, y) \exp[-j2\pi(ux + vy)] dx dy \qquad (3-9)$$

$$f(x, y) = \int_{-\infty}^{+\infty}\int_{-\infty}^{+\infty} F(u, v) \exp[-j2\pi(ux + vy)] du dv \qquad (3-10)$$

其中，u、v 是频率变量。

二维函数的傅里叶频谱（幅度函数）、相位角、能量谱（频谱的平方）可分别表示为式（3-11）、式（3-12）、式（3-13）。

$$|F(u, v)| = [\text{Re}^2(u, v) + \text{Im}^2(u, v)]^{\frac{1}{2}} \qquad (3-11)$$

$$\varphi(u, v) = \arctan\left[\frac{\text{Im}(u, v)}{\text{Re}(u, v)}\right] \qquad (3-12)$$

$$E(u, v) = \text{Re}^2(u, v) + \text{Im}^2(u, v) \qquad (3-13)$$

二、离散傅里叶变换

（一）一维离散傅里叶变换

假设一个离散的序列，可表示为 $[f(0), f(1), f(2), \cdots, f(N-1)]$。令 x 为离散实变量，u 为离散频率变量，N 为采样个数，可将离散傅里叶变换对，即离散傅里叶变换（discrete Fourier transform，DFT）和离散傅里叶逆变换（inverse discrete Fourier transform，IDFT）分别定义为式（3-14）和式（3-15）。

$$F(u) = \frac{1}{N}\sum_{x=0}^{N-1} f(x)\exp(-j2\pi ux/N) \quad u = 0, 1, 2, \cdots, N-1 \tag{3-14}$$

$$f(x) = \sum_{u=0}^{N-1} F(u)\exp(j2\pi ux/N) \quad x = 0, 1, 2, \cdots, N-1 \tag{3-15}$$

式（3-15）中的指数项可借助欧拉公式写为式（3-16）。

$$\exp[-j2\pi ux/N] = \cos 2\pi ux - j\sin 2\pi ux \tag{3-16}$$

（二）二维离散傅里叶变换

一维离散傅里叶变换及其逆变换可以扩展至二维。一个尺寸为 $M\times N$ 的数字图像记为函数 $f(x, y)$，它的二维离散傅里叶变换可以表示为式（3-17）。

$$F(u, v) = \frac{1}{MN}\sum_{x=0}^{M-1}\sum_{y=0}^{N-1} f(x, y)e^{-j2\pi(ux/M+vy/N)} \tag{3-17}$$

二维傅里叶逆变换可以表示为式（3-18）。

$$f(x, y) = \sum_{u=0}^{M-1}\sum_{v=0}^{N-1} F(u, v)e^{j2\pi(ux/M+vy/N)} \tag{3-18}$$

其中，$x=0, 1, 2, \cdots, M-1$；$y=0, 1, 2, \cdots, N-1$；$u=0, 1, 2, \cdots, M-1$；$v=0, 1, 2, \cdots, N-1$；x 和 y 为时间域变量；u 和 v 为频率域变量。式（3-17）和式（3-18）构成了二维离散傅里叶变换对。

需要说明的是，系数 $1/MN$ 可以在傅里叶变换前面也可以在傅里叶逆变换前面，也可以在傅里叶变换和傅里叶逆变换前面分别乘以 $1/\sqrt{MN}$，从而创建一个更为对称的变换对，这些公式都是正确的。

一般情况下，在图像处理中总是选择方形阵列，所以通常情况下总是有 $M=N$。并且为了创建一个更为对称的变换对，式（3-17）和式（3-18）可以写为式（3-19）和式（3-20）。

$$F(u, v) = \frac{1}{N}\sum_{x=0}^{N-1}\sum_{y=0}^{N-1} f(x, y)e^{-j2\pi(ux+vy)/N} \tag{3-19}$$

$$f(x, y) = \frac{1}{N}\sum_{u=0}^{N-1}\sum_{v=0}^{N-1} F(u, v)e^{j2\pi(ux+vy)/N} \tag{3-20}$$

一维与二维离散函数的复数形式、指数形式、振幅、相位角、能量谱的表示与二维连续函数相应的表达式类似。需要注意的是，在离散函数中独立变量是离散的。

（三）快速傅里叶变换

快速傅里叶变换（fast Fourier transform，FFT）不是一个新的变换，而是关于计算序列的DFT 或者 IDFT 的一种算法。FFT 的算法是在研究离散傅里叶变换计算的基础上，节省它的计算量，从而达到快速计算的目的。FFT 的主要思想是将原函数分为奇数项和偶数项，通过不断将一个奇数项和一个偶数项相加（减），得到需要的结果。快速傅里叶变换是将复杂的乘法运算变成两个数相加（减）的简单重复运算。

一维快速傅里叶变换包括两个重要步骤：一是重新安排计算次数，另一个是矩阵分解。

基于二维离散傅里叶变换的分离性，二维离散快速傅里叶变换算法可以用两个一维快速傅里叶变换算法来实现。利用一维 FFT 实现二维 FFT 见图 3-1，可以看出，如果要计算一个二维 FFT，只需要计算两次一维 FFT 即可。

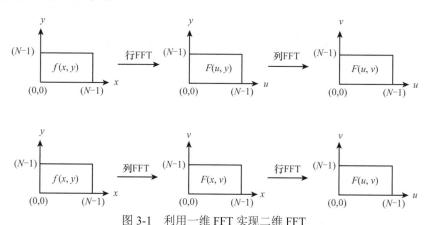

图 3-1　利用一维 FFT 实现二维 FFT

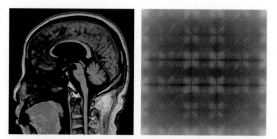

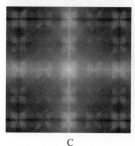
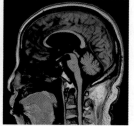

图 3-2　医学图像和其傅里叶频谱

A. 原始图像；B. 对图像 A 进行离散傅里叶变换的结果；
C. 对图像 B 频谱中心移位结果；D. 傅里叶逆变换后的图像

下面以颅脑矢状位 T_1WI 图像为例，对医学影像傅里叶变换进行分析，图 3-2A 为原始图像，图 3-2B 是对原始图像进行离散傅里叶变换的结果，即傅里叶频谱。通常，图像的二维离散傅里叶变换将原点 $F(0, 0)$ 平移到频率矩阵的中心位置得到图 3-2C，这样可以方便频谱的视觉分析。图 3-2D 为傅里叶逆变换后的图像。

需要注意的是，在进行傅里叶频谱显示时，由于频谱是强度函数的显示，而强度函数衰减得很快，因此，对应的高频分量将变得越来越不清楚，为解决此问题，常采用图像增强中的动态范围压缩方法来进行处理。一般用 $D(u, v)$ 来代替 $F(u, v)$，可以写为式（3-21）。

$$D(u,v) = C\lg[1+|F(u,v)|] \qquad (3-21)$$

其中，C 为常数，一般取值为 1。$D(u, v)$ 为非负的函数，$|F(u, v)|=0$ 时，$D(u, v)=0$。当 $F(u, v)$ 很高时，由于对其取对数，其高频与低频之差就变得很小，这样可以减少高频与低频的幅度之差，使低频信息也能够显示出来，便于人们的视觉理解。

三、傅里叶变换的性质

傅里叶变换建立了时间函数和频谱函数之间的转换关系，在实际信号分析中，经常需要对信号的时间域和频率域之间的对应关系及转换规律有一个清楚而深入的理解。因此，有必要讨论傅里叶变换的基本性质，并说明其应用。因为医学影像至少是二维的，所以这里主要介绍二维傅里叶变换的主要性质。

（一）线性

线性可以用式（3-22）表示。如果

$$f_1(x,y) \Leftrightarrow F_1(u,v), \quad f_2(x,y) \Leftrightarrow F_2(u,v)$$

则

$$af_1(x,y) + bf_2(x,y) \Leftrightarrow aF_1(u,v) + bF_2(u,v) \tag{3-22}$$

其中 a 和 b 均为常数，可以根据傅里叶变换的定义式（3-19）进行证明。

（二）周期性与共轭对称性

周期性与共轭对称性可以用式（3-23）～式（3-25）表示。如果

$$f(x,y) \Leftrightarrow F(u,v)$$

则

$$F(u,v) = F(u+N, v+N) \tag{3-23}$$

式（3-23）表明，只需要根据在任意一个周期里的 N 个值就可以从 $F(u,v)$ 得到 $f(x,y)$

$$F(u,v) = F^*(-u,-v) \tag{3-24}$$

$$|F(u,v)| = |F(-u,-v)| \tag{3-25}$$

其中，$F^*(u,v)$ 为 $F(u,v)$ 的复共轭。

（三）分离性

式（3-19）和式（3-20）可以写成式（3-26）和式（3-27）的分离形式。

$$F(u,v) = \frac{1}{N} \sum_{x=0}^{N-1} \left[\sum_{y=0}^{N-1} f(x,y) \mathrm{e}^{-j2\pi vy/N} \right] \mathrm{e}^{-j2\pi ux/N} \tag{3-26}$$

$$f(x,y) = \frac{1}{N} \sum_{u=0}^{N-1} \left[\sum_{v=0}^{N-1} F(u,v) \mathrm{e}^{j2\pi vy/N} \right] \mathrm{e}^{j2\pi ux/N} \tag{3-27}$$

由可分离性可知，一个二维离散傅里叶变换可以连续两次运用一维离散傅里叶变换来实现，见式（3-28）和式（3-29）。

$$F(x,v) = \frac{1}{N} \sum_{y=0}^{N-1} f(x,y) \mathrm{e}^{-j2\pi vy/N} \quad x,v = 0,1,\cdots,N-1 \tag{3-28}$$

$$F(u,v) = \frac{1}{N} \sum_{x=0}^{N-1} F(x,v) \mathrm{e}^{-j2\pi ux/N} \quad u,v = 0,1,\cdots,N-1 \tag{3-29}$$

（四）位移性（平移性）

位移性可以用式（3-30）和式（3-31）表示。如果

$$f(x,y) \Leftrightarrow F(u,v)$$

则

$$f(x-x_0, y-y_0) \Leftrightarrow F(u,v) \mathrm{e}^{-j2\pi(ux_0+vy_0)/N} \tag{3-30}$$

式（3-30）表明，用负指数项乘以 $F(u,v)$ 将使 $f(x,y)$ 的原点移到点 (x_0,y_0) 处。

$$f(x,y) \mathrm{e}^{j2\pi(u_0 x + v_0 y)/N} \Leftrightarrow F(u-u_0, v-v_0) \tag{3-31}$$

式（3-31）表明，用所示的指数项乘以 $f(x,y)$，将使 DFT 的原点移到点 (u_0,v_0) 处。

（五）旋转性

借助极坐标变换 $x=r\cos\theta$，$y=r\sin\theta$，$u=w\cos\phi$，$v=w\sin\phi$，将 $f(x, y)$ 和 $F(u, v)$ 转换为 $f(r, \theta)$ 和 $F(w, \phi)$，见式（3-32）。

如果

$$f(r,\theta) \Leftrightarrow F(w,\phi)$$

则

$$f(r,\theta + \theta_0) \Leftrightarrow F(w,\phi + \theta_0) \tag{3-32}$$

（六）尺度变换

尺度变换见式（3-33）。如果

$$f(x, y) \Leftrightarrow F(u, v)$$

则

$$af(x,y) \Leftrightarrow aF(u,v)$$

$$f(ax,by) \Leftrightarrow \frac{1}{|ab|}F\left(\frac{u}{a},\frac{v}{b}\right) \tag{3-33}$$

式（3-33）第一个式子表明，$f(x, y)$ 在幅度方面的尺度变化导致其傅里叶变换 $F(u, v)$ 在幅度方面的对应尺度变换。

式（3-33）第二个式子表明，$f(x, y)$ 在空间尺度方面的放缩将导致其傅里叶变换 $F(u, v)$ 在频率域尺度的相反放缩。

（七）平均值

对于一个二维离散函数 $f(x, y)$，其平均值可以用式（3-34）表示。

$$\overline{f}(x,y) = \frac{1}{N^2}\sum_{x=0}^{N-1}\sum_{y=0}^{N-1}f(x,y) \tag{3-34}$$

将 $u=v=0$ 代入式（3-19），可以得到式（3-35）。

$$F(0,0) = \frac{1}{N}\sum_{x=0}^{N-1}\sum_{y=0}^{N-1}f(x,y) \tag{3-35}$$

比较式（3-34）和式（3-35）可以得到式（3-36）。

$$\overline{f}(x,y) = \frac{1}{N}F(0,0) \tag{3-36}$$

（八）卷积定理

卷积定理可以用式（3-37）和式（3-38）表示。如果

$$f(x, y) \Leftrightarrow F(u,v), \quad g(x, y) \Leftrightarrow G(u,v)$$

则

$$f(x,y)^* g(x,y) \Leftrightarrow F(u,v)G(u,v) \tag{3-37}$$

$$f(x,y)g(x,y) \Leftrightarrow F(u,v)^* G(u,v) \tag{3-38}$$

（九）相关定理

相关定理是指两个函数在空间的相关与它们的傅里叶变换（其中一个为其复共轭）在频率域

的乘积构成一对变换，两个函数（其中一个为其复共轭）在空间的乘积与它们的傅里叶变换在频率域的相关构成一对变换。⊕ 定义为相关，相关定理可以用式（3-39）和式（3-40）表示。

$$f(x,y) \oplus g(x,y) \Leftrightarrow F^*(u,v)G(u,v) \tag{3-39}$$

$$f^*(x,y)g(x,y) \Leftrightarrow F(u,v) \oplus G(u,v) \tag{3-40}$$

四、傅里叶变换在医学影像中的应用

对一个医学影像进行二维离散傅里叶变换，经过傅里叶变换后，医学影像平缓区域的变化由低频系数表示，医学影像的突变部分由高频系数表示。在实际应用中，通过傅里叶变换将医学影像从时间域转换到频率域，然后根据特定需要进行相应的处理（如增强、滤波等），然后再通过傅里叶逆变换将图像从频率域转移到时间域。这里重点介绍三种应用，即频率域增强、频率域复原、相位相关与图像配准。

（一）频率域增强

图像增强可以分为空间域增强和频率域增强。频率域增强是通过改变图像中不同频率的分量来实现，通过使图像在频率域某个范围内的分量受到抑制，其他分量不受影响，从而改变输出图像的频率分布，实现图像增强的目的。

医学影像频率域增强的一般处理步骤：首先计算需要增强的医学影像的傅里叶变换，然后在频率域内对医学影像进行处理，通常是根据增强应用需求设计转移函数（传递函数），将传递函数与医学影像的傅里叶变换结果相乘，最后通过傅里叶逆变换转换到空间域得到增强后的医学图像。常用的频率域增强方法有低通滤波、高通滤波、带通滤波及带阻滤波等。

低通滤波和高通滤波是频率域增强的常用方法，有多种滤波技术可以适用于不同的成像目的，详细介绍见第 4 章的图像平滑和锐化处理中相关内容。

带通滤波器允许某个频率范围内的信号通过，阻止其他频率范围的信号通过。带阻滤波器阻止某个频率范围内的信号通过，允许其他频率范围的信号通过。常见的带通和带阻滤波器有理想型、巴特沃思型、高斯型等。带阻滤波器常用来消除一定频率范围的周期噪声。

图像同态滤波（简称同态滤波）是一种特殊的滤波方法，是一种在频率域中同时对图像亮度范围进行压缩和将图像对比度进行增强的方法。同态滤波的原理是将数字图像 $f(x, y)$ 的结构模型表示为与图像低频分量相对应的光照分量 $i(x, y)$ 和与图像高频分量相对应的反射分量 $r(x, y)$ 相乘，即 $f(x, y)=i(x, y)·r(x, y)$。同态滤波方法是基于照度-反射模型进行转移函数的设计。同态滤波的步骤依次为：对图像进行对数变换、傅里叶变换、滤波处理、傅里叶逆变换、指数运算，最终得到同态滤波增强后的图像。对磁共振弥散加权 B 值为 0 的图像进行同态滤波处理，结果见图 3-3。

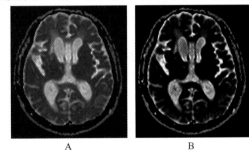

图 3-3　同态滤波效果图

A. 原始图像；B. 同态滤波后的图像

（二）频率域复原

图像复原是图像退化的逆过程。图像退化是指在图像的获取、传输过程中，由于成像系统、传输介质方面的原因，造成图像的质量下降，典型表现为图像模糊、失真、含有噪声等。图像复原的目的是在去除图像中噪声的同时，使图像的细节信息不丢失。图像复原的方法有很多，包括逆滤波、维纳滤波、约束最小二乘滤波、从噪声中复原、盲卷积法等。

根据图像处理所在的域，图像复原技术可以分为空间域复原和频率域复原两大类。与之前讲述的频率域增强相比较，频率域复原和频率域增强都可以改善图像的质量。它们之间的区别在于：频率域增强一般不考虑图像退化原因，采用各种增强技术，借助人的视觉系统特性以取得看起来较好的视觉效果；频率域复原需要根据相应的退化模型和先验知识等信息，设计相应的逆处理方法，以得到复原后的图像。

（三）相位相关与图像配准

相位相关法是一种基于傅里叶功率谱的频率域相关技术。相关考虑的是两个事物的相关性。在信号处理领域，两个信号的卷积就是相关，可以用其表征两个信号的相似程度。在图像处理领域，相位的相关可以表征图像的差别。

图像的相位信息是通过将图像转换到频率域得到的。图像的傅里叶频谱包含模和相位信息，模可以体现图像整体的灰度级信息，相位信息可以体现图像变化的信息。相位相关技术利用傅里叶变换的平移特性，解决了存在平移关系的图像配准问题。

假设图像 $f_2(x, y)$ 为图像 $f_1(x, y)$ 分别沿 x 轴和 y 轴平移 x_0 和 y_0 后得到的图像，可以表示为式（3-41）。

$$f_2(x, y) = f_1(x - x_0, y - y_0) \tag{3-41}$$

利用傅里叶变换的平移性质，即式（3-30）可得式（3-42）。

$$F_2(u, v) = \exp[-j2\pi(ux_0 + vy_2)/N] \cdot F_1(u, v) \tag{3-42}$$

图像 $f_1(x, y)$ 和 $f_2(x, y)$ 互能量谱（互功率谱）为式（3-43）。

$$\frac{F_1(u, v)F_2^*(u, v)}{\left|F_1(u, v)F_2^*(u, v)\right|} = e^{j2\pi(ux_0 + vy_0)} \tag{3-43}$$

其中，F_2^* 是 F_2 的复共轭。平移理论表明，互功率谱的相位差等于图像间的平移量。对式（3-41）进行傅里叶逆变换可得到一个脉冲函数 $\delta(x - x_0, y - y_0)$。此函数在偏移位置 (x_0, y_0) 处有明显的尖锐峰值，其他位置的值接近于零，因此，就可找到两幅图像间的偏移量。相位相关对应的脉冲函数的最大峰值位置对应于两图像间的相对平移量。如果图像间不满足平移变换关系，则傅里叶逆变换后没有明显的峰值存在，将会呈现出不规则分布。如果两幅图像没有位置偏移，完全一致，那么它们的相位相关对应的脉冲函数的脉冲位置在坐标原点，高度为1。

利用相位相关分析两幅医学图像是否有平移偏移的示例见图3-4～图3-6。图3-4A、B两幅头部CT图像完全一致，没有平移偏移，通过对相位相关计算可以得到图3-4C，可以看出它们的相位相关对应的脉冲函数的脉冲位置在坐标原点，高度为1。图3-5A、B有一定的平移偏移，可以看出在图3-5C中，脉冲函数的最大峰值位置对应于两图像间的相对平移量。图3-6A、B两幅图像间不满足平移变换关系，图3-6C则呈现出不规则分布。

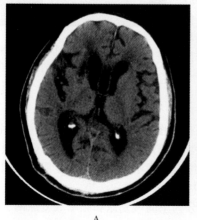
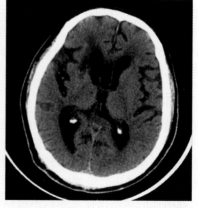

A   B

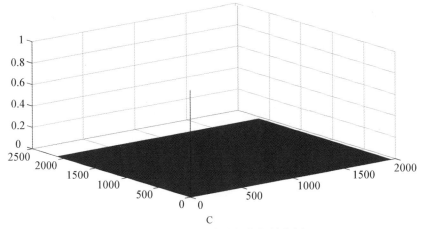

图 3-4　没有平移偏移相位相关分析

A. 原始图像；B. 原始图像；C. 图像 A 与图像 B 相位相关分析结果

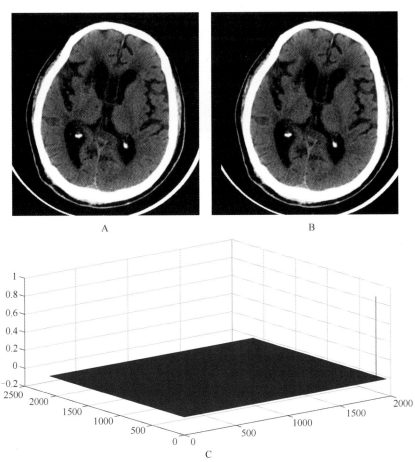

图 3-5　有一定平移偏移相位相关分析

A. 原始图像；B. 图像 A 经过平移偏移得到的图像；C. 图像 A 与图像 B 相位相关分析结果

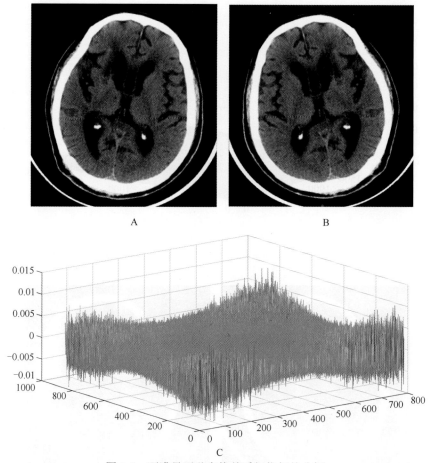

图 3-6 不满足平移变换关系相位相关分析

A. 原始图像；B. 原始图像；C. 图像 A 与图像 B 相位相关分析结果

　　传统的相位相关法适用于仅存在平移量的图像间的配准，然而在实际应用中，图像间不仅存在平移量，而且还有旋转角度、缩放尺度等偏移关系。为此，有学者对相位相关进行了不同的改进，比较典型的有对数-极坐标变换法（也称为 Fourier-Mellin 变换法）。除此之外，许多学者也提出了其他不同的改进方法，将其他的图像变换与相位相关相结合进行图像配准方面的研究。

　　傅里叶变换在医学图像中的应用除了以上论述的典型应用外，国内学者近几年也做了多方面的探索与研究。这里举两个例子：①针对颈内动脉颅内段粥样硬化斑块狭窄导致的缺血性脑卒中问题，有学者提出了基于颈内动脉颅外段多普勒频谱快速傅里叶变换分析检测轻-中度颅内段狭窄的研究，探索对颈内动脉（ICA）颅外段多普勒血流频谱进行快速傅里叶变换分析提示颅内段轻-中度狭窄的可能性。在研究中，分析了不同患者 ICA 颅外段超声频谱、ICA 颅内段磁共振血管成像（MRA）图像及傅里叶变换后颅外段 ICA 振幅谱。②有学者研究了频率域滤波方法在去除DR 图像滤线栅伪影中的应用。在实际应用中，DR 图像会受到来自硬件及软件等多方面因素的影响，产生伪影使图像的质量降低。针对滤线栅伪影问题，进行了通过带阻滤波去除滤线栅伪影后分析图像质量是否能满足临床要求的研究。在研究过程中，针对细节丢失情况、图像模糊度等指标，采用双盲测试方法判定所采用的频率域滤波去除伪影方法是否符合临床要求。研究表明，采用频率域滤波处理能有效去除滤线栅伪影，尽管临床图像会有少许模糊，但不影响临床诊断，得到临床医师的认可。因此，傅里叶变换在医学图像中的应用具有一定的临床推广价值。

第二节　离散余弦变换

一、离散余弦变换的定义

离散余弦变换（discrete cosine transform，DCT）与傅里叶变换一样是可分离和对称的变换，其变换核为余弦函数。DCT 是以一组不同频率和幅值的余弦函数和来近似一幅图像。

（一）一维离散余弦变换

离散余弦变换（DCT）及其逆变换（IDCT）由式（3-44）和式（3-45）定义。

$$C(u) = a(u)\sum_{x=0}^{N-1} f(x)\cos\left[\frac{(2x+1)u\pi}{2N}\right] \quad u = 0,1,\cdots,N-1 \tag{3-44}$$

$$f(x) = \sum_{u=0}^{N-1} a(u)C(u)\cos\left[\frac{(2x+1)u\pi}{2N}\right] \quad x = 0,1,\cdots,N-1 \tag{3-45}$$

式中，$a(u) = \begin{cases} \sqrt{1/N} & u = 0 \\ \sqrt{2/N} & u = 1,2,\cdots,N-1 \end{cases}$。

由式（3-44）和式（3-45）可以看出，DCT 的正变换核与逆变换核是相同的。

（二）二维离散余弦变换

假设 $f(x, y)$ 为 $N\times N$ 的数字图像矩阵，二维 DCT 变换对见式（3-46）和式（3-47）。

$$C(u,v) = a(u)a(v)\sum_{x=0}^{N-1}\sum_{y=0}^{N-1} f(x,y)\cos\left[\frac{(2x+1)u\pi}{2N}\right]\cos\left[\frac{(2y+1)v\pi}{2N}\right] \quad u,v = 0,1,\cdots,N-1 \tag{3-46}$$

$$f(x,y) = \sum_{x=0}^{N-1}\sum_{y=0}^{N-1} a(u)a(v)C(u,v)\cos\left[\frac{(2x+1)u\pi}{2N}\right]\cos\left[\frac{(2y+1)v\pi}{2N}\right] \quad x,y = 0,1,\cdots,N-1 \tag{3-47}$$

由式（3-46）和式（3-47）可知，二维 DCT 的正、逆变换核是相同的，DCT 的变换核具有可分离性，二维 DCT 可用两次一维 DCT 来完成，其算法流程与 DFT 类似。

医学影像的离散余弦变换结果见图 3-7。图 3-7A 为原始磁共振图像，图 3-7B 是对图 3-7A 进行离散余弦变换后，将变换结果的系数显示出来的图像。由图 3-7B 可以看出，系数中的能量主要集中在左上角，其余大部分系数比较小。由此可以看出，一幅图像经过离散余弦变换后，其大部分可视化信息都集中在少数的变换系数上。

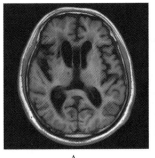 

A　　　　　　　　　B

图 3-7　离散余弦变换结果

A. 原始图像；B. 对图像 A 离散余弦变换后结果

二、离散余弦变换的性质

（一）可分离性

二维离散余弦变换正、逆变换核见式（3-48）。

$$g(x,y,u,v) = h(x,y,u,v) = a(u)a(v)\cos\frac{(2x+1)u\pi}{2N}\cos\frac{(2y+1)v\pi}{2N} \tag{3-48}$$

式中 $a(u)$ 和 $a(v)$ 的定义如下所示，DCT 的变换核具有可分离性，而且二维 DCT 的正、逆变换核是相同的。

$$a(u) = \begin{cases} \sqrt{\dfrac{1}{N}} & u = 0 \\ \sqrt{\dfrac{2}{N}} & u = 1, 2, \cdots, N-1 \end{cases} \qquad a(v) = \begin{cases} \sqrt{\dfrac{1}{N}} & v = 0 \\ \sqrt{\dfrac{2}{N}} & v = 1, 2, \cdots, N-1 \end{cases}$$

（二）能量积聚特性

对图像进行离散余弦变换后，能量主要集中在系数矩阵的左上角。对图 3-7A 进一步实验，使用离散余弦变换的系数矩阵对医学影像进行复原，图 3-8A 为图 3-7A，即同一幅原始图像，图 3-8B 和图 3-8C 分别为利用离散余弦变换矩阵左上角的小区域进行离散余弦逆变换的结果，其中图 3-8C 保留的系数小于图 3-8B。可以看出，仅用 DCT 左上角的小区域系数对医学影像进行复原，得到的图像也比较接近原始图像。

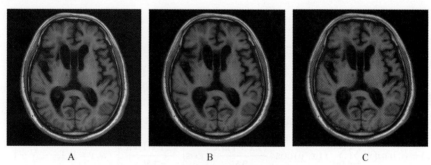

图 3-8　离散余弦逆变换结果

A. 原始图像；B. 变换结果 1；C. 变换结果 2

三、离散余弦变换的应用

（一）基于 DCT 的医学影（图）像去噪

一般而言，认为图像的噪声在离散余弦变换结果中处于其高频部分，而高频部分的幅值一般很小，利用这一性质，就可以很容易实现图像的噪声抑制，但是，不足之处是会丢失部分图像的细节。图 3-9A 和图 3-9B 分别在原始图像上叠加了乘性噪声和椒盐噪声，图 3-9C 和图 3-9D 为利用 DCT 滤除噪声的效果图，可以看出，DCT 能在一定程度上滤除噪声。

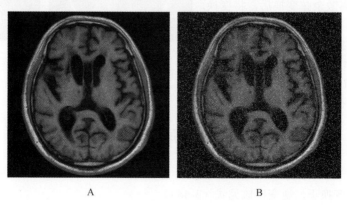

A　　　　　　　　　　　　B

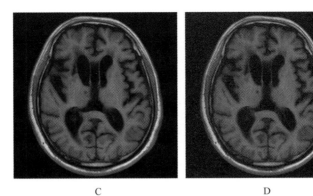

C   D

图 3-9　基于 DCT 的医学影像去噪

A. 叠加乘性噪声图像；B. 叠加椒盐噪声图像；C、D. 利用 DCT 滤除噪声后的结果

（二）基于 DCT 的医学影像压缩

离散余弦变换（DCT）在图像压缩中具有广泛的应用，它是 JPEG、运动图像专家组（MPEG）等数据压缩标准的重要数学基础。图像经过 DCT 后，大多数的 DCT 系数值都非常接近于零，如果舍弃这些接近于零的 DCT 系数值，在利用 IDCT 重构图像时不会使画面质量显著下降，因此，可以节省大量的存储空间。

基于 DCT 的医学影像压缩的一般流程为：首先将输入的医学影像划分为 $n×n$ 的子图像，然后对每一个子图像进行二维离散余弦变换，最后将变换得到的量化 DCT 系数进行编码，形成压缩后的图像格式。将压缩后的图像格式进行传输，在接收端将量化 DCT 系数进行解码，并对每个子图像进行二维离散余弦逆变换，将操作完成后的子图像组合成一幅完整的图像。

在一般情况下，离散余弦变换编码要求把原始图像划分成 8×8 或 16×16 的若干子图像（图像子块），然后分别对各个子块进行变换。8×8 图像子块的二维 DCT 与逆变换见式（3-49）和式（3-50）。

$$C(u,v) = \frac{1}{4}\beta(u)\beta(v)\sum_{x=0}^{7}\sum_{y=0}^{7}f(x,y)\cos\frac{\pi(2x+1)u}{16}\cos\frac{\pi(2y+1)v}{16} \tag{3-49}$$

$$f(x,y) = \frac{1}{4}\sum_{x=0}^{7}\sum_{y=0}^{7}\beta(u)\beta(v)C(u,v)\cos\frac{\pi(2x+1)u}{16}\cos\frac{\pi(2y+1)v}{16} \tag{3-50}$$

其中，$\beta(u)\beta(v) = \begin{cases} \dfrac{1}{\sqrt{2}}, & u、v = 0 \\ 1, & \text{其他} \end{cases}$。

8×8 的子图像经正变换后得到的 DCT 矩阵 $[C(u,v)_{8×8}]$ 的左上角代表图像的低频分量，右下角代表图像的高频分量。通过 DCT 可以改变信号能量的分布方式，使信号能量的分布范围主要集中于低频区。

医学影像利用离散余弦变换压缩过的图像见图 3-10。图 3-10A 为原始图像，图 3-10B～D 压缩比分别为 4∶1、16∶1、32∶1。从图 3-10 可以看出，在压缩比为 16∶1 时，解压缩图像仍能保持较好的视觉效果。图 3-10 所采用方法的主要步骤为：首先，将原始医学影像进行离散余弦变换，得到变换后的系数；其次，对变换后的系数进行分块处理，常用分块标准为 8×8 或者 16×16，图 3-10 所采用的分块为 8×8；最后，对分块后的系数进行 DCT 逆变换。基于 DCT 进行图像压缩的关键是，在进行图像重构时，可以根据实际需要和对图像的质量要求，选择保留 DCT 系数的个数进行 DCT 逆变换来重构图像，从而实现对图像的解压缩。

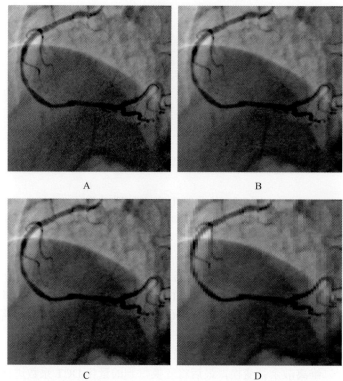

图 3-10　基于离散余弦变换的图像压缩

A. 原始图像；B. 解压缩图像（4∶1）；C. 解压缩图像（16∶1）；D. 解压缩图像（32∶1）

　　离散余弦变换在图像处理领域有着广泛的应用，尤其在压缩领域，DCT 有着显著的优势，经过离散余弦变换后，DCT 系数可以独立编码，从而可以提高压缩率。研究学者还提出了各种快速计算二维 DCT 的算法，以降低计算复杂度。

　　DCT 除了在去除噪声、图像压缩领域应用广泛外，在图像数字水印方面也有广泛应用。医学图像由于其特殊性，有时需要在不同的医院、医疗机构之间共享，有时需要通过互联网传输患者的医疗图像，那么如何安全有效地共享这些医学图像数据，不会泄露患者的个人信息，是一个具有挑战性的问题，因此，水印技术在医学图像上的应用也非常重要。近年来，有学者研究 DCT 与其他算法相结合以改进医学图像的水印技术，如利用快速稳健（鲁棒）特征和离散余弦变换的混合医学水印算法、基于尺度不变特征变换及离散余弦变换的医疗图像水印技术、一种将离散小波变换多分辨力分解与离散小波变换的能量压缩相结合的新技术等。这些方法都进行了一系列的攻击实验，结果表明，这些新的算法对传统攻击和几何攻击都具有稳健性（又称鲁棒性）。

第三节　小 波 变 换

一、小波变换的定义和性质

　　小波变换（wavelet transform，WT）是基于傅里叶变换的基础上发展起来的新型信号分析理论。传统的傅里叶变换可以较好地描述信号的频率特性，但是不能在时间域上对信号进行分析，而且对瞬态等变化比较剧烈的信息分析能力相对较弱，不能作局部分析。小波变换可以有效地克服傅里叶变换的缺点，在时间域和频率域上同时具有良好的局部化性能，因此，在理论分析及实际工程应用中均起到了良好的积极作用。这里主要介绍连续小波变换、连续小波变换的性质、离散小波变换。

（一）连续小波变换

1. 一维连续小波变换　小波是通过对基本小波进行尺度伸缩和平移得到的。基本小波又称小波母函数，是一个具有特殊性质的实值函数，其振荡快速衰减，且在数学上满足积分为零的条件，见式（3-51）。

$$\int_{-\infty}^{\infty} \psi(x)\mathrm{d}x = 0 \tag{3-51}$$

$\psi(x)$ 为一个基本小波或母小波。

其频谱满足如下条件，见式（3-52）。

$$C_{\psi} = \int_{-\infty}^{\infty} \frac{\left|\hat{\psi}(w)\right|^2}{|w|}\mathrm{d}w < \infty \tag{3-52}$$

即基本小波在频率域也具有较好的衰减性质。其中，$\hat{\psi}(w)$ 为 $\psi(x)$ 的傅里叶变换。

基本小波通过伸缩和平移可以产生一组小波基函数，见式（3-53）。

$$\psi_{a,b}(x) = \frac{1}{\sqrt{|a|}}\psi\left[\frac{x-b}{a}\right] \tag{3-53}$$

式中，a 为伸缩因子，b 为平移因子，a，$b \in R$，$a \neq 0$，在实际工程应用中，常假设 $a > 0$。

连续小波变换（continuous wavelet transform，CWT）定义见式（3-54）。

$$W_f(a,b) = \langle f, \psi_{a,b}(x)\rangle = \frac{1}{\sqrt{|a|}}\int_{-\infty}^{\infty} f(x)\psi_{a,b}^*\left(\frac{x-b}{a}\right)\mathrm{d}x \tag{3-54}$$

x、b 是连续变量，故称之为连续小波变换，其相应的逆变换公式见式（3-55）。

$$f(x) = \frac{1}{C_{\psi}}\int_0^{\infty}\int_{-\infty}^{\infty} W_f(a,b)\psi_{a,b}(x)\frac{\mathrm{d}a\mathrm{d}b}{|a|^2} \tag{3-55}$$

2. 二维连续小波变换　与一维连续小波基函数相对应，二维连续小波基函数定义见式（3-56）。

$$\psi_{ab_xb_y}(x,y) = \frac{1}{|a|}\psi\left(\frac{x-b_x}{a}, \frac{y-b_y}{b}\right) \tag{3-56}$$

式中，a 为伸缩因子，b_x 和 b_y 为平移因子。

二维连续小波变换定义见式（3-57）。

$$W_f(a,b_x,b_y) = \langle f, \psi_{ab_xb_y}\rangle = \frac{1}{a}\int_{-\infty}^{\infty}\int_{-\infty}^{\infty} f(x,y)\psi_{ab_xb_y}^*(x,y)\mathrm{d}x\mathrm{d}y \tag{3-57}$$

二维连续小波逆变换见式（3-58）。

$$f(x,y) = \frac{1}{C_{\psi}}\int_0^{\infty}\frac{\mathrm{d}a}{a^3}\int_{-\infty}^{\infty}\int_{-\infty}^{\infty} W_f(a,b_x,b_y)\psi_{ab_xb_y}(x,y)\mathrm{d}b_x\mathrm{d}b_y \tag{3-58}$$

式中，$C_{\psi} = \dfrac{1}{4\pi^2}\displaystyle\int_{-\infty}^{\infty}\int_{-\infty}^{\infty} \dfrac{\left|\hat{\psi}(w_x,w_y)\right|^2}{\left|w_x^2 + w_y^2\right|}\mathrm{d}w_x\mathrm{d}w_y$。

（二）连续小波变换的性质

1. 线性特性　见式（3-59）。如果有 $f(x) \Leftrightarrow W_f(a, b)$，$g(x) \Leftrightarrow W_g(a, b)$。

则对于任意常数 α，$\beta \in R$，有

$$\alpha f(x) + \beta g(x) \Leftrightarrow \alpha W_f(a,b) + \beta W_g(a,b) \tag{3-59}$$

式中，符号"$\Leftrightarrow$"表示小波的正、逆变换。

2. 位移特性 见式（3-61）。如果 $f(x) \Leftrightarrow W_f(a, b)$

则
$$f(x - x_0) \Leftrightarrow W_f(a, b - x_0) \tag{3-60}$$

3. 比例特性 见式（3-62）。如果 $f(x) \Leftrightarrow W_f(a, b)$

则
$$f\left(\frac{x}{\lambda}\right) \Leftrightarrow \sqrt{\lambda} W_f\left(\frac{a}{\lambda}, \frac{b}{\lambda}\right), \quad \lambda > 0 \tag{3-61}$$

此性质表明，当信号以某一倍数伸缩时，其小波变换将在 a、b 两轴上以同一比例伸缩，不发生失真变形。

4. 自相似性 对应不同尺度参数 a 和不同平移参数 b 的连续小波变换之间是自相似的。

5. 冗余性 连续小波变换中存在信息标书的冗余度，小波变换的冗余性也是自相似性的直接反映，它主要表现在以下两个方面。

（1）由连续小波变换恢复信号的重构公式不是唯一的。信号 $f(x)$ 的小波变换与小波重构不存在一一对应关系，而傅里叶变换与傅里叶逆变换是一一对应的。

（2）小波变换的核函数，即函数 $\psi_{a,b}(x)$ 有多种可能的选择。

（三）离散小波变换

1. 一维离散小波变换 在数值计算及计算机应用中，需要对连续小波进行离散化，这里的离散化是针对连续尺度参数 a 和连续平移参数 b，不是针对时间变量 x。因此，离散小波变换（discrete wavelet transform，DWT）是指对时间平移等参数进行离散化处理之后的小波变换。一般情况下，DWT 中的连续尺度参数 a 和连续平移参数 b 的离散化公式分别表示为式（3-62）及式（3-63）。

$$a = a_0^j \tag{3-62}$$

$$b = k a_0^j b_0 \tag{3-63}$$

式（3-63）和式（3-62）中，$k \in Z$，$j \in Z$，$a_0 \neq 1$ 为固定值。通常假定 $a_0 > 1$，则其对应的离散小波变换函数可表示为式（3-64）。

$$\psi_{j,k}(x) = |a_0|^{-\frac{j}{2}} \psi(a_0^{-j} x - k b_0) \tag{3-64}$$

离散小波变换系数见式（3-65）。

$$C_{j,k} = \int_{-\infty}^{\infty} f(x) \psi_{j,k}^*(x) \mathrm{d}x \tag{3-65}$$

小波重构公式见式（3-66）。

$$f(x) = C \sum_{-\infty}^{\infty} \sum_{-\infty}^{\infty} C_{j,k} \psi_{j,k}(x) \tag{3-66}$$

式中，C 为常数且与数据信号无关。根据对连续函数进行离散化逼近的步骤，如果选择的 a_0 和 b_0 越小，则生成的网络节点就越密集，所计算的离散小波函数 $\psi_{j,k}(x)$ 和离散小波系数 $C_{j,k}$ 就越多，信号重构的精确度也越高。常采用 $a_0=2$ 及 $b_0=1$ 构成离散二进小波。例如，最典型的规范正交基是 Haar 基，取 $a_0=2$ 和 $b_0=1$ 时，代入式（3-64）可得小波函数族见式（3-67）。

$$\psi_{j,k}(x) = 2^{-j/2} \psi(2^{-j} - x - k) \tag{3-67}$$

2. 二维离散小波变换 由于数字图像是二维矩阵，需要将一维信号的小波推广到二维信号，只考虑尺度函数是可分离的情况，即式（3-68）。

$$\varphi(x, y) = \phi(x) \phi(y) \tag{3-68}$$

式（3-68）中，$\phi(x)$ 是一个一维尺度函数，$\psi(x)$ 是相应的小波函数，可以得到一个二维小波变换的基础函数，见式（3-69）。

$$\psi^1(x,y) = \phi(x)\psi(y) \quad \psi^2(x,y) = \psi(x)\phi(y) \quad \psi^3(x,y) = \psi(x)\psi(y) \tag{3-69}$$

它们构成二维平方可积函数空间 $L^2(R^2)$ 的正交归一基，见式（3-70）。

$$\psi^l_{j,m,n}(x,y) = 2^j\psi^l(x - 2^jm, y - 2^jn) \quad j \geqslant 0, \quad l = 1,2,3 \tag{3-70}$$

式（3-70）中，j、m、n 都为整数，j 指示图像的尺度。

假设图像矩阵大小为 $N \times N$，且 N 是 2 的幂。$j=0$ 时，尺度 $2^j=2^0=1$，是原始图像的尺度。j 值每一次增大都对应尺度加倍，而使分辨力减半。所以经过第一层小波变换后（$j=1$），原始图像分解为四个分辨力为原来尺寸 1/4 的子带区域，分别为 LL_1、HL_1、LH_1、HH_1，每个子带区域分别包含了相应频带的小波系数，这一过程相当于在水平方向和垂直方向上进行隔点采样，具体可以表示为式（3-71）至式（3-74）。

LL_1 频带
$$f_2^0(m,n) = \langle f_1(x,y), \varphi(x - 2m, y - 2n) \rangle \tag{3-71}$$

HL_1 频带
$$f_2^1(m,n) = \langle f_1(x,y), \psi^1(x - 2m, y - 2n) \rangle \tag{3-72}$$

LH_1 频带
$$f_2^2(m,n) = \langle f_1(x,y), \psi^2(x - 2m, y - 2n) \rangle \tag{3-73}$$

HH_1 频带
$$f_2^3(m,n) = \langle f_1(x,y), \psi^3(x - 2m, y - 2n) \rangle \tag{3-74}$$

其中，$\langle \cdot \rangle$ 表示内积运算。医学影像进行一层小波变换后的结果见图 3-11。图 3-11A 为原始图像，图 3-11B~F 是分别采用不同的小波基进行小波变换的结果，采用的小波基分别为 "db2、db4、haar、sym2、bior1.1"。为了使变换后细节部分显得更清楚，除了左上角近似图像外，其余系数均乘以一定常数，分别为 10，10 和 100。在进行图像小波变换时，可以根据实际处理的需要，选择不同的小波基函数。

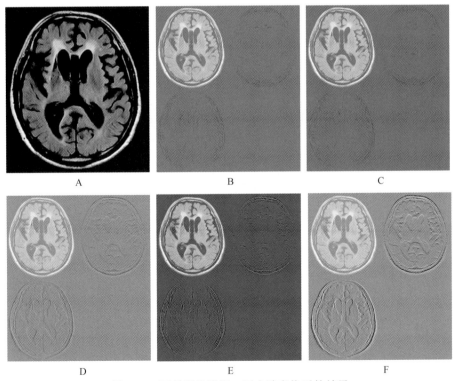

图 3-11　医学影像进行一层小波变换后的结果

A. 原始图像；B. 小波变换结果（小波基：db2）；C. 小波变换结果（小波基：db4）；D. 小波变换结果（小波基：haar）；E. 小波变换结果（小波基：sym2）；F. 小波变换结果（小波基：bior1.1）

对图像进行小波变换的原理就是通过低通滤波器和高通滤波器对图像进行卷积滤波，再进行二取一的下抽样。图像通过一层小波变换可以被分解为 1 个低频子带和 3 个高频子带。LL_1 频带保持了原始图像的内容信息，图像的能量集中于此频带；HL_1 频带保持了图像水平方向上的高频边缘信息；LH_1 频带保持了图像垂直方向上的高频边缘信息；HH_1 频带保持了图像在对角线方向上的高频信息。各子带的分辨力为原始图像的 1/2。后续的层次（$j > 1$），依此类推。对图像进行第二层小波变换时，只对低频子带 LL_1 进行，将 LL_1 分解为 LL_2、HL_2、LH_2、HH_2，各子带的分辨力为原始图像的 1/4。依此类推，可以得到更高层次的小波变换结果。二层小波变换后的系数分布见图 3-12。

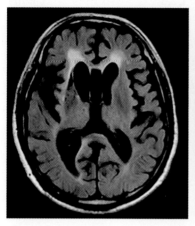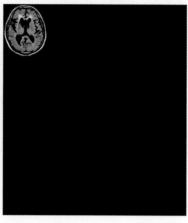

A   B

图 3-12　二层小波变换后的系数分布

A. 原始图像；B. 小波变换结果

二、小波变换的应用

通过小波变换的理论描述，可以看出小波变换的多分辨力特性可以对图像进行不同尺度的分解，从而可以获取目标图像不同层次的边缘信息和细节信息。小波变换在增加图像分解层次时没有引起数据量的增加，并且小波变换具有使信号能量集中的能力，经小波变换后图像信息只集中在少数变换系数上，这些特点使小波变换在图像增强、去噪等领域应用广泛。这里重点介绍四方面的应用，即基于小波变换的医学影（图）像增强、基于小波变换的医学影（图）像去噪、基于小波变换的医学影（图）像融合、基于小波变换的医学影（图）像压缩技术。

（一）基于小波变换的医学影（图）像增强

基于小波变换的医学影像增强的核心思想是将小波变换后的小波系数进行处理，以实现图像增强的目的。基于小波变换的医学影像增强的基本流程见图 3-13。

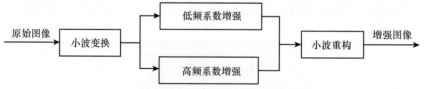

图 3-13　基于小波变换的医学影像增强

通过小波变换分解后的图像，低频和高频部分可以更好地在不同尺度、不同方向上捕捉边缘纹理信息、低频部分表征细节信息、高频部分表征边缘信息，通过分别对低频系数和高频系数进行处理，可以达到图像增强的目的。医学影像增强的目的是使病灶区域的边缘检测效果得到增强，从而更易于诊断及分析。

常用的医学影像一般为灰阶图像，在对医学影像进行分析时，医学影像的对比度、边缘特征等会影响后续诊断的正确性，因此，需要对医学影像进行增强处理。

基于小波变换的医学影像增强见图 3-14。

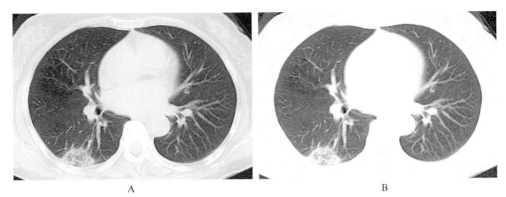

图 3-14　基于小波变换的医学影像增强

A. 原始图像；B. 基于小波变换增强后的结果

（二）基于小波变换的医学影（图）像去噪

影像学检查包括 X 射线、CT、MRI、B 超等，医学影像在处理及传输过程中容易受到噪声的干扰，当病变组织与正常组织的衰减系数非常接近时，噪声的干扰会导致图像有用的特征淹没在噪声中，给医师的诊断带来困难，因此，医学影像去噪是医学影像预处理中比较重要的一个环节，这一环节的处理结果也会影响图像后续的其他操作，如图像去除噪声的好坏为图像分割提供了保障，也会影响医学图像识别、特征提取等。影像去噪是影像预处理中一项应用比较广泛的技术，作用是提高图像的信噪比，突出图像的期望特征。影像去噪的方法有频率域和时间域两种方法，但是归根到底是利用噪声和信号在频率域上的分布不同来进行的，即信号主要分布在低频区域，而噪声主要分布在高频区域。

基于小波变换的去噪方法受到了研究者的广泛关注，主要有空间域相关去噪法、基于奇异性检测的去噪法、小波阈值去噪法等。最简单的小波变换去噪方法是直接利用小波变换对图像进行分解，保留分解后的低频段，舍去高频段，对图像进行重构，因为噪声主要分布于高频区域，利用这样的方法可以实现图像去噪，去噪结果见图 3-15。图 3-15A 为含有噪声的医学影像，图 3-15B 和图 3-15C 分别为利用 2 层小波分解和 3 层小波分解之后重构图像得到的去噪结果。由去噪结果可以看出，利用小波分解可以实现去噪，但是由于直接舍去了小波分解后的高频子带部分，会在一定程度上造成去噪之后图像的模糊，分解层数越多，得到的结果越模糊。

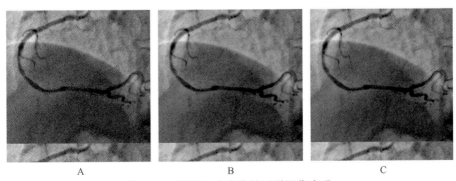

图 3-15　基于小波变换的医学影像去噪

A. 含有噪声的医学影像；B. 基于 2 层小波分解的去噪结果；C. 基于 3 层小波分解的去噪结果

小波阈值去噪法也是常用的去噪方法，由于其原理简单，应用性能良好，是目前研究较广泛的方法。小波阈值去噪的一般流程是：①选取临界阈值，小于临界阈值的小波系数一般认为是噪声引起的，可以选用一定的算法对这一部分阈值进行处理；大于临界阈值的小波系数，一般认为是图像的有用信息，需要保留这部分小波系数。②对处理后的小波系数进行小波逆变换以得到去

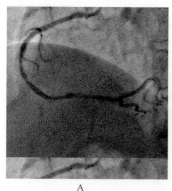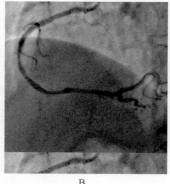

A   B

图 3-16 小波阈值去噪法

A. 含有噪声的医学影像；B. 采用小波阈值去噪后的结果图

除噪声后的图像。小波阈值去噪的核心问题是阈值的选取。

这里仍然以 3-15A 图为例，分析小波阈值去噪的方法，结果见图 3-16。图 3-16B 是对图 3-16A（与图 3-15A 为同一幅图）采用小波阈值去噪后的结果图，将小波分解后得到的小波系数进行阈值去噪，由图 3-16 可以看出，小波阈值去噪法可以得到较好的去噪效果。

研究表明，基于小波的医学影像去噪可以取得较好的效果。但是，基于小波的医学影像去噪方法仍然会存在一些问题，如小波阈值去噪法，阈值的选取会影响最终的去噪效果，如果阈值选取不当，可能会去除过多的小波系数，从而导致图像失真，造成图像边缘模糊，所以，经常将小波变换与其他方法相结合，以克服小波去噪的一些缺点。

（三）基于小波变换的医学影（图）像融合

医学影像融合是中和两幅或多幅图像的信息，以获得对同一场景更为准确、更为全面、更为可靠的图像描述。在医学影像处理领域，为了改进单模态医学影像有时候不能综合提供病变部位的解剖及细节特征的问题，经常会用到多模态医学影像融合技术。多模态医学影像融合可以对同一病灶部位不同模态的医学影像进行融合，可以得到比单模态影像信息更丰富的融合图像。由于小波变换可以进行多尺度、多分辨力分解的特性，使得小波变换在医学影像融合方面有着较好的发展前景。

传统的影像算法，如直接像素平均法通常会造成影像融合结果对比度降低、可视化效果不理想等问题，因此，研究人员提出了多种改进方法，如基于金字塔的图像融合方法，包括拉普拉斯金字塔、梯度金字塔等多分辨力融合方法等。由于小波变换可以进行多尺度、多分辨力分解的特性，使得小波变换在影像融合方面有着较好的发展前景。小波分解的对称性和正交性等使其比金字塔分解具有更好的影像融合性能。

基于二维 DWT 的医学影像融合流程见图 3-17。基于小波变换的医学影像融合主要分 3 步：首先，对原始待融合的医学影像进行小波变换，得到不同频率层和不同方向的塔形结构；其次，设计融合算法，分别对高频子带系数和低频子带系数进行融合计算；最后，通过小波重构得到融合图像。任何一种算法都有其优缺点，小波变换具有较好的时频局部性、方向性。但是，不具有方向选择性和平移不变性，容易出现频率混叠现象。

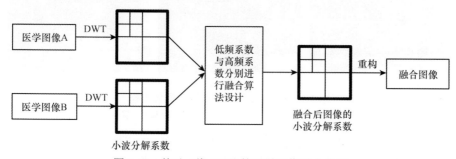

图 3-17 基于二维 DWT 的医学影像融合流程

1995 年，有学者提出了基于离散小波变换的图像融合算法。针对传统小波变换的不足（如不具有平移不变性等缺点），有学者提出了改进的小波变换算法，并将改进算法应用于图像融合。随着小波分析理论的发展，许多学者提出了许多新的小波变换，并将之应用于图像融合，取得了较好的融合效果。

基于小波变换的医学影像融合效果见图 3-18。

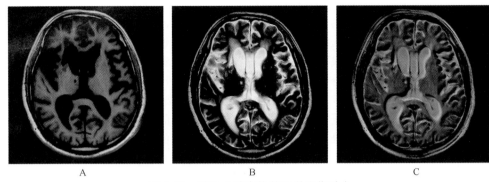

图 3-18　基于小波变换的医学影像融合

A. 原始 MRI T_1WI 图像；B. 原始 MRI T_2WI 图像；C. 图像融合结果

（四）基于小波变换的医学影（图）像压缩技术

1. 数据冗余知识概述　由于图像数据本身具有冗余性和相关性，使得图像压缩成为可能。一般来说，图像数据中存在以下几种冗余。

空间冗余：如在一幅图像中，很多区域的强度和色彩及饱和度基本是相同的，存在一定的相关性，各像素对图像的视觉贡献有些是冗余的，常可以用其邻近像素的值表示。

时间冗余：在序列图像数据中，相邻两帧图像之间有相关性常称为时间冗余或帧间冗余。一些 3D 医学图像中相邻两帧及连续几帧的图像非常相似，它们之间就包含一定的时间冗余。

结构冗余：有些图像在纹理结构上存在一定的相关性，在结构上产生结构冗余。

编码冗余：为表达图像数据需要使用一系列符号，用这些符号根据一定的规则来表达图像就是对图像编码。采用不同的编码方法得到的编码结果会有所不同，如果编码时没有充分利用编码对象的概率特性，就会产生编码冗余。

知识冗余：因为存在先验知识和背景知识，这与对图像的理解程度和掌握的相关知识有关，这些知识使得需要传输的信息量减少，这一类冗余称为知识冗余。

视觉冗余：主要是由于人眼对图像分辨能力有限，对某些图像特征不敏感，去除这些信息并不会明显降低所感受到的图像质量或所期望的图像作用。

2. 基于小波变换的医学影（图）像压缩技术概述　基于小波变换的图像压缩算法从 20 世纪 90 年代开始涌现，并得到了迅速发展，逐步被应用于自然图像、医学图像压缩等领域。基于小波变换的图像压缩的主要步骤为：首先，对图像进行离散小波变换，得到不同方向、不同尺度的子带图像；其次，对变换后的子带系数进行量化编码。图像经过小波变换后，总的能量没有发生变化，只是对图像的能量进行了重新分配，图像中的关键有用信息都集中在了低频子带，可以方便进行图像压缩。小波变换的主要优点是具有较好的相关性及多分辨力特性，所以，在图像压缩方面得到了广泛的应用。在现有的图像压缩标准中，JPEG2000 的核心技术就是小波变换，与 JPEG 压缩技术相比，JPEG2000 具有更优的压缩性能，可以提高压缩比，并可以同时实现对于图像的有损压缩和无损压缩，并被广泛应用在医学图像处理中。

随着人工智能及信息化技术的不断发展，许多先进的医疗设备会产生不同的数字成像方式，主要包括 X 射线摄影、CT、MRI、正电子发射计算机体层显像（PET/CT）等，它们的成像速度和分辨力也逐渐增加，使医学图像数据所占用的存储空间也在增长。为了减少图像存储容量和更有助于数据传输，需要对原始数据进行压缩。有效的图像压缩技术可以较大限度地节省存储空间，提高传输速率，同时又不丢失有用的图像信息。大多数医学图像，如 CT、MRI 等图像中大部分的主要信息都集中在图像中间，许多图像内容的像素值都接近于零，这类图像中含有大量的冗余信息，给图像提供了较大的压缩空间。近年来，随着远程医疗及智慧医疗的发展，在远程医疗诊断过程中，需要对医学图像进行压缩以保证传输的实时性，如何既能保证图像解压之后的质量，又能提高图像的压缩率，是需要考虑的关键问题。

与一般图像相比，医学图像具有其复杂性及特殊性，因此，在医学图像压缩中，对可靠性的要求更高。基于小波变换的图像压缩的优点是压缩比高、压缩速度快、压缩后能保持信号与图像的特征基本不变，在传输过程中具有较高的抗干扰性。研究者针对传统的小波变换，也提出了许多小波变换的改进算法，如小波分形编码方法等，以提高压缩比，使图像压缩后进行解压缩恢复的图像质量更高。小波变换与分形方法相结合的小波分形编码方法也是近几年的研究热点。

3. 基于小波变换的医学影像压缩效果　这里列举一种简单的基于小波变换的医学影像压缩方法，首先将原始医学影像进行二维小波变换，转换成小波域上的小波系数；然后对小波系数进行量化编码。由于小波变换使原始医学影像能量集中在少数部分的小波系数上，因此，最简单的系数量化方法就是将某一阈值以下的系数略去（或者表示为某一常数），只保留那些能量较大的小波系数，从而达到数据压缩的目的。

小波变换不同于傅里叶变换，小波基的选取不是唯一的，所以，在图像压缩中如何选择合适的小波基是关键，一般会考虑以下一些因素，包括小波基的正则性和消失矩、小波基的线性相位、目标图像与小波基的相似性、小波函数的能量集中性、压缩效率和计算复杂度等。在设计图像压缩算法时，除了考虑小波基的选择，还需要考虑小波分解级数（层数），小波分解的级数越多，产生的子带越多，对频带的划分越细，更利于编码。但是，由于上一级频带分解的信号输出又作为下一级频带分解的输入，级数增加必然使级联的滤波器越多，造成的信号移位也越大。同时，研究表明，分解级数越多，引起的边界失真也会越大。因此，如何最优组合这些因素需要更加深入的研究。

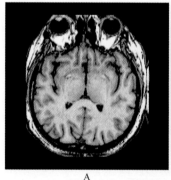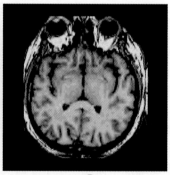

基于小波变换的医学影像压缩效果见图 3-19。

在实际临床应用中，对于一幅医学图像，采用无损编码算法可以获得较高质量的图像，但是压缩效率较低；如果采用有损编码算法，压缩比会提高，但是会有信息失真。所以，在实际临床应用中，如何选择合适的压缩方法，既能保证图像质量，又可以降低数据存储容量，利于远程医疗的实际应用，一直是研究者不断研究和探索的领域。

图 3-19　基于小波变换的医学影像压缩
A. 原始 MRI T_1WI 图像；B. 基于小波变换的医学影像压缩后的结果

利用小波变换进行多尺度分析时，选择不同类型的小波基函数会产生不同的效果。在进行小波基选取时一般会考虑以下因素。

（1）消失矩：在实际应用中，还要施加消失矩（vanishing moment）条件，使尽量多的小波系数为零或者产生尽量少的非零小波系数，这样有利于数据压缩和消除噪声。消失矩阶数描述了小波函数相对于尺度函数的振荡性质，阶数越大，小波函数振荡越剧烈。消失矩阶数的大小对于信号微小突变的检测能力非常有用。研究表明，消失矩越大，会使更多的小波系数为零。但是，在一般情况下，消失矩越高，支撑长度也越长。所以，在支撑长度和消失矩上，需要根据实际的应用需求进行合理取舍。

（2）紧支性：是指函数的定义域是有限的范围。如果函数在区间外的值为零，则称该函数在这个区间上紧支，具有这个性质的小波称为紧支撑小波。一般情况下，小波的紧支区间越小，越容易确定信号的突变点；紧支区间越大，反映频率域局部性态的能力就越强。研究表明，支撑区间长度越长，需要耗费更多的计算时间，并且产生较多高幅值的小波系数。一般情况下，在进行小波变换应用时，会选择支撑长度为 5～9 之间的小波。

（3）对称性：不同对称性的小波重构得到的重构信号具有不同光滑性，影响奇异信号的检测。对称或反对称的尺度函数和小波函数是非常重要的，可构造紧支的正则小波基且具有线性相位。在信号分析中，具有线性相位的小波函数可以避免对信号小波分解与重构时的相位失真。具有对称性的小波，在图像处理中可以很有效地避免相位畸变。

（4）正交性：正交小波对应的低通滤波器和高通滤波器之间有着直观的联系。通过正交小波基进行多尺度分解得到的各子频带部分，分别落在相互正交的 2L(R) 的子空间中，这样使各子带之间的相关性减小，同时也有利于小波信号的重构。

（5）正则性：小波基的正则性表示小波函数的光滑程度，函数的正则性越高，它的光滑性也就越好。小波基的正则性影响着信号重构的稳定性，具有一定正则性的小波能获得较好的重构信号。小波函数是由相应的尺度函数平移的线性组合构成的，所以，小波函数与尺度函数具有相同的正则性。研究表明，正则性好的小波，能在图像的重构中获得较好的平滑效果，减小量化或舍入误差的视觉影响。但是，在一般情况下，正则性越好，支撑长度越长，计算时间也就越长。因此正则性和支撑长度上，需要根据实际的应用需求进行合理取舍。

（6）相似性：选择和信号波形相似的小波，这对于压缩和消噪是有参考价值的。

小波变换突破了短时傅里叶变换的单分辨力限制，能动态调整时、频窗口，达到多尺度分析信号的功能，因此，小波变换在图像处理中具有非常广泛的应用，如图像压缩、图像融合、图像分割、图像数字水印等领域。研究者研究了离散小波变换在医学图像局部压缩中的实现算法，分析了离散小波变换的数学模型，并详细讨论了离散小波变换算法在医学图像压缩中的实现，对原始磁共振图像进行离散小波局部一次压缩和二次压缩的仿真实验探讨，为实际医学图像压缩应用和理论研究提供了借鉴。研究者提出基于离散小波变换（DWT）和感知哈希的加密医学图像检索算法，该算法结合了同态加密的思想，使用户可以在不解密的前提下完成对加密医学图像的检索操作，这不仅有效地降低了患者隐私泄露的可能性，还减少了检索操作的计算量。研究者探讨了基于小波变换算法的数学模型，对医学图像的阈值分割进行了实验研究。研究表明，利用小波阈值算法对医学图像分割效果较好，便于实现，它为实际医学图像阈值分割应用和理论研究提供了借鉴。研究者研究了基于小波自适应阈值的头部 CT 图像去噪算法，该算法对各尺度小波系数中的噪声自适应采用不同的阈值进行抑制；研究表明，该算法不仅适用于头部 CT 图像去噪，也适用于自然图像去噪，在改善视觉效果的同时可以明显提高峰值图像信噪比。研究者探讨了基于小波分析的医学图像去噪方法，对小波分析去噪算法的实现进行了设计研究，进一步对小波阈值不同门限去噪方法的处理结果进行了实验仿真比较研究，为实际医学图像去噪应用和理论研究提供了借鉴。研究者研究了基于小波变换和免疫算法自适应改进的医学图像去噪，分析了基于小波变换的小波阈值去噪方法，分析了现有小波阈值函数存在的不足，在此基础上提出了引入自适应调节参数的改进方案，通过引入改进克隆选择算法对自改进的适应阈值进行优化，从而实现真正意义上图像去噪智能化的效果。研究者提出了基于多视小波变换融合的医学 CT 图像增强算法，该算法利用乘性分解得到原始图像的细节图和利用聚类的共显性方法得到原始图像的显著图，并且通过小波变换进行融合，然后对图像融合准则进行权衡，分别对图像的低频信号加权平均和高频信号方差取大进行处理得到重构图像。研究表明，该算法可将原始图像的深度敏感信息和边缘细节信息有效地结合起来，以取得更好的视觉效果和提高图像的质量。

（张　鑫　闻彩云）

第4章　医学影像增强

第一节　概　　述

　　医学影像增强的目的是通过调整、变换影像密度、灰度值或色彩模型，改善图像的视觉感知，使某些影像诊断特征更容易提取，辅助医师进行影像诊断。在医学诊断中，图像增强技术是通过加工、变换医学图像，对多种成像技术形成的医学影像（如磁共振图像、超声图像等）进行增强处理，减少图像噪声，提高图像质量，增加感兴趣区对比度，增强影像中患者病变部分的可识别度，为临床医师诊断和治疗疾病提供更为丰富和明确的信息。医学影像增强是影像处理的重要组成部分，也属于图像处理中的预处理部分。

　　图像增强广义的概念是增强图像中的有效信息，针对给定的医学图像的临床应用，有目的地强调图像的整体或局部特征，将原来不清晰的图像变得清晰或强调某些感兴趣区的特征，扩大图像中不同物体特征之间的差别，抑制不感兴趣区的特征，从而改善图像质量、丰富信息量，加强图像判读和识别的效果，满足某些特殊分析的需要。医师最关注的往往就是病变或者某个器官，在诊断过程中该区域就是感兴趣区（region of interest，ROI），这个区域通常是诊断病变的重要依据，而一些低质量的影像很可能无法呈现该区域的重要特征，可以通过医学图像增强算法还原并提高 ROI 识别度。图像增强算法分为基于空间域的增强算法和基于变换域的增强算法，包括增强医学影像信息的可读性，突出明显特征；对图像进行平滑操作，实现对噪声图像去噪；对数据进行锐化，增加影像边缘信息；对缺失或者质量较差图像进行复原等处理。本章主要介绍线性变换、非线性变换、逻辑算数运算、几何运算、伪彩色增强、直方图变换、图像平滑、图像锐化、图像复原等。

第二节　灰 度 变 换

　　灰度变换是图像增强的一种重要手段，是根据某种目标条件按一定变换关系逐点改变原图像中每一个像素灰度值的方法，改善画质使图像显示更加清晰。图像的灰度变换处理是图像增强处理技术中的一种基础、直接的空间域图像处理方法，也是图像数字化软件和图像显示软件的一个重要组成部分。它可以使图像动态范围加大，使图像对比度扩展，从而使图像更加清晰、特征更加明显。

　　灰度变换其实质就是按一定的规则修改图像每一个像素的灰度，从而改变图像的灰度范围。将输入图像中灰度 r，通过映射函数 T 映射成输出图像中的灰度 s，其运算结果与图像像素位置及被处理像素邻域灰度无关（仅对该点的灰度值进行改变）。公式见式（4-1）。

$$s = T(r) \tag{4-1}$$

　　函数 T 是对 r 的一个变换操作，在这里它表示灰度变换公式。从而可以看出，在整个线性变换中最重要的是灰度变换公式。

一、线 性 变 换

　　灰度线性变换是灰度变换的一种方式，通过建立灰度映射来调整原图像的灰度，达到图像增强的目的。灰度线性变换就是将图像的像素值通过指定的线性函数进行变换，以此增强或减弱图像的灰度。线性变换就是输出灰度级与输入灰度级呈线性关系的运算，即函数 $T(r)$ 为线性函数，见式（4-2）。

$$s = T(r) = ar + b \qquad (4-2)$$

显然,当 $a=1$,$b=0$ 时,原始图像不发生变化,见图 4-1A;当 $a=1$,$b≠0$ 时,图像灰度值增加或降低,见图 4-1B、C;当 $a>1$ 时,输出图像对比度增大,见图 4-1D;当 $0<a<1$ 时,输出图像对比度减小,见图 4-1E;当 $a<0$ 时,图像亮区域变暗、暗区域变亮,即图像求补,见图 4-1F。

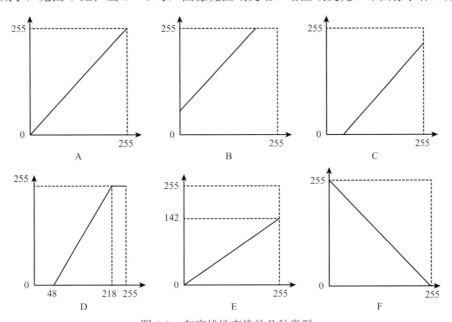

图 4-1　灰度线性变换的几种类型
A. 灰度值不变;B. 灰度值增加;C. 灰度值降低;D 对比度增大;E. 对比度减小;F. 黑白反转

在曝光不足或过度的情况下,图像灰度可能会局限在一个很小的范围内,这时在显示器上看到的将是一个模糊不清、似乎没有灰度层次的图像。采用灰度线性变换方法可以拉伸灰度动态范围,使图像清晰。

二、分段线性变换

分段线性变换是将原图像灰度范围划分为两段或者更多段,对感兴趣区的目标或灰度区间进行增强,对其他不感兴趣区的灰度区间进行抑制。将感兴趣区的灰度范围线性扩展,相对抑制不感兴趣区的灰度区域。增强图像对比度实际是增强图像中各部分灰度之间的反差,往往通过增加图像中两个灰度值间的动态范围来实现,也称其为灰度线性拉伸,见图 4-2,式(4-3)即为灰度线性变换的公式。

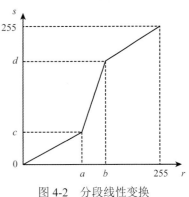

图 4-2　分段线性变换
a、b,输入图像中的灰度;
c、d,输出图像中的灰度

$$s = T(r) = \begin{cases} \dfrac{c}{a} \times r & r \in (0, a) \\ \dfrac{d-c}{b-a} \times (r-a) + c & r \in (a, b) \\ \dfrac{255-d}{255-b} \times (r-b) + d & r \in (b, 255) \end{cases} \qquad (4-3)$$

图 4-2 显示,在 $(0, a)$ 和 $(b, 255)$ 范围的直线斜率较低,从原来大的灰度范围调整到小的灰度范围,图像对比度降低;在 (a, b) 范围的灰度值变换时,将小的灰度范围调整到大的灰度范围,增加图像对比度。

图 4-3 将灰度值小于 100 的图像对比度降低，将（100，180）范围的灰度值进行对比度增强，改进该灰度范围内的图像信息。从图像可以看出，该范围是脑组织的灰度值范围，增加了该区域的图像对比度，而灰度值大于 180 的区域降低了对比度。

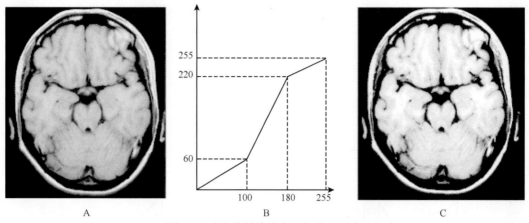

图 4-3　分段线性变换中段提高对比度
A. 原始图像；B. 分段线性变换图；C. 变换后的图像

图 4-4 显示的灰度范围与图 4-3 正好相反。灰度值小于 80 时提高对比度，（80，200）范围降低对比度，大于 200 灰度值时提高对比度。通过分段线性变换可以改变任何 ROI 的对比度，从而辅助医师进行诊断。

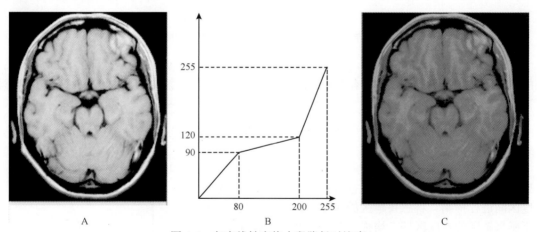

图 4-4　灰度线性变换中段降低对比度
A. 原始图像；B. 分段线性变换图；C. 变换后的图像

三、非线性变换

（一）对数变换

灰度图像对数变换一般表示为式（4-4）。

$$s = c\log(1+r) \tag{4-4}$$

其中，r 表示原始图像的灰度级，s 表示变换后的灰度级，c 为常数。

假设 $r \geq 0$，图 4-5 所示的对数曲线的形状表明，该变换将输入范围较窄的低灰度值映射为输出较宽范围的灰度值。相反，对高的输入灰度值也是如此。使用这种类型的变换来扩展图像中暗像素的值，同时压缩高灰度级的值。逆对数变换的作用与此相反。

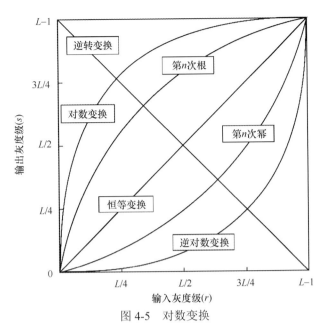

图 4-5　对数变换

对数变化中，*c* 值越大，图像对比度越大，使低灰度范围得以扩展、高灰度范围得以压缩的程度越大（图 4-6）。

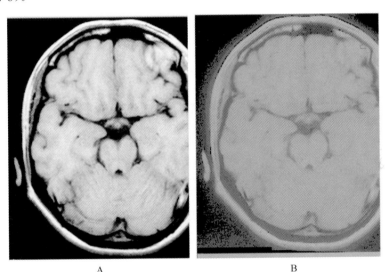

图 4-6　*c*=30 的图像对数变换结果

A. 原始图像；B. 变换后的图像

对数变换的功能是扩展低值灰度区域和压缩高值灰度区域，使人眼更容易看清低灰度区域内的图像细节。对数函数有其重要特征，即在很大程度上压缩了图像像素值的动态范围，典型的应用例子是对图像的傅里叶频谱进行对数变换，以解决原始数值动态范围过大的问题。

（二）幂律变换

幂律变换又称为指数变换或伽马变换，是另一种常用的灰度非线性变换。图像灰度的幂律变换一般表示为式（4-5）。

$$s = cr^y \tag{4-5}$$

其中，*r* 表示原始图像的灰度级，*s* 表示变换后的灰度级，*c* 和 *y* 为常数。

当 $y>1$ 时，会拉伸图像中灰度级较高的区域，压缩灰度级较低的部分；当 $y<1$ 时，会拉伸图像中灰度级较低的区域，压缩灰度级较高的部分；当 $y=1$ 时，该灰度变换是线性的，此时通过线性方式改变原图像（图 4-7 和图 4-8）。

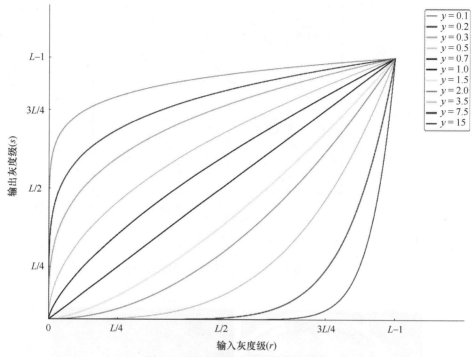

图 4-7　不同指数时的幂律变换曲线

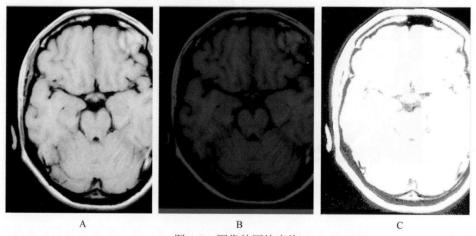

图 4-8　图像的幂律变换

A. 原始图像；B. $y=0.7$ 时的图像；C. $y=1.1$ 时的图像

幂律变换具有灵活性，只需改变 y 值即可达到不同的增强效果。若 $y<1$，则对低灰度放大程度大于高灰度的放大程度，导致图像低灰度范围扩展而高灰度范围压缩；若 $y>1$，则相反。

四、临床应用

灰度变换是一种简单的，但非常有效的对比度增强算法，可以应用在 DR、CT、MRI 等影像。在 DR 影像的亮度、对比度、反转和影像灰度压缩中使用。在 CT 影像中，对窗技术、部分线性灰度变换等应用可辅助医师更准确地诊断。在 MRI 和 DSA 中，同样可以使用灰度变换进行亮度、对比度、反转的操作。通过变换可以达到压缩灰度或者扩展灰度，改善图像质量；通过灰度变换方法也可以提高 ROI 的对比度。

乳腺 X 射线摄影是当今早期诊断乳腺癌的有效手段，但是，由于人眼的分辨能力有限，有一部分信息是肉眼分辨不出的。通过灰度变换、非线性变换对图像进行处理，改善图像的显示效果，可有利于医师进行微钙化点检测和疾病诊断。利用灰度变换技术对低剂量摄影图像进行处理，分析 DR 图像质量优化方案，为后续的诊断提供更精准的医学图像。

在 MRI 中进行灰度变换，可以突出显示病变部位，辅助医师做出正确诊断。对头部 MRI，由于脑神经组织密集，对精确度要求非常高，尤其是婴幼儿的脑颅病变实施手术治疗的时候，对病变部位及其脑部各组织的位置把握至关重要。通过灰度变换可以突显感兴趣区的位置，便于医师进行手术前的病灶定位。

第三节　图像运算

图像运算是指以图像为单位进行的操作（该操作对图像中的所有像素进行），运算的结果是一幅灰度分布与原来参与运算图像灰度分布不同的新图像。具体的运算主要包括算术和逻辑运算，它们通过改变像素的值来得到图像增强的效果。运算产生的输出图像是两个或多个输入图像的逐个像素的和、差、积、商或其他操作。

一、算术/逻辑运算

图像中的算术/逻辑运算主要是以像素对像素为基础在两幅或多幅图像间进行。基本算术运算是图像像素几何位置不变时图像灰度级的加、减、乘、除等运算。对图像的逻辑运算同样也是基于像素的，对图像进行"与""或""非"逻辑运算操作。当进行逻辑运算时，像素值作为一个二进制字符来处理。

如果记输入图像为 $A(x, y)$ 和 $B(x, y)$，输出图像为 $C(x, y)$，则代数运算有式（4-6）至式（4-9）四种基本形式。

$$C(x, y)=A(x, y)+B(x, y) \tag{4-6}$$

$$C(x, y)=A(x, y)-B(x, y) \tag{4-7}$$

$$C(x, y)=A(x, y)\times B(x, y) \tag{4-8}$$

$$C(x, y)=A(x, y)\div B(x, y) \tag{4-9}$$

也可通过适当的组合，形成涉及几幅图像的复合代数运算。算术运算中，减法和加法在图像增强中最为有用。

（一）加法运算

利用图像相加运算可以对同一场景的多幅图像求平均值，用来有效地降低加性（additive）随机噪声的影响。将一幅图像的内容叠加到另一幅图像上，可以达到图像二次曝光的效果。

1. 截断加法　公式见式（4-10）。

$$C=A+B \quad \text{if } C>255\text{，则 } C \text{ 取值 } 255 \tag{4-10}$$

2. 加权加法　公式见式（4-11）。

$$C=W_1A+W_2B\text{，其中，} W_1+W_2=1 \tag{4-11}$$

3. 归一化加法　公式见式（4-12）。

$$C = 255 \times \frac{(A+B) - \min(A+B)}{\max(A+B) - \min(A+B)} \tag{4-12}$$

图像的加法可以用于图像平均，以减少和去除图像采集中混入的噪声。在一些成像系统中，有可能获得同一目标的多个图像，每个图像的差异仅在于成像过程中添加的随机噪声的数量。如果在图像各点的噪声是互不相关的，且噪声具有零均值的统计特性，则可以将系列采集的图像相加来消除噪声。如果对 M 幅图像取平均，得到的图像中的每个像素值都是由每幅图像中对应位置的 M 个像素值相加，再除以 M 形成的。在相加过程中，信号值相加，但噪声模式建立得更慢，因为是噪声的平方相加而不是噪声值本身相加。对图像进行平均以增加所得图像的信噪比，可以在许多医学成像系统中实现。在图像配准和融合过程中，其实也相当于对两幅图像进行一系列的相关代数运算操作（图 4-9）。

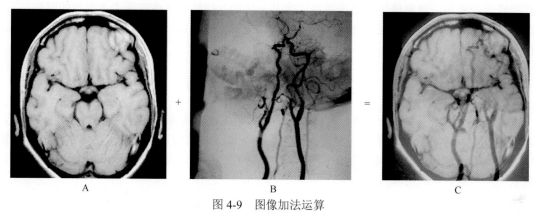

图 4-9　图像加法运算

A. MRI 原始图像；B. DSA 原始图像；C. 通过归一化方法相加的图像

（二）减法运算

图像相减运算可用于去除一幅图像中不需要的加性图案（如图案可能是缓慢变化的背景阴影、周期性的噪声，或在图像上每一像素处均已知的附加污染等）。图像减法也可用于检测同一场景中两幅图像间的变化，如通过对一场景序列图像的减法运算可用于检测运动。图像相减之差是否为零可以判断两幅图像是否完全相同。图像相减常用在医学影像处理中，以消除背景。

1. 绝对值法　公式见式（4-13）。

$$C = \text{abs}(A-B) \tag{4-13}$$

2. 归一化减法　公式见式（4-14）。

$$C = 255 \times \frac{(A-B) - \min(A-B)}{\max(A-B) - \min(A-B)} \tag{4-14}$$

数字减影（digital subtraction，DS）是图像处理中减除背景常用的一种方法。由于在医学领域内常应用于血管造影，因此，又有专用名词——数字减影血管造影（digital subtraction angiography，DSA）。数字减影血管造影常用的方法之一是时间减影法（temporal subtraction method，TSM）。

经导管内快速注入有机碘对比剂，在对比剂到达待查血管之前，血管内对比剂浓度处于高峰至对比剂被廓清这段时间内，对检查部位连续成像。在这系列图像中，分别各取一幅血管内不含对比剂的图像和含对比剂最多的图像，用这同一部位的两幅图像的数字矩阵进行数字减影处理，减除两幅图像的相同部分，保留两幅图像的不同部分，即由于血管含有的对比剂不同而被保留。该方法所用图像是在不同时间采集所得，故称为时间减影法（图 4-10）。

（三）乘除运算

图像乘法或除法运算的一个重要用途是校正由非均匀性造成的图像灰度阴影。如数字化器对图像各点的敏感程度可能有变化，而乘法和除法运算则可能用于纠正这种影响。在影像领域用蒙片（mask）乘另一幅图像则可遮住后者中的某些部分。

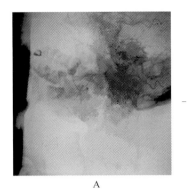 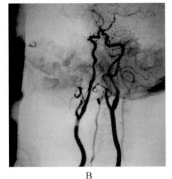 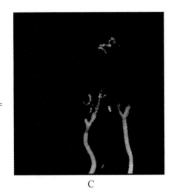

A　　　　　　　　　　　　　B　　　　　　　　　　　　　C

图 4-10　数字减影血管造影

A. 没有对比剂的图像；B. 含对比剂的图像；C. 数字减影后把血管图像提取出来的图像

　　图像乘法的一个典型应用是用在模板运算中。对模板进行设计时，利用空间占有数组来表达图像，通过对数组单元取不同的值来达到不同的运算目的。在应用影像组学研究过程中，使用 mask 模板提取 ROI 的图像信息，提取影像组学特征。前期使用 ROI 分割的图像作为 mask 模板，使用乘法完成图像 ROI 的提取工作。在很多医学图像处理过程中，都需要对 ROI 进行提取，可以通过模板与原始数据进行乘法操作提取（图 4-11）。

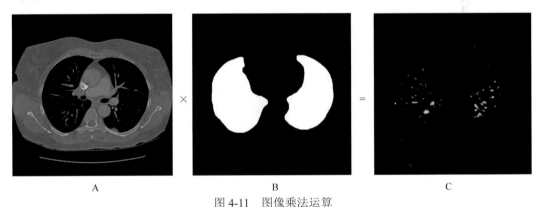

A　　　　　　　　　　　　　B　　　　　　　　　　　　　C

图 4-11　图像乘法运算

A. 原始肺部 CT 图像；B. 模板图像；C. 通过乘法运算获取的肺实质图像

（四）逻辑运算

　　图像的逻辑运算主要是针对二值图像，以像素对像素为基础进行的两幅或多幅图像间的操作。实际上就是两幅图像汇总相应像素的逻辑运算，并将运算结果赋予输出图像的相应像素。常用的逻辑运算有与、或、非、或非、与非、异或等。在 MATLAB 中，可以用逻辑操作符与（&）、或（|）、非（～）、异或（OR）等进行逻辑运算，使复杂逻辑运算可以通过基本运算推导得到。利用逻辑运算可以检测目标物体的边缘或实施形态学分析等。

1. 求反　定义见式（4-15）和图 4-12。

$$g(x, y)=R-f(x, y)，[R \text{ 为 } f(x, y) \text{ 的灰度级}] \tag{4-15}$$

2. 异或运算　定义见式（4-16）和图 4-13。

$$g(x, y)=f(x, y) \oplus h(x, y) \tag{4-16}$$

3. 与运算　定义见式（4-17）及图 4-14，求两个子图像的相交子图。

$$g(x, y)=f(x, y) \wedge h(x, y) \tag{4-17}$$

4. 或运算　定义见式（4-18）及图 4-15，合并子图像。

$$g(x, y)=f(x, y) \vee h(x, y) \tag{4-18}$$

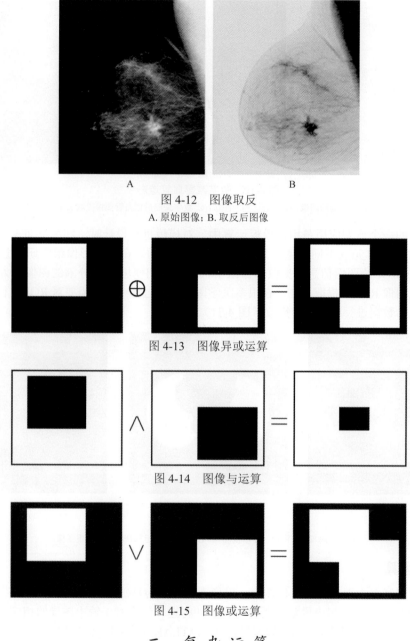

图 4-12 图像取反
A.原始图像；B.取反后图像

图 4-13 图像异或运算

图 4-14 图像与运算

图 4-15 图像或运算

二、复杂运算

以图像的四种基本算数运算为基础，可以将其组合，这样复杂的运算可以产生更多应用。例如，先通过加法运算去除噪声，再通过减法运算得到变化区域，最后通过乘法运算直接得到感兴趣区。总的来说，图像的代数运算在图像处理中有着广泛的应用，它除了可以实现自身所需要的算术操作，还能为许多复杂的图像处理提供准备。

三、临床应用

图像的算数逻辑运算是临床应用的基础，如在 DR 影像的运算中使用加法降噪。能量减影技术和对比度增强减影都在临床上有很多应用，如在 CT 影像和 MRI 影像的运算中使用了减影、平滑降噪和更多的复杂运算来改进图像的成像质量。

在图像处理过程中，需要很多的预处理过程。在预处理过程中需要进行基础的数字图像变换，如感兴趣区的勾画或者分割，通过勾画的模板与原图像进行代数运算，提取感兴趣区的特征（如影像组学特征），对数据进行分类和鉴别。

第四节　几 何 运 算

图像的几何运算是指引起图像几何形状发生改变的变换。与点运算不同的是，几何运算可以看成是像素在图像内的移动过程，该移动过程可以改变图像中物体对象之间的空间关系。理论上讲，几何运算可以不受任何限制，但是通常都需要做出一些限制以保持图像的外观顺序。图像可以进行基本的几何运算或变换，如缩放、平移、反射、旋转和剪切。

一、几 何 变 换

图像几何变换又称为图像空间变换，它将一幅图像中的坐标位置映射到另一幅图像中的新坐标位置。我们学习几何变换的关键就是要确定这种空间映射关系，以及映射过程中的变换参数。几何变换不改变图像的像素值，只是在图像平面上进行像素的重新安排。一个几何变换需要两部分运算：首先是空间变换所需的运算，如平移、旋转和镜像等，需要用它来表示输出图像与输入图像之间的（像素）映射关系；此外，还需要使用灰度插值算法，因为按照这种变换关系进行计算，输出图像的像素可能被映射到输入图像的非整数坐标上。

（一）图像平移

图像平移就是将图像中的所有像素点按照给定的平移量进行水平（x 方向）或垂直（y 方向）移动（图 4-16）。

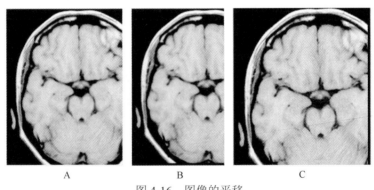

图 4-16　图像的平移

A.原始图像；B.向右水平平移；C.向下垂直平移

假设移动方向为 (x, y)，移动距离为 $(\Delta x, \Delta y)$，则移动矩阵 M 可构建式（4-19）。

$$M = \begin{bmatrix} 1 & 0 & \Delta x \\ 0 & 1 & \Delta y \end{bmatrix} \tag{4-19}$$

在使得图像大小变化或图像大小不变的条件下，平移变换分为两种，一种是保证图像平移的完整信息，另一种是原始信息部分可能丢失。

（二）图像镜像

镜像变换又分为水平镜像、垂直镜像和对角镜像。水平镜像即将图像左半部分和右半部分以图像竖轴中轴线为中心轴进行对换；而垂直镜像则是将图像上半部分和下半部分以图像水平中轴线为中心轴进行对换（图 4-17）。对角镜像即沿垂直中轴线为中心轴进行镜像对换之后，再沿水平中轴线为中心轴进行镜像兑换（顺序不分先后），实际上相当于对图片进行水平镜像和垂直镜像两个操作。设原图像高度为 h，宽度为 w，原图像像素点为 $P(x_0, y_0)$，那么水平镜像后的像素点 $P'(w-x_0, y_0)$，垂直镜像后的像素点 $P''(x_0, h-y_0)$，对角镜像后的像素点 $P'''(w-x_0, h-y_0)$。在镜像操作中，原始图像中的所有像素点都将被映射到整数坐标点上，所以不需要进行插值操作。

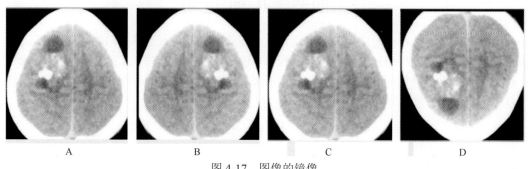

图 4-17　图像的镜像
A、B 图像的水平镜像；C、D. 图像的垂直镜像

（三）图像转置

图像转置是指将图像像素的 x 坐标和 y 坐标互换，图像的尺寸会随之改变，高度和宽度将互换。

（四）图像缩放

图像缩放是指图像大小按照指定的比率放大或者缩小，也就是增加或减少原图像数据的像素个数。图像缩放在一定程度上会造成信息的丢失。缩放分为两种，一种是基于等间隔提取图像缩放，另一种是基于区域子块提取图像缩放。当放大图像时，坐标上会出现原本不存在的像素，此时，就要使用插值法来扩充数据；当缩小图像时，需要减少一定量的像素点。

1. 图像放大　图像放大时，需要扩充像素点。此时要运用到图像插值，即按照一定规则合理地推断扩充出的像素点的像素值（图 4-18）。

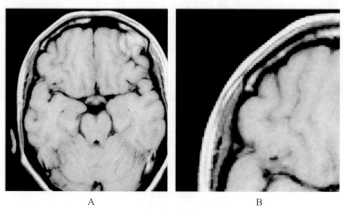

图 4-18　图像放大 2 倍
A. 原始图像；B. 放大图像

放大沿着坐标方向扩展。图像（或图像中的 ROI）可以通过像素复制或插值来缩放。图 4-18 显示了像素复制是如何简单地用一组相同值的像素替换每个原始图像像素的，其中组大小由一个积分缩放因子决定；或者，可以对原始图像中相邻像素的值进行插值，以便将每个像素替换为一组扩展的像素。

2. 图像缩小　图像缩小时，需要对图像的像素点进行舍弃，此时需要按照一定的规律取舍，常见的方式有等距离采样和局部均值法。

等距离采样，就是按照一定的步长取原图像的像素点，然后紧密地排列为新的图像。例如，将 $H×W$ 的图像缩小为 $H/3×W/3$ 的图像，就可以以 3 为步长进行取舍，以每三个像素取一个像素点，然后将这些像素点按照顺序紧密地排列为新的图像。局部均值法即是以相邻的两个采样点为分割，将原始图像分成一个个的子块，缩小图像的像素取相应子块像素的均值。

缩小一幅图像，通常称为子采样，是通过替换一组像素来执行的，要么用这组像素中的一个像素，要么在局部邻域的像素值之间进行插值（图 4-19）。

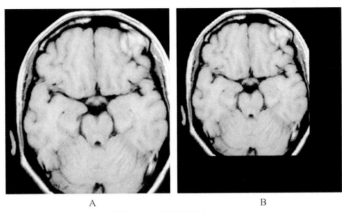

图 4-19　图像缩小 80%

A. 原始图像；B. 缩小图像

（五）图像旋转

旋转一般是指将图像围绕某一指定点旋转一定的角度。旋转通常也会改变图像的大小，和图像平移中的处理一样，可以把转出显示区域的图像截去，也可以改变输出图像的大小以扩展显示范围。旋转运算符将输入图像中像素的位置 (x, y) 映射到某个位置 (x', y')，在输出图像通过一个角 θ 旋转它的原点。

1. 以原点为中心的图像旋转　对一个逆时针图像旋转角度 θ，需要使用到下面形式的旋转矩阵，见式（4-20）。

$$\begin{bmatrix} x' \\ y' \\ 1 \end{bmatrix} = \begin{bmatrix} \cos\theta & -\sin\theta & 0 \\ \sin\theta & \cos\theta & 0 \\ 0 & 0 & 1 \end{bmatrix} \begin{bmatrix} x \\ y \\ 1 \end{bmatrix} \tag{4-20}$$

对于大多数图像处理的应用，空间变换不适合解析表达式。相反，在两幅图像中至少测量三个相应的点（控制点或基准点），并使用最小二乘法找到最佳拟合变换。在成像系统发生畸变的情况下，未畸变的图像及其畸变的对应图像可用于寻找最佳变换，而该变换的逆变换用于校正随后的畸变图像。另一个广泛的应用是对获得的图像进行配准。

2. 以任意点为中心的图像旋转　将平移和旋转结合起来，就可以得到关于任意点的旋转。一般仿射变换由六个独立参数定义，即两个参数对齐原点、两个参数缩放两个轴、两个参数描述每个轴角度的变化。因此，可以通过指定任意三个输入图像坐标对的新的输出图像位置来完全定义这种转换。假设以 $P(a, b)$ 点旋转，则先将图片的坐标系原点平移到该点，进行以新原点为中心的图像旋转，然后再将坐标系平移回原来的位置。

3. 前向映射　将原始图像按照坐标计算旋转后的坐标，然后将像素值对应到旋转图像中去。而计算出的坐标可能不为整数，所以无法正确映射到旋转图像中去，此时就会在旋转图像中使用图像插值来还原图像。

4. 反向映射　从旋转图像的坐标点还原为旋转前的坐标，此时坐标仍可能不为整数。通过原始图像的图像插值计算出该坐标点的像素值，此时旋转图像相较于前向映射能更好地还原原始图像。

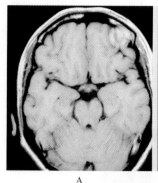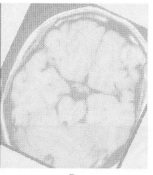

A   B

图 4-20   图像旋转中的空点效应

A. 原始图像；B. 旋转后出现空点效应图像

5. 三步旋转   原始旋转，因为乘以正余弦函数就会有一些位置不是整数，在取整过程中会出现空点，导致图像有小白点的空白，图像不清晰。图 4-20 中的 B 图，由于在计算点位置或有一些点位置因为带小数点，计算过程取值，有些位置不能进行赋值导致的图像空点效应。

为了解决这种空点效应，可以使用分解程序实现图像的选择操作，将旋转的步骤分解成三步（图 4-21），公式见式（4-21）。

$$M = \begin{bmatrix} 1 & -\tan(\theta/2) \\ 0 & 1 \end{bmatrix} \begin{bmatrix} 1 & 0 \\ \sin\theta & 1 \end{bmatrix} \begin{bmatrix} 1 & -\tan(\theta/2) \\ 0 & 1 \end{bmatrix} \tag{4-21}$$

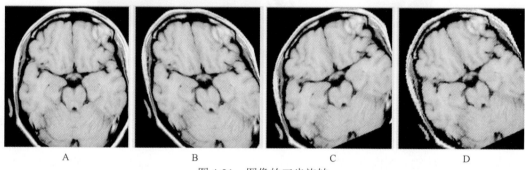

A   B   C   D

图 4-21   图像的三步旋转

A. 原始图像；B. 旋转第一步图像；C. 旋转第二步图像；D. 旋转第三步图像

二、图 像 插 值

（一）插值的概念

插值指的是利用已知数据去预测未知数据。图像插值则是给定一个像素点，根据它周围像素点的信息来对该像素点的值进行预测。当调整图像尺寸或者对图像变形的时候常会用到插值。

常见的插值算法可以分为两类，即自适应和非自适应。自适应的方法可以根据插值的内容来改变（尖锐的边缘或者是平滑的纹理），非自适应的方法对所有的像素点都进行同样的处理。非自适应算法包括最近邻、双线性、双三次、样条、sinc、lanczos 等。由于其复杂度，这些算法插值的时候使用从 0 到 255（或者更多）邻近像素。包含越多的邻近像素，插值越精确，但是花费的时间也越长。

（二）插值方法

1. 最近邻插值法   图像插值是使用原始图像构建一个新的放大之后的图像，并通过原始已知的、离散的像素值来推求新数据点去填补图像放大带来的像素空缺。最近邻插值法是众多插值方法中的一种，其简单地使用与空缺位置最相邻的像素值来填补，因此得名。此算法简单快速，在构建新图像时速度很快，但这样做会导致局部多个相同像素值的聚集，形成锯齿状边界。

在图 4-22 中，左边的原始数值矩阵使用最近邻插值方法扩大为原来的 2 倍后得到右边的新矩阵。使用原始像素值来填补邻近的由于图像放大带来的空缺。

2. 双线性插值法

（1）线性插值：给定一个或多个变量函数值的数组（或表），通常需要在两个给定点之间找到一个值。如果给定函数是一次多项式的线性函数，则插值方式被称为线性插值，插值得到的结果一般是近似值。简单来说，线性插值就是用连接两个已知量的直线来确定这两个已知量之间的一个未知量的值的方法。

假如已知一个确定或者近似的线性函数，见式（4-22）。

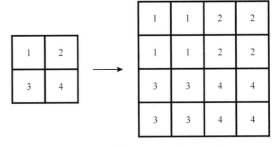

图 4-22　图像最近邻插值示意图

$$y = \theta(x) \tag{4-22}$$

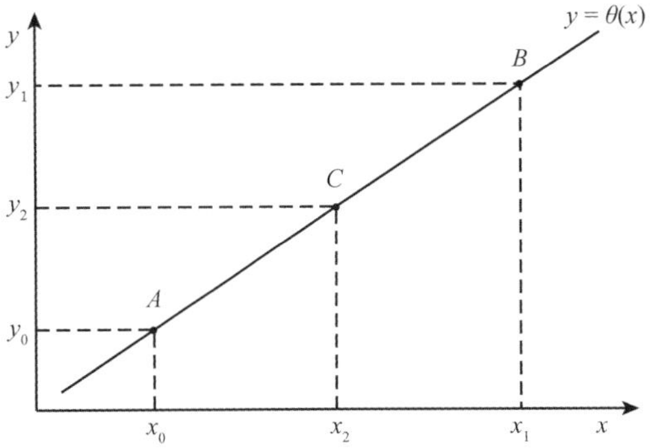

并且我们有两个已知点 $A(x_0, y_0)$、$B(x_1, y_1)$，见图 4-23。

为了在 A、B 两点之间得到插值点 C 处 θ 的值 y_2（x_2 已知的情况下），找到点 A 和点 B 之间直线的斜率（m）。则有式（4-23）及式（4-24）。

$$y_2 = y_0 + m(x_2 - x_0) \tag{4-23}$$

$$m = \frac{y_1 - y_0}{x_1 - x_0} \tag{4-24}$$

图 4-23　线性插值

将 m 代入公式（4-23），得到式（4-25）。

$$y_2 = \frac{y_0(x_1 - x_0) + (y_1 - y_0)(x_2 - x_0)}{x_1 - x_0} \tag{4-25}$$

对公式（4-25）进行简化可以得到式（4-26）。

$$y_2 = \frac{y_0(x_1 - x_2) + y_1(x_2 - x_0)}{x_1 - x_0} \tag{4-26}$$

根据这个公式可以得到 A 点和 B 点之间任意处的 θ 值。

（2）双线性插值：又称双线性内插。在数学上，双线性插值是有两个变量的插值函数的线性插值扩展，其核心思想是在两个方向分别进行一次线性插值。

假设有一个近似或精确的平面函数，见式（4-27）。

$$z = f(x, y) \tag{4-27}$$

在这个平面中知道四个已知点 $A(x_0, y_0, z_0)$、$B(x_1, y_1, z_1)$、$C(x_2, y_2, z_2)$、$D(x_3, y_3, z_3)$，这四个点形成了一个矩形，见图 4-24。

直线 $x=x_2$ 和 $y=y_2$ 将矩形 $ABCD$ 划分为四个区域，为了求得矩形内 E 点的值，可用双线性插值法先在 x 轴方向进行插值，然后在 y 轴方向再进行一次插值即可。

首先在 x 轴方向进行线性插值，得到式（4-28）和式（4-29）。

$$f(R_1) = z_0 \frac{x_1 - x_2}{x_1 - x_0} + z_1 \frac{x_2 - x_0}{x_1 - x_0} \tag{4-28}$$

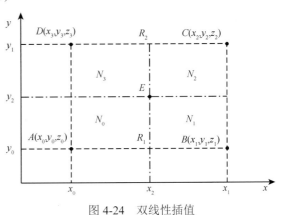

图 4-24　双线性插值

$$f(R_2) = z_3 \frac{x_1 - x_2}{x_1 - x_0} + z_2 \frac{x_2 - x_0}{x_1 - x_0} \tag{4-29}$$

然后在 y 轴方向进行线性插值，得到式（4-30）。

$$f(E) = \frac{y_1 - y_2}{y_1 - y_0} f(R_1) + \frac{y_2 - y_0}{y_1 - y_0} f(R_2) \tag{4-30}$$

将式（4-28）和式（4-29）代入式（4-30），即可得到式（4-31）。

$$f(x_2, y_2) = z_0 \frac{(x_1 - x_2)(y_1 - y_2)}{(x_1 - x_0)(y_1 - y_0)} + z_1 \frac{(x_2 - x_0)(y_1 - y_2)}{(x_1 - x_0)(y_1 - y_0)} + z_3 \frac{(x_1 - x_2)(y_2 - y_0)}{(x_1 - x_0)(y_1 - y_0)} + z_2 \frac{(x_2 - x_0)(y_2 - y_0)}{(x_1 - x_0)(y_1 - y_0)} \tag{4-31}$$

根据式（4-31），即可获取任意位置 (x_2, y_2) 的值。

同时，可以根据几何知识对公式进行理解和简化：知道矩形 $ABCD$ 被直线 $x=x_2$ 和 $y=y_2$ 划分为四个区域，求得四个区域的面积，并将之归一化可以得到式（4-32）至式（4-35）。

$$N_0 = \frac{(x_2 - x_0)(y_2 - y_0)}{(x_1 - x_0)(y_1 - y_0)} \tag{4-32}$$

$$N_1 = \frac{(x_1 - x_2)(y_2 - y_0)}{(x_1 - x_0)(y_1 - y_0)} \tag{4-33}$$

$$N_2 = \frac{(x_1 - x_2)(y_1 - y_2)}{(x_1 - x_0)(y_1 - y_0)} \tag{4-34}$$

$$N_3 = \frac{(x_2 - x_0)(y_1 - y_2)}{(x_1 - x_0)(y_1 - y_0)} \tag{4-35}$$

将式（4-32）、式（4-33）、式（4-34）、式（4-35）代入式（4-31）则有式（4-36）。

$$f(x_2, y_2) = z_0 \times N_2 + z_1 \times N_3 + z_2 \times N_1 + z_3 \times N_0 \tag{4-36}$$

通过两种方法对图像进行插值，图 4-25 中最近邻插值的结果和线性插值比图像更平滑，但是看起来图像比较模糊；线性插值的图像中有明显的栅格，但是图像更清晰。

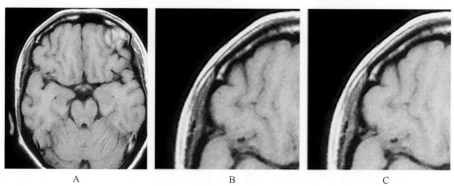

图 4-25　最近邻与线性插值示意图

A. 原始图像；B. 最近邻插值获得的放大图像；C. 线性插值获得的放大图像

3. 三次多项式插值法　三次插值是一种多项式插值法，通过寻找函数 [式（4-37）] 的极小点，以逼近函数 $f(x)$ 的极小点。

$$P(x) = C_1 + C_2(x - x_i) + C_3(x - x_i)^2 + C_4(x - x_i)^3 \tag{4-37}$$

在图像插值中，函数 f 在点 (x, y) 处的值可以通过 16 个像素点的权重值得到。

如果计算图 4-26A 中像素点 (a, b) 映射到图 4-26B 中的坐标，如映射到 (x, y) 处，那么插值后 (a, b) 坐标点对应的是 (x, y) 周围，包括 (x, y) 本身的 16 个像素点的权重卷积之和。(x, y) 周围的像素点坐标可以用 (i+v, j+u) 表示，卷积公式即为式（4-38）。

$$F(i+v, j+u) = \sum_{row=-1}^{2}\sum_{col=-1}^{2} f(i+row, j+col)S(row-v)S(col-u) \qquad (4-38)$$

卷积公式中的 S 即为插值公式，row 为行，col 为列。三次曲线插值方法计算量较大，但插值效果好。

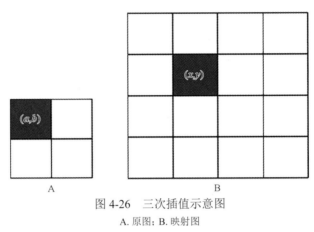

图 4-26　三次插值示意图

A. 原图；B. 映射图

三、临床应用

图像的几何变换算法是图像处理应用中常用的预处理部分。例如，医学图像配准是医学图像处理中的重要方面，配准就是对同一探测器在不同时间、背景、角度及不同探测器在相同时间拍摄的图像进行空间位置对齐的过程，寻找一个映射关系，让不同图片的点与点对应。这个过程需要进行几何变换。

通常，PET 分辨力与 CT 分辨力不甚相同，当需要将两幅 PET 与 CT 图像叠加在一起时，需要进行图像放缩操作。同时，为了将相同的位置拼合，还需要进行平移甚至旋转等几何操作。

脑功能成像是研究脑科学和生命科学的重要工具，在对脑功能图像进行统计分析时，有必要对时间序列脑功能成像中的图像进行配准，在配准过程中需要对图像进行几何变换。

数据增广是深度学习中经常使用的技巧之一，主要用于增长训练数据集，让数据集尽量多样化，使训练的模型具备更强的泛化能力。常用几何变换来进行数据增广，其中常用方法有缩放、平移、旋转、仿射等。

第五节　伪彩色增强

人类可以辨识上千种颜色和强度，但只能辨别二十几种灰度。医学图像大部分是灰度范围内的图像信息，所以，伪彩色处理技术在医学图像处理中是一项重要的处理技术。伪彩色增强就是为了提升人目视观察和解释一幅图像或者序列图像中的灰度目标的能力，通过伪彩色处理来突出病变部位，使医师对患者的疾病做出更好的判断和相应的治疗。

一、彩色模型

一般彩色模型分为 RGB、CMY、HSI 模型。

（一）RGB 模型

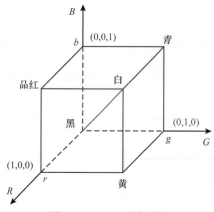

图 4-27　RGB 彩色模型

最典型、最常用的面向硬件设备的彩色模型是三基色模型，即 RGB 模型。在 RGB 模型中，每种颜色的主要光谱中都有红（red）、绿（green）、蓝（blue）的成分，这种模型基于笛卡儿系统，其中三个轴分别为 R、G、B。颜色子空间见图 4-27 中的立方体，RGB 值在三个顶角上，青色、品红色、黄色在另三个顶角上，黑色在原点，白色在离原点最远的角上。在这个模型中，灰度级沿着黑白两点的连线从黑延伸到白，其他各种颜色由位于立方体内或立方体上的点来表示，都由原点延伸的矢量决定。

其中，图像上的白是最远端的点，青是 *GB* 轴平面上的点，黄是 *RG* 平面上的点，品红是 *RB* 平面上的点。

（二）CMY 模型

CMY 即三补色，包括青（cyan）、品红（magenta）、黄（yellow），主要用于彩色打印，这三种补色可分别从白光中减去三种基色而得到。

从 CMY 到 RGB 的转换见式（4-39）至式（4-41）。

$$R=1-C \tag{4-39}$$

$$G=1-M \tag{4-40}$$

$$B=1-Y \tag{4-41}$$

（三）HSI 模型

HSI 模型是常见的面向彩色处理的模型。HSI 模型是双棱锥结构，见图 4-28。

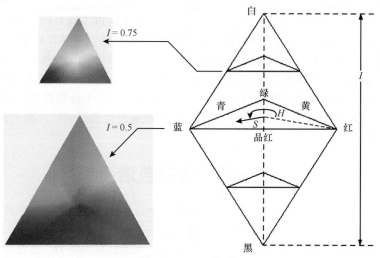

图 4-28　HSI 模型

水平截面为等边三角形，三个顶点分别为 R、G、B。H 为三角形中心点到 s 的矢量与 R 轴的夹角，S 为三角形中心点到 s 的矢量长度，I 为亮度（离开中间截面向上变白、向下变黑）。

从 RGB 转换到 HSI 模型的公式见式（4-42）至式（4-44）。

$$I = \frac{1}{3}(R+G+B) \tag{4-42}$$

$$s = 1 - \frac{3}{(R+G+B)} \big[\min(R,G,B) \big] \tag{4-43}$$

$$H = \begin{cases} \arccos\left\{ \dfrac{\big[(R-G)+(R-B)\big]/2}{\big[(R-G)^2+(R-B)(G-B)\big]^{\frac{1}{2}}} \right\} & R \neq G\text{或者}R \neq B \\[4mm] 2\varPi - \arccos\left\{ \dfrac{\big[(R-G)+(R-B)\big]/2}{\big[(R-G)^2+(R-B)(G-B)\big]^{\frac{1}{2}}} \right\} & B > G \end{cases} \tag{4-44}$$

二、伪彩色处理

常用的彩色增强方法就是对原来灰度图像中不同灰度值的区域赋予不同的颜色，以便明显区分它们。因为这里的原图并没有颜色，所以人工赋予的颜色称为伪彩色（pseudocolor），把灰度图像处理成伪彩色图像。将灰度图像中每个像素的灰度级按线性或非线性映射成不同的彩色，提高内容的可识别度。从图像处理的角度看，输入的是灰度图像，输出的是彩色图像。下面介绍几种根据灰度的特点而赋予伪彩色的方法。

（一）灰度分层法

将原灰度级分为 k 份，为每一份分配一个彩色。将图像看作 2D 亮度函数，用一个平行于图像坐标平面的平面去切割图像亮度函数，从而把亮度函数分成 2 个灰度值区间。

这种方法就是将原来的灰度分成几个等级，然后不同等级赋予不同的颜色值；该方法与图像多阈值分割方法原理一致，分割结果通过不同的彩色呈现出来。该方法可以看到肿瘤边缘和周围水肿赋予了不同的彩色值，可提供给医师不同的信息，见图 4-29。

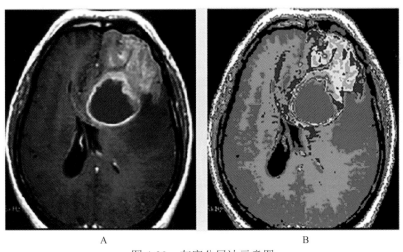

　　　　A　　　　　　　　　　　　　　　　B

图 4-29　灰度分层法示意图

A. 原灰度图像；B. 根据不同的灰度值范围赋予多种彩色值

（二）灰度变换法

对三个彩色通道设置三个不同的映射函数，那么每个灰度值就有了相应彩色通道的三个值。原来有 k 级灰度，变换后有 k×3 级彩色，分辨力得到增强。

见图 4-30，将灰度图像的灰度值，使用三个彩色通道分别设置变换的映射函数，通过三种映射函数形成三个通道的 RGB 值，形成彩色图像。

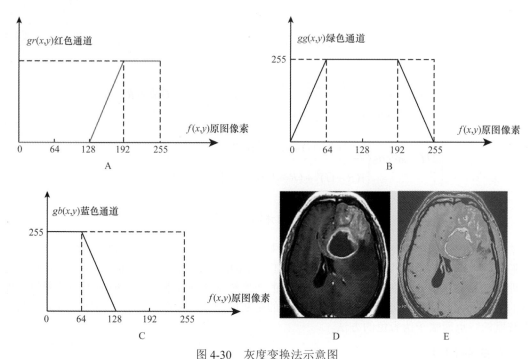

图 4-30　灰度变换法示意图

A. 红色通道映射函数；B. 绿色通道映射函数；C. 蓝色通道映射函数；D. 原图像；E. 伪彩色图像

　　不同通道变换函数可以根据实际需要进行更改，这里给出正弦函数 $y=A\sin(\omega x+\phi)$（$A>0$，$\omega>0$）中的参数 A、ω、ϕ 对函数图象变化的影响，见图 4-31。

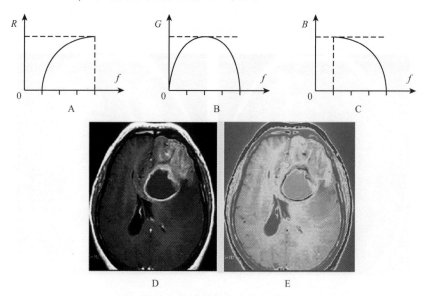

图 4-31　正弦函数灰度变换法示意图

A. 红色通道映射函数；B. 绿色通道映射函数；C. 蓝色通道映射函数；D. 原图像；E. 伪彩色图像

　　灰度分层法可以看作是用一个分段线性函数实现从灰度到彩色的变换，是灰度变换的一个特例。但是，灰度变换法可以使用光滑的、非线性的变换函数，所以更灵活。实际应用中变换函数常用取绝对值的正弦函数，其特点是在峰值处比较平缓而在低谷处比较尖锐。通过变换每个正弦波的相位和频率，就可以改变相应灰度值所对应的彩色。

（三）频率域变换法

彩色增强也可以在频率域借助各种滤波进行。输入图像的傅里叶变换通过三个不同的滤波器（常用带通滤波器或带阻滤波器）将其分成不同的频率分量，对每个范围内的频率分量先分别进行傅里叶逆变换，其结果可进一步处理。将各通路的图像分别输进彩色显示器的红、绿、蓝输入口，就能得到增强后的图像。

三、假彩色处理

假彩色（false color）处理，是对一幅自然彩色图像或同一景物的多光谱图像，通过映射函数变换成新的三基色分量，彩色合成使感兴趣目标呈现出与原始图像中不同的、奇异的彩色。主要的目的就是使感兴趣目标呈现奇异的彩色或置于奇特的彩色环境中，从而更引人注目，还可以使目标呈现出与人眼色觉相匹配的颜色，以提高对目标的分辨力。在这个操作过程中，被增强的图像原来就是彩色的，所以在医学图像中应用不多。

四、临床应用

现阶段，伪彩色技术已经在各个影像图像中使用，同样使用在 DR、CT、MRI 等设备中。大部分的医学图像都是灰度图像，都可以通过伪彩色变换来辅助医师进行诊断。通过伪彩色进行增强，可以更有效地检出病灶区域，能够有效提升诊断效率与病灶检出率。

伪彩色可以突出 ROI 的数据分析，通过若干种明显不同的颜色来区别不同的数据信息，辅助医师诊断，提高诊断效率和精准度。仅以灰度显示的医学细胞图像，许多细节并不能清楚地被观察人员注意到，对医学细胞图像采用伪彩色增强以突出医学细胞图像中的细节，可大幅提高医学细胞图像的视觉可识别性。

伪彩色能把轮廓的粗细、光滑、锐化、模糊、连续和分布等区域关系显示出来。伪彩色图像处理可充分利用人眼对彩色的锐敏特点，提高对全貌图像的视觉感知，明显提高对图像所有这些特征的识别能力。

第六节　直方图增强

如果将图像中像素灰度级看成是一个随机变量，则其取值分布情况就反映了图像的统计特性，这一特性可用灰度直方图（histogram）来描述。直方图是一种简单而又实用的方法，任何一个图像的直方图都包含着客观的信息。图像的灰度直方图描述了图像的灰度分布，描述图中取值为某亮度的像素的个数，反映图像中各亮度出现的概率。

一、直　方　图

（一）灰度直方图概念

灰度直方图是灰度级的函数，横坐标是灰度级，纵坐标是灰度级出现的频率。

直方图中所有柱子高度的总和等于图像中的像素总数。直方图描述了图像的概貌，如图像的灰度范围、每个灰度级出现的频率、灰度级的分布、整幅图像的平均明暗和对比度等。灰度直方图是一维灰度信息，但是，通常作为图像特征的信息而在图像处理中起着重要的作用。可以说，从对图像的观察分析，到对图像处理结果的评价，都离不开直方图。

设 r 表示图像中像素的灰度级，可以用概率密度函数 $p_r(r_k)$ 表示原始图像的灰度分布，即式（4-45）。

$$p_r(r_k) = \frac{n_k}{n} \qquad k = 0, 1, \cdots, L-1 \tag{4-45}$$

其中，r_k 为第 k 个灰度级，n 为一幅图像中像素的总数，n_k 是灰度值为 r_k 的像素个数，$p_r(r_k)$ 表示该灰度级出现的概率。因为 $p_r(r_k)$ 给出了对 r_k 出现概率的一个估计，所以直方图提供原图的灰度分布情况，即给出了一幅图像所有亮度值的整体描述。

在图 4-32 中，图像灰度值低的像素个数较多，灰度值在低的位置出现了高峰，脑区部分的灰度值较多，所以，在较高灰度值位置出现了较宽的高峰。

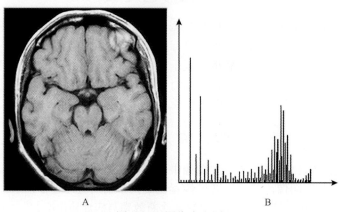

图 4-32　图像直方图
A. 颅脑 MRI；B. 直方图

直方图显示每个灰度值像素的数量，但它不记录这些像素在图像中的位置。因此，空间信息被丢弃。直方图对于特定的图像是唯一的，但是不同的图像可以有相同的直方图。

一个归一化直方图可以通过将每个柱子的高度除以总像素个数得到，这样柱子高度之和等于1。在统计学上，归一化直方图是数字图像的概率密度函数（probability density function，PDF），表示在 0～1 的范围内观察图像中某个像素值的概率。归一化直方图/PDF 的积分是图像中强度分布函数或累积分布函数（cumulative distribution function，CDF），表示像素值等于或小于给定值的概率。

累积分布函数从 0～1 单调递增，因为概率密度函数值都是正的。一个特定像素值的累积分布函数值，是通过将从 0 到这个特定像素值的所有像素值的概率密度函数值相加得到的。

直方图可以显示原始图像的一些有用属性。

（二）灰度直方图的性质

灰度直方图表征一维亮度统计信息，而丢失了空间信息。直方图只反映图像中不同亮度出现的次数而未反映像素所在的位置，因此，直方图具有对图像的平移、旋转、放缩等不变的特性。

直方图与图像之间的关系是多对一的映射关系，一幅图像有唯一确定的与之对应的直方图，但不同图像可能有相同的直方图。因此，仅移动图像中某物体，移动前后获得的直方图不变。

如果一幅图像由多个不重叠的区域组成，那么整幅图像的直方图可以由各个区域的直方图求和获得，即子直方图之和为整图的直方图。

一幅比较好的图像应该明暗细节都有，在柱状图上就是从左到右都有分布，同时直方图的两侧不会有像素溢出。直方图的纵轴表示相应部分所占画面的面积，峰值越高说明该亮度值的像素数量越多。

如果直方图只显示在坐标的左侧，说明画面没有明亮的部分，整体偏暗（图 4-33A）。如果直方图只显示在坐标的右侧，说明画面缺乏暗部细节（图 4-33B）。在高亮度的图像中，直方图则倾向于灰度级高的一侧（图 4-33C）。在低亮度图像中，直方图的组成成分集中在灰度级低（暗）的一侧（图 4-33D）。

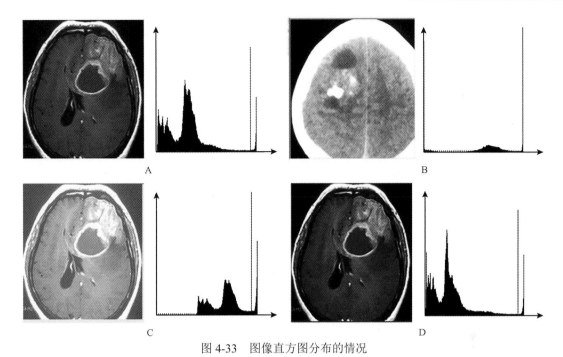

图 4-33　图像直方图分布的情况

A. 缺乏明亮区域的图像及直方图；B. 缺乏暗部细节的图像及直方图；C. 高亮度图像及直方图；D. 低亮度图像及直方图

（三）灰度直方图的用途

灰度直方图反映了图像的亮度分布情况，虽然是一维信息，但通常作为图像特征的信息而在图像处理中起到非常重要的作用。直方图有很多的用途，根据灰度直方图，可以分析图像在成像过程中或者数字化过程中是否合理地使用了灰度动态范围。直方图可以用于图像增强，通过直方图线性映射、直方图均衡化和直方图规定化来进行图像增强；也可以通过直方图中每个灰度值所对应的线高，近似表示该灰度区域的面积。根据图像的灰度直方图，将像素分割成不同的类型，实现不同目标的提取。一般情况下，同一目标的像素具有相近的灰度分布，不同目标存在不同的灰度分布。如果将直方图拓展到灰度以外，表达一种参数的统计，则这种参数的直方图对于图像分割具有更一般性的应用价值。使用直方图的波谷作为图像分割的阈值，可以很好地进行图像分割操作。

二、直方图均衡化与规定化

（一）灰度直方图均衡化

直方图均衡化（histogram equalization，HE）是一种最常用的直方图修正技术，它是把给定图像的直方图分布改造成均匀直方图分布，使输出像素灰度的概率密度均匀分布。直方图均衡化是将原直方图通过变换函数调整为均衡直方图，然后按照均衡直方图调整原始图像，使得概率密度大的部分相邻像素值的间隔加大，概率密度小的部分像素值差别缩小，往往两个或几个相邻的灰度值归并为同样的值。用信息学的理论来解释，即具有最大熵信息量的图像为均衡化图像。

直方图均衡化的基本原理是，当图像中所有的灰度级出现的概率是一个均匀分布时，图像所暴露出来的信息量最大。考虑如下的变换，见式（4-46）。

$$s = T(r) = p_f(r) = \int_0^r p_f(v)\mathrm{d}v \tag{4-46}$$

其中，积分上限的函数式就是 r 的累积分布函数。s 的概率分布见式（4-47）。

$$p_s(s) = p_r(r) \cdot \frac{\mathrm{d}}{\mathrm{d}s}\left[T^{-1}(s)\right] = \left[p_r(r) \cdot \frac{\mathrm{d}r}{\mathrm{d}s}\right]_{r=T^{-1}(s)}$$

$$= \left[p_r(r) \cdot \frac{1}{\mathrm{d}s/\mathrm{d}r}\right]_{r=T^{-1}(s)} = \left[p_r(r) \cdot \frac{1}{p_r(r)}\right] = 1 \tag{4-47}$$

即变换后的变量 s 概率密度是均匀分布的。因此，用 r 的累积分布函数作为变换函数，可产生一幅灰度分布具有概率密度的图像，扩展了像素取值的动态范围。

上述方法是以连续随机变量为基础进行讨论的。当灰度值是离散值时，可用频数近似代替概率值。直方图均衡化的步骤如下。

1. 计算输入图像的归一化直方图一幅图像中灰度级 r_k 出现的概率见式（4-48）。

$$p_r(r_k) = \frac{n_k}{n} \qquad k = 0, 1, \cdots, L-1 \tag{4-48}$$

其中，L 是灰度级的总数目；$p_r(r_k)$ 是取第 k 级灰度值 r_k 的概率；n 为一幅图像中像素的总数；n_k 是灰度值为 r_k 的像素个数。

2. 直方图均衡化灰度变换函数的离散形式见式（4-49）。

$$s_k = T(r_k) = \sum_{j=0}^{k} \frac{n_j}{n} = \sum_{j=0}^{k} p_r(r_j) \quad 0 \leqslant r_j \leqslant 1 \qquad k = 0, 1, \cdots, L-1 \tag{4-49}$$

由于灰度级离散，因此，事实上 s_k 还需要进行离散化。

3. 经上式变换后的 s_k 取值为小数，在实际中还要对其取整并重新量化，否则图像整体偏亮，见式（4-50）。

$$\hat{s}_k = \left[\frac{L-1}{1-s_{\min}}(s_k - s_{\min}) + 0.5\right] \tag{4-50}$$

4. 经上，就完成了由输入图像灰度级到输出图像灰度级的映射变换 $r_k \leftrightarrow \hat{s}_k$。对输入图像中任何一个像素 (x, y)，如果其灰度值为 $f(x, y) = r_k$，那么输出图像对应像素点 (x, y) 的灰度值为 $g(x, y) = \hat{s}_k$。

假定有一幅像素为 64×64 的图像，灰度级为 8 级，其灰度级分布见表 4-1。

表 4-1　直方图均衡化的步骤

运算	公式	计算步骤和结果							
原始灰度级	k	0	1	2	3	4	5	6	7
灰度级个数	n_k	790	1023	850	656	329	245	122	81
灰度级概率	$p_r(r_k)$	0.19	0.25	0.21	0.16	0.08	0.06	0.03	0.02
累积直方图	s_k	0.19	0.44	0.65	0.81	0.89	0.95	0.98	1
取整扩展	$\hat{s}_k$	1	3	5	6	6	7	7	7
确定映射关系	$r_k \leftrightarrow \hat{s}_k$	0→1	1→3	2→5	3, 4→6		5, 6, 7→7		
计算新直方图		0.19		0.25		0.21		0.24	0.11

见图 4-34，第一行图像为原始图像（图 4-34A）和直方图均衡化后的图像效果（图 4-34B），第二行是对应的上一行图像的直方图。可以看出，图 4-34A 灰度值高的像素概率密度较低，导致图像整体偏暗。通过直方图均衡化后，图像的灰度值范围都比较均衡，图像出现较高的对比度，使得图像看起来更清晰（图 4-34B）。

直方图均衡化主要用于增强动态范围偏小的图像的反差，把原始图像的直方图变换为均匀分布的形式，这样就增加了像素灰度值的动态范围，从而达到增强图像整体对比度的效果。

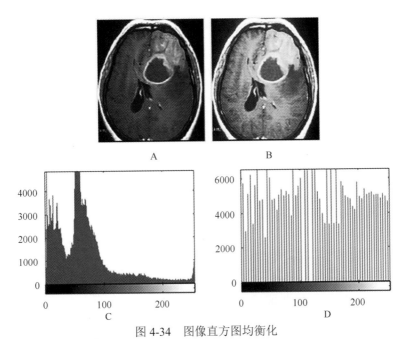

图 4-34 图像直方图均衡化

A. 原始图像；B. 均衡化后图像；C. 原始图像直方图；D. 均衡化后的图像直方图

然而，在医学图像中，使用全局变换及随之而来的在原始图像中出现概率较低的灰度级合并可能是一个重大问题，试图通过在局部基础上应用直方图均衡化来解决这个问题。所谓的局部直方图均衡化，是以正在处理的当前像素为中心，滑动矩形窗口内像素的直方图只应用于该像素，并且该过程重复图像中的每个像素。该方法计算成本高，而且由于移动窗口的人为矩形，会引入伪影。自适应局部直方图均衡化也被使用，其中用于特定像素的窗口不受特定形状或大小的限制，但可以适应其环境。

（二）灰度直方图规定化

直方图规定化（histogram specification），又称直方图匹配，是指一幅图像的直方图变成规定形状的直方图而对图像进行的变换的增强方法。直方图规定化的关键是灰度映射函数，它通过一个灰度映射函数，将原灰度直方图改造成所希望的直方图。直方图均衡化能自动地确定变换函数，该函数寻求产生有均匀直方图的输出图像，也就是变换过程规定了直方图，按照规定的直方图对图像进行增强。

在这里，r 和 z 分别代表输入和输出（已处理）图像的灰度级。从输入图像估计 $p_r(r)$，而 $p_z(z)$ 为希望输出图像所具有的规定直方图的分布律。令 s 为一个随机变量，且有式（4-51）。

$$s_k = T(r_k) = \sum_{j=0}^{k} P_r(r_j) = \sum_{j=0}^{k} \frac{n_j}{n} \quad k = 0, 1, 2, \cdots, L-1 \tag{4-51}$$

其中，n 为图像中像素数总和，n_j 为灰度级是 r_j 的像素数量，L 为离散灰度级的数量。定义 v 为一个随机变量，由给定的 $P_z(z_i)$（$i=0, 1, 2, \cdots, L-1$）可得式（4-52）。

$$v_k = G(z_k) = \sum_{i=0}^{k} P_z(z_i) = s_k \quad k = 0, 1, 2, \cdots, L-1 \tag{4-52}$$

由式（4-51）和式（4-52）这两个等式可得式（4-53）。

$$G(z) = T(r) \tag{4-53}$$

因此，z 必须满足下列条件，见式（4-54）和式（4-55）。

$$z_k = G^{-1}[T(r_k)] \qquad k = 0, 1, 2, \cdots, L-1 \qquad (4\text{-}54)$$

或

$$z_k = G^{-1}(s_k) \qquad k = 0, 1, 2, \cdots, L-1 \qquad (4\text{-}55)$$

式（4-51）至式（4-55）是数字图像处理直方图匹配的基本公式。式（4-51）基于原始直方图，是从原始直方图灰度级到对应灰度级 s_k 的映射，该原始图像的直方图从图像的像素计算得到。式（4-52）从给定的直方图 $p_z(z)$ 得到变换函数 G。最后，式（4-54）和式（4-55）给出了此直方图所希望的灰度级（近似）。

可以从图 4-35 中看出，原始图像的直方图在较暗灰度出现两个较高的波峰，图像偏暗，通过匹配的图像对应的直方图是三个波峰，而且图像明暗细节都有，希望将原图像按照指定的图像直方图进行增强，规定化后的图像直方图跟匹配的图像拥有一样的直方图，使结果图像的直方图更加分散，细节较多。

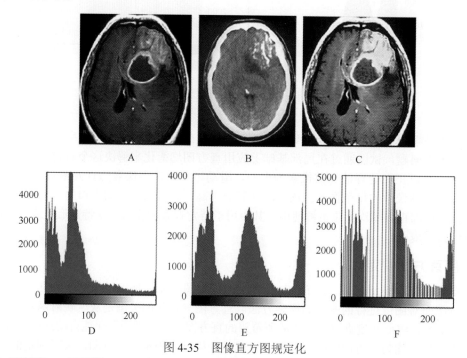

图 4-35　图像直方图规定化

A. 原始图像；B. 匹配图像；C. 匹配之后的图像；D. 原始图像直方图；E. 匹配图像直方图；F. 匹配后的图像直方图

直方图规定化能自动地确定变换函数，以产生具有均匀直方图的输出图像。因为该方法得到的增强结果可预知，操作简单，因此，是一种很好的自动增强方法。

三、临床应用

直方图增强技术在医学方面有很广泛的应用。如较低剂量获取的 X 射线影像灰度级集中在暗区，使许多图像细节无法看清而引起读片困难，经过修正使得灰度级分布在人眼合适的亮度区域，就可以使 X 射线摄影中的细节如骨骼、关节等清晰可见。

直方图分析技术是纹理分析的常用方法之一，可在常规 MRI 基础上提取图像 ROI 内的特征值，并将其信息数字化，提供更多人眼无法辨识的病理生理信息，有助于精准诊断疾病、评估疗效及预测预后，且操作简便，可重复性较强。

CT 直方图分析对于鉴别甲状腺良性、恶性结节有一定价值，有助于提高准确性，可作为鉴别甲状腺良性、恶性结节的重要辅助手段。该方法同时也可以跟其他方法结合以改进图像的质量。

灰度直方图分析是基于像素的图像纹理分析方法，可于平扫 MRI、ADC 图及增强 MRI 中提取病变 ROI 的像素或灰度值分布信息并加以分析，进而获得有助于鉴别诊断、疾病分级及预测治疗效果等的定量参数信息。灰度直方图分析方法可基于 MRI 不同成像序列进行分析。

第七节　图像平滑

图像平滑是指用于突出图像的宽大区域、低频成分、主干部分或抑制图像噪声和干扰高频成分的图像处理方法，是图像增强处理中的基本方法之一。图像平滑利用卷积运算对图像邻域的像素灰度进行平均化，从而达到减少图像中杂点影响、使图像亮度平缓渐变、减小突变梯度、改善图像质量的目的。

需要注意的是，图像平滑用来减弱或消除图像中的噪声成分，从而提高图像的信噪比，但图像平滑在噪声减弱或者消除的同时，也会减弱图像的边缘信息。

图像平滑是一种区域增强的算法，其包括空间域滤波算法、频率域滤波算法和迭代降噪算法。空间域滤波算法有邻域平均法、高斯平滑、中值滤波、最大值滤波、最小值滤波等；频率域低通滤波器有理想低通滤波器、巴特沃思低通滤波器、高斯低通滤波器、指数低通滤波器等。

一、空间域滤波

使用空间域模板进行的图像处理，被称为空间域滤波。所使用的模板本身被称为空间域滤波器。空间域滤波的过程通过卷积运算来实现（图 4-36）。

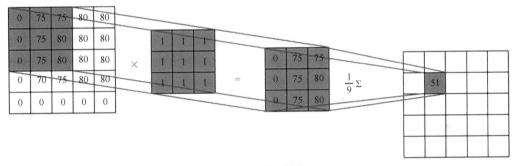

图 4-36　卷积过程

卷积过程就是通过模板对图像每个像素的邻域内像素值与模板图像进行对应位置相乘，将图像中的每个像素都按照这种卷积方式进行计算，获得新的图像的过程。

图像在进行滤波过程中，通常选择的滤波窗口是方形的（具有奇数行和列），某些情况下也可以选择其他形状的滤波窗口，如线状、十字状和圆环形等。在实际使用窗口时，窗口的尺寸一般选取 3，再取 5，依次增大，直到滤波效果满意为止。对于有缓变的较长轮廓线物体的图像，采用方形或圆形窗口比较合适。对于包含尖顶角物体的图像，采用十字形状的窗口较为合适。

（一）邻域平均法（均值滤波）

邻域平均法是典型的空间域平滑降噪技术，原始图像中邻域内的像素值与模板对应位置系数乘积的和，再取均值就是该位置像素的输出。一个常用的 3×3 同质均值滤波器的所有系数均相等（全为 1），通过对模板卷积后的结果除以放缩因子来实现；而非同质的均值滤波器则给模板中心一个较高权重的值，所有其他系数都根据它们与中心的距离加权，这是一种特殊的模板（图 4-37）。速度快、算法简单的均值滤波会以图像模糊加重为代价来消除噪声。

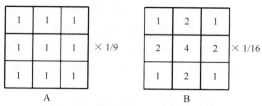

图 4-37　同质和非同质的平均模板

A. 同质滤波器；B. 非同质滤波器

邻域平均法主要有以下两种方法。

1. 简单平均法　设图像像素的灰度值为 $f(x, y)$，取以其为中心的 $M×N$ 大小的窗口，用窗口内各像素灰度值替代 $f(x, y)$ 的值，即得式（4-56）。

$$\overline{f}(x, y) = \frac{1}{M \times N} \sum_{(u,v) \in s} f(u, v)$$
（4-56）

噪声是随机不相关的，如果窗口内各点的噪声是独立等分布的，经过这种方法平滑后，信噪比可提高 $\sqrt{M \times N}$ 倍。

在此算法中，M、N 的值不宜过大，因为 M、N 值的大小对速度有直接影响，且 M、N 值越大，变换后的图像越模糊，特别是在边缘和细节处。

2. 邻域加权平均方法　也属于空间域滤波增强算法，它是利用模板卷积的方法实现对原图的滤波，可表示为 $g(x, y)=W \cdot f(u, v)$，W 称为模板。

邻域均值法图像平滑处理见式（4-57）。

$$g(x, y) = 1/M \sum_{(m,n) \in s} f(x - m, y - n)$$
（4-57）

其中，M 为邻域 S 内所包含的像素总数；S 为事先确定的邻域［该邻域不包括 (x, y) 点］。

在均值滤波中，算术均值滤波会导致一定的图像模糊（与窗口尺寸成正比），从而减小噪声的影响，对高斯噪声、均匀噪声和伽马噪声的效果最好。作为算术均值滤波器变型之一的几何均值滤波，能较好地保留图像细节，主要用于高斯噪声图像。同样对高斯噪声很管用的调和均值滤波可滤除盐噪声，黑色像素（胡椒噪声）却不受影响。逆调和均值滤波可以消减椒盐噪声的量，但不能同时消除两者。

（二）高斯平滑

为了克服简单局部平均法的弊端（图像模糊），目前已提出许多保持边缘、细节的局部平滑算法。它们的出发点都集中在如何选择邻域的大小、形状和方向、参数及邻域各点的权重系数等。图像高斯平滑也是通过邻域平均的思想对图像进行平滑的一种方法，在对图像进行高斯平滑中，对图像进行平均时，不同位置的像素被赋予了不同的权重。

高斯平滑与简单平滑不同，它在对邻域内像素进行平均时，给予不同位置的像素不同的权值。

高斯函数是一种正态分布函数，见式（4-58），一个二维高斯函数见图 4-38。

$$hh(x, y) = \frac{1}{2\pi\sigma^2} e^{-\frac{x^2+y^2}{2\sigma^2}}$$
（4-58）

σ 为标准差，如果要得到一个高斯滤波器模板，可以对高斯函数进行离散化，得到离散值作为模板系数。简单来说就是以模板中心位置为坐标原点进行取样。

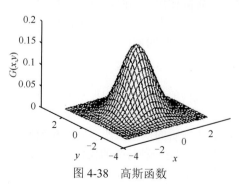

图 4-38　高斯函数

（三）中值滤波、最大值滤波和最小值滤波

中值滤波法是一种非线性平滑技术，它将每一像素点的灰度值设置为该点某邻域窗口内的所有像素点灰度值的中值。

中值滤波是基于排序统计理论的一种能有效抑制噪声的非线性信号处理技术。中值滤波的基本原理是把数字图像或数字序列中一个点的值用该点的一个邻域中各点值的中值代替，让周围的像素值接近真实值，从而消除孤立的噪声点。方法是用某种结构的二维滑动模板，将板内像素按照像素值的大小进行排序，单调上升（或下降）的为二维数据序列。二维中值滤波输出见式（4-59）。

$$g(x,y) = \text{med}\{f(x-k, y-l), (k, l \in W)\} \tag{4-59}$$

其中，$f(x, y)$、$g(x, y)$ 分别为原始图像和处理后图像。W 为二维模板，通常为 3×3 和 5×5 区域，也可以是不同的形状，如线状、圆形、十字形、圆环形等。

中值滤波是一种能有效抑制噪声的最常用和最好用的排序滤波，它对窗中的值排序，选取正中间像素值来替换原始像素值。中值滤波器（图 4-39）是使用最广泛的排序滤波器之一，根据需求来调整中值滤波的空间尺寸，一般常用的有 3×3、5×5、7×7 或 9×9 等模板（kernel，又称滤过核），分布稀疏的中值模板更适用于大尺度的中值滤波器。一个二维（2D）中值滤波可用式（4-60）表示。

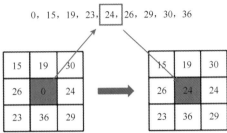

图 4-39　中值滤波过程

$$G(x,y) = \text{med}(s,t) \in W(x,y)[f(s,t)] \tag{4-60}$$

最大值滤波和最小值滤波是一种比较保守的图像处理手段，与中值滤波类似，首先要排序周围像素和中心像素值，然后将最大值赋予中心位置像素值，就是最大值滤波（图 4-40）；如果将最小值赋予中心位置像素值，就是最小值滤波（图 4-41）。

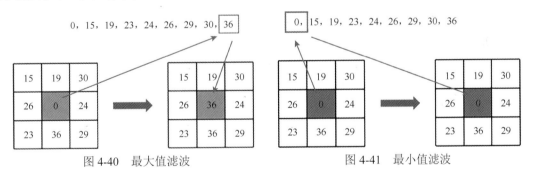

图 4-40　最大值滤波　　　　　　　　图 4-41　最小值滤波

二、频率域滤波

图像的平滑除了在空间域中进行外，也可以在频率域中进行。频率域滤波主要分为低通滤波器和高通滤波器。通常认为噪声的频率也处于高频分量中，所以，可以通过抑制图像的高频部分来平滑图像。低通滤波的主要作用是让低频成分通过，将高频滤掉或衰减。低通滤波的效果可以滤除医学影像的噪声，同时会模糊医学影像的边缘，造成医学图像不同程度的模糊。

常用的频率域低通滤波器有 4 种。

（一）理想低通滤波器

理想低通滤波器（ILPF）是一种假想的低通滤波器，其对于高于截止频率的信号完全截止，而对于低于截止频率的信号完全无失真传输。

理想低通滤波器在以原点为圆心、D_0 为半径的圆内通过所有的频率，而在圆外截断所有的频率[圆心的频率最低，为变换的直流（DC）分量]，函数见式（4-61）。

$$H(u,v) = \begin{cases} 1 & D(u,v) \leqslant D_0 \\ 0 & D(u,v) > D_0 \end{cases} \tag{4-61}$$

其中，D_0 是一个非负整数，理论上，小于 D_0 的频率可以无损通过，大于 D_0 的频率完全被阻止。D_0 也称为截止频率或截断半径。一般来说，D_0 的选取应使医学影像中感兴趣的大部分细节能量通过，而截断其余不感兴趣的部分。

$D(u, v)$ 是到频谱中心的距离（欧几里得距离），计算公式见式（4-62）。

$$D(u,v) = \sqrt{(u - M/2)^2 + (v - N/2)^2} \tag{4-62}$$

M 和 N 表示频谱图像的大小，$(M/2, N/2)$ 即为频谱中心。

理想低通滤波器的过渡非常急剧，会出现振铃现象。理想低通滤波器在计算机模拟中可以实现，但不能用实际的电子器件实现。胸部 DR 图像通过理想低通滤波器的效果图见图 4-42。

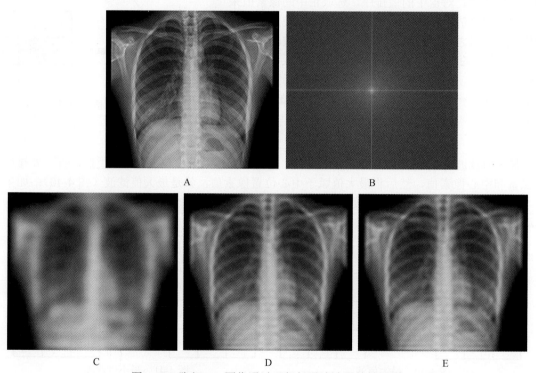

图 4-42　胸部 DR 图像通过理想低通滤波器的效果图

A. 原始图像；B. 对原始图像进行傅里叶变换和频谱中心移位后的频谱图；C～E. 是截断频率的取值依次增大时滤波后的图像

图 4-42C～E 三幅图像的截断频率取值依次为 11、30 和 65。当截断频率取值较小时，图像被保留的细节很少，图像较模糊，而且会出现振铃现象；当截断频率较大时，滤除较少的高频能量，得到的滤波效果与原始图像较接近。

（二）巴特沃思低通滤波器

巴特沃思滤波器是电子滤波器的一种。巴特沃思滤波器的特点是通频带的频率响应曲线最平滑。这种滤波器最先由英国工程师斯蒂芬·巴特沃思（Stephen Butterworth）于 1930 年发表在英国《无线电工程》期刊的一篇论文中提出的。

巴特沃思低通滤波器函数见式（4-63）。

$$H(u,v) = \frac{1}{1 + \left[\dfrac{D(u,v)}{D_0}\right]^{2n}} \qquad (4\text{-}63)$$

式中，n 为阶数，D_0 为截止频率。巴特沃思低通滤波器在通带和阻带之间过渡比较平滑，高频信号没有被完全滤除，因此，输出图像的边缘模糊程度被降低了。n 可以改变滤波器的形状，n 越大，则该滤波器越接近于理想低通滤波器。

从滤波器的函数中可以看出，其过渡没有理想低通滤波器那么剧烈，阶数越高，滤波器的过渡越剧烈，振铃现象将越明显。胸部 DR 图像通过巴特沃思低通滤波器的效果图见图 4-43。

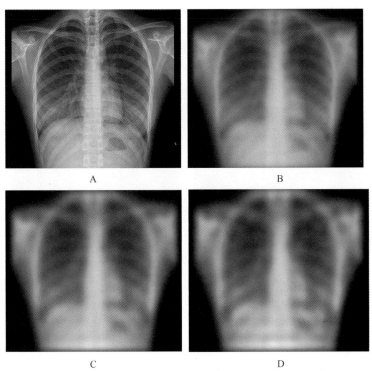

图 4-43　胸部 DR 图像通过巴特沃思低通滤波器的效果图
A. 原始图像；B～D. 分别为通过不同阶数的巴特沃思低通滤波器后的效果

图 4-43B～D 的阶数分别为 1、3、8，随着阶数的增加，滤波后的医学影像会出现振铃现象，因此，在实际应用中要选择合适的滤波器阶数。

（三）高斯低通滤波器

高斯滤波器是一类根据高斯函数的形状来选择权值的线性平滑滤波器。高斯低通滤波器对于抑制服从正态分布的噪声非常有效。一维零均值高斯函数见式（4-64）。

$$H(u,v) = e^{\frac{-D^2(u,v)}{2D_0^2}} \qquad (4\text{-}64)$$

其中，D_0 为截止频率。

高斯滤波器的过渡特性非常平坦，因此，不会出现振铃现象。高斯低通滤波器无论在空间域还是在频率域都是十分有效的低通滤波器，且在实际图像处理中得到了有效使用。高斯函数具有十分重要的性质，二维高斯函数具有旋转对称性，即滤波器在各个方向上的平滑程度是相同的。一般来说，一幅图像的边缘方向是事先不知道的，因此，在滤波前是无法确定一个方向上比另一个方向上需要更多的平滑。旋转对称性意味着高斯低通滤波器在后续边缘检测中不会偏向任一方向。高斯滤波器用像素邻域的加权均值来代替该点的像素值，而每一邻域像素点权值是随该点与中心点的距离单调增减的。这一性质是很重要的，因为边缘是一种图像局部特征，如果平滑运算对离算子中心很远的像素点仍然有很大作用，则平滑运算会使图像失真。

（四）指数低通滤波器

指数低通滤波器的传递函数见式（4-65）。

$$H(u,v) = \exp\left\{-\left[\frac{D(u,v)}{D_0}\right]^n\right\}$$
（4-65）

其中，n 为阶数，D_0 为截止频率。

除了上述列出的低通滤波器外，还有梯形低通滤波器等，对医学影像实现不同的低通滤波效果，见图 4-44。通过比较分析可见，四种低通滤波器均可以去除噪声，理想低通滤波器产生的振铃现象最明显，这四种低通滤波器均在一定程度上使医学影像模糊，相比较，指数低通滤波器的模糊效果最明显。

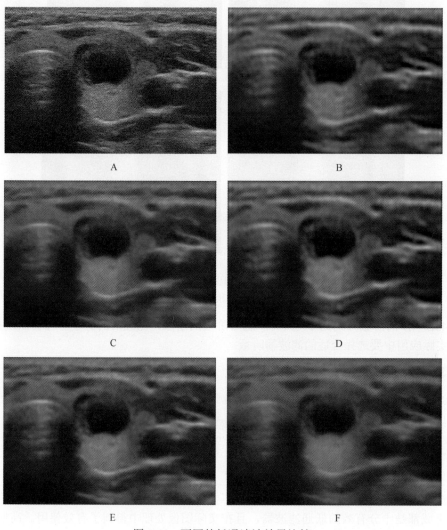

图 4-44 不同的低通滤波效果比较

A. 含有噪声的甲状腺超声图像；B. 经过理想低通滤波器处理后的图像；C、D. 经过巴特沃思低通滤波器处理后的图像，选取的阶数分别为一阶和五阶；E. 经过高斯低通滤波器处理后的图像；F. 经过指数低通滤波器处理后的图像

三、迭代降噪

迭代法（iterative method）是在具有重复过程的活动中，每一次对过程的重复被称为一次迭代。每一次迭代得到的结果会被用来作为下一次迭代的初始值，其目的通常是逼近所需的目标或结果。迭代法也称辗转法，是一种不断用变量的旧值递推新值的过程，跟迭代法相对应的是直接法（或者称为一次解法），即一次性解决问题。

迭代降噪主要应用的算法是迭代滤波算法，即邻域均值法利用邻域像素均值估计中心像素灰度值，一般是从图像左上角开始逐一估算。由于在估算当前像素时，其邻域内的部分像素（左边或上边）已经估算，若利用邻域内已经估算的重构灰度值参与当前像素灰度的估算，则有可能提高重构效率和质量。基于这样的考虑，对经典邻域均值法加以改进，即从第一个像素点开始，依次用邻域均值法处理每一个像素，每处理完一个像素，即将该点灰度值更新，然后用该点新灰度值参与后续像素点的处理运算。算法基本步骤描述如下：步骤一，将左上角像素邻域灰度值平均，并将平均值赋给该像素灰度变量，然后取其右邻像素作为当前像素；步骤二，将当前像素邻域中的灰度值平均，并将该平均值赋给图像灰度矩阵中的当前元素；步骤三，取当前像素右邻像素作为新的当前像素，若当前像素已位于图像右边缘，则取其下一行左边第一个像素作为新的当前像素；步骤四，返回执行步骤二，直到右下角像素。初看起来，上述算法与经典邻域均值法似乎差不多，但由于每处理一个点便将其灰度值更新，那么在处理邻近后续像素时，参与平均的部分像素灰度值是前面已经更新过的灰度值。

四、人工智能降噪

基于人工智能的滤波和插值（artificial intelligence based filtering and interpolation，AIFI）的图像重建技术是基于编码和解码的卷积神经网络（convolutional neural network，CNN）模型开发，通过深度学习去除噪声获得更好的图像质量，在不损失时间或图像信噪比（SNR）的情况下，实现高分辨力。其网络训练过程覆盖了不同解剖结构的大量 MRI 数据和广泛的对比度权重，从而确保其多种临床背景下的效率，因此，设有不同 AIFI 等级供不同部位 MRI 扫描选择。

常规滤波采用非局部均值（NLM）滤波算法进行降噪。由于图像中包含很多冗余信息，存在大量非常相似的图像块，它们的位置可能有较大的不同，但灰度信息却很相近，NLM 基于发掘图像本身的相似性，通过计算这些相似块与当前噪声所在图像块之间的相似度，再通过加权平均来恢复待恢复像素点的值。其存在算法时间复杂度较高、加权核函数分配不均、相似性度量方式有待提升等缺点。尽管有许多边缘增强的方法已用于改善其边缘纹理模糊，但是降噪效果仍不理想。与常规滤波降噪技术不同，AIFI 旨在通过深度学习智能地去除噪声，使 MRI 中的结构更为清晰。为此，通过学习高信噪比、高分辨力的金标准图像训练了基于 CNN 的深度学习神经网络，并将其纳入 MRI 重建程序中。网络可分为三部分，即特征提取、特征学习、图像重建。特征提取模块是由一个 3×3 的卷积层组成。特征学习模块对编码和解码框架进行了改进，利用采样操作将不同尺度、不同层级的图像特征进行充分融合，提高特征的表达能力，同时，在最小尺度的特征图之间使用稠密连接结构，增强信息的流动。图像重建模块也是由一个 3×3 的卷积层组成。基于 MRI 系统收集的数据，采集的大量 MRI 图像将被输入到深度学习模型中；将网络的临时输出与金标准进行比较，以发现度量指标方面的差异，如图像噪声、图像结构；基于由此产生的差异，通过反向传播算法调整了网络的数百万个参数，然后根据更新后的参数再次计算差异，直至输出与金标准之间的差异减小并稳定在较小范围内，然后将在训练阶段未使用的数据集中测试收敛网络，以检查其稳健性和准确性。

五、临 床 应 用

DR 图像噪声种类繁多、较为复杂，根据其产生机制可分为系统固有噪声和随机噪声。噪声对 DR 图像造成损害，不但影响图像的对比度，还可能对图像的细节造成干扰使之模糊，尤其在临床上会严重干扰医师的分析和判断，甚至造成误判；DR 图像噪声的降低方法，可改善图像质量，提高图像的视觉效果，使之充分发挥临床诊断作用。在对原始 CT 图像进行处理之前，为了能够增强图像的有用信息，保证图像质量，我们需要对原始图像进行平滑/去噪声处理。为了增强血管信息，使医师能够看到更高层次的细小血管，也就是突出高频信息，同时也希望抑制噪声（主要是高频的椒盐噪声），此时需要平滑图像。但这是两个相对矛盾的要求，针对这种情况可以先采用平滑方法，然后再采用滤波算子增强图像。

第八节 图 像 锐 化

图像锐化和图像平滑是相反的操作，图像锐化通过增强高频分量来减少图像中的模糊，增强图像的灰度反差，突显图像的边缘和轮廓，这有利于提取目标物体的边界及后期对目标的识别和处理，通常需要针对引起图像模糊的原因来进行相应的锐化操作。图像模糊实质是图像受到平均或积分运算造成的，因此，可以对图像进行还原运算（如微分运算）来使图像清晰化；若从频谱角度来分析，图像模糊的实质是其高频分量被衰减，因此，也可以通过高通滤波操作来使图像清晰。但需要注意，锐化处理在增强图像边缘的同时也增加了图像的噪声（一般而言，图像的边缘信息和图像噪声都是高频信号），所以能够进行锐化处理的图像必须具有较高的信噪比，否则锐化后图像信噪比反而降低，这意味着图像噪声的增加比信号还要多，因此，一般在进行锐化处理之前需要先对图像进行去噪操作。

一、导 数 运 算

（一）微分的定义

虽然数学分析中对函数的微分可以有不同定义，但对一阶微分和二阶微分的定义都有以下几点。

1. 在平坦段（灰度不变的区域）微分值为零。

2. 在灰度阶梯或者斜坡的起始点处微分值为非零。

3. 沿着斜坡面微分值为非零。

对于一元函数 $f(x)$，表达一阶微分的定义是一个差值，见式（4-66）。

$$\frac{\partial y}{\partial x} = f(x+1) - f(x) \tag{4-66}$$

对于二元函数，沿着两个空间轴处理偏微分，用差分定义二阶微分，见式（4-67）。

$$\frac{\partial^2 f}{\partial x^2} = f(x+1) + f(x-1) - 2f(x) \tag{4-67}$$

（二）基于一阶微分的图像增强——梯度法

对于函数 $f(x, y)$，在其坐标 (x, y) 上的梯度可以通过一个二维列向量来定义，见式（4-68）。

$$\nabla F = \begin{bmatrix} g_x \\ g_y \end{bmatrix} = \begin{bmatrix} \dfrac{\partial f}{\partial x} \\ \dfrac{\partial f}{\partial y} \end{bmatrix} \tag{4-68}$$

该向量的模见式（4-69）。

$$\nabla F = \text{mag}(\nabla F) = [g_x^2 + g_y^2]^{\frac{1}{2}} = \left[\left(\frac{\partial f}{\partial x}\right)^2 + \left(\frac{\partial f}{\partial y}\right)^2\right]^{\frac{1}{2}} \tag{4-69}$$

在图像处理时，所称的梯度通常是指梯度的模，在实际操作中，由于式（4-69）计算较为复杂，所以常用绝对值代替平方和、平方根运算来近似求梯度的模值，见式（4-70）。

$$|\nabla F| \approx |g_x| + |g_y| \tag{4-70}$$

式（4-70）计算比较简单，并且保持着灰度的相对变化，但其各向同性特征通常就不存在了。

有了梯度 ∇F 之后就可以根据梯度得到锐化结果（输出），这里介绍五种确定锐化输出 $G(x, y)$ 的方法。

1. 直接以梯度代替锐化输出　见式（4-71）。

$$G(x, y) = \nabla F(x, y) \tag{4-71}$$

这种方法简单，但是在图像均匀的区域由于梯度很小，会导致锐化输出图像整体偏暗。

2. 输出阈值判断　见式（4-72）。

$$G(x, y) = \begin{cases} \nabla F(x, y) & \nabla F(x, y) > T \\ F(x, y) & \text{其他} \end{cases} \tag{4-72}$$

这种方法不会破坏图像背景，同时又可以进行一定程度的图像锐化。

3. 为边缘规定一个特定的灰度级　见式（4-73）。

$$G(x, y) = \begin{cases} L\alpha & \nabla F(x, y) > T \\ F(x, y) & \text{其他} \end{cases} \tag{4-73}$$

4. 为背景规定特定的灰度级　见式（4-74）。

$$G(x, y) = \begin{cases} \nabla F(x, y) & \nabla F(x, y) > T \\ L\beta & \text{其他} \end{cases} \tag{4-74}$$

5. 二值化图像　见式（4-75）。

$$G(x, y) = \begin{cases} L\alpha & \nabla F(x, y) > T \\ L\beta & \text{其他} \end{cases} \tag{4-75}$$

（三）基于二阶微分的图像增强——拉普拉斯（Laplacian）算子

Laplacian 算子是线性二次微分算子，与梯度算子一样具有旋转不变性，从而满足了不同方向的图像边缘锐化要求，其获得的边界比较细，包括较多的细节信息，但边界不清晰。

1. 处理方法　最简单的各向同性微分算子是拉普拉斯算子，一个二元图像函数 $f(x, y)$ 的拉普拉斯变换定义见式（4-76）。

$$\nabla^2 f = \frac{\partial^2 f}{\partial x^2} + \frac{\partial^2 f}{\partial y^2} \tag{4-76}$$

为了更适合于数字图像处理，这一方程要表示为离散形式。考虑到有两个变量，在 x 方向上对二阶偏微分定义为式（4-77）。

$$\frac{\partial^2 f}{\partial x^2} = f(x+1, y) + f(x-1, y) - 2f(x, y) \tag{4-77}$$

类似地，在 y 方向上定义为式（4-78）。

$$\frac{\partial^2 f}{\partial y^2} = f(x, y+1) + f(x, y-1) - 2f(x, y) \tag{4-78}$$

则二维拉普拉斯变换的实现可由这两个分量相加得到式（4-79）。

$$\nabla^2 f = \left[f(x+1, y) + f(x-1, y) + f(x, y+1) + f(x, y-1) \right] - 4f(x, y) \tag{4-79}$$

拉普拉斯算法的应用强调图像中灰度的突变及降低灰度慢变化的区域，因而将产生一幅把图像中的浅灰色边线和突变点叠加到暗背景中的图像。将原始图像和拉普拉斯图像叠加在一起的简单方法，既可以保护拉普拉斯锐化处理的效果，又能复原原始图像信息（图4-45）。但若中心系数为负，就必须将原始图像减去经拉普拉斯变换后的图像，从而得到锐化的结果。所以，使用拉普拉斯变换对图像锐化增强的基本方法可表示为式（4-80）。

$$g(x, y) = \begin{cases} f(x, y) - \nabla^2 f(x, y), & \text{中心系数值为负} \\ f(x, y) + \nabla^2 f(x, y), & \text{中心系数值为正} \end{cases} \tag{4-80}$$

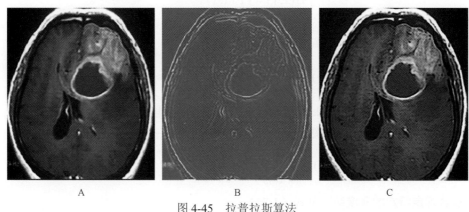

图 4-45   拉普拉斯算法
A. 原始图像；B. 边缘信息；C. 锐化图像

2. 常用的三种拉普拉斯算子

$$\begin{bmatrix} 0 & -1 & 0 \\ -1 & 4 & -1 \\ 0 & -1 & 0 \end{bmatrix} \quad \begin{bmatrix} -1 & -1 & -1 \\ -1 & 8 & -1 \\ -1 & -1 & -1 \end{bmatrix} \quad \begin{bmatrix} 1 & -2 & 1 \\ -2 & 4 & -2 \\ 1 & -2 & 1 \end{bmatrix}$$

（四）导数运算结论

通过比较一阶微分和二阶微分处理的响应，可以得出以下结论。

1. 一阶微分处理通常会产生较宽的边缘。

2. 二阶微分处理对细节有较强的响应，如细线和孤立点。

3. 一阶微分处理一般对灰度阶梯有较强的响应。

4. 二阶微分处理对灰度级阶梯变化产生双响应。

5. 二阶微分在图像中灰度值变化相似时，对线的响应要比对阶梯强（点比线的响应更强）。

对图像增强来说，二阶微分处理比一阶微分好些（因其增强细节的能力好）。

二、频率域高通滤波

高通滤波器可以使图像中的高频分量通过，同时削弱低频分量。去噪处理后，图像中的高频部分主要是图像的边缘和细节，因此，采用高通滤波器可实现图像的锐化、突出图像的边缘细节。但由于低频含有的图像信息丰富，如果低频滤掉或衰减得过多，医学影像会丢失许多必要的信息。

因此，在实际应用中，可对普通的高通滤波器进行一定的调整，使其既能突出医学影像的边缘，又能保留一部分低频信息。常用的高通滤波器有四类，分别为理想高通滤波器、巴特沃思高通滤波器、指数高通滤波器和梯形高通滤波器。

（一）理想高通滤波器的变换函数

理想高通滤波器的变换函数见式（4-81）。

$$H(u,v) = \begin{cases} 0 & D(u,v) \leqslant D_0 \\ 1 & D(u,v) > D_0 \end{cases} \tag{4-81}$$

式中，D_0 是截止频率，是一个非负整数。$D(u,v)$ 是频率平面上点 (u,v) 到原点的距离，式（4-82）。

$$D(u,v) = \sqrt{u^2 + v^2} \tag{4-82}$$

理论上，小于 D_0 的频率完全被阻止，大于 D_0 的频率可以无损通过。一般来说，D_0 的选取应使医学影像中感兴趣的大部分细节能够通过，而截断其余不感兴趣的部分。与理想低通滤波器一样，理想高通滤波器能用实际的电子器件实现。胸部 DR 图像通过理想高通滤波器的效果图见图 4-46，图像通过理想高通滤波器后，只保留了边缘部分。

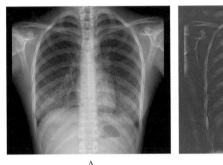
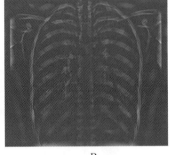

A　　　　　　　　　　　B

图 4-46　胸部 DR 图像通过理想高通滤波器的效果

A. 原始图像；B. 通过理想高通滤波器的效果图

（二）巴特沃思高通滤波器

巴特沃思高通滤波器的传递函数见式（4-83）。

$$H(u,v) = \frac{1}{1 + \left[\dfrac{D_0}{D(u,v)} \right]^{2n}} \tag{4-83}$$

式中，n 是滤波器的阶数，D_0 是截止频率，$D(u,v)$ 的意义同式（4-81）。

巴特沃思高通滤波器在通带和阻带之间过渡比较平滑。胸部 DR 图像通过巴特沃思高通滤波器的效果图见图 4-47，巴特沃思高通滤波器阶数越高，边缘突出越明显。

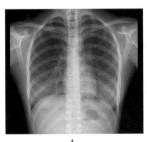
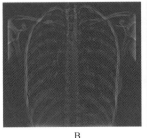
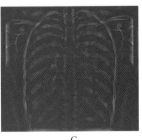

A　　　　　　　　　　　B　　　　　　　　　　　C

图 4-47　胸部 DR 图像通过巴特沃思高通滤波器的效果

A. 原始图像；B. 一阶巴特沃思高通滤波器滤波结果；C. 六阶巴特沃思高通滤波器滤波结果

（三）指数高通滤波器

指数高通滤波器的传递函数见式（4-84）。

$$H(u,v) = \exp\left\{-\left[\frac{D_0}{D(u,v)}\right]^n\right\}$$ （4-84）

式中，D_0 是截止频率，n 是滤波器的增长速率因子，$D(u,v)$ 的意义同式（4-81）。

（四）梯形高通滤波器

梯形高通滤波器的传递函数见式（4-85）。

$$H(u,v) = \begin{cases} 0 & D(u,v) < D_0 \\ \dfrac{D(u,v) - D_0}{D_1 - D_0} & D_0 \leq D(u,v) \leq D_1 \\ 1 & D(u,v) > D_1 \end{cases}$$ （4-85）

式中，D_0 和 D_1 需要按锐化要求事先指定，且 $D_0 < D_1$，$D(u,v)$ 的意义同式（4-81）。

医学影像通过不同高通滤波器的效果比较，见图 4-48。

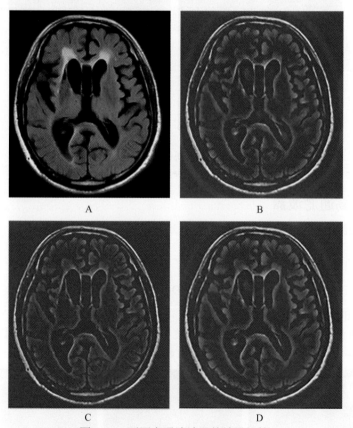

图 4-48　不同高通滤波器的效果比较

A. 颅脑 T_2 FLAIR 加权像；B～D. 分别为经过巴特沃思高通滤波器、高斯高通滤波器、指数高通滤波器处理后的图像

通过比较分析，三种高通滤波器均可以对医学影像有锐化效果，但高通滤波后图像低频分量大部分被滤除，所以，经过高通滤波后医学影像的整体视觉效果不好。为了获得较好的视觉效果，通常会对高通滤波器进行改进，改进的核心思想是通过改进高通滤波器的传递函数，来弥补低频

信息。常用改进高通滤波器的方法有两种，分别是高频增强滤波器和高频提升滤波器。

以高频增强滤波器为例，高频增强滤波器对传递函数的改进方法是对原有的高通滤波器传递函数加一个常数 c，$c \in [0, 1]$，得到高频增强传递函数见式（4-86）。

$$H_{\text{高频增强}}(u,v) = H(u,v) + c \tag{4-86}$$

采用高频增强滤波器的滤波效果见图 4-49，这里常数 c 取值为 0.5。从图 4-49 中可以看出，通过高频增强滤波器处理后，图像的视觉效果比通过普通高通滤波器处理后的图像视觉效果有所改善，图像的边缘得到了增强，同时也保留了一定的图像细节。

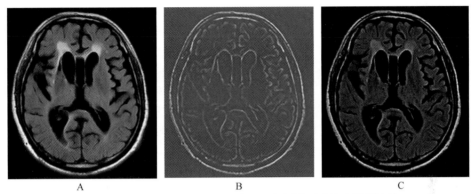

图 4-49 巴特沃思普通高通滤波器与高频增强滤波器效果比较

A. 颅脑 T_2 FLAIR 加权像；B、C. 分别为巴特沃思普通高通滤波器和高频增强滤波器的滤波效果

三、临床应用

图像的锐化处理在临床实践中应用广泛，可以突出显示对比度较大的组织边界或高密度微细结构，便于疾病的显示和诊断。在 DR 成像中，四肢摄影时利用锐化算法可以突出显示骨骼边缘和骨小梁，胸部摄影时使用锐化算法可以优化肋骨的显示，便于人眼对这些结构的观察和视觉评价。在 CT 成像中，所有观察骨骼等高密度组织和器官的骨算法图像均使用了锐化算法，根据解剖结构的不同和疾病诊断的需求选择不同的锐化程度，尤其是外伤患者观察全身各部位是否存在微细的骨折线时更需要锐化算法的图像。在 DSA 图像中，为了提高造影血管的清晰程度，尤其是微细血管的显示，通常选择不同程度的锐化处理。同样，在 MRI 中也应用较多。需要注意的是，锐化算法和锐化程度的选择要根据具体需要进行，锐化过度会产生图像处理伪影，反而不利于图像信息的传递。

第九节 图像复原

图像复原（image restoration）也是一种改善图像质量的处理技术。图像复原与图像增强有密切的联系。相同之处在于它们都是要得到在某种意义上改进的图像，或者说希望改进输入图像的视觉质量，即都是为了提高图像的整体质量。不同之处在于图像增强技术要借助人的视觉系统的特性以取得看起来较好的视觉结果，而图像复原则认为是在某种情况下退化或者恶化的图像，需要根据相应的退化模型和知识重建来恢复原始图像。图像复原技术是要将图像退化的过程模型化，并据此采取相反的过程得到原始图像。成像过程中的"退化"现象主要是指成像系统受到各种因素的影响（如成像系统的散焦、设备与物体间存在相对运动或者是器材的固有缺陷等），导致图像的质量不能够达到理想要求。但是，与图像复原技术相比，图像增强技术重在对比度的拉伸，其主要目的在于根据观看者的喜好来对图像进行处理，提供给观看者乐于接受的图像，而图像复原技术则是通过去模糊函数去除图像中的模糊部分，还原图像的本真。主要采取的方式是采用退化图像的某种所谓的先验知识来对已退化的图像进行修复或者重建。就复原过程来看，可以将之视为图像退化的一个逆向过程。图像复原，首先要对图像退化的整个过程加以适当的估计，在此基础上建立近似的退化数学模型，之后还需要对模型进行适当的修正，以对退化过程出现的失真进行补偿，保证复原之后所得到的图像趋近于原始图像，实现图像的最优化。但是，在图像退化模糊的过程中，噪声与干扰同时存在，这给图像的复原带来了诸多的不确定性。

一、退化和复原过程模型

（一）退化模型

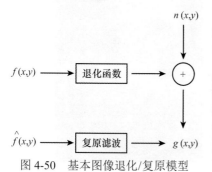

图 4-50　基本图像退化/复原模型

图像退化指的是有场景得到的图像没能完全地反映场景的真实内容，产生了失真等问题。图像采集过程中产生的退化被称为模糊，它对目标的频谱宽度有限制作用。在图像记录过程中产生的退化常被称为噪声，它可能来源于测量误差、技术误差等。图像退化过程可以被模型化为一个退化函数和一个加性噪声项，共同作用于原始图像 $f(x, y)$，产生一幅退化的图像 $g(x, y)$，见图 4-50。

其中，$f(x, y)$、$n(x, y)$、$g(x, y)$ 和 $\hat{f}(x, y)$ 分别是原始图像、外来加性噪声、退化图像和复原图像对应的傅里叶变换。

根据该模型，退化图像的数学描述见式（4-87）。

$$g(x, y) = H[f(x, y)] + n(x, y) \tag{4-87}$$

如果用二维冲击函数 δ 表示 $f(x, y)$，则为式（4-88）。

$$f(x, y) = \iint\limits_{-\infty}^{\infty} f(\alpha, \beta)\delta(x - \alpha, y - \beta)\mathrm{d}\alpha\mathrm{d}\beta \tag{4-88}$$

假设 H 是线性的，把式（4-88）代入式（4-87）得式（4-89）。

$$g(x, y) = \iint\limits_{-\infty}^{\infty} f(\alpha, \beta)H\delta(x - \alpha, y - \beta)\mathrm{d}\alpha\mathrm{d}\beta + n(x, y) \tag{4-89}$$

若记［式（4-90）］，

$$h(x, \alpha; y, \beta) = H\delta(x - \alpha, y - \beta) \tag{4-90}$$

式（4-89）变为式（4-91）。

$$g(x, y) = \iint\limits_{-\infty}^{\infty} f(\alpha, \beta)h(x, \alpha; y, \beta)\mathrm{d}\alpha\mathrm{d}\beta + n(x, y) \tag{4-91}$$

若 H 是空间不变的，式（4-91）又可以表达成式（4-92）。

$$g(x, y) = \iint\limits_{-\infty}^{\infty} f(\alpha, \beta)h(x - \alpha, y - \beta)\mathrm{d}\alpha\mathrm{d}\beta + n(x, y) \tag{4-92}$$

式（4-92）的卷积形式为式（4-93）。

$$g(x, y) = f(x, y)^{**}h(x, y) + n(x, y) \tag{4-93}$$

以上式中，$h(x, \alpha; y, \beta)$ 表示系统对脉冲函数的响应，因此，被称作系统的点扩展函数（PSF）。** 表示二维卷积。式（4-89）为移变连续模型，式（4-92）是空间不变连续模型，式（4-93）是连续模型的卷积形式。

为便于计算机处理，还需把连续模型离散化。假设 x、y 取 0, 1, 2, …, $M-1$，离散化的退化模型可表示为式（4-94）。

$$g(x,y)=\sum_{m=0}^{M-1}\sum_{m=0}^{M-1}f(m,n)h(x-m,y-n)+n(x,y)=h(x,y)^{**}f(x,y)+n(x,y) \tag{4-94}$$

为便于描述，将式（4-94）改写为矩阵形式，见式（4-95）。

$$g=Hf+n \tag{4-95}$$

式中，f、g 和 n 为 $M^2 \times 1$ 维向量，H 是 $M^2 \times M^2$ 矩阵。

常见的退化模型有离焦模糊退化模型和去运动模糊退化模型，产生的原因往往是因为平移、旋转、匀速、变速等。

（二）经典复原技术

归结起来，经典复原技术的发展主要经历了直接复原法、正则化方法、自适应方法三个阶段。直接复原法主要出现在早期的研究中，在目前应用中已经少见。正则化和自适应方法仍沿用至今，其思想渗透在大多数的现代复原技术中，因而称为经典方法。

1. 直接复原法

（1）逆滤波复原：属于无约束复原方法。逆滤波过程可以描述为式（4-96）。

$$\hat{F}(u,v)=\frac{G(u,v)}{H(u,v)}\quad u=0,1,\cdots,M-1;\quad v=0,1,\cdots,M-1 \tag{4-96}$$

根据退化模型可以得到式（4-97）。

$$F(u,v)=H(u,v)F(u,v)+N(u,v)\quad u=0,1,\cdots,M-1;\quad v=0,1,\cdots,M-1 \tag{4-97}$$

将式（4-96）代入式（4-97），可以得到式（4-98）。

$$\hat{F}(u,v)=F(u,v)+\frac{N(u,v)}{H(u,v)}\quad u=0,1,\cdots,M-1;\quad v=0,1,\cdots,M-1 \tag{4-98}$$

由式 4-98 可以看出，如果 $H(u,v)$ 很小或者为 0，噪声频谱 $N(u,v)$ 不为 0，经过 $\dfrac{N(u,v)}{H(u,v)}$ 反而会对噪声起到放大作用，与预期的复原效果相差比较大，属于病态性质。因此，需要对逆滤波复原方法进行改进，主要改进思想是针对使 $H(u,v)$ 为 0 的频率点及其附近进行改进。

（2）维纳滤波复原：属于有约束复原方法，并且维纳滤波复原同时考虑了退化函数和噪声统计特性。维纳滤波的理论推导过程可以参阅相关资料，这里不再讲述。维纳滤波过程可以描述为式（4-99）。

$$\hat{F}(u,v)=\left[\frac{1}{H(u,v)}\cdot\frac{|H(u,v)|^2}{|H(u,v)|^2+k\dfrac{P_n(u,v)}{P_f(u,v)}}\right]G(u,v) \tag{4-99}$$

式（4-99）中，$P_f(u,v)$ 和 $P_n(u,v)$ 分别为原始图像和噪声的相关矩阵元素的傅里叶变换，如果 $k=1$，式中中括号内的项为维纳滤波器。从式 4-99 中可以看出，当 $H(u,v)=0$ 时，由于 $P_f(u,v)$ 和 $P_n(u,v)$ 的存在，分母不为零，不会出现分母为零的问题。当图像没有噪声影响时，$P_n(u,v)=0$，维纳滤波器退化为逆滤波器，因此，逆滤波器是维纳滤波器的一种特殊情况。退化的医学图像分别进行逆滤波和维纳滤波的效果见图 4-51 和图 4-52。从图 4-51 的示例结果可以看出，当图像不含噪声仅有退化时，逆滤波可以复原出医学影像，但是复原效果不理想；当图像既有模糊退化又有噪声时，逆滤波不但不能复原图像，反而过于放大噪声，这与前面分析的逆滤波病态属性相吻合。所以，在医学影像退化的同时又受到噪声干扰时，不能通过采用逆滤波的方式对图像进行复原。从图 4-52 可以看出，当图像既有模糊退化又有噪声时，可以采用维纳滤波方法对图像进行复原，在进行复原时，可以借助先验知识信噪比、自相关函数。如果图像受到噪声干扰较严重时，进一

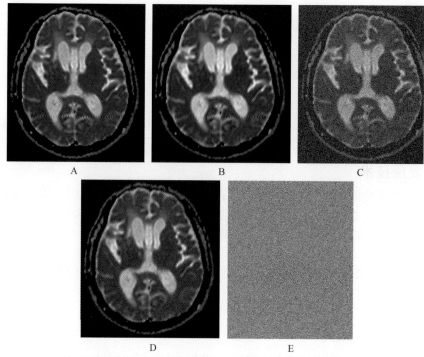

图 4-51 逆滤波复原

A. 原始医学图像；B. 模拟的运动模糊图像；C. 逆滤波复原效果图；D. 在图 B 模糊图像的基础上增加了噪声干扰；
E. 对图 D 逆滤波复原的效果图

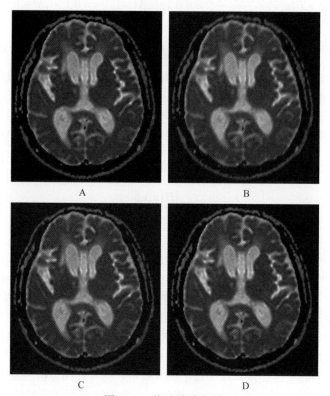

图 4-52 维纳滤波复原

A. 原始图像；B. 图 A 受到模糊及噪声影响的图像；C、D. 都是对图 B 维纳滤波复原后的结果；C. 已知噪声信噪比进行复原的结果；
D. 已知自相关函数进行复原的结果

步比较维纳滤波的复原效果，结果见图 4-53。从图 4-53 可以看出，当图像受噪声干扰较严重时，利用自相关函数比利用信噪比进行维纳滤波复原可以得到更好的复原效果。

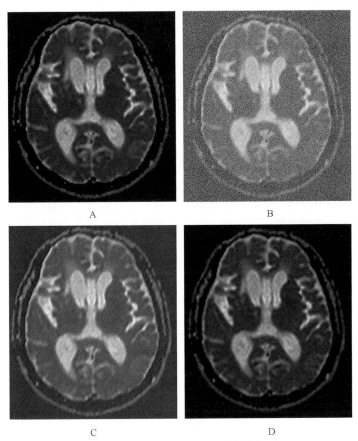

图 4-53 强噪声干扰下维纳滤波复原

A. 原始图像；B. 受到模糊及强噪声影响的图像；C. 已知噪声信噪比进行复原的结果；D. 已知自相关函数进行复原的结果

2. 正则化方法 从数学角度分析，出现小的扰动便有可能导致方程解的不稳定。在大多数的研究当中，要么忽略噪声影响，要么假设为零均值高斯白噪声，因而在复原过程中，噪声会呈现不同程度的放大。所以，式（4-94）描述的问题在实际应用时往往是病态的，无法直接求解。针对这个问题，人们研究了许多方法，在已知 g、H 与 n 有关知识的前提下，去求原图像的逼近解。在这些方法中，正则化方法最具优势。它将等式（4-94）变为带约束条件的优化解，即式（4-100）。

$$L(A, f) = \|g - Hf\|^2 A \|Cf\|^2 \tag{4-100}$$

式中，$\|g - Hf\|^2$ 代表噪声能量，C 为高通滤波算子，$A = A(f)$ 为正则化参数用以控制噪声能量与高通滤波图像 Cf 能量的空间分布。理论上 $L(A, f)$ 的最小化，即 $\mathrm{d}L[A(f), f]\mathrm{d}f = 0$ 条件下的解 $f(x, y)$ 就是原图像 $f(x, y)$ 的最优逼近解。正则化方法凭借自身种种优异特性，有效地解决了若干实际问题。

3. 自适应方法 具有较好的局部特性，在模糊和噪声参数变化的情况下，自适应正则化方法优于非自适应正则化方法，能够克服正则化方法的全局性限制。很多自适应方法仅基于空变平滑算子，在平坦区域的平滑不够。因此，空变自适应方法被广泛提倡。Berger 等提出一种空变自适应方法，该方法将正则化和幻影抑制约束同时集成到算法当中，利用凸集投影（POCS）映射方法推导解算，这不仅提高了复原质量，还消除了振铃效果。后来 Sezan 的实验又证实了该方法的有效性。Ogawa 等利用光流来解决复原问题，他为光流表达式增加了一个参数，代表被选流的可靠性，称为可靠性指数。改造后的算法能较好地保护图像边缘信息，这是一种比较新的思路。

在各种正则化和复原滤波器的设计与实现当中，常常用到迭代、递归、FFT 变换等费时而单调的操作。这类问题目前有两种解决途径：一种是研究快速算法，另一种可以利用固件或者硬件来实现复原算法，保证其实时性。

4. 图像复原质量评价　图像质量指人们对一幅图像视觉感受的评价。通常认为图像质量指被测图像（即目标图像）相对于标准图像（即原始图像）在人眼视觉系统中产生误差的程度。图像质量又可分为图像逼真度和图像可懂度。图像逼真度描述所处理的图像和原始图像之间的偏离程度；而图像可懂度则表示人或机器能从图像中抽取有关特征信息的程度。图像质量评价可分为客观评价和主观评价两种。图像客观评价方法是先计算出被评价图像的某些统计特性和物理参量，最常用的是图像相似度的测量。图像相似度的测量通常是用恢复图像与原始图像之间的统计误差来衡量恢复图像的质量，误差越小，从统计意义上来说被评价图像与原始图像的差异越小，图像的相似度就越高，获得的图像质量评价也就越高，此种评价方法多适用于灰度图像的质量评价。常用的图像相似度测量参数有平均绝对误差、均方误差、归一化均方误差、信噪比、峰值信噪比等。客观评价根据有无参考图像分为有参照图像质量评价和无参照图像质量评价。有参照图像质量评价是将原始图像作为参考评价的一幅图像。无参照图像质量评价方法常用的有平均梯度值法和拉普拉斯算法。

（三）噪声模型

数字图像的噪声主要来源于图像的获取（数字化过程）和传输过程。空间噪声利用退化模型中噪声分量的灰度值统计特性来表示，可以被认为是由概率密度函数表示的随机变量。图像处理中常用的概率密度函数（PDF）有高斯噪声、瑞利噪声、伽马（爱尔兰）噪声、指数分布噪声、均匀分布噪声、脉冲（椒盐）噪声。

1. 高斯噪声

（1）高斯随机变量 z 的 PDF 见式（4-101）。

$$p(z) = \frac{1}{\sqrt{2\pi}\sigma} e^{-(z-\mu)^2/2\sigma^2}$$

（4-101）

其中，z 表示灰度值，μ 表示 z 的平均值或期望值，σ 表示 z 的标准差，标准差的平方 σ^2 称为 z 的方差。

（2）当 z 服从正态分布时，其值 70% 落在 $[(\mu-\sigma), (\mu+\sigma)]$ 范围内，且有 95% 落在 $[(\mu-2\sigma), (\mu+2\sigma)]$ 范围内，见图 4-54。

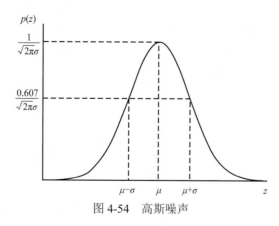

图 4-54　高斯噪声

2. 瑞利噪声（图 4-55）

（1）瑞利噪声的 PDF 见式（4-102）。

$$p(z)=\begin{cases}\dfrac{2}{b}(z-a)\mathrm{e}^{-\frac{(z-a)^2}{b}} & z\geqslant a\\[2mm] 0 & z<a\end{cases}\qquad(4\text{-}102)$$

（2）概率密度的均值和方差见式（4-103）和式（4-104）。

$$\mu=a+\sqrt{\pi b/4}\qquad(4\text{-}103)$$

$$\sigma^2=\frac{b(4-\pi)}{4}\qquad(4\text{-}104)$$

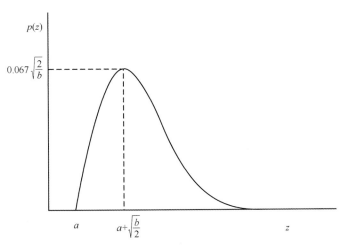

图 4-55　瑞利噪声

3. 伽马（爱尔兰）噪声（图 4-56）

（1）伽马噪声的 PDF 见式（4-105）。

$$p(z)=\begin{cases}\dfrac{a^b z^{(b-1)}}{(b-1)!}\mathrm{e}^{-az} & z\geqslant 0\\[2mm] 0 & z<0\end{cases}\qquad(4\text{-}105)$$

其中，$a>0$，b 为正整数。

（2）概率密度的均值和方差见式（4-106）和式（4-107）。

$$\mu=\frac{b}{a}\qquad(4\text{-}106)$$

$$\sigma^2=\frac{b}{a^2}\qquad(4\text{-}107)$$

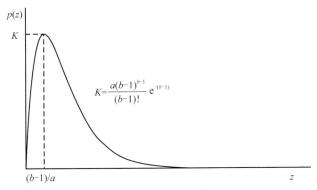

图 4-56　伽马噪声

4. 指数分布噪声（图 4-57）

（1）指数噪声的 PDF 见式（4-108）。

$$p(z) = \begin{cases} ae^{-az} & z \geqslant 0 \\ 0 & z < 0 \end{cases} \tag{4-108}$$

其中，$a > 0$。

（2）概率密度的均值和方差见式（4-109）和式（4-110）。

$$\mu = \frac{1}{a} \tag{4-109}$$

$$\sigma^2 = \frac{1}{a^2} \tag{4-110}$$

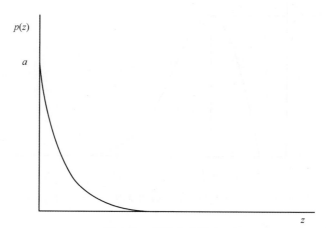

图 4-57　指数分布噪声

5. 均匀分布噪声（图 4-58）

（1）均匀分布噪声的 PDF 见式（4-111）。

$$p(z) = \begin{cases} \dfrac{1}{b-a} & a \leqslant z \leqslant b \\ 0 & 其他 \end{cases} \tag{4-111}$$

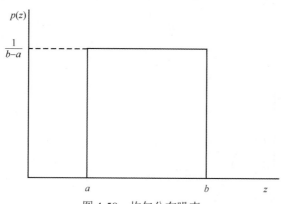

图 4-58　均匀分布噪声

（2）概率密度的均值和方差见式（4-112）和式（4-113）。

$$\mu = \frac{a+b}{2} \tag{4-112}$$

$$\sigma^2 = \frac{(b-a)^2}{12} \tag{4-113}$$

6. 脉冲（椒盐）噪声

（1）（双极）脉冲噪声的 PDF 见式（4-114）。

$$p(z) = \begin{cases} P_a & z = a \\ P_b & z = b \\ 0 & 其他 \end{cases} \tag{4-114}$$

（2）若 $b > a$，灰度值 b 将显示为一个亮点，a 的值将显示为一个暗点；若 P_a 或 P_b 为零，则脉冲噪声称为单极脉冲；若 P_a 或 P_b 均不可能为零，尤其是近似相等时，脉冲噪声值类似于随机分布在图像上的胡椒和盐粉细粒（图 4-59）。

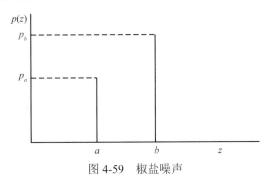

图 4-59　椒盐噪声

二、临 床 应 用

随着图像复原技术的逐步成熟，其在很多方面都得到了广泛应用，目前已应用于宇宙探测和遥感、生物医学、军事和公安部门、自然场景理解与机器人视觉等方面。图像复原技术可应用于散焦图像复原及通过处理数字 B 型超声图像来提高 B 型超声图像的分辨力，以得到效果较好的图像，提高临床医师的诊断正确率。

（郭　丽　迟　彬）

第5章　医学影像分割

第一节　概　　述

一、医学影像分割的定义

影像分割（image segmentation）指的是将数字影像细分为多个影像子区域（像素的集合，也被称作超像素）的过程。影像分割的目的是简化或改变影像的表示形式，使得影像更容易理解和分析。影像分割通常用于定位影像中的物体和边界（线、曲线等）。更精确地说，影像分割是对影像中的每个像素加标签的一个过程，这一过程使得具有相同标签的像素具有某种共同视觉特性。影像分割在很多情况下可归结为影像像素点的分类问题。

影像分割的结果是影像中子区域的集合（这些子区域的全体覆盖了整个影像），或是从影像中提取的轮廓线的集合（如边缘检测）。一个子区域中的每个像素在某种特性的度量下或是由计算得出的特性都是相似的，如 CT 影像的 Hu 值。邻接区域在某种特性的度量下有很大的不同。图形区域的边界（或称轮廓）是指包围着连通区域的一条封闭的边缘曲线。影像边界清晰与否在医学上十分重要，如 X 射线摄影和 CT 影像需要勾画出肿瘤的明确边界；在超声影像中只有精确地定出心房、心室的舒张和收缩轮廓，才能计算出心输出量等参数。因此，有必要对影像的边界进行精确提取。

从集合的角度讲，影像分割的定义如下。

设整个影像空间为一集合 R，根据某种特性（如 CT 影像的 Hu 值）的度量 P，将 R 划分成互不重叠的非空子集 $\{R_1, R_2, \cdots, R_m\}$，这些子集必须满足下述条件：① $\overset{m}{\underset{i=1}{U}} R_i = R$；②对所有的 i 和 j（任意子集），有 $R_i \cap R_j = \phi(i \neq j)$；③对所有的 i，有 $P(R_i)$=True（逻辑真）；④对 $i \neq j$，有 $P(R_i \cup R_j)$=False（逻辑假）；⑤对 i=1, 2, 3, $\cdots$, m，P 是连通域。

其中，$P(R_i)$ 是对所有在集合 R_i 中元素的逻辑谓词，ϕ 是空集。

上述条件①表明所有被分割的子区域组合为整幅影像，即影像中每个像素都被分进某一子区域中；条件②表明各子区域间不交叠；条件③表明每个子区域都满足度量 P；条件④保证任何两个不同子区域具有某种不同特性；条件⑤则要求同一个子区域内的像素连通，其中所有的像素都应该符合分割度量 P，由它来确定各区域元素的相同特性。

上述定义明确了分割的概念，且对分割操作具有指导作用。条件①和条件③说明正确的分割准则应适用于所有区域和所有像素，条件②和条件④说明合理的分割度量能够帮助确定各区域像素的特性，而条件⑤说明完整的分割准则应直接或间接地对区域内像素的连通性有一定要求或限定。最后指出，在实际应用中影像分割不仅需要把一幅影像分成满足以上五个条件的各具特性的区域，而且需要把其中感兴趣的目标区域提取出来，只有这样才是真正完成影像分割任务。

医学影像分割（medical image segmentation）是影像分割的分支，其分割的对象是医学影像，包括计算机体层成像（CT）、磁共振成像（MRI）、正电子发射体层成像（positron emission tomography，PET）、超声成像（USI）等。除满足前述影像分割的定义要求外，医学影像分割还有特定的应用场景和需求（如医学影像分析）。具体来看，医学影像分割是将二维或三维数字医学影像中目标对象的边界检测出来，获取病变组织、正常器官或细胞等感兴趣区（ROI），其结果在医学影像解剖分析、治疗前诊断和治疗计划、治疗中定位和跟踪，以及治疗后病情评估或预后分析等方面都有重要的临床意义。

二、分割方法分类

按照分割的对象，医学影像分割可分为单目标分割和多目标分割。单目标分割是指分割的对象只有一个，如对单一器官或单一实体瘤的分割；多目标分割是指对多个器官或多个肿瘤病灶的分割。实际应用中，往往是针对多目标的分割，如在分割肿瘤区的同时，其周边的高危器官也需分割。对于多发转移肿瘤病灶，也需要将所有靶区都一一分割勾画。

依据图像分割技术的差异，医学影像分割算法大致可分为两类，即经典的影像分割方法和基于深度学习技术的方法，其中前者包括阈值法、聚类法、直方图法、边缘检测、区域生长、小波变换方法、水平集方法、图割法等；后者是近年来兴起的大数据方法，其一般利用深度神经网络从影像中提取抽象特征，并在此基础上进行特征学习训练，最终实现影像的自动分割。常用的神经网络包括全卷积神经网络、编码-解码模型、多尺度-金字塔网络模型、区域卷积神经网络、扩展卷积神经网络、递归神经网络、注意力机制模型、生成对抗网络等。

三、应 用 场 景

医学影像分割广泛应用于临床，应用场景包括且不限于肿瘤和其他病灶的定位、组织体积的测量、计算机引导的手术、疾病诊断、治疗方案的制订、解剖结构的研究等，这些场景涵盖了临床诊疗的多个环节。

在放射治疗过程中（图 5-1），首先，在诊断和治疗决策的基础上，医师将患者肿瘤区及周边的高危器官从影像中（一般是 CT 影像）中分割出来，根据勾画的靶区和高危器官，设定靶区的处方剂量和高危器官的耐受剂量。其次，根据所设定的剂量及影像中的解剖信息，制订患者治疗计划，并按照治疗计划对患者进行放射治疗。在实施治疗时，需根据勾画的靶区对患者进行摆位，以保证治疗和计划一致。最后，根据勾画信息进行疗效评价和预后分析。在整个过程中，影像分割在制订治疗计划、治疗计划评估、疗效评价等环节展示出重要作用，且能对治疗前的摆位提供指导。医学影像的分割在该流程中扮演了重要的角色，是精准放疗的基础。

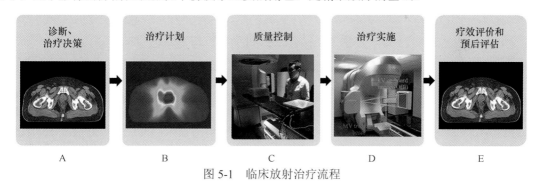

图 5-1　临床放射治疗流程

A. 诊断、治疗决策；B. 治疗计划；C. 质量控制；D. 治疗实施；E. 疗效评价和预后评估

此外，CT 图像难以可靠识别的肿瘤（如脑部软组织肿瘤），通常需结合其他成像模态（如PET、MRI）来共同定义靶区。该过程涉及多模态影像融合，影像分割在此类多模态影像融合技术上发挥着重要作用。

影像分割对影像组学也具有重要意义。影像组学是一种新兴的影像学分析方法，利用人工智能算法从大数据中挖掘信息，提取传统方法（如人眼）无法识别的高维特征，如直方图特征、一阶特征和小波特征等高阶特征，这些特征可精准量化影像中感兴趣区的表型及微环境信息，降低传统阅片的主观差异，提升诊断及预后分析精度。影像分割直接决定了特征提取的精度，不同的分割方式和方法会明显改变影像组学的结果，因此，影像分割对于影像组学分析的稳健性（鲁棒性）是影像组学中的研究重点。

第二节　医学影像分割基础

一、医学影像模式简介

医学影像分割可以针对不同的医学成像模式，最常见的成像模式包括 CT、MRI、PET、US 和单光子发射计算机体层摄影（single photon emission computed tomography，SPECT）等。各成像模式的特征和优缺点见表 5-1。

表 5-1　常见的医学成像模式及其特征

医学成像模式	CT	MRI	SPECT	PET	US
成像层次	器官-组织	器官-组织	组织-细胞	组织-细胞-分子	器官-组织
空间分辨力	50～200μm	25～100μm	1～2mm	1～2mm	50～500μm
费用	中	高	高	非常高	低
用于影像生成的辐射谱	X 射线	无线电波	低能伽马射线	高能伽马射线	高频声波
优点	空间分辨力高、骨头和肿瘤成像效果好、解剖影像扫描时间短	无电离辐射、良好的软组织对比度、解剖影像、功能影像	功能影像、示踪剂多	功能影像、超高敏感性	时间分辨力高、费用低、无辐射剂量
缺点	软组织对比度相对不足、存在辐射剂量	费用高、扫描时间相对长	空间分辨力有限、存在辐射剂量	费用高、空间分辨力有限、存在辐射剂量	依赖于操作者、空间分辨力不足

不同模式的医学影像往往蕴含不同的信息。CT、超声等通常包含解剖形态学信息；PET、SPECT 等包含功能代谢信息；MRI 则既可以包含形态学信息，又可以包含功能信息。不同的医学影像会呈现差异显著的影像信息，同时影像的噪声及纹理信息也会不同。因此，医学影像的分割与成像模式有很大的关联。

二、医学影像分割背景与意义

临床医学实践和研究经常需要对人体某种组织和器官的形状、边界、截面面积，以及体积进行定量测量，从而得出该组织病理或功能方面的重要信息。这些精确的测量信息对疾病的诊断和治疗有重要的临床意义。例如，在一段时间内多次测量与某种疾病相关组织（如肿瘤）的体积，可以得到病情发展的信息，并作为疗效监测的手段。肿瘤学的临床研究经常用肿瘤收缩的程度和时间评估治疗效果，即将肿瘤大小的精确量化数值作为疗效的测度。此外，不同医学成像模式间的配准、血液细胞的识别与分类和计数、血管造影影像中冠状动脉边缘的检测、乳腺摄影影像中微钙化点的检测、放化治疗、神经外科手术的计划与影像引导的手术等也都要求对组织的位置和大小精确定位和计算。对人体各种组织的正确分割不仅可以为临床组织病变的诊断提供关键依据，而且是影像三维重建、医学影像可视化的基础。

第三节　基于阈值的医学影像分割

一、阈值分割基本理论

阈值分割是一种直接、简单却非常有效的影像分割技术。所谓的阈值法就是根据影像的灰度直方图，选用一个（图 5-2A）或几个阈值将影像（图 5-2B）的灰度级分为几个部分，认为属于同一阈值范围内的像素属于同一物体。阈值法可分为全局阈值法和局部阈值法两种。假设同一幅影像由亮对象和暗背景两部分组成，其灰度直方图见图 5-2A。显然，在如图 5-2 所示的位置选取阈值可将对象和背景分开，将灰度值大于 T 的像素点归为对象，剩余的像素点归为背景。用式（5-1）表达。

$$g(x,y) = \begin{cases} 1 & f(x,y) > T \\ 0 & 其他 \end{cases} \qquad (5\text{-}1)$$

其中，$g(x, y)$ 为分割后得到的二值图像；$f(x, y)$ 为原始图像。由此可见，在阈值分割中确定阈值很关键，合理的阈值可提高图像分割的正确性。

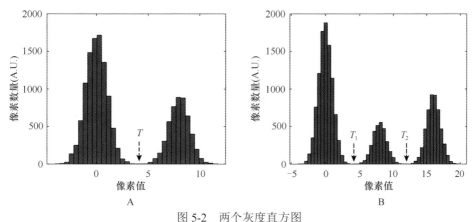

图 5-2　两个灰度直方图

A. 具有单一阈值的灰度直方图；B. 具有多阈值的灰度直方图

阈值选取一般可写为式（5-2）。

$$T = T\big[x, y, f(x,y), p(x,y)\big] \qquad (5\text{-}2)$$

其中，$g(x, y)$ 是在像素点 (x, y) 处的灰度值，$p(x, y)$ 是该点邻域的某种局部性质，即 T 一般就是 (x, y)、$f(x, y)$ 和 $p(x, y)$ 的函数。借助式（5-2）可以将阈值分割方法分为三类：①仅根据 $f(x, y)$ 来选取阈值，所得阈值仅与影像像素本身性质相关，称为全局阈值，即确定的阈值对全图使用；②如果阈值是根据 $f(x, y)$ 和 $p(x, y)$ 来选取的，所得的阈值仅与局部区域性质相关，称为局部阈值，即分割结果依赖于区域的阈值选取；③如果阈值取决于空间坐标 (x, y)，所得的阈值与坐标相关称为动态阈值，相应地前两种阈值则称为固定阈值。

二、迭代阈值法分割

设定阈值 T，然后对影像进行扫描并将像素标记为对象或背景，从而实现对影像的分割，这是基本的全局阈值法，利用迭代法可以自动得到阈值 T。迭代法基于最优逼近的思想，通过迭代的过程选择一个最佳阈值，使得某一区域的灰度与背景差异最大来实现影像的分割。其基本算法如下：①为阈值 T 选一个初始估计值，一般选择影像中最大亮度值和最小亮度值的中间值；②使用 T 值分割影像，这样会产生两组像素，即亮度值 $\geqslant T$ 的所有像素组成的 G_1，亮度值 $< T$ 的所有像素组成的 G_2；③计算 G_1 和 G_2 范围内像素的平均值 u_1 和 u_2；④计算一个新阈值 $T=(u_1+u_2)/2$；⑤重复步骤②～④，直到逐次迭代所得到的 T 值之差比预先指定的参数值小时则停止。

对于直方图呈现双峰形状且峰谷特征比较明显的影像，迭代法可以较快地收到满意结果，此时利用迭代所得的阈值分割影像能较好地区分目标和背景。但对于直方图双峰特征不明显，或目标和背景比例差异悬殊的影像，采用迭代法分割可能不会得到理想的结果。对于某些特定影像，迭代过程中微小数据的变化可能会引起分割结果的巨大变化，导致分割失败，这是非线性迭代系统对初始条件敏感造成的，这种现象也就是所谓的"蝴蝶效应"。

三、大津阈值法分割

大津阈值法可以自动寻找阈值，对影像进行划分，将目标物和背景区分开来。把直方图在某一阈值处分割为两组，并计算两组间方差；然后遍历所有可能的阈值，当被分成的两组间方差最大时，所对应的阈值为最优阈值。设一幅影像的灰度值为 $1\sim m$ 级，灰度值 i 的像素数为 n_i，此时得到的总像素数见式（5-3）。

$$N = \Sigma_{i=1}^{m} n_i \tag{5-3}$$

各灰度值的概率见式（5-4）。

$$p_i = \frac{n_i}{N} \tag{5-4}$$

然后用 k 将其分成两组，即 $C_0=\{1\sim k\}$ 和 $C_i=\{k+1\sim m\}$，各组产生的概率及平均值如下。
C_0 产生的概率见式（5-5）。

$$w_0 = \Sigma_{i=1}^{k} p_i = w(k) \tag{5-5}$$

C_1 产生的概率见式（5-6）。

$$w_1 = \Sigma_{i=k+1}^{m} p_i = 1 - w(k) \tag{5-6}$$

C_0 的平均值见式（5-7）。

$$\mu_0 = \sum_{i=1}^{k} \frac{ip_i}{w_0} = \frac{u(k)}{w(k)} \tag{5-7}$$

C_1 的平均值见式（5-8）。

$$u_1 = \sum_{i=k+1}^{m} \frac{ip_i}{w_1} = \frac{u - u(k)}{1 - w(k)} \tag{5-8}$$

其中，$u = \sum_{i=k+1}^{m} ip_i$ 是整体影像的灰度平均值；$u(k) = \sum_{i=1}^{k} ip_i$ 是阈值为 k 时的灰度平均值，所以全部采样的灰度平均值见式（5-9）。

$$u = w_0 u_0 + w_1 u_1 \tag{5-9}$$

两组总的方差用下式求出，见式（5-10）。

$$\sigma^2(k) = w_0(u_0 - u)^2 + w_1(u_1 - u)^2 = w_0 w_1 (u_1 - u_0)^2 = \frac{\left[uw(k) - u(k)\right]^2}{w(k)\left[1 - w(k)\right]} \tag{5-10}$$

$$k^* = \arg\max_k \sigma^2(k) \tag{5-11}$$

k^* 值便是阈值，不管影像的直方图有无明显的双峰，都能得到较满意的结果。

大津阈值法分割可推广至多阈值分割。图 5-3 是采用大津阈值法分割对动物脑部 CT 影像实现的三分割，包括背景空气、软组织和骨头。

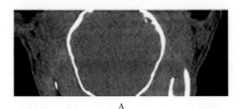
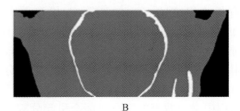

图 5-3　采用大津阈值法分割的 CT 影像

A. 原始 CT 影像；B. 分割后的 CT 影像

第四节　基于区域的医学影像分割

一、区域生长法

区域生长法的基本思想是将具有相似性质的像素集合起来构成区域，从而实现对影像的分割。具体先对每个需要分割的区域找一个初始像素作为生长的起始点（种子），然后将种子像素周围邻域中与种子像素具有相同或相似性质的像素（根据某种事先确定的生长或相似准则来判定，如 CT 像素值灰度）合并到种子像素所在的区域中。将这些新像素当作新的种子像素继续进行上面的过程，直到再没有满足条件的像素可被包括进来，最终形成一个区域。

在实际使用时，通常可基于问题的性质来选择一组或多组开始点。当先验知识不可用时，这一过程是在每个像素处计算一组相同的特性，然后在生长处理过程期间，利用这组特性把像素分配到各个区域。如果这些计算的结果显示了一簇值，则性质靠近这些簇的中心像素，可以作为种子使用。

下面为一个区域生长的例子。图 5-4A 给出需分割的影像，设已知有两个种子像素（标记为粗体），现要进行区域生长。设定判断准则是：如果所考虑的像素与种子像素灰度值之差小于某个门限值 T，则该像素包括种子像素所在区域。图 5-4B 给出 $T=3$ 时的区域生长结果，整幅图被较好地分成两个区域；图 5-4C 给出 $T=2$ 时的区域生长结果，有些像素无法判定；图 5-4D 给出 $T=8$ 时的区域生长结果，整幅影像都被分在一个区域。由此可见，门限值的选择是十分重要的，不同的门限值会产生不同的分割结果。图 5-5 为采用多种子点进行区域生长对肝脏影像的分割结果示例。

1	0	4	7	5
1	0	4	7	7
0	**1**	**5**	5	5
2	0	5	5	5
2	2	5	6	4

A

1	1	5	5	5
1	1	5	5	5
1	**1**	**5**	5	5
1	1	5	5	5
1	1	5	5	5

B

1	1	5	7	5
1	1	5	7	7
1	**1**	**5**	5	5
1	1	5	5	5
1	1	5	5	5

C

1	1	1	1	1
1	1	1	1	1
1	**1**	1	1	1
1	1	1	1	1
1	1	1	1	1

D

图 5-4　区域生长（已知种子点）

A. 原像素矩阵；B. $T=3$ 的生长结果；C. $T=2$ 的生长结果；D. $T=8$ 的生长结果

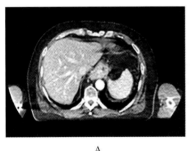
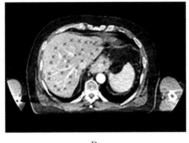
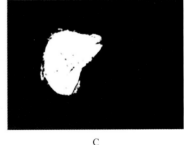

A　　　　　　　　　　B　　　　　　　　　　C

图 5-5　采用多种子点进行区域生长对肝脏影像的分割结果

A. 原始影像；B. 多种子点的选取；C. 区域生长分割后的影像

实际应用区域生长法时，需要解决以下三个问题。①选择或确定一组能正确代表所需要区域的种子像素。种子像素的选取常可借助具体问题的特点。如果对具体问题没有先验知识，则可借助生长所用准则对每个像素进行相应计算。如果计算结果呈现聚类的情况，则接近聚类中心的像素可作为种子像素。②确定在生长过程中能够将相邻像素包括进来的准则。生长准则的选取不仅仅依赖于具体问题本身，也与所需影像数据的种类有关。另外，还需要考虑像素间的连通性和邻近性，否则有时会出现无意义的分割结果。③制定让生长停止的条件或限制规则。一般生长过程在进行到没有满足生长准则需要的像素时停止。但常用的灰度、纹理、彩色的准则大都基于影像的局部性质，并没有充分考虑生长的"历史"。为增加区域生长的能力，常需要考虑一些与尺寸、形状等影响全局性质有关的准则，在这种情况下常常会对分割结果建立一定的模型。

二、基于四叉树遍历的区域分裂合并法

与区域生长法从单个种子像素开始并通过接纳新像素最后到整个区域不同，分裂合并法是从整幅影像开始通过分裂得到各个区域。实际应用中，先将影像分成任意大小且不重叠的区域，然后合并或分裂这些区域以满足分割的要求。

如图 5-6 所示，令 R 代表整个正方形影像区域，P 代表逻辑词。我们可把 R 连续地分裂成越来越小的 1/4 正方形区域 R_i，并且始终使 $P(R_i)$=TRUE，但如果 $P(R_i)$=FALSE，那么就将影像再进一步分裂成四等分。依此类推，直到 R_g 为单个像素。

如果仅仅允许分裂，最后有可能出现相邻的两个区域具有相同的性质但并没有合成一体的情况。为解决这个问题，在每次分裂后我们允许其继续分裂或合并。这里只合并那些相邻且合并后组成的新区域满足逻辑词 P 的区域。即如果能满足 $P(R_i \cup R_j)$=TRUE，则将 R_i 和 R_j 合并起来。

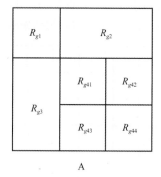
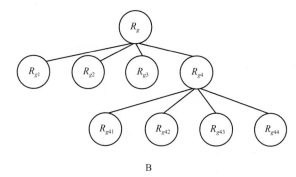

图 5-6　影像的四叉树表达法
A. 分裂影像；B. 相应的四叉树结构

基本分裂合并算法步骤如下：①对任意区域 R_i，如果 $P(R_i)$=FALSH，就将其分裂成不重叠的 4 等分；②对相邻的两个区域 R_i 和 R_j，如果 $P(R_i \cup R_j)$=TRUE，就将它们合并起来；③如果进一步的分裂或合并都不可能了，则结束。

上述算法可能有一些改进变形，如可将原图先分裂成一组正方块，进一步的分裂仍按上述方法进行。但先仅合并在四叉树表达中属于同一个父结点且满足逻辑谓词 P 的四个区域。如果这种类型的合并不再可能了，在整个分割过程结束前最后按满足上述第二步的条件进行一次合并，且此时的所有区域有可能彼此尺寸不同。这个方法的主要优点是在最后一步合并前，分裂和合并用的都是同一个四叉树。

三、各类区域生长法的优劣和稳健性

基于区域生长的分割算法可以较好地分隔与预先定义属性相同的区域，对于有清晰边界的影像，该方法可以提供较好的分割效果。在初始化时，只需选取少量能表征待分割区域的种子点。种子点的选取和相似性准则可以较方便地设定，并且可同时使用多个评价准则，有较高的计算效率。

基于区域生长的分割算法的不足之处主要体现在对噪声敏感、稳健性较差。实际的医学影像并不是分段线性，且影像往往伴随大量的高频噪声，因此，有可能导致分割区域内空洞，并且造成过度分割，将影像分割成过多的区域。

第五节　基于边缘检测的医学影像分割

一、边缘检测方法理论基础

边缘检测是基于物体与背景之间在灰度（或纹理）特性上存在着某种不连续性（或突变性）进行的检测技术。边缘是指它的两侧分属于两个区域，每个区域特性相对比较均匀一致，而两个区域之间在特性上存在一定差异。图 5-7 是利用一阶导数和二阶导数检测均匀灰度分布影像边缘的示例。

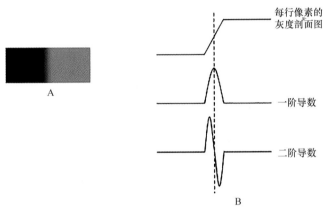

图 5-7　用一阶导数、二阶导数检测影像边缘

A. 一幅纵向边缘的图像；B. 像素的灰度剖面图及其一阶和二阶导数

二、梯度算子

（一）梯度算子（一阶微分算子）

梯度对应一阶导数，即梯度算子是一阶导数算子。有多种不同的算子，最简单的梯度算子是罗伯特交叉（Roberts cross）算子，见式（5-12）至式（5-14）。由两个 2×2 模板组成，模板形式见图 5-8A。

$$R(x,y) = |G_x| + |G_y| \qquad (5-12)$$

$$G_x = |f(x+1, y+1) - f(x,y)| \qquad (5-13)$$

$$G_y = |f(x, y+1) - f(x+1, y)| \qquad (5-14)$$

由于 2×2 的模板没有清楚的中心点，很难被应用。比较常用的算子是 Prewitt 算子和 Sobel 算子，见式（5-15）至（5-20）所示，模板形式见图 5-8B 和图 5-8C，它们都由两个 3×3 的模板组成。

Prewitt 算子定义见式（5-15）至式（5-17）。

$$S(x,y) = |G_x| + |G_y| \qquad (5-15)$$

$$G_x = f(x+1, y-1) + f(x+1, y) + f(x+1, y+1) - f(x-1, y-1) - f(x-1, y) - f(x-1, y+1) \qquad (5-16)$$

$$G_y = f(x-1, y+1) + f(x, y+1) + f(x+1, y+1) - f(x-1, y-1) - f(x, y-1) - f(x+1, y-1) \qquad (5-17)$$

Sobel 算子定义见式（5-18）至式（5-20）。

$$S(x,y) = |G_x| + |G_y| \tag{5-18}$$

$$G_x = f(x+1,y-1) + 2f(x+1,y) + f(x+1,y+1) - f(x-1,y-1) - 2f(x-1,y) - f(x-1,y+1) \tag{5-19}$$

$$G_y = f(x-1,y+1) + 2f(x,y+1) + f(x+1,y+1) - f(x-1,y-1) - 2f(x,y-1) - f(x+1,y-1) \tag{5-20}$$

算子运行时采取类似卷积的方式，将模板在影像上移动并在每个位置上计算对应中心像素的梯度值，即对一幅影像求梯度所得结果是一幅梯度图。图 5-9 给出一幅肺部 CT 影像的常用梯度算子检测结果，其中图 5-9（A）为原始的肺部 CT 影像，图 5-9B～D 分别为利用 Roberts 交叉算子、Prewitt 算子和 Sobel 算子处理得到的结果图。

-1	0
0	1

0	-1
1	0

-1	-1	-1
0	0	0
1	1	1

-1	0	1
-1	0	1
-1	0	1

-1	-2	-1
0	0	0
1	2	1

-1	0	1
-2	0	2
-1	0	1

A　　　　　　　　　　　　　B　　　　　　　　　　　　　C

图 5-8　几种常用梯度算子模板

A. Roberts 交叉算子；B. Prewitt 算子；C. Sobel 算子

Sobel 算子基于任意一对互相垂直方向上的差分来计算梯度的原理，采用两对角线方向相邻像素之差近似梯度幅值来检测边缘。它检测斜向边缘的效果好于水平和垂直边缘，具有计算简单、定位精度高、对噪声敏感等诸多特点。Sobel 算子、Prewitt 算子比 Roberts 交叉算子的抗噪声能力要强一些，这是因为 Sobel 算子和 Prewitt 算子是八邻域算子，而 Roberts 交叉算子是一个四邻域算子，并且 Sobel 算子对噪声具有一定的平滑作用，能提供较为精确的边缘方向信息，但它同时也会检测出许多的伪边缘，边缘定位精度不够高。在处理影像时可以根据具体问题，构造合适的算子。

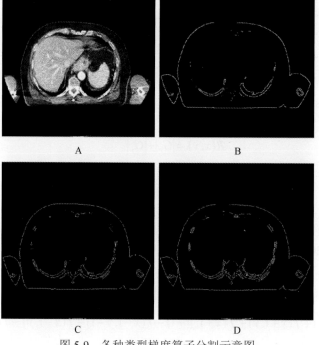

A　　　　　　　　　　　　　B

C　　　　　　　　　　　　　D

图 5-9　各种类型梯度算子分割示意图

A. 初始 CT 影像；B. Roberts 交叉算子；C. Prewitt 算子；D. Sobel 算子

（二）拉普拉斯算子（二阶微分算子）

拉普拉斯（Laplacian）算子是一种二阶微分算子。函数的拉普拉斯值除可用式（4-76）求得外，还可借助模板求得。对模板的要求是，对应中心像素的系数为正，中心像素的邻近像素系数为负，且它们的和为零。常用的两种模板见图 5-10。实际中，我们常根据二阶微分算子过零点的性质（图 5-7）来确定其边缘位置。

0	−1	0		−1	−1	−1
−1	4	−1		−1	8	−1
0	−1	0		−1	−1	−1
	A				B	

图 5-10　常用的两种拉普拉斯算子模板
A. 四邻域算子；B. 八邻域算子

拉普拉斯算子很少直接用于边缘检测，主要是因为 Laplacian 算子对影像噪声非常敏感，容易产生双边缘，并且 Laplacian 算子不能检测边缘的方向。拉普拉斯算子易受噪点影响，为减少噪点敏感度，可使用高斯型拉普拉斯（Laplacian of Gaussion，LOG）算子。LOG 算子首先对噪声不太敏感，且拉普拉斯模板可使检测到假边缘的概率减到最小。用于卷积的 LOG 函数可定义为式（5-21）。

$$\text{LOG}(x, y) = \frac{1}{\pi\sigma^4}\left[1 - \frac{x^2 + y^2}{2\sigma^2}\right]\text{e}^{\frac{x^2+y^2}{2\sigma^2}} \tag{5-21}$$

实现 LOG 边缘检测器的 5×5 卷积模板见图 5-11A，图 5-11B 显示了对上腹部 CT 影像进行基于 LOG 算子的边缘检测结果。

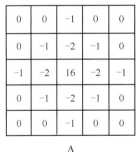
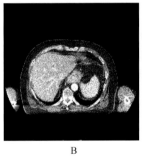
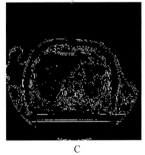

图 5-11　LOG 算子及其在医学影像边缘提取中的应用
A. LOG 算子近似的 5×5 模板；B. 原始影像；C. LOG 算子提取的边缘影像

三、亚像素级边缘检测

传统分割方法的精度通常只能达到一个像素级别，但是对于某些影像精细度较高的应用（如血管成像），传统像素级分割已经不能满足临床需求。亚像素级边缘检测可借助相关算法将像素进一步细分，从而提高影像分割的精度。

一般情况下，亚像素边缘点存在于影像发生渐变的区域，因此，可以利用曲线拟合（如多项式拟合）等算法获得边缘点的亚像素位置。如图 5-12 所示，对于精细血管的分割，传统的像素级分割将产生边缘锯齿状的不自然血管分割结果，通过血管拟合的方式，可以得到传统分割边缘点的亚像素位置，从而给出更自然的血管分割结果。为了实现曲线拟合，待分割的目标不是由单个的像素点组成，而是由具有一定分布特征（如血管几何形状或灰度分布）的多像素组成。

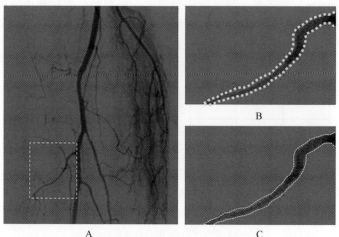

图 5-12　亚像素级边缘检测及其在血管分割中的应用
A.PSA 图像；B.像素级分割；C.亚像素级分割

第六节　基于机器学习医学影像分割算法

一、基于 k 均值聚类的医学影像分割

k 均值聚类（k-means）算法以 k 为参数，把 n 个样本对象划分为 k 个类，使类内具有较高的相似度，而类间相似度较低。相似度是根据一个簇中样本对象的平均值即聚类的质心来进行计算的。算法的处理过程：首先，随机选取 k 个对象作为初始的聚类质心；其次，将其余对象根据与各个聚类中心的距离分配到最近的聚类中；最后，重新计算各个聚类的质心。这个过程不断重复，直到目标函数最小为止。通常采用的目标函数形式为误差平方和准则函数，即

$$J_e = \sum_{i=1}^{k} \sum_{x \in C_i} \| x - m_i \|^2 \tag{5-22}$$

其中，x 为样本对象，m_i 是聚类 C 的质心，聚类 C_i 中样本数为 N_i，即

$$m_i = \frac{1}{N_i} \sum_{x \in C_i} x \tag{5-23}$$

J_e 度量了用 k 个聚类中心 $m_1, m_2, \cdots, m_k$ 代表 k 个样本子集 $C_1, C_2, \cdots, C_k$ 时所产生的总的误差平方。对于不同的聚类，J_e 的值当然是不同的，J_e 极小的聚类是误差平方和准则下的最优结果。

传统的 k 均值聚类算法存在如下的不足：①k 值需要人工事先确定；②聚类中心的选取对算法和结果有较大的影响；③算法对孤立点敏感；④没有考虑像素的空间位置信息，对噪声和灰度不均匀敏感；⑤如果采用误差平方和函数作为准则函数，有可能会将大类分割，产生局部最优。这些不足极大地限制了 k-means 算法的应用，很多研究提出了相应的改进算法，其中最典型的算法是模糊 C 均值聚类算法。

二、基于模糊 C 均值聚类算法的医学影像分割

模糊 C 均值（fuzzy C-means）聚类算法，简称 FCM 算法，其与 k 均值聚类算法相比，引入了模糊的概念，是 k-means 算法的推广，在实际中应用更为广泛。FCM 算法最先由 Dunn 等提出，后经 Bezdek 等改进，并在相关文献中给出了 FCM 基于最小二乘法原理的迭代优化算法，并且

Bezdek 证明了它的收敛性，证明了该算法收敛于一个极值。FCM 算法采用迭代法优化目标函数来获得对数据集的模糊分类，算法具有很好的收敛性。

FCM 算法原理如下：

定义 $\{x_i, i=1, 2, \cdots, n\}$ 是 N 个样本组成的样本集，C 为设定的分类数目，c_j 为每个聚类的中心，μ_{ij} 是第 i 个样本对于第 j 类的隶属度函数。用隶属度函数定义的目标函数可以写为

$$J_{\mathrm{FCM}} = \sum_{j=1}^{C} \sum_{i=1}^{N} [\mu_{ij}]^p D_{ij}^2 \tag{5-24}$$

式（5-24）中常数 $p > 1$，控制聚类结果的模糊程度；D_{ij} 为每个样本与每个聚类中心的欧几里得距离，即 $D_{ij} = \sqrt{(x_j - c_i)^T (x_j - c_i)}$，$1 \leqslant i \leqslant C$，$1 \leqslant j \leqslant N$。

隶属度函数要求满足如下条件：①对于任意的 j 和 i，$\mu_{ij} \in [0,1]$；②对于任意的 i，$\sum_{j=1}^{C} \mu_{ij} = 1$。

在上述条件的约束下，求目标函数的极小值，令 J_{FCM} 对聚类中心 c_j 和隶属度函数 μ_{ij} 的偏导数分别为零，可得如式（5-25）和式（5-26）的计算公式。

$$c_j = \frac{\sum_{i=1}^{N} [\mu_{ij}]^p x_i}{\sum_{i=1}^{N} [\mu_{ij}]^p}, \quad j=1, 2, \cdots, C \tag{5-25}$$

$$\mu_{ij} = \frac{1}{\sum_{k=1}^{N} \left(\dfrac{D_{ij}}{D_{ik}}\right)^{\frac{2}{m-1}}}, \quad 1 \leqslant i \leqslant C, 1 \leqslant j \leqslant N \tag{5-26}$$

用迭代方法求式（5-25）和式（5-26），算法步骤如下：①设定聚类数目 C 和参数 p；②初始化各聚类中心计算隶属度函数 u_{ij}；③用当前的隶属度函数更新计算各个聚类中心；④重复步骤③和④，直到各个样本的聚类中心稳定。

当算法收敛时，就得到了各类的聚类中心和各样本分属于不同类别的隶属度值，从而完成了模糊聚类划分。

三、基于全卷积神经网络的医学影像分割

全卷积神经网络是基于深度学习算法影像分割的里程碑。全卷积神经网络是仅包含卷积层的神经网络，可以方便地输出与输入影像大小相等的分割影像。见图 5-13，通过前向传输和反向传输的学习训练过程，全卷积神经网络可以达到像素级的分割精度。利用跳跃连接（skip connection）将不同卷积层之间的抽象特征融合，可进一步提升影像分割的精度，见图 5-14。

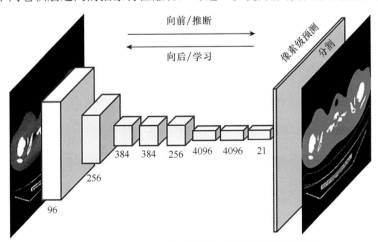

图 5-13　用于医学影像分割的全卷积神经网络模型

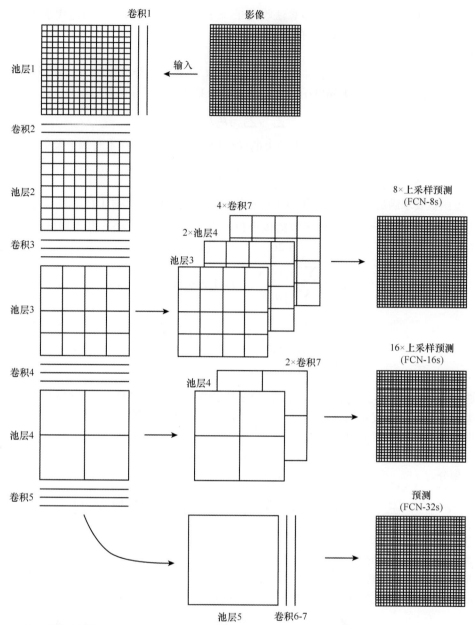

图 5-14　引入跳跃连接的卷积神经网络, 跳跃连接可将高水平的表观信息和高水平的精细语义信息组合

　　全卷积神经网络不仅最早用于自然影像分割, 也广泛应用于各种尺寸的医学影像分割, 包括脑部肿瘤分割、皮肤病灶分割等。全卷积神经网络的不足之处在于实时预测阶段需要较大的计算量; 此外, 该网络不能较好地处理影像的全局纹理信息, 也不易推广到三维影像的体积分割。

四、基于编码−解码模型的医学影像分割

　　编码−解码模型由两个主要部分组成, 即编码器 (encoder) (用于将输入影像编码)、解码器 (decoder) (使用编码重构输入)。最常用的编码器为卷积神经网络, 解码器为反卷积神经网络或上采样网络, 见图 5-15。其中 X 为模型的输入样本, X' 为模型的预测结果, h 为神经网络的隐藏层。编码器中的输入层和隐藏层从输入样本中提取高层次抽象特征, 解码器中的隐藏层从特征中重构出目标结果并与真值进行比较, 计算模型的损失函数, 并通过反向传播对编码器和解码器中的参

数进行更新，实现模型训练。

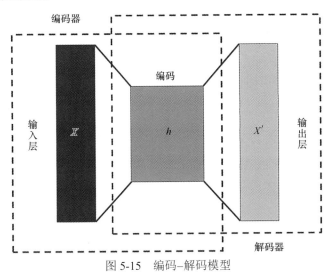

图 5-15　编码–解码模型

　　基于编码–解码架构的 U-Net 是医学影像分割中最常用的网络模型，该网络在编码–解码的架构上引入跳跃连接，将编码特征引入到解码过程，可以有效并且稳健地实现各种影像模态的分割。由于 U-Net 模型在医学影像分割上的成功，近年来产生了大量基于 U-Net 的变种模型，包括 3D U-Net、V-Net、Dense U-Net 等。

五、基于注意力机制的医学影像分割

　　机器学习中的注意力（attention）机制是模仿人类注意力的思维方式。在人类视觉认知过程中，可通过快速扫描全局影像获得需要重点关注的目标区域，即注意力焦点，然后对该区域投入更多的资源以获取所需要关注的细节信息，并抑制其他无用信息。注意力机制可以极大地提高视觉信息处理的效率与准确性。

　　在深度学习中，注意力机制通常结合编码–解码框架以提升解码的准确度。图 5-16 为注意力 U-Net 模型，输入影像通过连续的卷积层和降采样，注意力门过滤跳跃连接的特征。通过注意力门筛选的特征则连接到对应尺度的解码特征。这样模型在训练中可以抑制无关输入影像中的无关区域，同时集中于对指定任务有用的显著特征。注意力 U-Net 在多中心腹部 CT 影像多目标分割任务中取得了明显优于 U-Net 精度的分割结果。

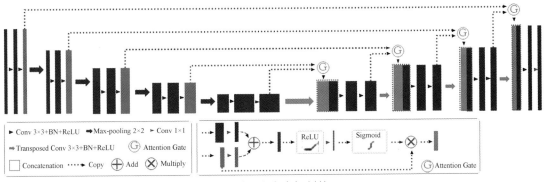

图 5-16　引入注意力机制的 U-Net

Conv. 卷积；Transposed Conv. 反卷积；Max-pooling. 最大池化；Attention Gate. 注意力门；Concatenation. 一连串相关联的事件；
Copy. 拷贝；Add. 相加；Multiply. 相乘；ReLU. 整流线性单元函数；Sigmoid. S 形函数

第七节 医学影像分割效果评价

效果评价是医学影像分割过程中的重要一环，是衡量分割结果是否满足临床需求及比较不同分割算法的重要指标。考虑到医学影像模态的多样性，本节依次介绍空间重叠类指标、基于信息理论的评价指标、概率类指标和空间距离类指标。最常用的空间重叠类指标包括 Dice 系数、Jaccard 系数和体积相似性。

一、空间重叠类指标

Dice 系数（Dice similarity coefficient，DSC）是一种集合相似度度量函数，通常用于计算两个样本的相似度。对于给定的两个集合 X、Y，DSC 定义见式（5-27）。

$$DSC = \frac{2|X \cap Y|}{|X| + |Y|} \tag{5-27}$$

其中，$|X|$ 和 $|Y|$ 分别是两个集合的元素个数，即影像中的像素个数。根据定义，Dice 系数表示两个集合重叠像素个数的 2 倍比上这两个集合元素的总和。对于布尔类型的数据，通过使用真阳性（true positive，TP）、假阳性（false positive，FP）、假阴性（false negative，FN），Dice 系数可改写为式（5-28）。

$$DSC = \frac{2TP}{2TP + FP + FN} \tag{5-28}$$

由上两式可知，当两个集合完全重叠时，DSC=1；当两者没有交集时，DSC=0。与 Dice 系数类似，Jaccard 系数也可表征分割结果与真值之间的相似度，其定义为两个集合交集大小与并集大小之间的比例，是用于比较样本集的相似性和多样性的统计量见式（5-29）。

$$J(X,Y) = \frac{|X \cap Y|}{|X \cup Y|} \tag{5-29}$$

如果 X 与 Y 完全重合，则 $J(X, Y)=1$，因此 $0 \leq J(X, Y) \leq 1$。

体积相似性（volumetric similarity，VS）是表征三维分割影像与真值之间相似性的度量。其定义见式（5-30）。

$$VS = 1 - VD = 1 - \frac{|FN - FP|}{2TP + FP + FN} \tag{5-30}$$

其中，体积距离 $VD = \frac{\big||V_x| - |V_y|\big|}{|V_x| + |V_y|}$ 表示两个样本体积的绝对差比上两者的体积之和，V_x、V_y 分别表示两个样本的体积。

二、基于信息理论的评价指标

互信息（mutual information，MI）度量两个变量之间相互依赖的程度。对于两个随机变量，互信息是在获得一个随机变量的信息之后，观察另一个随机变量所获得的"信息量"。互信息与熵紧密相关，可量化两个样本之间的信息量。通过计算区域的互信息，MI 可用来表征医学影像分割精度。两个影像的互信息可通过他们之间的边缘熵 $H(S)$ 和联合熵 $H(S_1, S_2)$ 来定义，见式（5-31）和式（5-32）。

$$H(S) = -\sum_i p(S^i) \log p(S^i) \tag{5-31}$$

$$H(S_1, S_2) = -\sum_{ij} p(S_1^i, S_2^j) \log p(S_1^i, S_2^j) \tag{5-32}$$

其中，$p(x, y)$ 为联合概率，S^i 和 $p(S^i)$ 分别为影像分割后的区域及这些区域用四种原则表示的概率，见式（5-33）至式（5-37）。

$$p(S_g^1) = \frac{(\mathrm{TP} + \mathrm{FN})}{n} \tag{5-33}$$

$$p(S_g^2) = \frac{(\mathrm{TN} + \mathrm{FN})}{n} \tag{5-34}$$

$$p(S_t^2) = \frac{(\mathrm{TN} + \mathrm{FP})}{n} \tag{5-35}$$

$$p(S_t^2) = \frac{(\mathrm{TN} + \mathrm{FP})}{n} \tag{5-36}$$

$$p(S_1^i, S_2^j) = \frac{\left| S_1^i \bigcap S_2^j \right|}{n} \tag{5-37}$$

其中，$n = \mathrm{TP} + \mathrm{FP} + \mathrm{TN} + \mathrm{FN}$ 为总体素个数。综上，互信息定义见式（5-38）。

$$\mathrm{MI}(S_g, S_t) = H(S_g) + H(S_t) - H(S_g, S_t) \tag{5-38}$$

三、概率类指标

用于度量分割精度的概率类指标主要包括类间相关性（interclass correlation，ICC）和 Cohen Kappa（KAP）系数，其中 ICC 用于描述两个分割影像之间的一致性，见式（5-39）。

$$\mathrm{ICC} = \frac{\sigma_s^2}{\sigma_s^2 + \sigma_\varepsilon^2} \tag{5-39}$$

其中，σ_s 表示由分割影像之间的差异导致的方差，σ_ε 表示由分割影像中点的差异导致的方差。

Cohen Kappa 系数用于度量两个样本之间的一致性。与其他度量一致的指标相比，该系数考虑了两组样本之间的偶然因素，因此，可给出稳健性更好的结果，其定义见式（5-40）。

$$\mathrm{KAP} = \frac{P_a - P_c}{1 - P_c} \tag{5-40}$$

其中，P_a 是两个样本之间的一致性，P_c 为偶然一致性对应的假定概率。式（5-40）表示成频率形式，可写成式（5-41）。

$$\mathrm{KAP} = \frac{f_a - f_c}{N - f_c} \tag{5-41}$$

其中，N 为总体素数目，进一步的见式（5-42）和式（5-43）。

$$f_a = \mathrm{TP} + \mathrm{TN} \tag{5-42}$$

$$f_c = \frac{(\mathrm{TN} + \mathrm{FN})(\mathrm{TN} + \mathrm{FP}) + (\mathrm{TP} + \mathrm{TP})(\mathrm{FN} + \mathrm{TP})}{N} \tag{5-43}$$

四、空间距离类指标

用于度量分割精度的概率类指标主要包括豪斯多夫（Hausdorff）距离和马哈拉诺比斯（Mahalanobis）距离。两个有限点集之间的 Hausdorff 距离定义见式（5-44）。

$$\mathrm{HD}(A, B) = \max[h(A, B), h(B, A)] \tag{5-44}$$

其中，$h(A, B)$ 为直接 Hausdorff 距离，可计算如下 [式 （5-45）]。

$$h(A,B) = \max_{a \in A} \min_{b \in B} \|a-b\| \tag{5-45}$$

式（5-45）中 $\|a-b\|$ 为范数，通常为 L_2 范数，即欧几里得距离。为了进一步提高 Hausdorff 距离对异常值和噪声的稳健性，可定义平均 Hausdorff 距离（average Hausdorff distance，AVD）见式（5-46）。

$$AVD(A,B) = \max[d(A,B), d(B,A)] \tag{5-46}$$

其中，$d(A, B)$ 为直接平均 Hausdorff 距离，可计算如式（5-47）。

$$d(A,B) = \frac{1}{N} \sum_{a \in A} \min_{b \in B} \|a-b\| \tag{5-47}$$

其中，N 表示总体素个数。

第八节　医学影像分割的临床应用

一、DR 影像的分割

DR 是一种以数字探测器代替传统胶片或显示屏系统的 X 射线成像方法。DR 可快速获取二维投影信息，其本质是积分变换。由于 DR 具有较低的辐射剂量、成像快速，以及便于存储、传输、复制及后处理，且自动化程度很高等优点，DR 在牙科和肺部等全身疾病检查方面应用十分广泛。与牙科 DR 的高对比度（骨骼与软组织）特征相比，DR 在肺部的检查往往集中于肺结节、肺炎等低对比度特征，其影像的分割具有重要意义。此外，对于急性呼吸窘迫综合征等病症，全肺的分割可作为临床诊断及治疗决策的重要依据。

在人工智能算法尚未应用于 DR 影像分割之前，传统的分割算法对于肺结节、肺炎等病变区域分割仍主要依赖于临床医师的经验。对于全肺的分割，图谱引导法或图割法等先进的经典分割算法可在 DR 胸部影像上获得较好的全肺分割结果。此类算法通常利用配准算法将待分割影像配准到图谱样本，并在图谱样本的基础上，通过相应的形变场计算对肺部区域进行分割，此类算法通常有较好的稳健性。

自人工智能深度学习算法问世以来，深度卷积神经网络开始大规模应用于 DR 影像（特别是肺部 DR）的分割。目前，学术界已经较少见到采用传统算法进行 DR 影像分割。ChexNet 是较早将深度神经网络用于肺炎自动诊断的方法，该网络由 121 层卷积神经网络组成，并利用超过 10 万张正位胸部 X 线片进行模型训练，训练后的网络模型可根据输入的新 DR 影像判断患者肺部不同位置发生肺炎的概率。全卷积神经网络、U-Net、注意力机制、概率神经网络等深度学习算法也常用于胸部正位 DR 影像的分割。与经典的 DR 分割算法相比，基于深度学习的 DR 分割算法通常有更好的表现，但是此类算法往往需要获取大量的临床标注 DR 影像进行模型训练。此外，当前深度学习算法主要面向成人 DR 影像分割，故针对婴幼儿的 DR 影像分割仍是一项挑战。

对 DR 影像预处理可进一步提升肺部 DR 影像分割的精度。如采用双能 DR 进行去骨成像，在此基础上可显著改善肺部分割精度，或利用全变分进行预处理降噪等，经过预处理的 DR 影像，其分割精度可超过单一的深度学习分割算法。

二、CT 影像的分割

CT 影像分割是医学影像分割的重要组成部分。大多数经典的分割算法和深度学习分割都适用于 CT 影像的分割，且这些算法最早都是面向 CT 影像进行开发的。CT 影像的分割通常可按照部位进行划分，如头颈部、肺部、上腹部、下腹部、骨盆等，不同部位分割的对象和数量不一样，所要求分割的部位和数量根据临床应用场景所决定，如在头颈部肿瘤放射过程中，除了肿瘤区，还需要分割大量的周边危及器官，包括脊髓、下腭、腮腺、喉、咽、眼球、视神经、下颌下腺等。

虽然绝大多数影像分割算法均可用于 CT 影像的分割，但是经典的影像分割算法（如基于阈值、区域和形态学的医学影像分割）往往仅限于单目标的医学影像分割，对于多目标的 CT 影像分割，则需要依次对各器官或目标进行分割，整个过程较冗长，计算量较大，不能满足实时分割的要求。基于深度学习算法的 CT 影像分割算法特别适合多目标 CT 影像分割。利用临床分割的 CT 影像作为标记数据训练的卷积神经网络，可以实时对 CT 影像进行多目标分割。由于卷积神经网络可以方便实现多模态影像特征融合，基于深度学习的 CT 影像分割算法可以融合具有较好软组织对比度的 MRI 影像，进一步提升影像分割精度。

三、MRI 影像的分割

MRI 影像具备较好的软组织对比度，其分割在脑部成像、骨关节软骨等场景有大量的应用。如在神经肌肉疾病诊疗方面，MRI 影像可以提供生物标记物，以定量评估肌肉组织的病理变化。为了提供高灵敏度的生物标记物，需要提取特定感兴趣区的 MRI 影像，因此，必须对影像中的肌肉实施分割。此外，MRI 影像分割是对脑部疾病、乳腺疾病和其他软组织重大疾病进行放射组学或放射基因组学必备的步骤。

传统人工分割方法通常较耗时，限制了对大队列研究中生物标记物的评估，因此，当前 MRI 影像的分割主要聚焦于自动或半自动的方法。由于 MRI 影像经常用于软组织成像，其分割的对象主要为软组织，因此，基于像素强度的方法（如基于阈值的方法）不能较好地分割各种组织，在这种情况下，基于形态学的影像分割方法可以提供较好的 MRI 影像分割结果。利用小波变换，可以将 MRI 影像的形态信息进行不同尺度的编码，并根据编码进行分割。基于活动轮廓模型的方法，可以较好地分割膝关节炎患者的肌肉区域。

除了基于形态学的方法，基于 Atlas（图谱）的方法也经常用于 MRI 影像的分割。该类方法可融合解剖先验知识，通过将待分割影像配准到预先标记的 Atlas 模型，将分割问题转化为寻找影像配准中的最优化形变场问题。多 Atlas 模型还可进一步提升分割的精度、分割的对象和应用的场景，特别是用于神经肌肉疾病的 MRI 影像分割。

深度学习分割方法也广泛应用于 MRI 影像分割，特别是用于肌肉和脂肪等软组织的分割。对于 T_2 权重 MRI 影像，U-Net 在脂肪和健康肌肉上的分割 DSC 精度超过 0.97±0.02，还可通过引入残差连接和致密块（dense block）进一步提升分割精度。基于 U-Net 在 T_1 权重 MRI 影像同样可取得 0.95±0.03 的 DSC 精度。更重要的是，深度学习分割方法特别适用于多目标分割，包括肌肉、脂肪和肌内脂肪、肌周脂肪等。

四、DSA 影像的分割

数字减影血管造影（DSA）是诊断脑卒中和冠心病等重大心脑血管疾病的"金标准"，其可以最为直观地显示血管的形态和结构。DSA 是一种介入放射学的透视技术，通过介入导管向血管中注入对比剂，利用血管和其他组织对高密度对比剂产生的差异来进行成像。

因为 DSA 影像中血管与周边组织有较大差异，且血管具有相对好的连通性、封闭性，包括基于阈值、区域和形态学的经典分割方法及最新的深度学习方法都适用于 DSA 影像分割。除了常用的最大类间方差法等基于阈值的分割方法，对于背景较为复杂的心血管 DSA 影像，阈值分割方法通常结合其他算法一起使用来提高算法的稳健性或分割精度。基于区域生长的方法较适合血管分割。为了避免各个血管段之间的误分割，可结合影像强度信息和空间形态信息作为进行区域生长操作时的条件判据。

深度神经网络在 DSA 影像分割上同样取得了较好的表现。利用 U-Net 全卷积神经网络，在损失函数中构造假阳性和假阴性惩罚项，可实现对主血管部分的精确分割。深度神经网络训练经常需要获取较多标注数据，由于血管数目繁多，手工标记通常比较耗费时间。无监督的机器学习方法无须只做人工标记的标签训练模型，此类方法可直接从输入数据中寻找隐藏规律（如聚类方法）。为了更好地找出隐藏规律，可通过影像预处理的方式，首先利用 Hessian（一种矩阵）增强 DSA 影像，然后使用基于轮廓的算法进行特征提取，并利用分类网络或支持向量机进行逐点分类，最终对血管进行分割。

第九节 展望和前沿热点

医学影像分割一直伴随着医学影像的发展，从最早医学影像模态 X 射线摄影的诞生，医学影像分割就应运而生。传统的分割方法包括基于影像阈值的分割算法、最近邻区域像素聚类算法、区域生长算法、基于图谱法、水平集算法等经典影像分割算法，经历了从简单到高级的更新过程，相应的分割技术也越来越精准，速度越来越快，可应用的范围和适用的模态也越来越广泛。这些经典的分割算法发展的一个趋势就是通过与相关领域的知识结合起来，进而更有效、更准确地解决影像分割问题。

伴随着人工智能的兴起，特别是深度神经网络技术的发展，基于深度学习的影像分割算法获得了学术界和工业界的极大关注，成为当前医学影像分割的核心和热点。据统计，2021 年发表的影像分割学术论文中 70% 带关键字"（deep learning）（深度学习）"或"（convolutional neural network）（卷积神经网络）"，可见当前影像分割的主流已经从经典的分割算法转移到基于深度学习的算法。深度学习影像分割算法不仅成为学术界研究的中心，同样在工业界也逐渐成为主流。如在临床放疗科，虽然还不能取代传统的手工勾画，深度学习分割算法已经开始辅助危及器官的勾画，大大降低了临床医师的工作量，同时提高了放疗全过程的效率。值得指出的是，大部分深度学习算法建立在大数据基础上和大量现有的分割结果之上，因此，深度学习分割算法延续了经典算法的趋势，即通过与邻域的知识结合起来实现更快速、更精准的影像分割。

尽管在影像分割上取得了巨大的成功，基于深度学习算法的影像分割仍面临着一定的挑战。与其他人工智能算法一样，基于深度学习的分割算法需要大量的临床影像数据训练模型，以保证在模型的新测试数据上获得满意的表现。然而，实际临床数据千差万别，同时取决于大量因素，如患者统计数据、疾病阶段或亚型、数据采集参数、成像机器类别等。在这种情况下，很难保证从单一中心获取的数据所训练的模型有良好的表现，特别是在跨中心应用场景。为了保证模型的通用性和泛化性，降低在测试数据上的偏差，通常需要获取多中心的数据进行模型训练，该过程涉及医学数据的分享。由于医学数据涉及患者隐私，如何在保证数据安全和遵循伦理的前提下，实现高效的数据分享是亟待解决的问题。更重要的是，即使在给定多中心数据的前提下，在模型训练和开发的过程中，如何保证模型的无偏性和客观性也是需要继续探索的课题。

另外，深度学习算法普遍被认为是一个"黑盒子"，对预测的结果缺乏可解释性。因此，临床上容易出现无法理解的预测结果，且结果远远偏离正常范围。这种不透明的特点极大地增加了深度学习分割算法在临床应用和日常维护的难度。针对这个问题，目前学术界正在积极开发各种"可解释"的模型，或提高模型的透明度，以保证预测结果在正常范围内。

展望未来，医学影像分割仍将在临床医学多个重要环节中继续发挥重要作用，相应的算法也会继续迭代更新。目前，分割算法虽然日新月异，但是考虑到临床应用对医学影像分割的准确度和速度的要求，这些算法远未达到完善。随着人工智能技术的发展，特别是深度学习技术的研究热潮及临床多模态大数据的进一步积累，基于深度学习算法的分割技术的中心地位将得到进一步的增强，相应的医学影像分割技术将得到更快的迭代。为了进一步提升分割的精度，在深度学习技术的基础上，将不同模态的影像信息结合起来成为影像分割领域的一个新的研究热点。

综上所述，医学影像分割算法的研究仍是当前医学影像处理和分析的热点，特别是随着人工智能的发展，基于深度神经网络的分割技术将继续蓬勃发展。

（赵　维　金　超）

第6章 模式识别

第一节 概　述

模式（pattern）是世界上的一种规律，其元素以可预测的方式重复。模式识别（pattern recognition）诞生于20世纪20年代，起源于统计学和工程学，是一种利用机器学习算法自动识别文本、图像、声音等数据信息中的模式和规律的数据分析方法，在统计数据分析、信号处理、图像分析、信息检索、生物信息学、数据压缩、计算机图形学和机器学习等方面都有应用。模式识别更多地关注信号本身，同时也考虑了信号的采集和处理。模式识别的目的是将对象进行分类（classification），它通过使用计算机算法自动发现数据中的规律性，并利用这些规律性进行处理和识别，如将医学图像分类到不同的类别（如患病组或者正常组）。在计算机视觉领域，每年召开且享誉盛名的顶级国际会议就被命名为"国际计算机视觉与模式识别会议"（the Conference on Computer Vision and Pattern Recognition，CVPR），该会议创建于1983年。

机器学习（machine learning）起源于计算机科学领域，是研究从数据和经验中学习的算法，近年来得到了快速发展，可以把模式识别认为是机器学习中的一种。

在医学图像处理与识别领域，分类是将医学图像中不同解剖组织、人体功能或者代谢的不同信号进行分类，实现图像的分割，或者是基于X射线、CT、MRI、超声、心电图、脑电图等数据进行计算机辅助诊断（CAD），以帮助医师做诊断决定，常为医学图像处理、分析过程的最后一步。

一、模式识别系统的组成

一个模式识别系统通常包括五个典型组件，即传感器、预处理、特征提取、分类算法和训练集，见图6-1。

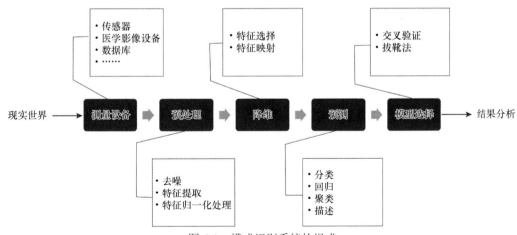

图 6-1　模式识别系统的组成

传感器：是一种用于测量压力、位置、温度或加速度等属性，并通过反馈进行响应的设备。

预处理：通常使用特定分割算法将数据划分为不同区域，使用算法将数据分割为不同区域，并进行图像去噪等处理。

特征提取：可以通过手动或者自动方法处理测量数据来构建派生值，即特征，目的是提供富有信息且非冗余的数据，使随后的学习和泛化步骤有更好表现，在某些情况下可以促使人类更好地解释问题。

分类算法：目标是建立一种分类模型来描述预定的数据集，为所有可能的输入提供一个合理的答案，并执行输入的"最有可能的"匹配。

训练集：训练数据是占整个数据集一定比例的数据集合，可以有标签（label），也可以没有。通常训练数据的质量越高，算法或分类器展示出来的性能也就越好。

二、模式识别系统的设计流程

模式识别可以分为三种类型，即统计模式识别（statistical pattern recognition）、句法模式识别（syntactic pattern recognition）及神经网络模式识别（neural pattern recognition）。其中，医学图像处理领域一般采用统计模式识别来解决实际问题。近年来，得益于大数据相关技术的快速发展，神经网络模式识别也进入了发展的"快车道"，在许多行业中得到广泛应用。

统计模式识别系统基于统计学和概率方法，将特征信号转换为数据信息，这些数据信息则构成能表示特定模式的特征向量集。待分类的模式由一组定义好的多维特征向量表示，也就是每个模式都由多维特征空间中的一个点表示。这种方法通过观察统计空间中点之间的距离来度量模式间的相似程度。

字母表中的字母，常被称为原语，句法模式识别依赖于原语的基本或最简单的子模式。当这些原语被组合成单词和句子时，根据它们的相互关系来描述模式。对于命令模型的语法规则，必须从可用的训练样本中推断出来。

神经网络模式识别是一种规模庞大的并行计算系统，由大量的简单处理器和它们之间的许多连接关系组成。神经网络的主要特点是借助顺序训练程序，使之能够学习复杂的非线性输入-输出关系以适应数据。

模式识别系统的设计，可以经过图 6-2 所示的流程完成。①收集数据，形成原始样本集合；②经过特征提取后，形成特征样本集，其中，目标即为此次模式识别系统的任务，如判断肿瘤的良性、恶性；③预处理数据后，拆分数据集合为两部分，即上面的训练集（training set）和下面的测试集（test set）或称验证集（validation set）；④用训练集拟合选用的机器学习算法，也就是让算法自动从输入数据中寻求规律成为可以智能判断的机器学习模型；⑤用训练好的模型测试验证集的特征集合，所得结果与验证集的目标进行比对，以评估模型效果，或者进行模型的改进。

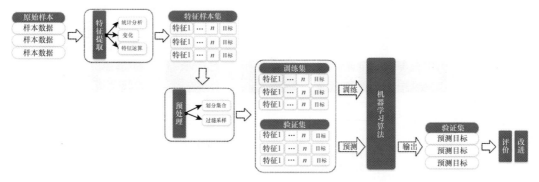

图 6-2　模式识别系统的流程

模式识别系统搭建，首先需要收集数据。对于图像处理和识别领域，数据一般来源于影像，或者对象的人口学特征、临床疾病描述等，一个对象称为一条记录，对象的属性称为特征（feature），收集的样本信息形成集合，称为一个"数据集"（data set），每条记录是关于一个事件或对象（如一个患者）的描述，称为一个"示例"（instance）、"样本"（sample）或者是"对象"（subject）。反映事件或对象在某方面的表现或性质的事项，如"年龄"，这些事项称为"属性"（attribute）、"特征"（feature）或者"变量"（variable），统计学中也称为自变量；属性的取值可以为连续数值（称为连续变量），或者为文本，如"性别"特征取值为"男"或者"女"，如果为文本，则需要编码成数据类型，如将"男"编码为"0"，将女编码为"1"，称为分类变量。将一个样本多个特征上的取值组成一个"特征向量"（feature vector）。表 6-1 所示为 Python 中 sklearn 数据集包内乳腺癌（breast cancer）数据集的部分内容，整个数据集包含了从美国威斯康星州记录的569 名患者乳腺肿瘤的恶性/良性（1/0）信息，以及与之对应的 30 个维度的描述肿瘤纹理特征的数据。表格包括数据集中前三个及后三个样本共计六个对象，对应表格中的六行，每个样本显示出了其中的五个特征，也就是对应表格中的五列。表格中最后一列为标签，即我们依据样本的特征，需要通过模式识别系统学习到的目标（target），即肿瘤的类别，统计学中称为因变量；如果此列取值为连续值则是回归问题，如果是离散值则是分类问题。特别需要注意的是，整个数据集必须全部用数字化表示。表 6-1 中的数据可以记为 $X \in R^{6*5}$，X 表示矩阵形式的样本集合，其中的元素可以记为 $x_2^{(3)}$，下标 2 表示第二个维度，上标 3 表示第三个样本，因此取值 130。

表 6-1　乳腺癌数据集示例

特征 对象	平均半径	平均纹理	平均周长	平均面积	平均平滑度	标签
1	10.38	122.8	1001	0.1184	0.2776	0
2	17.77	132.9	1326	0.08474	0.07864	0
3	21.25	130	1203	0.1096	0.1599	0
4	28.08	108.3	858.1	0.08455	0.1023	1
5	29.33	140.1	1265	0.1178	0.277	1
6	24.54	47.92	181	0.05263	0.04362	1

对数据集进行处理后，选用哪些机器学习模型完成智能诊断等任务，则是本章的重点内容。除了辅助临床智能诊断外，基于模式识别的分割算法，则是将图像中的像素划分为不同类别的过程，用以实现分割任务。

三、常见模式识别方法分类

根据训练目标是否存在及数据的类型，可以将模式识别方法分成不同种类。

如果数据集的目标存在，模式识别的任务是利用一组已知类别的样本调整分类器（模式识别方法）的参数，使其达到所要求性能的过程，称为有监督学习（supervised learning），也是最常见的分类问题，它通过已有的训练样本（即已知数据及其对应的输出）去训练得到一个最优模型，再利用这个模型将所有的输入映射为相应的输出，对输出进行简单的判断，从而实现分类的目的，此过程需要人工标记训练样本。常见的监督学习模型包括识别手写的数字（输出为 0，1，…，9十个类别），或者基于医学影像判断肿瘤是否为良性（输出为"是"或"否"两个类别）。如果类别仅有两类，称为二分类问题；如果大于两类，称为多分类问题。常见的监督学习模型包括线性回归（linear regression）及逻辑斯谛回归（logistical regression）、朴素贝叶斯分类、支持向量机、决策树、随机森林等。

如果数据集的目标不存在，模式识别的任务根据类别未知（没有被标记）的训练样本解决模式识别中的各种问题，称为无监督学习（unsupervised learning）。其应用场景是缺乏足够的先验知识，因此，难以人工标注类别或者进行人工类别标注的成本太高，常见应用包括确定一系列博客文章的主题、对一些照片进行分类、将用户分成具有相似偏好的群组或者检测网站的异常访问模式等。常见的无监督学习模型包括混合高斯模型、聚类及成分分析等。

如目标数据是离散值，此类学习任务称为"分类"（classification），如测试的是连续值，称为

"回归"（regression）。模式识别的目标是使学得的模型能很好地适用于未知数据，也就是包括测试数据在内的未见数据；判断训练好的模型适用于新样本的能力，称为"泛化"（generalization）；适用于训练数据的能力为模型拟合性。理论上，我们希望模型的拟合和泛化能力都达到最优，但由于数据样本数量较少、数据存在噪声等问题，这两个目标很难同时达到。如果模型在训练时把训练样本学习得过好，很可能把训练数据自身的特点当成所有潜在样本都具有的一般性质，这样反而导致对测试样本表现的下降，也就是泛化性的降低，这种现象在机器学习中称为"过拟合"（overfitting），如果对训练样本学习不够，就是与过拟合相对应的"欠拟合"（underfitting）现象。

第二节　有监督学习模型

有监督学习模型，也就是数据集有类标签（目标变量）。训练好的模型，可以根据新样本的特征，智能输出此样本的类别。如上节中的乳腺癌数据集，有类别信息，也就是标签，因此，是有监督学习问题。

一、线性回归及逻辑斯谛回归

线性回归及逻辑斯谛回归都是常用的有监督机器学习算法。线性回归假设因变量和自变量之间存在线性关系，模型会找到描述两个或更多变量的最佳拟合线、平面或超平面。逻辑斯谛回归主要应用于二分类问题（分离离散值）。虽然线性回归和逻辑回归算法的用法不同，但从数学上可以将线性回归转换为逻辑回归。

（一）线性回归

线性模型是在实践中最常见的一类既属于统计学，也属于机器学习的模型，通过拟合一个线性方程到数据集（目标变量）来探索两个或多个变量之间的关系，自变量是特征（输入数据、观测值），因变量是目标（预测值），一般公式见式（6-1）。

$$\hat{y}=w(0)\times x(0)+w(1)\times x(1)+\cdots+w(p)\times x(p)+b \tag{6-1}$$

其中，$x(0)$ 到 $x(p)$ 表示单个样本的特征，从第 0 维到第 p 维，w 和 b 是模型的参数，$\hat{y}$ 是模型的预测值；如果仅有一维特征，则就是最简单的直线方程，即 $\hat{y}=w(0)\times x(0)+b$，常称 $w(0)$ 为斜率或权重，b 为 y 轴的偏移（bias），也称为截距。

图 6-3 为线性模型对于 Python 中 sklearn.datasets.make_wave 数据集的拟合效果。在一维特

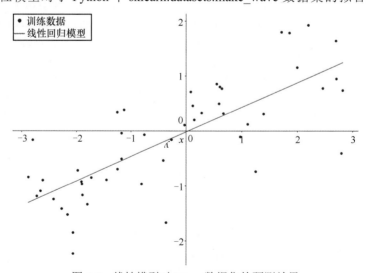

图 6-3　线性模型对 Wave 数据集的预测效果

征情况下，找出一条最能代表所有观测样本的直线，也就是求出方程的未知参数 w 和 b；对于需要预测的样本，将特征值输入方程，会计算出模型的预测值。在自变量高于一维特征时，找到一个使所有数据点距离误差（residuals）最小的平面。线性模型的解法通常用普通最小二乘法（ordinary least squares，OLS）。

线性回归在医学图像处理中有诸多应用，如图像的插值运算、特征集合缺失值的填充，以及通过对神经图像的预处理、配准到脑图谱后，应用线性模型建立反映组织体积或者神经活动强弱等的体素值与认知评分等临床评价分数之间的关联。

（二）逻辑斯谛回归

逻辑斯谛回归（logistical regression）利用 logistic 函数（即 logistic 分布的累积分布函数）估计概率，来衡量分类因变量与一个或多个自变量之间的关系。

定义逻辑斯谛回归一般公式见式（6-2）和式（6-3）。

$$\phi(z) = \frac{1}{1 + e^{-z}} \tag{6-2}$$

$$z = w^T x = w(0) \times x(0) + w(1) \times x(1) + \cdots + w(p) \times x(p) + b \tag{6-3}$$

其中，与线性模型一样，$x(0)$ 到 $x(p)$ 表示单个样本的特征，w 和 b 是模型的参数，通过公式 6-2 的转换，见图 6-4，可将连续值 z 映射到（0，1）空间，即 $y=1$ 的概率值，也就是模型预测为类别 1 的概率值。

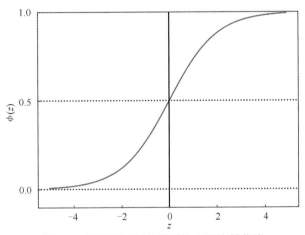

图 6-4　逻辑斯谛回归模型的 S 形映射曲线

对于给定特征数据集及类标识组成训练集训练逻辑斯谛回归模型，得到模型的权重值 w 和 b 后，对于待预测样本 x'，计算出其 z'，进而计算 $\phi(z')$，如等于 0.85，表示 $\phi(z')=P(y=1|x';w;b)=0.85$，意味着该样本属于类别 1 的概率为 85%，而属于类别 0 的概率为 $P(y=0|x';w;b)=1-0.85=0.15$。

对于医学中的很多实践而言，不仅对类标识预测感兴趣，对于计算事情属于某一类别的概率值更为有用，被广泛应用于预测在出现某些症状的情况下，患者患有某种疾病的可能性，如被用于基于彩色多普勒图像评估卵巢肿块恶性风险，研究显示最具预测性的因素是年龄、肿瘤中实体元素的存在，以及这些实体元素中心动脉血流的情况。

二、朴素贝叶斯分类

和线性分类器一样，朴素贝叶斯（naive Bayesian）分类器是应用较为广泛的算法之一，它的训练速度较线性模型更快，但泛化性稍差。贝叶斯分类是一类分类算法的总称，这类算法均以贝

叶斯定理为基础，故统称为贝叶斯分类。朴素贝叶斯分类是贝叶斯分类中最简单，也是常见的一种分类方法。为了能够获得合理的 $P(x|c)$ 值，朴素贝叶斯算法假设各个特征之间相互独立。贝叶斯定理公式见式（6-4）。

$$P(c|x)=P(c)P(x|c)/P(x) \tag{6-4}$$

其中，c 是随机事件，x 指与随机事件相关的因素；$P(c|x)$ 是在 x 的条件下，随机事件出现 c 情况的概率，是后验概率；$P(c)$ 是不考虑相关因素下，随机事件出现是 c 情况的概率，是先验概率；$P(x|c)$ 是在已知事件出现 c 情况的条件下，条件 x 出现的概率，是后验概率；$P(x)$ 是 x 出现的概率，是先验概率。

考虑多维特征，朴素贝叶斯根据特征变量 x_1 到 x_p 和分类变量 y 有下面公式［式（6-5）］。

$$P(y|x_1,\cdots,x_p) = \frac{P(y)P(x_1,\cdots,x_p|y)}{P(x_1,\cdots,x_p)} \tag{6-5}$$

基于变量间独立性假设，可以得到式（6-6）。

$$P(x_i|y,x_1,\cdots,x_{i-1},x_{i+1},\cdots,x_p) = P(x_i|y) \tag{6-6}$$

式（6-6）可以简化为式（6-7）。

$$P(y|x_1,\cdots,x_p) \propto P(y)\prod_{i=1}^{p}P(x_i|y)$$
$$\Downarrow \tag{6-7}$$
$$\hat{y} = \arg\max_{y} P(y)\prod_{i=1}^{p}P(x_i|y)$$

也就是求最大后验（maximum a posteriori，MAP）概率，前者为在训练集合中的不同类别的相对频率。原始朴素贝叶斯只能处理离散数据，当 $x_1,\cdots,x_p$ 是连续变量时，可以用高斯朴素贝叶斯。

朴素贝叶斯模型被广泛应用于医学研究领域，如 2012 年 Min-ChunYang 等基于朴素贝叶斯分类器搭建的全乳腺病变自动检测系统，对便携式 PC 超声成像系统进行超声影像中的乳腺肿瘤识别，能以 93.4% 的敏感度，每 100 个切片 4.22 个假阳性率检测出肿瘤像素。

三、支持向量机

支持向量机（support vector machine，SVM）是一种性能强大、应用广泛的有监督学习算法统计学习理论，由 Vapnik 在 1995 年开发。它的目标是在 N 维空间（N-特征数）中找到一个能对数据点进行明显分类的超平面。以二分类问题为例，为了区分两类数据点，有许多可能的超平面可供选择，SVM 的目标是找到一个具有最大边界的平面，即两个类的数据点之间的最大距离，称为最大化分类间隔，见图 6-5 两条虚线间的距离，这样可以使未来的数据点更有信心地进行分类。在分类超平面上的数据点为支持向量。该技术的另一个优势是利用不同类型的核函数可将非线性可分样本投影到另一个高维空间，使其线性可分。常用核函数有多项式核函数、高斯核（径向基核）函数。

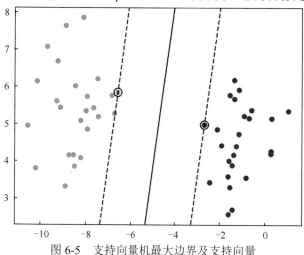
图 6-5 支持向量机最大边界及支持向量

SVM 以其较好的泛化性得以在医学图

像处理和识别领域大量应用，如在图像分类中，SVM 应用到乳房多谱磁共振图像中，对乳房组织进行分类。结果显示，SVM 模型具有更优的多谱 MRI 影像分割的能力和对噪声的稳健性，分类结果可以为医师提供更准确的患者病情诊断依据。

四、决 策 树

决策树（decision tree）是指将数据自顶向下进行划分，然后通过回答一系列问题来做出决策。具体而言，使用决策树算法，从树根开始，逐一计算训练数据集的特征，基于可获得最大信息增益的特征，对数据进行划分。通过迭代处理，在每个子节点上重复此划分过程，直到叶子节点，也就实现了通过一系列的问题来推断样本的类标。

图 6-6 为威斯康辛乳腺癌数据集决策树的构造。每个方块表示一个节点，节点中 samples 给出了该节点样本的个数，value 给出了每个类别的样本数。算法计算以"worst radius"特征为划分依据，可以获得最大信息增益，所以将其作为根节点。以是否≤16.795 作为划分依据，True 为左侧树枝通道，False 为右侧树枝通道；第二级，左侧树枝以"worst concave points"为划分依据，右侧以"texture error"为划分依据。以此逐层判断直到叶子节点，最终实现良性、恶性判别。

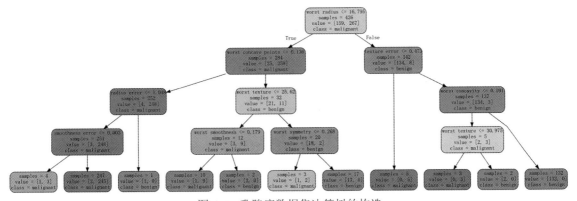

图 6-6 乳腺癌数据集决策树的构造

基于决策树的机器学习算法，由于其生成的决策树与临床疾病诊断决策过程类似，因此，广泛被应用于疾病的计算机辅助诊断中；此外，决策树方法也可用于图像分割。

五、集成学习策略和随机森林

集成学习（ensemble learning）是合并多个机器学习模型来构建更强大模型的方法。随机森林（random forest）是以决策树为基础的集成学习算法模型。

决策树的主要缺点在于容易对训练集过拟合，随机森林是解决这一问题的有效方法，本质上是许多决策树的集合，通过对数据进行自助采样的方法随机构造决策树，使得每棵树都和其他树略有不同，最后对结果的判断由所有的树投票或者取平均值决定。自助采样就是从样本数据点中有放回地重复随机抽取固定数目样本子集，这样会创建相同大小的数据集，但是有些数据点会缺失，有些会重复，因此形成了不同的数据集。通过这些不同的数据集，生成不同的决策树，每棵树的预测可能都相对较好，但是可能也会对部分数据呈现过拟合现象。对这些树的结果取平均值，既可以减少过拟合，又能保持树的预测能力。

Chao Ma 等 2017 年用随机森林方法与活动轮廓模型相结合，对基于 MRI 的左心房进行全自动分割，取得了优于其他对比方法分割精确度的结果。

第三节 无监督学习模型

无监督学习算法只有输入数据，并没有类标识，算法需要自动从数据中抽取知识。最常见的有两种类型，即聚类方法和数据集变换方法。

一、高斯混合模型

高斯模型包括单高斯模型（single Gauss model，SGM）和高斯混合模型（Gauss hybrid model，GMM）两类，SGM 基于概率统计中的单一高斯概率密度函数，而高斯混合模型是其延伸，GMM能够平滑地以近似任意形状的密度分布。高斯概率密度函数估计（Gaussian probability density function，GPDF）是一种参数化模型，类似于聚类，根据参数不同，每一个高斯模型可以看作一种类别，输入一个样本 x，即可通过 GPDF 计算其值，然后通过一个阈值来判断该样本是否属于高斯模型。一般而言，SGM 适合于仅有两类别问题的划分，而 GMM 由于具有多个模型，划分更为精细，适用于多类别的划分，可以应用于复杂对象建模。

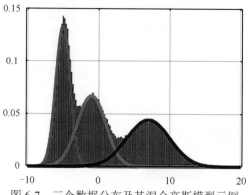

图 6-7 三个数据分布及其混合高斯模型示例

图 6-7 为三个类别数据的混合高斯模型示例，直方图为真实数据分布，实线为模型预测值，结果显示，GMM 可以较好地拟合这三个数据分布的情况。

GMM 通常使用最大期望（expectation maximum，EM）进行参数评估，它从训练数据中学习高斯混合模型参数，然后根据给定测试数据，使用高斯混合预测方法为每个样本分配它最可能属于的高斯分布，从而实现类别判断。

图 6-8 为 MRIcro 中 ch2bet 轴状位第 88 层图像原图，为 ch2 T_1 加权磁共振图像去颅骨及颅外信号后的图像。经过混合高斯模型分类判别为 3 类后的结果见图 6-8B；将图像分割为灰质、白质及脑脊液，对分割图像进行伪彩色映射后的结果见图 6-8C。

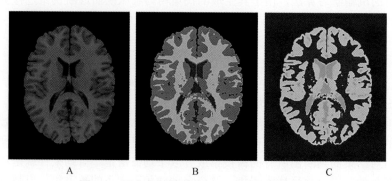

图 6-8 混合高斯模型分割 T_1 磁共振图像结果

二、聚 类

聚类（clustering）是借鉴物以类聚的思想，将数据集划分成组的任务，这些组通常称为簇（cluster）。其目标在于划分数据，使得一个簇内的数据点非常相似，而不同簇间的数据点非常不同。混合高斯模型可以看成是聚类的一个特例，它使得数据和类中心的距离不局限于圆形。

k 均值聚类算法的计算步骤如下：①随机地选取 k 个中心点，代表 k 个类别；②计算 N 个样本点和 k 个中心点之间的欧几里得距离；③将每个样本点根据欧几里得距离计算结果划分到最近的中心点类别中，直到所有样本划分完毕；④计算每个类别中样本点的均值，得到 k 个均值，将 k 个均值作为新的中心点；⑤重复②③④，直到满足停止条件，如类中心不变或者满足最大迭代次数，得到收敛后的 k 个中心点。

将 k 均值聚类用于医学图像分割中（图 6-9），输入 T_1 加权磁共振图像去颅骨及颅外信号后的图像见图 6-9A，设置 $k=4$，算法根据像素灰度值的距离自动将图像分割为背景、灰质、白质及脑脊液四类，对分割图像进行伪彩色映射后的结果见图 6-9B。

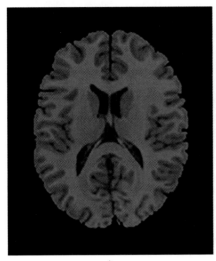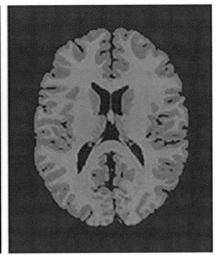

A   B

图 6-9 k 均值聚类分割 T_1 磁共振图像

A. 原始图像；B. 标记图像

三、成分分析

成分分析方法中，最具代表性的是主成分分析（principal component analysis，PCA），它是最常用的一种数据分析方法。PCA 通过线性变换，将原始数据变换为一组各维度线性无关的表示，与此同时保持数据集中的对方差贡献最大的特征，可用于提取数据的主要特征分量，亦可用于高维数据的降维。在空间上，PCA 可以理解为把原始数据投射到一个新的坐标系统，第一主成分为第一坐标轴，它代表了原始数据中多个变量经过某种线性变换后得到的新变量的变化区间，保留了最大的原始数据差异性，也就是方差；第二成分为第二坐标轴，代表了原始数据中多个变量经过某种线性变换得到的第二个新变量的变化区间，原始数据有几个维度，则可以变换成几个成分。为了最大限度保留对原始数据的解释，一般会使第一主成分有着最大的方差或变异数，也就是能尽量多地解释原始数据的差异；随后的每一个主成分都与前面的主成分正交，且有着仅次于前一主成分的最大方差，由于靠后的成分方差较小，即便舍弃也对数据原始信息影响不大，这样即可以把利用原始数据解释样品的差异转变为利用较少维度的新变量解释样品的差异。

成分分析方法与特征选择不同，后者是从一组特征中挑选出一些最有效的特征来降低特征空间维数，去除不相关的特征，可以降低学习任务的难度，只留下关键特征，使拟合的模型具有更好的泛化性能；前者则是通过数学变换，将高维特征进行坐标系的重新映射，通过舍弃信息含量较少的维度，实现降维的目标。

图 6-10 为 MATLAB 软件中自带的 hestain.png 图像，是一张用苏木精-伊红（HE）染色的组织图像，这种染色方法有助于病理学家区分蓝色、紫色和粉红色染色的组织类型。如要将图像

变为灰度图像进行分析，经常直接抽取 RGB 三个颜色通道图像，见图 6-10 右上排图像所示。将 RGB 三个通道图像视为一个图像三个维度的信息，通过 PCA 方法进行主成分分析，可以将图像转换为三个维度线性无关的表示，见图 6-10 右下排图像所示，PCA 1 保留对方差最大的特征维度，因此，图像比 RGB 三通道任一图像所蕴含的信息更为丰富。PCA 2 是与 PCA 1 正交的维度，保留了次于 PCA 1 的方差。

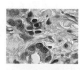
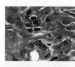

红色通道影像　　　　绿色通道影像　　　　蓝色通道影像

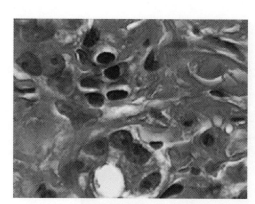

原始彩色影像

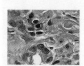

PCA 1 影像　　　　PCA 2 影像　　　　PCA 3 影像

图 6-10　PCA 用于分解图像信息及重建图像

第四节　人工神经网络分类技术

人工神经网络（artificial neural network，ANN），或简称神经网络（neural network，NN），是一种试图模仿生物神经系统的结构和功能，对复杂函数进行估计或近似的机器学习方法。在人工神经网络中，简单的人工节点称作神经元（neuron），大量的神经元连接在一起形成一个类似生物神经网络的网状结构，借助此网络结构可以训练用于对象分类的模型。

尽管人工神经网络的基本理论在 20 世纪 40 年代到 80 年代即已出现，但直到 2006 年之后，随着数据、算力、算法等要素的长足发展，这项技术才在实际应用中大放异彩。近年来，基于人工神经网络的技术相继在包括围棋、图像识别、语音识别、机器翻译、蛋白质结构预测等一系列重要领域取得突破，甚至取得了超越人类的表现。人工神经网络正是 2010 年以来"人工智能"热潮中的技术核心。

在放射学领域，以人工神经网络为核心的人工智能诊断产品已经在包括 CT、MRI、DR，以及脑部、肺部、心脏、乳腺、骨折、骨龄等多种类型、多个部位的影像分析任务中得到成功应用。2019 年 10 月，国家药品监督管理局成立人工智能医疗器械标准化技术归口单位，主要负责人工智能医疗器械所涉及的术语和分类、数据集质量管理、基础共性技术、质量管理体系、产品评价流程、专用方法等行业医疗器械标准制订/修订工作。2021 年 7 月，国家药品监督管理局发布《人工智能医用软件产品分类界定指导原则》。截至 2021 年 10 月，已有十多款基于人工智能和神经网络技术的辅助筛查、诊断产品相继获得国家药品监督管理局的医疗器械注册证，所涉及的产品包括 CT-FFR、冠状动脉 CTA、心电、CT 肺炎、CT 肺结节、眼底、CT 骨龄骨折等。人工智能诊断产品的大量出现及监管的规范化、标准化标志着影像分析与人工智能高度融合的时代正在到来。下面介绍人工智能核心技术，即人工神经网络的基本理论知识，讨论经典网络模型及其在影像领域的应用。

一、人工神经网络基本理论

（一）感知机模型

　　感知机（perceptron）模型是最基础的神经网络模型。受到 20 世纪 40 年代 Warren McCulloch 和 Walter Pitts 关于人工神经元早期工作的影响，美国认知心理学家 Frank Rosenblatt 于 1957 年首次提出了感知机模型。尽管现代神经网络在规模上与 Rosenblatt 时代的模型不可同日而语，细节上也有诸多变化，但其基本构造单元仍与感知机模型一脉相承（图 6-11）。

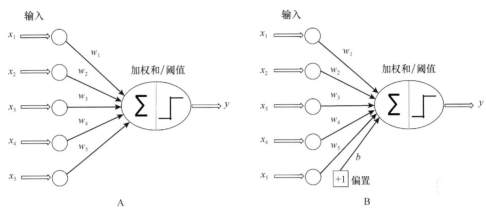

图 6-11　感知机模型
A. 无偏置项的感知器模型；B. 带偏置项的感知器模型

　　一个感知机单元可看作一个函数 f。该函数接收一个 d 维向量 $x=(x_1, x_2, \cdots, x_d)$ 作为输入，并通过如下方式计算其输出：我们引入与输入向量维度相同的 d 维权重 $w=(w_1, w_2, \cdots, w_d)$，$w_i$（$1 \leqslant i \leqslant d$）是衡量对应维度的输入对于输出重要性的实数。感知机单元以权重 w_i 对相应维度的输入向量 x_i 进行加权，计算所有维度的加权和 $h(x)=w \cdot x=\sum_{i=1}^{d} w_i x_i$（$w \cdot x$ 表示 w 与 x 的点积），并依据 $h(x)$ 是否大于阈值 0，给出一个 1 或 0 的二进制输出，见式（6-8）和式（6-9）。

$$h(x)=w \cdot x=\sum_{i=1}^{d} w_i x_i \qquad (6\text{-}8)$$

$$f(x)=\begin{cases} 1 & h(x) \geqslant 0 \\ 0 & h(x) < 0 \end{cases} \qquad (6\text{-}9)$$

　　感知机可以看作是具有输入层及输出层两层神经元的网络，其结构见图 6-11。其中输入层接收输入信号，输出层计算所有信号的加权和，并根据一个阈值函数确定最终的输出。感知机的二进制输出，可以视为对输入数据的二分类。一些研究者也将感知机的 1、0 两种输出分别类比为神经元的激活与抑制两种状态。在许多情况下，我们在计算加权和 $h(x)$ 时，会额外引入一个偏置项 b，即 $h(x)=w \cdot x+b=\sum_{i=1}^{d} w_i x_i + b$。在此情况下，采用点积表示，$f(x)$ 定义见式（6-10）。

$$f(x)=\begin{cases} 1 & w \cdot x+b \geqslant 0 \\ 0 & w \cdot x+b < 0 \end{cases} \qquad (6\text{-}10)$$

　　直观上，可以将偏置 b 看作是让感知机 $f(x)$ 输出 1 或 0 的先验。例如，当 b 取一个非常大的正实数时，那么 $f(x)$ 会倾向于输出 1；反之 b 取非常小的负实数，则 $f(x)$ 倾向于输出 0。

　　从几何的角度看，感知机的参数 w 和 b，在 d 维特征空间中定义了一个超平面 $w \cdot x+b=0$。代

入数据点 x 后，根据 $w \cdot x + b$ 的符号可确定数据点位于超平面哪一侧，进而将数据点分为两个类别。因此，感知机模型是一个线性分类模型。对于线性可分的数据，感知机模型可以找到将数据正确分开的分类超平面，但对于线性不可分的数据，感知机模型无法实现正确分类。

图 6-12 展示了二维情况下感知机模型对于 0/1 二值输入数据所能够给出的分类面，此时输入样本为 $x=(x_1, x_2)$，且 x_1 及 x_2 的取值只能取 0 或 1。

在逻辑与（AND）的例子中，仅当 x_1 及 x_2 均取 1 时，样本类别为 1，其余输入样本类别均为 0。此情况下，取 $w_1=1$、$w_2=1$、$b=-1.5$ 所给出的分类面，即可将四个样本正确分类。

在逻辑或（OR）的例子中，仅当 x_1 及 x_2 均取 0 时，样本类别为 0，其余输入样本类别均为 1。此情况下，取 $w_1=1$、$w_2=1$、$b=-0.5$，可实现正确分类。

在异或（XOR）例子中，仅当 x_1 及 x_2 取值相异时，样本类别为 1。此时样本是线性不可分的，因而感知机模型无法实现正确分类。

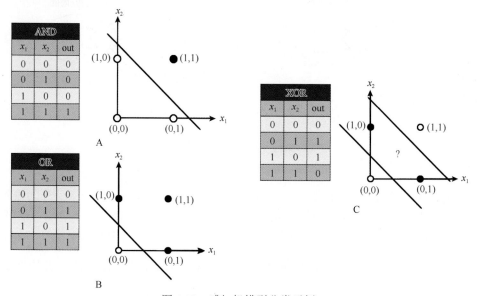

图 6-12　感知机模型分类示例

A. 逻辑与（AND）问题；B. 逻辑或（OR）问题；C. 异或（XOR）问题

尽管存在局限，但感知机模型具有现代神经网络的重要特征，即先对输入作线性变换（$w \cdot x + b$），再进行非线性变换（根据阈值 0 输出 0 或 1）。我们将看到，现代神经网络正是通过对输入进行多次这样的变换，从而实现从输入到输出的复杂映射。

（二）多层感知机模型

为解决感知机仅能进行线性分类的局限，可以将多个感知机单元堆叠到一起，从而形成多层感知机（multi-layer perceptron，MLP）。如图 6-13 所示，多层感知机在输入层与输出层之间插入了更多的感知机神经元，这些神经元接收前一层的输出信号作为自身的输入，进行加权和或者阈值操作后，将结果输出至下一层。处于输入层与输出层之间的神经元被称为隐含层单元。在多层感知机中，隐含层单元通常被组织为多个网络层的结构，每一层的神经元与下一层的神经元全连接，而同层神经元之间不存在连接，也不存在跨层的连接。由隐含层单元构成的网络层被称为隐含层。由于网络中信息的流向仅由输入层向输出层流动，多层感知机又被称为非递归神经网络（non-recurrent neural network），以下如无特别说明，对这两个术语不作区分。图 6-13 是包含两个隐含层的多层感知机/非递归神经网络。需要说明的是，输入层仅接收外界输入，不进行实际运算，隐含层和输出层则包含进行实际运算的神经元。因此，图 6-13 所示的网络通常也称为"三层网络"（两个隐含层，一个输出层）。

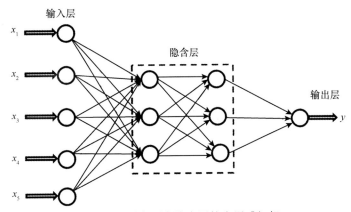

图 6-13　具有两个隐含层的多层感知机

现在我们考虑多层感知机如何解决异或（XOR）问题。图 6-14 展示了包含一个隐含层的多层感知机。它的隐含层包含两个神经元，输出层包含一个神经元，这也是能够解决 XOR 问题的最小网络结构。在图 6-14C 所示的权重设置下，隐含层的两个神经元 a_1 与 a_2 分别产生图 6-14A 所示的两个线性分类面；而对输出神经元而言，数据点 p_3 和 p_4 被映射到了同一个点（1，1）上，从而使得数据线性可分。总而言之，可以认为隐含层神经元对输入的特征空间进行了非线性变换，使数据变得线性可分，进而可以被输出神经元正确分类。

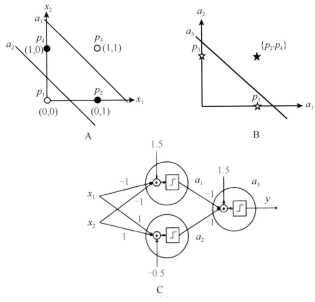

图 6-14　多层感知机解决 XOR 问题示意图

A. 原始输入空间；B. 在隐含层 a_1、a_2 的输出空间；C. 能够解决 XOR 问题的感知机模型

（三）多层前馈网络的数学表示

在此，我们给出多层感知机或非递归神经网络更为一般化的数学表达。首先简化 $w \cdot x + b$ 的记法，将输入特征 x 写成其增广形式 $\bar{x} = (x_1, x_2, \cdots, x_d, 1)$，即在 d 维向量 x 后增加一维特征 $x_{d+1} = 1$，同时将偏置项 b 吸收到权重向量 w 中，即 $\bar{w} = [w_1, w_2, \cdots, w_d, b]$。这样，带偏置的线性变换 $w \cdot x + b$ 可以简记为 $\bar{w} \cdot \bar{x}$。为简明起见，以下省略上划线，直接记为 $w \cdot x$。n 层的多层感知机或非递归神经网络可以定义为复合函数，见式（6-11）。

$$g(x) = f^{(n)}\{w_n \cdot f^{(n-1)} \cdots f^{(3)}\{w_3 \cdot f^{(2)}[w_2 \cdot f^{(1)}(w_1 \cdot x)]\}\} \tag{6-11}$$

在神经网络的第 i 层，我们首先通过权重 w_i 对第 i 层的输入作线性变换，随后用 $f^{(i)}$ 对线性变换后的输入作非线性变换，并将结果输出至 $i+1$ 层。整个网络迭代地对输入进行线性与非线性变换。非线性函数 $f^{(i)}$ 又被称为激活函数。在此注意两点：首先，如果整个网络中完全不使用激活函数，那么由 $g(x)$ 的定义容易看出，无论迭代地对输入进行多少次线性变换，都可以将其合并为一个线性变换，多层神经网络也就失去了意义，因此，激活函数所引入的非线性变换在网络中极为重要。其次，在上文所述的感知机模型中，使用了以 0 为阈值的阈值函数作为激活函数。接下来将会看到，激活函数可以有多种选择，而且同一神经网络的不同层可以有不同的激活函数，针对不同任务可以选用不同的激活函数。此外，激活函数对神经网络的训练同样有着极大影响。

（四）多层前馈网络的表达能力

由上面的示例可以看出，多层感知机具有比感知机模型更强的表达能力，能够表达更为复杂的非线性判别函数。那么很自然的一个问题就是：是不是任意的判别函数都能够用包含一个或多个隐含层的神经网络来表示呢？对此，Hornik 等于 1989 年证明，只需要一个包含足够多神经元的隐含层，多层前馈网络就能够以任意精度逼近任意复杂度的连续函数，这个证明又称为神经网络的万能逼近定理。需要说明的是，尽管此定理证明了多层网络的表达能力，但其意义更多地存在于理论方面。因为在这些构造性的结论中，既没有给出隐含层单元数，也没有给出如何学习适当的网络权重的方法，而且事实上在真实的机器学习任务中，我们也并不知道所期望的判别函数的具体形式。总之，尽管这些结论让我们对神经网络的表达能力充满信心，但在实际应用中，它们并不能对网络的设计和训练给出有实用意义的指导原则，而后者才是深度学习任务中亟待解决的核心问题。

（五）神经网络的激活函数

上文中介绍过，神经网络的每一层，可以看作是对该层的输入执行了两次变换，即一次线性变换与一次非线性变换。而非线性变换的函数，称为激活函数。在输入执行线性变换之后，执行激活函数之前的值，称为前激活（pre-activation）；在执行激活函数之后的值，称为后激活（post-activation）。在实践中，需要视任务的不同选择不同的激活函数，同时，激活函数对于网络训练有着巨大影响。直到今天，激活函数仍然是深度学习中的一项研究课题，并不断有新的激活函数被提出。下面将介绍一些经典、常用的激活函数。

恒等映射函数（identity mapping function）直接将输入映射到自身，是最简单的激活函数。尽管在某些场景（如回归任务的输出层）中可以使用此函数作为激活函数，但由于其不引入非线性，因而通常仅用在个别层中。

在较早的神经网络工作中，常用的激活函数有阈值函数、符号函数、Sigmoid 函数及双曲正切函数。阈值函数在上文中已经介绍。本节用 $\Phi(x)$ 表示激活函数，则符号函数、Sigmoid 函数及双曲正切函数（tanh）的定义分别见式（6-12）、式（6-13）、式（6-14）。

$$\Phi(v) = sign(v) \tag{6-12}$$

$$\Phi(v) = \frac{1}{1 + e^{-v}} \tag{6-13}$$

$$\Phi(v) = \frac{e^{2v} - 1}{e^{2v} + 1} \tag{6-14}$$

阈值函数和符号函数均可用于二值输出，但这两个函数不可导，因而使用这两种激活函数的模型难以训练。Sigmoid 函数输出位于（0，1）区间的值，因而适用于需要输出概率值的场景。双曲正切函数（tanh）形状与 Sigmoid 函数类似，但其值域处于（–1，1）。因此，当需要输出正负值时，可以选用双曲正切函数。双曲正切函数可以看作是 Sigmoid 函数在水平与竖直方向进行

放缩后的结果，具体而言，这两个函数有如下关系，见式（6-15）

$$\tanh(v) = 2 \cdot \mathrm{sigmoid}(2v) - 1 \qquad (6\text{-}15)$$

近年来，更为简单的分段线性函数逐渐取代了经典激活函数的位置。这些函数计算简单，因而能够在计算机上更快训练，在实践中具有良好的性能。下面介绍两种此类函数，即整流线性单元（rectified linear unit，ReLU）及硬双曲正切函数（hard tanh），见式（6-16）和式（6-17）。

$$\varPhi(v) = \max(v, 0) \qquad (6\text{-}16)$$

$$\varPhi(v) = \max[\min(v, 1), -1] \qquad (6\text{-}17)$$

图 6-15 显示了上文所介绍的几种激活函数的图像。激活函数有两个特点，首先，它们均是单调的；其次，除单位映射函数外，其余函数均有饱和区间。即输入大于一定范围时，梯度趋于 0。另一点需要说明的是，ReLU 激活函数有许多变种，实践中也较为常用，包括 Leaky ReLU、p-ReLU 等。

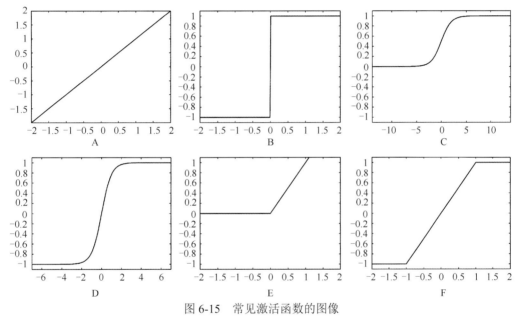

图 6-15　常见激活函数的图像

A. 恒等函数；B. 阶跃函数；C. Sigmoid；D. 双曲正切函数；E. 线性整流函数；F. 硬双曲函数

二、人工神经网络的训练

在定义好网络结构之后，需要解决的关键问题便是人工神经网络的训练问题，即给定由数据样本及其真实类别 (x, y) 构成的训练数据集，如何找到一组合适的权重，使得网络在训练数据集上，其输出与样本的真实类别尽可能一致。在经典的神经网络训练问题中，一般假设训练样本的分布与测试样本的分布一致，且训练样本数量足够多，在此前提下，我们预期在训练集上具有高准确性的网络，在测试集上仍具有高准确性。

（一）神经网络的代价函数

为了衡量网络输出与训练样本真实类别之间的差异，首先需要定义一个代价函数，也称损失函数。代价函数衡量模型预测值与真实值之间的差异，在训练过程中，通过调整模型的权重，减小模型预测值与真实值间的差异，从而降低代价函数的值。理想情况下，当代价函数取得最小值时，就得到了最优的模型参数。

用 $L(w)$ 表示代价函数，其中 w 是网络的权重，$\hat{y}$ 和 y 分别代表模型预测值与真实值，n 为样本总数。常见的代价函数见式（6-18）和式（6-19）。

二次代价函数（常见于回归任务）：

$$L(w) = \frac{1}{2n} \sum_{i=1}^{n} (\hat{y}_i - y_i)^2 \tag{6-18}$$

交叉熵代价函数（常见于分类任务）：

$$L(w) = -\frac{1}{n} \sum_{i=1}^{n} y_i \log \hat{y}_i \tag{6-19}$$

（二）梯度下降法

对于神经网络模型，目前一般均采用梯度下降法来最小化代价函数。将神经网络所有待优化的权重 w 记为 n 维向量 $w=(w_1, \cdots, w_n)$。注意神经网络可能有多层，在此可将所有层的所有权重看作一维向量并连接起来得到 w。代价函数 $L(w)$ 关于网络权重 w 的梯度为 $\nabla_w L(w) = \left[\frac{\partial L}{\partial w_1}(w), \cdots, \frac{\partial L}{\partial w_n}(w) \right]$。梯度下降法由初始权重 $w^{(0)}$ 开始，沿负梯度方向迭代地更新权重。第 n 次迭代的更新公式见式（6-20）。

$$w^{(n)} = w^{(n-1)} - \eta \nabla_w L[w^{(n-1)}] \tag{6-20}$$

直观上看，函数的梯度方向即为函数值增加最快的方向，如代价函数在权重为 w 时，梯度为 $\nabla_w L(w)$，意味着沿 $\nabla_w L(w)$ 方向调整权重，函数值增加最快。反过来说，沿着负梯度方向 $-\nabla_w L(w)$ 调整权重，函数值降低最快。因此，我们在每一次迭代中，沿着负梯度方向，以一定的步长 η 更新权重，可以减小代价函数的值。更新步长 η 又称为学习率。当代价函数值不再降低，或者多次迭代 w 值无明显变化时，算法停止。

显然，梯度 $\nabla_w L(w)$ 是代价函数的局部性质，因此，梯度下降法所搜索到的是代价函数的局部极小值。在神经网络的训练过程中，学习率的设置十分关键。若学习率太低，则训练缓慢；若学习率太高，可能导致训练发散。

（三）反向传播算法

在介绍梯度下降法时，我们略去了一个重要问题，那就是神经网络的梯度 $\nabla_w L(w) = \left[\frac{\partial L}{\partial w_1}(w), \cdots, \frac{\partial L}{\partial w_n}(w) \right]$ 究竟如何计算。一个真实的神经网络，其待优化的权重维度 n 可达数百乃至数千万维，因此，我们必须能够高效、方便地计算代价函数关于每一维权重的梯度。梯度的计算方法称为反向传播算法。Paul Werbos 于 1974 年首次提出了反向传播算法，但当时未受重视。直到 1986 年，David Rumelhart、Geoffrey Hinton 和 Ronald Williams 发表了关于反向传播算法的著名论文，人们才认识到这种算法的重要性。这篇论文描述了对一些神经网络反向传播要比传统的方法更快，使得以神经网络来解决之前无法完成的问题变得可行。现在，反向传播算法已经是神经网络训练的标准算法的一部分。

反向传播算法可分为两个主要阶段，即前向阶段和反向阶段。

前向阶段：在这个阶段，训练样本作为输入送入神经网络，并使用当前权重，逐层进行前向计算，得到预测结果。通过比较预测结果与样例真实值，计算代价函数。

反向阶段：后向阶段按照与前向传播相反的计算顺序，使用微分链式法则，计算代价函数关于权重的梯度。由于这些梯度是由输出节点开始，逐层向着输入层计算，因此，称为反向阶段。

图 6-16 显示了反向传播算法的一个实例，输入 w 通过两条计算路径，输出结果 o，由 o 经过反向阶段，由链式法则计算关于 w 的导数。

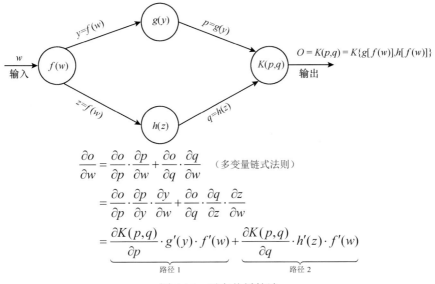

$$\frac{\partial o}{\partial w} = \frac{\partial o}{\partial p} \cdot \frac{\partial p}{\partial w} + \frac{\partial o}{\partial q} \cdot \frac{\partial q}{\partial w} \quad （多变量链式法则）$$

$$= \frac{\partial o}{\partial p} \cdot \frac{\partial p}{\partial y} \cdot \frac{\partial y}{\partial w} + \frac{\partial o}{\partial q} \cdot \frac{\partial q}{\partial z} \cdot \frac{\partial z}{\partial w}$$

$$= \underbrace{\frac{\partial K(p,q)}{\partial p} \cdot g'(y) \cdot f'(w)}_{路径 1} + \underbrace{\frac{\partial K(p,q)}{\partial q} \cdot h'(z) \cdot f'(w)}_{路径 2}$$

图 6-16　反向传播算法

三、卷积神经网络

　　之前所介绍的多层感知机模型，又称为全连接网络，因其前一层中的每个单元均与下一层的每个单元相连。但在图像、影像数据的处理当中，这样的网络权重数量太多，因而即使对分辨力稍高的图像，也难以构建深层次的网络。更重要的是，全连接网络没有考虑图像的空间结构信息，它对于相距很远和彼此接近的输入像素采用完全相同的处理方式，而需要网络自己学习诸如邻近像素更容易形成单个物体等知识。卷积神经网络（convolutional neural network）的提出，正是为了解决上述问题。

　　卷积神经网络应用了三个重要的思想，即稀疏交互、参数共享、等变表示。①稀疏交互：在多层感知机模型中，后一层神经元接收前一层所有神经元的输入进行运算，称为密集交互；但在卷积神经网络中，后一层神经元仅接收前一层的极小部分神经元的输出，称为稀疏交互（图6-17）。

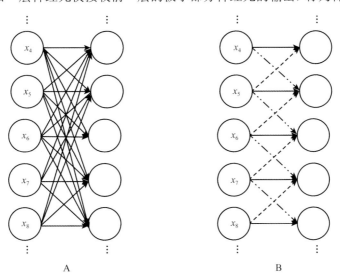

图 6-17　密集交互与稀疏交互的差别

A. 后一层神经元接收来自前一层所有神经元的输入，图中需要优化的权重数为 25 个；B. 后一层神经元仅接收来自三个前一层神经元的输入，图中相同虚/实线型的箭头代表这些连接具有相同的权重，需优化的权重数仅有 3 个

在图像处理的任务中，这允许后一层神经元仅对输入的局部信息（图像块）进行响应，从而在减少神经网络参数量的同时，能够更好地利用图像的空间局部结构。②参数共享：在多层感知机模型中，每个神经元连接到其余神经元的权重都是独立的，而参数共享令不同的神经元连接共享权重。后一层的每个神经元在接收前一层输入时，均采用相同的权重和偏置对其进行运算。见图6-17B，相同类型的箭代表了相同的权重。③等变表示：在构建神经网络的过程中，希望网络的响应对于输入的一些变换具有不变性，具有这样不变性的表示称为等变表示。仍然见图6-17B，当输入信号出现了平移，若感兴趣的信号特征从 $x_4 \sim x_6$ 平移到 $x_6 \sim x_8$，在参数共享的网络中，显然输出也只是经过一个平移，而保持不变，网络的此性质称为"平移不变性"。在图像处理任务中，局部平移不变性是一个很有用的性质。例如，当判定一张图像中是否包含人脸时，并不需要知道眼睛的精确像素位置，而只需要知道有一只眼睛在脸的左边，有一只在右边就行了。卷积神经网络具有平移不变性，但对于旋转、放缩等变换，并不具有不变性。

（一）卷积运算

在卷积神经网络中，卷积操作可以看作是对一个窗口内的数据进行加权求和。固定权重并滑动窗口，可以得到一系列加权求和的值，这就是卷积的结果。所使用的固定权重，称为卷积核或滤波器。

在二维图像数据中，卷积操作定义见式（6-21）。

$$K^*I(x,y) = \sum_{i=-N}^{N}\sum_{j=-N}^{N} I(i+x, j+y)K(i,j) \tag{6-21}$$

其中，I 为输入图像，K 为卷积核。卷积核大小为 $(2N+1)\times(2N+1)$。用 $*$ 表示卷积操作，K^*I 表示用卷积核 K 对 I 进行了卷积操作。可以看出，对 I 进行卷积操作后，$I(x, y)$ 的值变为以其为中心的 $(2N+1)\times(2N+1)$ 图像块数据，以 K 进行加权后的加权和。

注意在信号处理的文献中，以上操作通常称为互相关，而卷积要求对卷积核进行翻转。但在深度学习领域中，通常直接将上式称为卷积操作。事实上，在 Pytorch、Tensorflow 等流行的深度学习框架中，卷积函数实际上均是实现了互相关函数。

图 6-18 展示了在 7×7 的二维图像上，以 3×3 的卷积核（滤波器）进行卷积，得到 5×5 输出结果的过程。卷积的结果可称为特征图。

目前描述的卷积操作将单通道图像映射为单通道卷积输出。"通道"即图像或特征图的维度，如 RGB 图像为三通道、灰度图像为单通道。在神经网络语境下，通道有时也称为图像或特征图的深度。实践中，常需要输出/输入为多通道的卷积运算。

输入及输出为多通道的卷积：若输入通道数为 C_{in}，将卷积核大小扩展为 $(2N+1)\times(2N+1)\times C_{in}$ 并进行卷积。输出通道数为 C_{out}，则用数量为 C_{out} 的重建算法对输入进行卷积，得到 C_{out} 个通道的输出。

在上文中，尚未提及对于边缘如何处理。通常通过在图像边缘填充一些像素，使得卷积操作对图像边缘同样有良好定义。图 6-19 显示了 7×7 的二维图像填充为 9×9 的结果，在填充后的二维图像上，以 5×5 的重建算法进行卷积，输出特征图仍具有 7×7 的大小。

定义的卷积操作对于输入图像 I 的每个位置 (x, y) 均进行卷积操作，但可以额外定义进行卷积操作的步长 (S_x, S_y)。当步长为 (S_x, S_y)，仅在 $(x+mS_x, x+nS_y)$（$m,n \in \{0, 1, 2 \cdots\}$）处进行卷积运算。步长 $(S_x, S_y)=(1, 1)$ 时，即为上文所定义的卷积。当步长大于 1 时，可以减小输出特征图的大小。

（二）池化层

卷积神经网络中的另一类常见的操作称为池化（pooling）。池化函数使用某一位置相邻输出的总体统计特征来代替网络在该位置的输出，如最大池化函数可输出当前位置所在的矩形区域内的最大值。其他常用的池化函数包括矩形区域内的平均值、L_2 范数，以及基于据中心像素距离的加

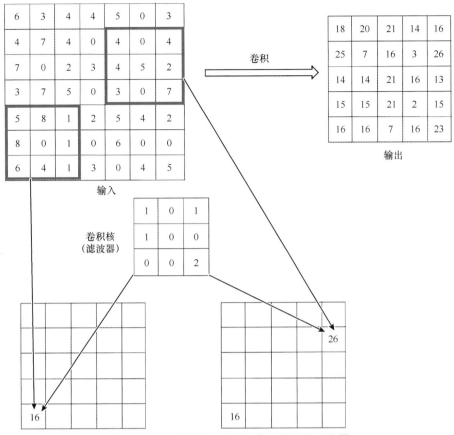

图 6-18 二维图像上卷积操作及其结果示意图

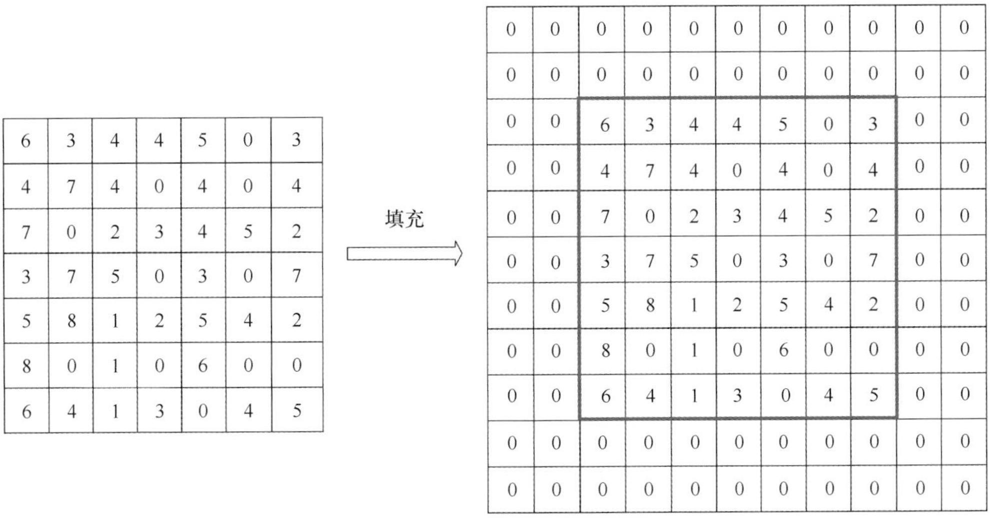

图 6-19 卷积运算的填充操作

权平均函数。不管采用什么样的池化函数，当输入做出少量平移时，池化能够帮助输出结果取得一定的平移不变性。池化操作同样有大小（池化操作范围）、步长的概念。图 6-20 显示了大小为 2×2、步长为 2 的池化层，在输入为 4×4 的图像上的输出。

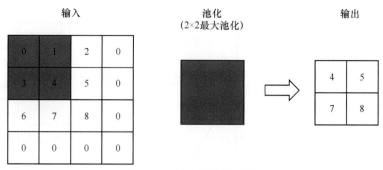

图 6-20　池化操作示意图

（三）卷积神经网络构建

在实际的卷积神经网络中，将卷积、ReLU 和池化三种网络层交错排列，提取输入的特征。注意卷积操作（加权和）是线性操作，因而在感知机章节中关于线性操作的一般性结论对于卷积层同样适用。ReLU 层作为非线性函数，通常跟在卷积层（线性函数）之后，就像非线性激活函数通常跟在传统神经网络中的线性之后一样。在连续两组或三组卷积-ReLU 的组合之后，通常会有一个池化层。池化层令特征图缩小，在池化层之后，可以使用通道数更多（更深）的特征图，从而提取输入更高层次的特征表示。若用字母 C、R、P 分别表示卷积、ReLU、池化层，上述排列可以写成 CRCRP 或 CRCRCRP 的形式。这样的排列会重复多次，最终得到一个通道数较大而维度大小较小的特征图。此特征图提取了输入图像的高层次特征。对于分类任务，最后这个特征被送入全连接的层（FC），实现对于输入的分类。

四、神经网络训练中的实用技术

（一）过拟合与模型的泛化能力

当某个模型对训练数据中的细节和噪声过度学习时，以至于模型在新的数据上表现很差，即过拟合发生了。在上文的讨论中，假设测试集与训练集具有一致的分布，且训练集数据足够多。但在实践中，通常测试集与训练集的分布是有差异的，因此，会出现过拟合（overfitting）的情况。这意味着训练数据中的噪声或者随机波动也被当作概念被模型学习了，而这些概念不适用于新的数据，从而导致模型在训练集上的性能不断提升的同时，测试集（新数据）上的性能反而变差。泛化能力是指学习模型对于未知数据的预测能力。很显然，我们没有办法对所有的数据进行预测，然后通过判断来计算一个模型的泛化能力，所以在实际应用当中，一般还是用测试集中的数据来近似评估模型的泛化能力。

（二）数据扩增

数据扩增是一类通过对数据加以变换和扰动，从而实现数据扩充的方法的总称。数据扩增可以增加训练集的样本，缓解模型过拟合的情况，也可以给模型带来更强的泛化能力。数据扩增的目的，一是希望使训练数据更接近测试数据，从而提高预测精度。二是通过增加扰动，可以迫使网络学习到更具稳健性的特征，从而使模型拥有更好的泛化性能。这里主要介绍以下几种图像数据扩增方法。

1. 几何变换　包括对图像进行翻转、裁剪、旋转、平移、仿射变换等。

2. 图像变换　包括添加噪声、模糊、锐化、变换颜色空间等。

3. 其他　Mixup（混合）方法将输入样本与标签均进行线性插值从而得到新的样本，在样本数量少的时候通常效果较为明显，常用于检测任务当中；Random Erasing（随机擦除）方法随机屏蔽输入样本的一部分，能够提高网络泛化性能。但屏蔽的部分通常需要加以限制，避免出现完全不包含用以完成任务的关键信息的样本。

在应用数据扩增方法时，需考虑机器学习问题的要求，选择合适的数据扩增方法。例如，对于字符识别任务，将字符图像进行水平或垂直翻转通常意义不大。医学影像分析任务中，如果希望网络学习一些重要器官的位置先验（如肝脏、胃的位置等），那么也可考虑不采取翻转进行数据扩增。

（三）随机失活（Dropout）

Dropout 是作为缓解卷积神经网络（CNN）过拟合而被提出的一种正则化方法，它确实能够有效缓解过拟合现象的发生，但是 Dropout 带来的缺点就是会减缓模型收敛的速度，因为每次迭代只有一部分参数更新，可能导致梯度下降变慢。

一些研究者认为，在神经网络的训练过程中，很多神经元的响应具有较强的相关性（对于类似的输入，它们的响应类似），Dropout 能够减小这种相关性，从而给予模型更强的泛化能力。Dropout 的基本原理：在训练中，随机选择某些神经元，并且删除它们在网络中的前向和后向连接，相当于是"去掉"这些神经元，并仅对其他神经元进行训练。当然，Dropout 并不意味着这些神经元永远地消失了，在下一批数据迭代前，我们会把网络恢复成最初的全连接网络，然后再次随机去掉部分隐含层的神经元，接着去迭代更新余下神经元的权重。Dropout 思想可以理解为每次训练时放弃部分神经元，而对剩下的子网络进行训练。每个迭代过程都会有不同的神经元节点的组合，从而导致不同的输出。这可以看成机器学习中的集成方法。集成模型一般优于单一模型，因为它们可以捕获更多的随机性；同样，Dropout 使神经网络模型优于正常的模型。

（四）提前终止

当训练迭代次数过多时，会经常遭遇过拟合，此时训练误差随训练次数增加而减少，但测试集上的误差反而会上升。提前终止是一种交叉验证策略，是将一部分训练集作为验证集，当看到模型在验证集上的性能越来越差时，就停止对模型的训练。

（五）正则化

正则化通常是对代价函数添加一个参数范数的惩罚项，限制模型的学习能力。这项技术早在深度学习之前，便已经在线性回归、逻辑回归等方法中被广泛使用。L_2 正则化是最常见的正则化方法，通过在代价函数中添加一项对于权重 L_2 范数的惩罚项得到，见式（6-22）。

$$L_{\mathrm{reg}}(w) = L(w) + \frac{\alpha}{2} w^T w \tag{6-22}$$

与之对应的梯度见式（6-23）。

$$\nabla_w L_{\mathrm{reg}}(w) = \alpha w + \nabla_w L(w) \tag{6-23}$$

从而梯度更新公式见式（6-24）。

$$w = w - \eta[\alpha w + \nabla_w L(w)] = (1 - \eta\alpha)w - \eta[\nabla_w L(w)] \tag{6-24}$$

直观上，在执行正常梯度下降之前，对原权重进行了一次收缩。

（六）批标准化

批标准化（BatchNorm）是一种自适应的重参数化的方法，试图解决训练非常深的模型的困难。在深层网络中，较深隐层输入（也即前面层的输出）的数据分布，随着网络的训练过程不断发生变化。而 BatchNorm 希望对于较深隐层输入的分布也能够维持稳定。BatchNorm 试图通过一定的规范化手段，把每层神经网络任意神经元的输入值分布拉回到均值为 0、方差为 1 的标准正态分布，从而稳定和加速网络的收敛。近年来，BatchNorm 由于其良好的效果，在许多经典模型的训练中均得到了应用。然而，关于 BatchNorm 起作用的真正原因，学术界仍存在争议。

BatchNorm 训练阶段的实现包括两个关键点：对于某个神经元，如果 Batch 包含 m 个样本，首先计算在当前神经元处的均值 μ 与方差 σ；再对数据进行规范化，使得输入每个特征的分布均值为 0、方差为 1。首先进行上述规范化，再将输入经过非线性函数，这也被称为前激活方法。若在非线性函数之后进行规范化，称为后激活。

尽管上述规范化让每一层网络的输入数据分布都变得稳定，但却导致了数据表达能力的缺失。因此，引入参数 γ 和 β，再对规范化后的数据进行线性变换，恢复数据本身的表达能力。γ 和 β 是可学习的参数。其过程用公式表达见式（6-25），其中上标 (i) 表示 Batch 中的第 i 个样本。

$$\mu \leftarrow \frac{1}{m}\sum_{i=1}^{m}x^{(i)}$$

$$\sigma^2 \leftarrow \frac{1}{m}\sum_{i=1}^{m}[x^{(i)}-\mu]^2$$

$$\hat{x}^{(i)} \leftarrow \frac{x^{(i)}-\mu}{\sqrt{\sigma^2+\epsilon}} \qquad (6\text{-}25)$$

$$\hat{z}^{(i)} \leftarrow \gamma\hat{x}^{(i)}+\beta$$

$$a^{(i)} \leftarrow f[\hat{z}^{(i)}]$$

在测试阶段，使用训练阶段整个样本的统计量来对测试数据归一化，并用训练所得的 γ 和 β 进行再次变换。

五、其他深度学习模型

（一）递归神经网络

在非递归神经网络中，信息仅由输入层向输出层单向流动。若能够将输出再回馈到输入端，就形成了递归神经网络（recursive neural network，RNN）。在递归神经网络中，当前时刻的输出不仅由当前时刻的输入决定，还由过去时刻的网络输出决定。递归神经网络常用来建模时序数据，如语音处理、机器翻译等。其输出依赖之前状态的特性，使网络能够建模。如在机器翻译过程中，当前词与先前某个词的依赖关系，在时序数据上取得了更好的效果。

（二）长短时记忆单元

影响 RNN 的一个挑战是前期的模型会很难训练，甚至比非递归神经网络更难。原因是对于 RNN 的训练，需要将反向传播算法在时序上展开，这更容易导致梯度的不稳定。长短时记忆单元（long short-term memory units，LSTM）能够在一定程度上解决梯度不稳定的问题，并使模型能够学到时间跨度相对较大的依赖关系。

（三）生成对抗网络

生成对抗网络（GAN）是一种生成式模型。生成对抗网络一般由一个生成器（生成网络），和一个判别器（判别网络）组成。生成器的作用是，通过学习训练集数据的特征，在判别器的指导下，将随机噪声分布尽量拟合为训练数据的真实分布，从而生成与训练集特征分布相似的数据。而判别器则负责区分输入的数据是真实的还是生成器生成的假数据，并反馈给生成器。两个网络交替训练，能力同步提高，直到生成网络生成的数据能够以假乱真，并与判别网络的能力达到均衡。目前，生成对抗网络已可被应用于人脸生成、表情迁移。在医学影像领域，被应用于多模态之间图像的转换、影像数据的生成、伪影消除等。

第五节 图像的特征提取

图像的特征，能表现出图像的不同特点，如纹理特征，属于图像特征表示中的全局特征，用于描述图像或图像区域所对应景物的表面性质，如图像纹理的粗细、稠密等特点。常见的纹理特征有灰度共生矩阵、自回归纹理模型、Tamura 纹理特征、小波变换等。基于边缘及形状的特征，用于表述图像中突变点信息，常位于重要结构的边缘部分，在医学图像中也有广泛应用，如恶性肿瘤呈浸润性生长，肿瘤外部细胞向外界呈侵犯性生长，所以常表现为边界不清；大多数良性肿瘤边界会比较清晰，边缘光整有包膜，所以，基于边缘和形状的图像特征，可以较好地区分两者。

"影像组学"或称为"放射组学"，是传统医学图像纹理特征提取和分析方法的延伸与扩充，它的出现基于实体癌在空间与时间上是异质的现象。临床中，基于有创活检的检测方法受到限制，它难以客观量化描述出随时间和空间的不同肿瘤的特点，但影像组学方法为从医学影像学角度去解决这个问题提供了极大帮助，它被认为可以无创地检测肿瘤的异质性特点。影像组学方法通过数据表征算法从医学图像中提取高通量的量化特征，这些特征被命名为影像组学特征。影像组学的假设是由于疾病形式不同，图像特征能反映其特点，因此，可用于预测各种病症的预后和治疗反应，从而为个性化治疗提供有价值的信息。影像组学概念来自肿瘤医学领域，是该领域中的前沿应用，但该技术也可应用于其他体层图像的医学研究。当前常用影像组学特征涵盖了图像纹理、边缘及形态、灰度、小波等特征的描述。

一、基于纹理的特征

纹理特征一般源于灰度共生矩阵（gray level co-occurrence matrix，GLCM）和灰度游程长度矩阵（gray level run-length matrix，GLRLM），定量描述了图像的异质信息，一般而言，都会将各个方向计算得到的纹理特征进行平均处理，使特征值与图像方向无关。

图像纹理可用于描述不光滑且具有某些凹凸模式的表面；也可以度量表面的变化，定量表述出平滑度、粗糙度和规则性等表面属性。纹理通常被认为是图像区域的固有属性，所以对图像进行纹理分析非常重要。由于医学图像纹理描述方法一般基于统计方法进行，所以具有一定的稳健性，它将纹理看成是区域中密度分布的定量测量结果，提供纹理平滑、稀疏、规则等性质。影像组学纹理特征通常基于灰度共生矩阵和灰度游程长度矩阵计算得到。

灰度共生矩阵由于利用体素之间相对位置的空间信息描述灰度值的变化规律而得到广泛应用。灰度共生矩阵 $h_{d\theta}(i, j)$ 是建立在估算两个像素二阶联合概率密度函数 $P_{d\theta}(i, j)$ 基础上的纹理分析方法，描述的是一对像素点的灰度在由某方向 θ（如 0°、45°、90°、135°）上间隔一定距离（步长 d）而出现的统计规律，三维纹理分析则是增加了 z 轴方向的统计。计算出的灰度共生矩阵值除以矩阵中所有值的和从而进行归一化。如果矩阵中沿着对角线方向的数据多表示纹理较粗，说明颜色较为一致的地方比较多。纹理具有方向性，不同方向的灰度共生矩阵结果不同，通常的处理方法是将不同方向获得的特征进行平均，以消除图像方向不同带来的影响。如果共生矩阵中某个位置的值很大，表示此位置数值对应灰度变化的规律性强，共生矩阵中值越集中，纹理规律性越强。

可以将原始图像灰度映射为 256 级，也可以映射为更少离散灰度级别，记为 N_g。N_g 越小，计算速度越快。灰度共生矩阵定义为从灰度级 i 到灰度级 j 在指定的 θ 方向下，经过 d 步长值在目标图像中存在的总数，设 S 为目标区域 R 中具有特定空间联系的像素对的集合，共生矩阵 P 中各元素的定义见式（6-26）。

$$p(i, j) = \frac{\#\{[(x_1, y_1), (x_2, y_2)] \in S \mid f(x_1, y_1) = i \ \& \ f(x_2, y_2) = j_2\}}{\# S} \tag{6-26}$$

式中，符号 # 表示计数，右边的分子是灰度值分别为像素 (x_1, y_1) 灰度值为 i 和像素 (x_2, y_2) 灰度值为 j，且具有空间关系 $(x_2, y_2) = (x_1, y_1) + (d\cos\theta, d\sin\theta)$ 的像素对的个数；分母为像素对的个数。

灰度游程长度矩阵定义为 $P(i, j|\theta)$，矩阵中的 (i, j) 元素描述在灰度级别为 i、给定角度 θ 时，图像中出现的 j 个连续的灰度像素值的数目，可以描述某一方向下相邻具有相同灰度或者同属于某个灰度范围内的像素的个数。在粗纹理区域的灰度游程长度较长，而在细纹理区域，短游程长度的情况比较多。

在灰度共生矩阵的基础上计算角二阶矩（angular second moment，AngScMom）、对比度（contrast）、相关（correlation，correlat）、平方和（sum of squares，SumOfSqs）、逆差矩（inverse difference moment，InvDfMom）、和均值（sum average，SumAverg）、和方差（sum variance，SumVarnc）、和熵（sum entropy，SumEntrp）、熵（entropy）、差方差（difference variance，DifVarnc）、差熵（difference entropy，DifEntrp）等特征值。在灰度游程长度矩阵的基础上计算短游程因子（short run emphasis，SRE）、长游程因子（long run emphasis，LRE）、高灰度游程因子（high gray-level run emphasis，HGRE）、低灰度游程因子（low gray-level run emphasis，LGRE）、短游程低灰度因子（short run low gray-level emphasis，SRLGE）、短游程高灰度因子（short run high gray-level emphasis，SRHGE）、长游程低灰度因子（long run low gray-level emphasis，LRLGE）、长游程高灰度因子（long run high gray-level emphasis，HRHGE）、灰度不均匀度（gray-level non-uniformity，GLNU）、游程长度不均匀度（run-length non-uniformity，RLNU）、游程百分比（run percentage，RPC）等特征值，描述矩阵的分布情况，进而从多个维度反映图像特点。

近年来，利用影像组学包对图像纹理特征进行提取时，也将量化体素灰度值与特定距离内邻域的平均灰度值之间差异的相邻灰度差矩阵（neighbouring gray tone difference matrix，NGTDM）和量化体素值测量相邻体素之间的差异的灰度相关矩阵（gray level dependence matrix，GLDM）纳入到分析中。

二、基于边缘及形状的特征

通常情况下，基于边缘及形状的特征有两类表示方法，即轮廓特征、区域特征。图像的轮廓特征主要针对物体的外边界，而图像的区域特征则关系到整个形状区域。以下介绍几种典型的形状特征描述方法。

（一）边界特征法

该方法通过对边界特征的描述来获取图像的形状参数。其中霍夫（Hough）变换检测平行直线方法和边界方向直方图方法是经典方法。Hough 变换是利用图像全局特性而将边缘像素连接起来组成区域封闭边界的一种方法，其基本思想是点-线的对偶性；边界方向直方图法首先微分图像求得图像边缘，然后做出关于边缘大小和方向的直方图，通常的方法是构造图像灰度梯度方向矩阵。

（二）傅里叶形状描述符法

傅里叶形状描述符（Fourier shape descriptor）基本思想是用物体边界的傅里叶变换作为形状描述，利用区域边界的封闭性和周期性，将二维问题转化为一维问题。

由边界点导出三种形状表达，分别是曲率函数、质心距离、复坐标函数。

（三）几何参数法

形状的表达和匹配采用更为简单的区域特征描述方法，如采用有关形状定量测度（如矩、面积、周长等）的形状参数法。在基于图像内容查询（QBIC）系统中，便是利用圆度、偏心率、主轴方向和代数不变矩等几何参数，进行基于形状特征的图像检索。

需要说明的是，形状参数的提取，必须以图像处理及图像分割为前提，参数的准确性必然受到分割效果的影响，对分割效果很差的图像，形状参数甚至无法提取。

（四）形状不变矩法

利用目标所占区域的矩作为形状描述参数。

（五）其他方法

近年来，在形状的表示和匹配方面的工作还包括有限元法（finite element method, FEM）、旋转函数（rotation function）和小波描述符（wavelet descriptor）等方法。

在影像组学特征中，形状特征包括体素体积（voxel volume）、表面积（surface area）、表面积体积比率（surface area to volume ratio）、球形度（sphericity）、紧凑性（compactness）、球形比例（spherical disproportion）等。

三、基于深度学习的特征

手动设计的特征需要大量先验知识及经验，相比之下，基于深度学习的特征提取试图从数据中进行学习。在本节中，把基于深度学习的特征提取分为图像全局特征提取、区域特征提取，以及图像局部特征提取三大类。全局特征提取是将整幅图像编码为一个特征向量，此特征向量可用于分类乃至图像重建等任务；区域特征提取是将图像中的一块区域编码为特征向量，可以用于物体检测及分割；局部特征提取，是指从图像中进行特征点的提取，这些特征点及其表示能够完成图像之间的匹配、配准等任务。

（一）全局特征提取

基于深度学习的全局特征提取，最常用的方式是从已有神经网络（如完成分类任务的神经网络）的中间层提取图像的全局特征。通常选择神经网络较深层次所产生的特征图，因为在较深的层次，网络能够更好地捕获全局、高层次的语义信息。例如，使用 ResNet 作为全局特征提取器，可以选择其最后一层或倒数第二层的特征，从而获得维度为 2048 或 1024 维的图像全局特征向量。

若没有已训练好的神经网络，也没有标注的数据可供训练，可以采用自编码器的方法提取图像的全局特征。自编码器是神经网络的一种，其输入与输出均为样本自身。通常，自编码器包含编码器与解码器两部分，且编码器输出的特征维度显著低于样本自身的维度。编码器的输出被称为"瓶颈层"。直观上，自编码器将输入样本通过编码，得到一个低维度的特征向量，再从此向量中重构输入样本。由于"瓶颈层"存在信息损失，为实现良好的重建效果，编码器需要学习保留样本更本质的信息，而丢弃对于重建样本不重要的噪声信息。编码器所得的低维特征向量，可作为整幅图像的特征向量使用。

（二）区域特征提取

区域特征提取在物体检测/分割中较为常见。代表性的方法是 ROI Pooling（池化）及 ROI Align（对齐）。两者的目的均是将一个可变矩形区域内的特征图，提取为具有固定维度的特征，从而用于后续的分类或回归任务（后续分类或回归，只能接受具有固定维度的特征）。ROI Pooling 首先将任意矩形的顶点量化（舍入至整数），使其与特征图的网格对齐，随后对进行池化的矩形单元大小进行量化，得到池化区域，最后进行最大池化操作而得到特征向量。由于引入了两次量化操作，因而会带来误差。

ROI Align 通过插值解决了这个问题。例如，对于任意矩形，我们要执行 2×2 的最大池化，并得到 3×3 的固定维度特征向量。那么 ROI Align 直接将矩形分为 3×3 的网格，在每个网格中，计算 2×2 个池化点的坐标。此坐标可以不为整数。计算出坐标后，通过双线性插值，获得池化点的特征值，并执行最大池化。这样减少了因量化带来的误差，使结果更加准确。

（三）局部特征提取

传统的图像局部特征描述子，如尺度不变特征转换（SIFT）、加速稳健特征（SURF）等，能够检测图像中判别性较强的特征点（如角点），并提取其特征（描述子）。这些特征点及其描述子可用来进行图像的匹配、配准等任务。使用神经网络，同样能够实现特征点的检测及特征提取。此类工作能够使用神经网络生成特征点的得分图用于特征点的检测，随后抽取特征点所在图像块，基于度量学习（metric learning）的方法学习特征点的相似度。但由于特征点的真值难以进行标注，因此，此类方法的训练数据往往基于传统的局部特征匹配技术而得到。具体而言，在多幅自然图像中，可以根据一些三维场景中的几何约束对局部特征匹配进行筛查，筛除部分匹配，进而用余下的较佳的匹配点训练神经网络。在训练之后，网络可以达到更加稳健的特征点检测及匹配效果。目前，此类方法在医学影像领域的应用还相对较少。

第六节　模式识别的临床应用

一、有监督学习模型的临床应用

有监督学习模型算法，通过分析训练大量已知典型病灶及组织器官的影像学特征作为样本训练集，建立含有病灶及组织器官特征的图像数据模型也就是标签，标签通常是由图像纹理、图像形状及图像灰度等特征表示。通过输入原始图像，把标签也作为输入对象与原始图像进行比对，由模型运算生成一个有标签特征信号的图像，比对结果经过验证符合标签特征则分类成功，可以辅助临床医师进行临床决策。如比对不符合标签特征则返回训练学习，重新建立图像特征的新标签，不断完善特征集。

MRI 影像检查能够显示脑结构变化，对脑组织和脑部肿瘤的显示特异性好，对脑肿瘤的诊断率极高，是诊断脑部肿瘤的标准技术。使用多参数 MRI 纹理特征、直方图特征、灰度特征、肿瘤中央和边缘特征、水肿和坏死区域特征等建立基于机器学习的脑部肿瘤标签。研究者利用决策树、支持向量机（SVM）、朴素贝叶斯、k 近邻（KNN）算法、逻辑回归、线性回归、人工神经网络有监督学习算法开发了一系列有关脑部肿瘤的算法，可以对脑肿瘤进行客观和定量的评估（图 6-21）。提高了早期脑肿瘤分级诊断的准确性，并可为脑部肿瘤患者提供个性化治疗决策。

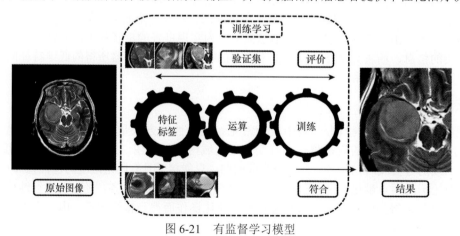

图 6-21　有监督学习模型

二、无监督学习模型的临床应用

无监督学习模型在临床上被广泛应用，模型不需要标注好的特征作为训练材料，利用医学检查没有预设标注的大量原始图像，只需要对输入图像进行多层卷积等操作便可以得到空间特征，从而将无标签的病灶从图像背景区域分离出来。无监督模型是根据图像间的相似度自动划分出不同类别，对于变形大、变化复杂的图像直接从数据中寻找规律，生成模型参数。

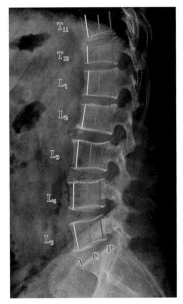

图 6-22　椎体高度测量
A. 前缘；C. 中部；P 后缘

如正常人体身高、体型不同，椎体的大小也不一样，诊断椎体压缩性骨折是根据椎体的形状或与正常椎体的大小来判断。选择侧位脊椎 X 射线 DR 原始图像，用图像分割技术将其中椎体的边缘轮廓信息特征提取出来。常见的椎体压缩性骨折椎体变形影像表现有楔形变、鱼椎样变或混合型，通过检测椎体前缘（A）高度、中部（C）高度和后缘（P）高度（图 6-22），并把椎体的最大高度和最小高度作为特征输入，采用无监督识别模型，根据聚类分布图可直观评价压缩椎体与正常椎体的分布（图 6-23），结果指示，T_{11}、T_{12} 疑有压缩性骨折或椎体退行性病变。

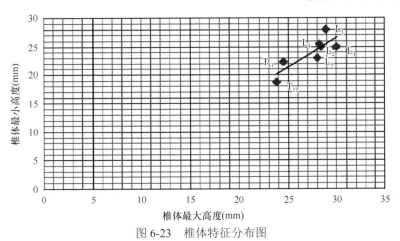

图 6-23　椎体特征分布图

三、深度学习分类的临床应用

医学图像深度学习分类应用，首先学习已知的医学解剖结构知识及对 X 射线、CT、MRI 等相应影像学数据或数据信息或图像信息作为描述模型，由不同成像模式生成不同的图像分析模型，然后对图像进行预处理，获取大量的图像特征数据，最后挖掘图像信息，对病灶分析辅助临床医师诊断疾病或对病变发展进行预测（图 6-24）。

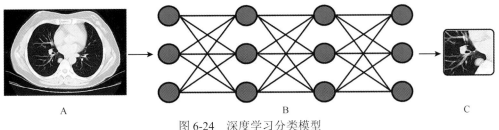

图 6-24　深度学习分类模型
A. 图像输入；B. 深度学习；C. 结果

医学图像识别分类也属于临床诊断中的一种，图像信息含有正常器官和病变等组织，深度学习分类模型通过构建的深层次网络，对图像进行分类，在结果中标记出可能病变的区域。深度学习分类模型直接从网络数据中得到大量图像特征，实现特征的自适应提取，广泛应用于临床图像数据的分析处理及疾病检测中。

卷积神经网络（CNN）技术常用于深度学习医学图像分类分析及临床病灶的识别研究中。CNN 基本结构是卷积层、池化层和全连接层。卷积层是对目标图像多维纹理、形态、位置、灰度特征提取，将图像输入到预训练好的卷积神经网络模型中，对图像进行一次卷积操作就可以生成一个特征图，通过加深网络深度可以学习到图像更深层的特征。池化层的作用是降维和聚合，降低输入图像特征的分辨力得到具有空间的特征，并且随着网络深度的增加，要求图像降维越低特征越抽象，表达能力特征越强，但提取图像特征信息越来越丰富，多个卷积层和池化层连接构成卷积网络。全连接层或称分类器通过对图像数据集进行训练聚合，整合卷积层和池化层中具有类别区分性的局部信息，将训练出的一系列弱分类器变成一个强的分类器。CNN 也是医学图像分类的首选，常用贝叶斯方法、支持向量机（SVM）等模型对医学图像病灶进行分类检测。

临床应用深度学习对 CT 肺结节和 MRI 脑部疾病的自动分类，乳腺 X 射线摄影图像在乳腺癌、乳腺肿块和钙化疾病的检测上已相对成熟。也有使用深度学习图像分割模型对肺野区域、锁骨区域和肩胛骨区域进行分割，研究深度学习分类模型和传统图像处理算法，用来辅助临床 X 射线摄影图像智能质控。

四、临床应用中的图像特征提取方法

医学图像数据主要包括 DR、MRI、CT、DSA、US 及 PET 等影像学检查的图像，医学图像具有特异性、高分辨力、模糊性、多模态等特点，是由医学影像设备对人体组织结构采样及图像重建产生的灰度图像，并将离散特征数值映射到图像不同的空间位置上。医学图像是由二维（2D）像素或三维（3D）像素组成的，像素和体素所表达的具体数值，是由成像设备、成像协议、重建方法，以及后期加工所决定的，医学图像关键成分是反映人体内部解剖结构或组织器官功能的图像。像素大小、像素深度和像素矩阵等参数，与图像大小和图像分辨力密切相关，也是组成图像的最小基本单元。像素和体素是用来描述医学成像设备的医学图像的重要的量，同时也是描述解剖及其功能细节的主要表达方式，也是对基于后图像处理的基础数据。

目前，医学图像特征提取的方法主要有图像纹理、图像形状、图像灰度、多维度图像融合、影像组学、深度神经网络医学图像和颜色特征等提取。

（一）图像纹理特征提取

纹理是所有物体表面所具有的内在特性，临床病变影像也有其特征性，可表现为病变表面的结构特点及周围组织的关系。如 CT 扫描图像的肺结节影像学特点有轮廓、边缘、毛刺、空洞、钙化、卫星灶与血管及胸膜关系等特征。对纹理图像的特征描述主要有视觉特征法和共生矩阵法。

（二）图像形状特征提取

图像边缘形状特征是医学图像的重要特征，主要从图像中病变的灰度形状特征、边缘形状特征、主成分特征等几个方面进行，图像形状特征提取中的边缘可以被定义为局部区域内影像特征的差异，如灰度级突变纹理结构的改变等。形状特征提取用边缘检测勾画出图像中目标的轮廓，分析图像是否含有组织器官需要识别的标签。图像形状特征提取的目的是要突出组织器官的边缘，以便取得该组织结构的图像特征。图像灰度分析的方向、大小、变化幅度等综合性的信息，能够反映图像的形状特征，如肺结节影像学特征包括结节形状（有圆形、类圆形及不规则形状）、肿瘤的分型分期、治疗的预后预测。图像形状特征是可以同时表现出病变结构空间分布和灰度特征的一种方法。

（三）图像灰度特征提取

灰度特征医学图像所主要关心的临床常见灰度矩阵直方图特征提取方法，是将影像检查，如 DR、CT 及 MRI 等图像的灰度图，转换成灰度分布特征直方图数据，进行累加、均值化后得到灰度分布特征灰度值函数。对灰度特征提取还有灰度矩、灰度集等方法。基于正常图像组织与病灶组织灰度值不同的特征，来提取判断图像有无病变可能，常见有监督学习模型图像特征提取。

（四）多维度图像融合特征提取

多维度图像融合特征提取方法，如分别在 MRI 不同序列的二维横断图像，如 T_1WI、T_2WI、DWI（扩散加权成像）等序列或图像融合提取组织的图像特征。在三维空间 CT 容积检查图像中，基于体素的形状和灰度值分析方法、不同空间体积和密度等组织结构特征，融合所提取的多维特征，并通过支持向量机对图像进行分类识别提取。该方法结合了医学图像中的各种特征，能够从不同的角度同时对图像内容进行描述和辨识。如在脑部肿瘤 CT 不间隔薄层容积图像的三维立体空间中，提取三维邻域灰度值域特征，用三维灰度特征对原始图像进行筛选匹配，可得到精确的体积大小及三维肿瘤结构的结果。

（五）影像组学特征提取

影像组学是指从医学图像中提取高通量的特征，对影像信息进行更深层次的数据挖掘。影像组学的方法步骤：①获取影像数据；②识别感兴趣区；③进行图像的分割；④特征提取和选择；⑤建立特征数据库；⑥利用特征数据来开发分类器以预测结果。如采用 CT 平扫及增强图像可提取放射学信息特征及纹理特征；MRI 扫描的 T_1WI 序列图像中可提取纹理信息，T_2WI 图像中可提取组织中的液体特征信息，DWI 序列 ADC（表观扩散系数）图像中可提取组织特异性特征信息；PET 检查可提取分子学特征信息。原始图像输入深度学习多层卷积神经网络，分析各影像组学特征，同时结合其他信息并与其他临床数据相关联，对数据形成的复杂模式进行评估，用于临床诊疗决策支持。

（六）深度神经网络医学图像特征提取

卷积神经网络（CNN）是目前模式识别中最为突出的算法，有采用深度迭代的方法进行，有监督的深度学习模型及基于无监督模型的深度学习深度神经网络特征提取。CNN 有强大的空间识别能力，可以从医学图像中提取出解剖结构及病灶高阶的空间特征，通过对这些特征进行分析和识别，很容易完成对原始图像的分割操作。CNN 模型已在医学影像的临床疾病诊断中得到了广泛的应用，如肺结节的良恶性分类、糖尿病眼底图像视网膜改变的分类，以及肿瘤检测、脑神经系统疾病分类、心血管疾病检测等领域都有研究。基于临床经验知识指导的迁移学习图像识别，如基于 Image Net 数据进行模型迁移，实现肺结节、肺肿瘤、乳腺肿瘤、乳腺癌和结直肠息肉图像特征的识别检测，采用不同对比度的图像、利用多尺度注意力模型实现病变检测。

（七）颜色特征提取

颜色反映的是器官的表面性质，有颜色改变是图像特征，颜色特征区别度较高，不受大小变化和特性的影响。临床颜色特征提取常见于乳腺红外图像、胃镜图像、肠镜图像、眼底图像及关节镜图像等可视医学图像。

（胡玲静　徐绍忠　周　辰）

第7章　医学影像的可视化

CT、MRI 等医学成像系统获得的是人体体层二维图像，如果对这些图像进行处理，同时采用合适的显示技术将处理结果显示出来，以增强人们对器官解剖结构和病灶三维形态的观察和理解，这种处理称为影（图）像的可视化（visualization）。医学影像可视化是体数据场可视化的过程，现阶段所获得的二维图像，本身无法直观表示组织器官的情况，而三维可视化则直观、真实、全面地表现了区域的信息，有利于医生对病情的深入理解，以及在此基础上的分析与判断。本章主要介绍医学影像可视化的原理、常见的显示可视化形式及其临床应用。

第一节　概　　述

可视化技术指的是运用计算机图形学和图像处理技术，将数据转换为图形或图像在屏幕上显示出来，并进行交互处理的理论、方法和技术。医学影（图）像可视化是可视化研究的一个重要方向。从二维医学图像中，人们很难直接获得感兴趣对象的立体信息，如器官或病灶的三维形态及与毗邻组织的空间关系。在临床诊断和手术计划中，医师迫切希望可以从不同角度观察靶区的三维空间结构，获得更多的有用信息。随着各种体层及容积成像技术（如 CT、MRI、PET 和 SPECT 等）的发展和成熟，医学图像可视化技术得到了迅速的发展。作为成像设备二维体层信息的有力补充，医学图像可视化技术可以提供翔实的、具有真实感的三维医学图像，辅助医师从多角度、多方位、多层次进行观察和分析，在辅助医师临床诊断、手术计划的设计与虚拟仿真、优化治疗方案等方面发挥重要作用。

医学图像可视化的研究始于 20 世纪 70 年代中期，由于受当时计算机体层成像技术和解剖断层技术发展水平的限制，体层厚度和层间距都很大，因此，早期主要集中在将相邻体层的轮廓进行连接，生成物体表面的连接轮廓研究上。随着科学计算可视化、计算机图形学、高性能计算等各种信息技术的发展，三维可视化的基本思想得以建立，并逐渐成熟。医学图像三维可视化可提供人体组织、器官的三维信息，辅助医师对病变体及周围组织进行分析，提高医疗诊断的准确性与科学性；并可进行手术模拟，有利于制订最优的治疗方案及放射手术规划；在解剖教育及医学研究中亦具有重要意义。自 20 世纪 80 年代末期，国际上以美国为主导逐步开展了人体模型的数字化研究，科罗拉多大学的研究小组于 1989 年率先开展可视化人体计划，并于 1991 年建立了世界上第一套可视化人体数据集（男性），1994 年获得第一套女性可视化人体数据集，2000 年建立超高分辨力数据集，其影像数据主要源自全身 CT、MRI 及组织切片摄影。其后，中国、韩国相继建立可视化人体数据集。

目前，医学图像的可视化技术主要是利用一系列的二维医学体层图像（如 CT 图像）重建三维图像模型，并利用计算机以可视化的方式展示其三维形态结构，又称医学图像三维重建技术或图像三维可视化技术，其处理过程见图 7-1。医学图像可视化的研究内容非常广泛，除医学数据的图像化外，还包括这些图像的数据处理、图像的分割、三维医学图像重建、图像三维测量与分

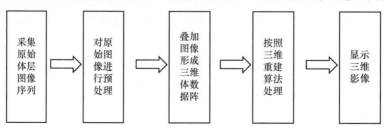

图 7-1　医学图像三维可视化处理过程

析等，该技术最关键的部分就是三维重建，也就是从二维数据到三维几何数据的处理过程。图像重建与图像可视化都是较为复杂的计算与处理过程，本章对医学图像重建与可视化的基本理论与方法进行阐述。

一、医学体层成像

在医学体层成像出现前，传统的医学成像技术或手段是将成像区域内的三维人体组织，投射于二维的成像范围内，记录在胶片或显示屏上，最终形成二维医学影像。这种方式势必造成人体组织信息在影像上的重叠和遮挡，使病灶缺失某一维度（如深度）的信息，虽然可以通过多体位摄影进行适当补偿，但并不能解决根本问题。如在胸部影像的实际诊断过程中，某些肺部病灶由于肋骨影像的重叠而无法确定位置，或者被肋骨或纵隔影像遮挡。这种影像重叠是三维影像在一维路径上产生了叠加，用积分形式可以表示为式（7-1）。

$$I_d(x,y) = I_0 \exp[-\int \mu(x,y,z)\mathrm{d}z] \tag{7-1}$$

$I_d(x, y)$ 为影像记录装置上记录的 X 射线强度分布，I_0 为入射 X 射线强度，$\mu(x, y, z)$ 为组织吸收 X 射线系数的分布函数，它实际上对应于人体组织结构的细节，二维图像信息实际是其在 Z 方向的投影 $\int \mu(x, y, z)\mathrm{d}z$。

为解决这一问题，曾出现了体层摄影术，光源和影像记录装置（胶片或成像板）沿相反方向运动，但保持与成像区域的垂直距离不变，见图 7-2。这样成像区域中的某层组织处于聚焦面上，被记录于影像记录装置从而成像，其余层面组织影像由于受到光源和影像记录装置的运动而模糊，无法清晰显示。体层摄影根据光源的运动形式分为直线运动成像、圆运动成像和摆线运动成像等。这些运动方式要求光源和记录装置精确计算运动速度，以保证计算准确。同时严格限制运动时间，保证在被检者可接受的屏气时间内完成，以限制呼吸伪影。体层摄影成像的计算如下。

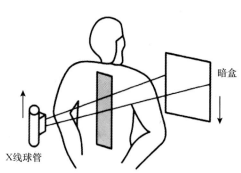

图 7-2　X 射线成像设备的体层摄影

探测器接收强度见式（7-2）。

$$I_d(x_d, y_d) = t\left(\frac{x_d}{M}, \frac{y_d}{M}\right) ** \frac{I_0}{L(k+m)} \mu\left(\frac{x_d}{k+m}, \frac{y_d}{k+m}\right) \tag{7-2}$$

直线运动形式的体层摄影射线源移动路径见式（7-3）。

$$f(x,y) = \int g(x,y,z)\mathrm{d}(vt) = \mathrm{rect}\left(\frac{x}{X}\right)\delta(y) \tag{7-3}$$

将式（7-3）代入式（7-2）得最终的成像强度，见式（7-4）。

$$I_d(x_d, y_d) = t\left(\frac{x_d}{M}, \frac{y_d}{M}\right) ** \frac{I_0}{X(k+m)} \mathrm{rect}\left[\frac{x_d}{X(k+m)}\right]\delta(y_d) \tag{7-4}$$

其中，v 是射线源在 X 方向上走过的速度，X 是射线源走过的距离，m 为放大率，k 为底片运动的换算因子，** 表示二维卷积，$k+m$ 代表总放大率。

体层摄影曾一度作为一项重要的成像功能出现在 X 射线成像设备中。但体层成像存在一些无法解决的问题，如辐射面积广、剂量大，要采集一层组织的影像，则比成像区域大得多的组织体积均要接受 X 射线照射，大大增加了被检者受照射剂量，增加了辐射损伤概率。另外，体层摄影的图像质量，尤其是对比度及分辨力，相对 X 线片并无明显提高。影像信息中还掺杂了模糊区域的影像，相当于影像中增加了更多的散射线，削弱了组织对比。体层摄影还需要被检者的屏气与制动配合，不适于床旁摄影和屏气困难的被检者。

真正的体层成像出现在 1971 年，始于世界上第一台可应用于临床的 CT，它安装于阿特金森-莫利（Atkinson-Morley）医院。这种技术也叫计算机辅助体层成像或计算机轴向体层成像（computed aided tomography 或 computed axial tomography，CAT），其图像重建的数学理论最早是由奥地利数学家拉东（Radon）于 1917 年提出的，即三维的物体可以以它的投影的无限集合唯一地重建出来。此后经过了很多数学及物理学家的实践和发展，最终由英国 EMI 公司的亨斯菲尔德（Hounsfield）实现和完成。

计算机体层成像截然不同于体层摄影，其射线束中心面与体层成像的平面呈平行重叠关系，而非体层摄影的垂直关系，因此，射线范围仅覆盖成像层面，影像信息不包含非成像层面。另外，成像区域在轴向上压缩得尽量薄，使成像区为一薄层区域，可近似认为二维吸收系数分布。这样组织重叠问题简化为部分容积效应，因此，对组织的观察效果大大提高，给人一种人体"切开"观察的效果。

二、体层成像的数学原理

CT 的发展过程中，采用过很多种图像重建算法，其数学原理各不相同。经过近 50 年的发展，先后出现了联立方程、迭代、二维傅里叶变换、反投影（back projection）等重建算法。拉东的数学理论被广泛借鉴于二维傅里叶变换算法和滤波反投影算法，并应用于教学。在此，我们将拉东的中心切片定理作为计算机体层成像的基本数学原理。

CT 图像重建是通过扫描过程获得数据，并将数据进行分析处理，推导出拟成像层面内的吸收系数分布。前面提到，CT 将成像的薄层区域近似为二维吸收系数分布，即认为成像的容积内对应的体素矩阵为 $M \times N$ 个，每个体素厚度均为 L，见图 7-3。假定每个体素吸收系数是均匀的，则对应图像的吸收系数分布为 $\mu(x, y)$，求出层面内吸收系数分布，并将吸收系数对应成灰度值，即可重建出图像。

CT 系统通过对组织扫描获得数据，扫描的方式根据系统分为平行线束扫描、扇形束扫描、宽扇形束扫描等。以最基本的平行线束为例，扫描装置由一个 X 射线管和一个探测器组成。X 射线束被准直成单线束形式，X 射线管和探测器围绕受检体做同步平移-旋转扫描运动，见图 7-4。

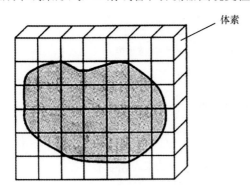

图 7-3 CT 成像的体素矩阵（$M \times N$ 的吸收系数矩阵）

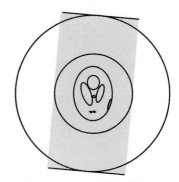

图 7-4 CT 的单束扫描方式

这种情况下，在一个固定角度上，探测器所得到的值是成像区域在该角度上衰减后 X 射线强度值 I，通过取对数得到式（7-5）。

$$P = -\ln\left(\frac{I}{I_0}\right) = \iint \mu(x, y)\mathrm{d}x\mathrm{d}y \tag{7-5}$$

其中，P 为该角度下的投影（projection）。如果探测器进行 360° 的扫描，每次间隔 1°，则可获得 360 个投影。利用这些投影求解出 $\mu(x, y)$，即可得到图像。为方便不同扫描角度的表达，将投影由直角坐标系 (x, y) 变换到极坐标系 (R, θ) 表示，则扫描路径可以用直线方程表示，见式（7-6）。

$$x\cos\theta + y\sin\theta = R \tag{7-6}$$

其中，R 表示射线路径距离体层中心的距离，θ 表示扫描角度。在 θ 角的投影表示为式（7-7）。

$$P(R, \theta) = \iint \mu(x, y)\mathrm{d}x\mathrm{d}y \tag{7-7}$$

使用单位脉冲函数的筛选性质表示某个 θ 角的投影值，见式（7-8）。

$$P_\theta(R, \theta) = \iint \mu(x, y)\delta(x\cos\theta + y\sin\theta - R)\mathrm{d}x\mathrm{d}y \tag{7-8}$$

在体层图像重建中，一个具有指导意义的数学理论，即中心切片定理。它指出，吸收系数函数 $\mu(x, y)$ 在某一方向上的投影 $P_\theta(R)$ 的一维傅里叶变换函数 $G_\theta(\rho)$，是原吸收系数函数 $\mu(x, y)$ 的二维傅里叶变换函数 $F(\rho, \theta)$ 在 (ρ, θ) 平面上沿同一方向上过频率域空间原点的直线上的值，见图 7-5。

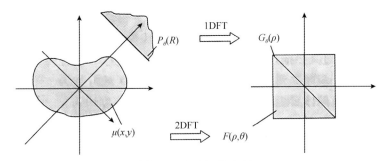

图 7-5　中心切片定理

1DFT：一维离散傅里叶变换；2DFT：二维离散傅里叶变换

对吸收系数 $\mu(x, y)$ 分布进行二维傅里叶变换并进行 (ρ, θ) 域表示，对其在频率域空间的形式过原点"切一刀"，则切出的切面函数等于所切相同角度下的投影函数进行 (ρ, θ) 表示并进行一维傅里叶变换的值。或者说，在角度 θ 得到的投影值的一维傅里叶变换，等于物体的二维傅里叶变换过频率域中心同样角度的值，但要投影值和物体吸收系数均在 (ρ, θ) 坐标系中表示。

中心切片定理的公式描述见式（7-9）和式（7-10）。

$$F[\mu(x, y)] = F(\rho, \theta) \tag{7-9}$$

$$F_\theta(\rho) = F[G_\theta(\rho)] \tag{7-10}$$

如使用直角坐标系，则中心切片定理可描述为式（7-11）。

$$F[g(x, y)_{x,y}\,|_{u=0}] = \iint g(x, y)\mathrm{e}^{-2j(ux+vy)}\mathrm{d}x\mathrm{d}y\,|_{u=0} \tag{7-11}$$

此公式即为零频率准则在二维情况下的等价。

基于这个理论，只要采集尽可能多的投影数据，将投影进行一维傅里叶变换，在频率域中，将这些变换值按投影角度排布，并进行适当的高频区域插值。当 360 个或 180 个投影值的傅里叶变换填充完频率域后，将频率域数据进行二维傅里叶逆变换，即得到原始的吸收系数分布，求解得图像。

对于中心切片定理，可以通过一个特殊角度的投影重建，简单验证一下。设对某一组织进行平行于 y 轴的扫描，见图 7-6。

则投影值见式（7-12）。

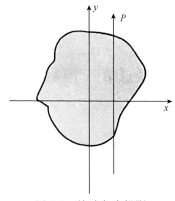

图 7-6　特殊角度投影

$$P(x,0) = \int_{-\infty}^{\infty} f(x,y)\mathrm{d}y \tag{7-12}$$

取其傅里叶变换为式（7-13）。

$$P(u) = \int_{-\infty}^{\infty} p(x,0)\mathrm{e}^{-2j\pi ux}\mathrm{d}x = \int_{-\infty}^{\infty} f(x,y)\mathrm{e}^{-j2\pi ux}\mathrm{d}x\mathrm{d}y \tag{7-13}$$

原组织吸收系数的二维傅里叶变换在同角度下的取值见式（7-14）。

$$F(u,v)|_{v=0} = \int_{-\infty}^{\infty}\int_{-\infty}^{\infty} f(x,y)\mathrm{e}^{-2\pi(ux+vy)}\mathrm{d}x\mathrm{d}y\,|_{v=0} = \int_{-\infty}^{\infty}\int_{-\infty}^{\infty} f(x,y)\mathrm{e}^{-2\pi ux}\mathrm{d}x\mathrm{d}y \tag{7-14}$$

则证明射线束平行 y 轴时，中心切片定理成立。

对于实际的计算机体层成像来说，中心切片定理指出了重建图像的数学方法。

第二节　影像的可视化

随着多排螺旋 CT 的应用，被检者一次检查获得的可用图像数量呈爆炸性增长。一次扫描往往获得几十乃至几百幅体层图像，这就使得使用三维形式显示组织和器官变得可行且必要。图像三维显示技术可以更好地显示数据和诊断信息，为医师提供逼真的显示手段和定量分析工具，在辅助医师诊断、手术仿真、引导治疗等方面发挥重要作用。同时，三维显示还可以避免医师陷入二维图像的数据"海洋"，防止过多浏览体层图像而造成漏诊率上升。

图像三维可视化对获得的数据或二维图像信息进行处理，生成物体的三维结构，并按照人的视觉习惯进行不同效果的显示。在医学成像及医学图像处理中，图像三维可视化基于医学成像设备获得的大量二维体层图像，如 CT、MRI 等，并按照不同的诊断目的和算法进行显示。常见的显示可视化形式有多平面重组（multiplanar reformation，MPR）、曲面重组（curved planar reformation，CPR）、表面阴影显示（shaded surface display，SSD）、最大（小）密度投影（maximum/minimum intensity projection，MIP）、仿真内镜（virtual endoscopy，VE）等。还有一些医学图像三维可视化基于专门的三维扫描技术获得体数据，直接处理体数据生成三维结构，如 MRI 中的容积扫描等。这种可视化的算法与借助体层图像重建无本质的差异。

图像三维可视化的算法与数据或二维图像的获取方式（或者说成像方式）是相关的，很多情况下，要进行某种三维重建就必须按照这种重建的要求采取特定的数据获取方式或扫描方式，这在 MRI 中是需要注意的。

三维可视化尽管显示形式较多，但其根本算法常用的只有两类：一类是通过几何单元拼接拟合物体表面来描述物体三维结构，称为面绘制（surface rendering）技术，又称间接绘制方法；另一类是直接将体素以一定的颜色和透明度投影到显示平面的方法，称为体绘制（volume rendering）技术，又称直接绘制方法。比较而言，面绘制方法运算量小，表面显示清晰，但对边缘检测的要求比较高；而体绘制方法不依赖边缘检测，但运算量很大，无法满足实际应用中交互操作的需要。将面绘制与体绘制技术结合应用，就形成混合绘制法，见图 7-7。此外，多平面重组和曲面重组属于将三维体数据进行再切面，并将二维切面影像显示出来的技术形式。

一、面　绘　制

作为一类重要的绘制及显示技术，面绘制主要面向三维空间均匀数据场，在提取感兴趣物体表面信息的基础上，把体数据转换为由一系列多边形面片拟合的等值表面，然后再根据光照、明暗模型进行消隐和渲染，得到具有真实感的三维显示图像。面绘制实际上是显示对三维物体在二维平面上的真实感投影，就像当视角位于某一点时，从该点对三维物体进行"照相"，相片上显示

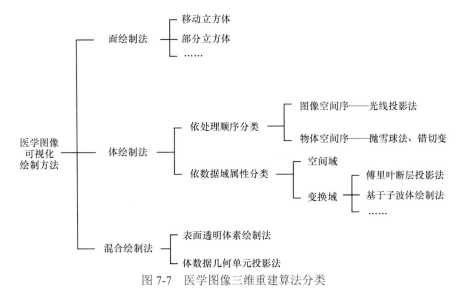

图 7-7　医学图像三维重建算法分类

的是三维物体形象。由于仅涉及物体表面，面绘制技术计算量相对较小，建立的三维数字模型便于控制和产生形变，但缺乏内部信息的表达。在计算机图形学领域，面绘制算法发展到今天已经相当成熟，并可利用专门的图形加速硬件来缩短绘制过程。

面绘制算法由三维空间均匀数据场构造中间几何图元，如三角体、小曲面等，然后再用传统的计算机图形学技术实现绘制，加上光照模型、阴影处理，使重建的三维图像产生真实感。表面阴影显示就是面绘制的一种，它能提供更多的物体表面几何信息，给医师以组织整体的结构信息，并可以较好地描述不同组织间的解剖关系。但表面阴影不能显示物体内部信息和结构，三维体数据的内部数据均被完全遮盖，因此临床应用时，往往对二维图像先进行分割，对分割出的感兴趣区进行三维重建和面绘制。

面绘制算法目前有移动立方体（marching cube，MC）算法和立方体（cuberille）算法等，最为常用的是移动立方体算法，由 W.Lorensen 等于 1987 年提出，也被称为"等值面抽取"(iso-surface extraction)，它是面绘制算法中的经典算法，原理较简单，易于实现。

移动立方体算法将三维数据网格分成许多体元，根据物体表面特征，给出物体等值面的相关阈值，再逐个测试体元的八个顶点是否位于等值面，通过线性插值得出体元中位于等值面的点，用连接这些点得到的三角形或多边形来代替立方体，由这些全部的三角形或多边形得到三维数据场的三维表面信息。最后按照某种光照模型计算等值面的显示亮度，并以等值面投影显示出来。

移动立方体算法过程如下。

（1）通过配准及插值后，建立面绘制所需的基本三维体数据，选定作为表面显示的等值面的灰度阈值，见图 7-8。

（2）紧邻上下两层数据对应的四个像素点构成一个立方体，或对应成一个体素。

（3）体素共八个顶点，按照前面得到的等值面阈值进行分类，超过或等于阈值，则顶点算作等值面的内部点；小于阈值，顶点算作等值面的外部点。

（4）生成一个代表顶点内外部状态的二进制编码索引表。

（5）用此索引表查询一个长度为 256 的构型查找表，得到轮廓（等值面）与立方体空间关系的具体拓扑状态（构型）。

（6）根据构型，通过线性插值确定等值面与立方体相交的三角片顶点坐标，得到轮廓的具体位置，见图 7-9。

（7）移动（前进）至下一个立方体，重复（3）～（7）步。

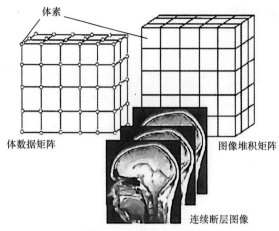

体数据矩阵　　　　图像堆积矩阵

连续断层图像

图 7-8　体数据的结构

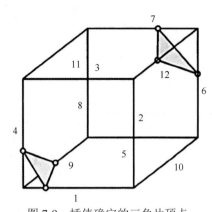

图 7-9　插值确定的三角片顶点

三角片 1= 线 1、线 9、线 4；三角片 2= 线 6、线 7、线 12

　　算法过程（5）中提到了构型这一概念，它的来源是：三维图像的轮廓并不是由体素作为最小单位的，而是由许多个小的三角片拼接而成，这些小三角片与原始体数据的相交形式和空间关系有 $2^8=256$ 种，称为 256 种构型。算法的提出者考虑到某些构型可以由一些基本构型通过对称性实现，如绕三条坐标轴中的任意一轴旋转，或绕任意一轴镜像反转。从而将构型简化为十五种基本构型，见图 7-10。

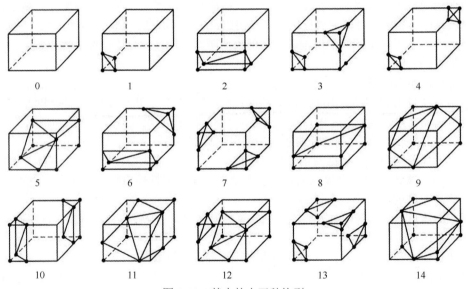

图 7-10　基本的十五种构型

　　实际算法实现时，基于光照模型显示的问题，还需要在插值计算交点后，计算所成三角片的表面法向量，以确定光源光线与法向量的夹角。重建图像表面的法向量代表了局部的弯曲性，决定了镜面反射的方向，是采用光照模型和消除各三角片之间的明暗度不连续性变化所必须知道的量。

　　法向量的计算采用基于灰度梯度方法。首先，使用灰度差分法计算体素顶点的灰度梯度，由梯度得到顶点的法向量；其次，由三角片顶点相邻的两个体素顶点的法向量插值得到三角片顶点的法向量；最后，由三角片顶点的法向量估算三角片的法向量。体素顶点梯度计算公式见式（7-15）至式（7-17）。

$$G_x = [s(i+1,j,k) - s(i-1,j,k)]/2 \tag{7-15}$$

$$G_y = [s(i,j+1,k) - s(i,j-1,k)]/2 \tag{7-16}$$

$$G_z = [s(i,j,k+1) - s(i,j,k-1)]/2 \tag{7-17}$$

体素端点（i、j、k）的法向量 P 见式（7-18）。

$$P(i,j,k) = (G_x/|g|, G_y/|g|, G_z/|g|) \tag{7-18}$$

式中，s 为体素的灰度值，G 为体素的灰度梯度。

三角片顶点法向量计算公式见式（7-19）和式（7-20）。

$$N = N_1 + (\text{isovalue} - s_1)(N_2 - N_1)/(s_2 - s_1) \tag{7-19}$$

$$P = P_1 + (\text{isovalue} - s_1)(P_2 - P_1)/(s_2 - s_1) \tag{7-20}$$

式中，N 代表等值点坐标，P 代表等值点法向量，P_1、P_2 与 N_1、N_2 代表等值点相邻两端点的法向量和坐标，s_1、s_2 代表等值点相邻两端点的灰度，isovalue 为等值面数值。

所有的立方体遍历后，我们还需将三角片加以不同的明暗显示，用以表现物体表面轮廓的凹凸。明暗显示实际上是根据光照模型确定物体表面轮廓的灰度值（表面像素原有灰度值不再使用），计算（光照模型）公式见式（7-21）。

$$I = I_a + (I_s - I_a)\cos\theta \tag{7-21}$$

其中，I 为三角片光强，I_a 为环境光强，I_s 为光源光强，θ 为三角片指向物体外部的法向量与光线的夹角。

最后一个问题是投影显示，这涉及三角片的显示顺序。合理的投影显示时，物体的某些面是被另一些面所遮挡的，是不应该出现的。一般采用视点从后向前的次序，后显示的三角片覆盖先显示的三角片，即消隐。面绘制示例见图 7-11。

移动立方体算法得到的三角片数量相当巨大，运算量大。并且很多三角片实际投影到屏幕上以后，尺寸往往小于一个像素。因此，移动立方体算法的开发者又开发了一个更简化的算法——分割立方体（dividing cube）算法，算法中绘制的基本元素由三角片变成了点，无须考虑拓扑结构。运算速度加快，尤其适于医学图形领域。

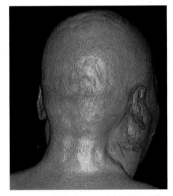

图 7-11　人头部 CT 图像的面绘制

二、体　绘　制

在自然环境和计算模型中，许多对象和现象是无法用几何曲面和曲线表示的三维实体，只能用三维数据场表示，以体素为基本单元。如人体内部构造就十分复杂，如果仅仅用各器官的几何表面表示，不可能真实显示人体的内部信息。体绘制的目的就在于提供一种基于体素的绘制技术，它有别于传统的面绘制技术，无须分割即可直接进行绘制，能显示出对象体的内部结构和丰富细节。体绘制技术直接研究光线穿过三维体数据场时的变化，将三维数据通过模型投影到二维平面进行显示，得到最终的绘制结果，所以体绘制也被称为直接体绘制。这种方法能产生三维数据场的整体图像，包括每一个细节，并具有图像质量高、便于并行处理等优点。体绘制不同于面绘制，它不需要中间几何图元，而是以体素为基本单位，直接显示图像。

目前的常用体绘制算法主要研究光线在带颜色、透明的材质中传播的数学算法，这是实际应用尤其是医学应用所要求的。面绘制的三维重建，医师可以观察到某个脏器或骨骼的外观形态，以及它们相互的解剖位置。但相对于一个三维物体，其内部的信息是没有的，我们只能观察外表，看不到内部包含的组织和内部的几何关系。而目前的体绘制技术就是力求将某一三维感兴趣区内所有的组织（皮肤、骨骼、肌肉等）集中在一幅图中显示，同时重叠或包含的组织之间不是互相完全遮挡的，而是相互有一定的透明度，我们可以透过某种组织观察其内部，如透过肌肉观察到内部包含的骨骼。

因此，物体甚至物体的每一个体元，都要有一个描述其透光程度的量，即透明度。它表示光线可以穿过该物体或体元的程度，我们用 a 量化表示透明度，即阻光程度。如 $a=0$，说明物体 100% 透明；$a=0.5$，说明物体 50% 透明；$a=1$，说明物体不透明。当出现两种组织重叠时，如果上面一种组织有一定的透光性，则由下到上射出的光强中，会包含下面一种组织的密度或颜色，并与上面组织的颜色或密度混合。组织重叠时，计算颜色和 a 值的公式见式（7-22）至式（7-25）。

$$R = a_s R_s + (1-a_s) R_b \qquad\qquad (7\text{-}22)$$

$$G = a_s G_s + (1-a_s) G_b \qquad\qquad (7\text{-}23)$$

$$B = a_s B_s + (1-a_s) B_b \qquad\qquad (7\text{-}24)$$

$$a = a_s + (1-a_s) a_b \qquad\qquad (7\text{-}25)$$

式中，设光线自下而上射出，s 表示上面组织的颜色，b 表示下面组织的颜色，$(1-a_s)$ 表示透明度。

（一）图像空间的体绘制算法

最经典的图像空间绘制算法称为光线投射（ray casting）算法，这是从图像空间（显示图像的屏幕）到物体空间（三维离散数据场）的计算过程（图 7-12）。由显示图像屏幕上的每个像素点位置向物体空间发出光线，该射线与物体空间相交于许多个点，这些点即为物体空间上新的采样点。我们选择适当的重构元素，计算光的传输方程，对三维物体数据进行卷积，重新构建原始的图像信号，并对重构的图像信号进行再次采样，得出重采样的灰度值。最后进行图像合成，计算出每个采样点对屏幕上像素的灰度贡献，合成为屏幕像素的灰度，得到图像。

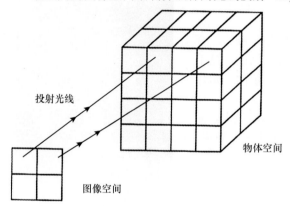

图 7-12　图像空间到物体空间的光线投射

光线投射体绘制算法步骤如下。

（1）对三维体数据进行预处理，包括对各体层二维图像进行降噪，为了提高算法运算速度，还应适当消除图像的冗余数据。根据数据灰度值进行组织分类，对分类后数据根据属性设置颜色值和 a 值。

（2）从显示屏幕的拟显示矩阵中的每个像素按照观察视角发出光线，光线穿过三维数据场，在射线上等间隔选择若干个采样点，若采样点恰巧落在三维数据的网格点（体素顶点）时，采样点值即为顶点值；若不在网格点上，则用采样点邻近的 8 个网格点进行插值，计算采样点的颜色值和 a 值。

（3）使用梯度计算法计算各采样点的法向量，根据光照模型进行物体表面明暗显示。

（4）计算射线对屏幕显示矩阵中像素的贡献，即沿射线由远及近计算采样点的颜色和 a 值。最终得到显示矩阵中每个像素的颜色，形成图像。

光线投射法绘制效果好，可以方便地进行插值和光线提取终止。但其计算量大、速度慢，无法满足实时绘制。随着图形硬件的发展，基于硬件（显卡编程）的光线投射法显示出优势，是对纯软件体绘制的改进和发展。

（二）物体空间的体绘制

同图像空间体绘制相反，物体空间体绘制先由物体的三维体数据进行计算，逐个扫描每个三维空间网格，计算其投射到显示矩阵中的数值，并合成它们对显示矩阵像素的贡献，生成图像。主要有抛雪球法（splatting）、错切-变形法（shear-warp）、纹理映射（texture mapping）等算法。

1. 抛雪球法　又称为足迹法。其中足迹表用来表示物体空间的一点在图像空间的作用范围及作用大小，通常由特定的重构核与体元的卷积生成。抛雪球法通过将物体空间中一点抛到图像空间后再泼溅开来确定该点的影响范围，就好像把一个雪球（体素）扔到墙上（图像屏幕），雪球散开以后，撞击中心的雪量（对图像的贡献）最大，而随着离撞击中心距离的增加，雪量（贡献）减少，因而形象地称之为"抛雪球法"。实现时首先要决定一个数据场的遍历次序，再将每个体元的投影合成到二维图像中，其中投影体元对图像的贡献通过查足迹表来得到，最后再按像素进行合成。

2. 错切-变形法　其基本原理是先将三维视觉变换分解成三维错切变换和二维的变形变换，体数据按照错切变换矩阵进行错切，投影到错切空间形成一个中间图像，然后中间图像经过变形生成最后的结果图像。由于错切-变形法将三维离散数据场的投影变换分解为三维数据场错切变换和二维图像的变形两步来实现，从而将三维空间的重采样过程转换成二维平面的重采样过程，大大减少了计算量，使三维数据场的体绘制可在工作站上以接近实时的速度实现，且不显著降低结果图像的质量。

3. 纹理映射　纹理映射机制能够将图像关联在重建结构表面，从而呈现出真实的视觉效果。例如，可以将地图通过纹理映射到一个球体上，那这个球体看上去就是一个 3D 的具有真实感的地球了。纹理映射需要两种信息，即纹理映射图和纹理坐标。纹理映射图是要粘贴或关联的图像，纹理坐标规定图像的粘贴位置，用于将纹理映射到多边形上。纹理绘制通过定义一系列相互平行的多边形并通过纹理映射实现对体数据的重采样，最后混合纹理映射后的多边形生成结果图像。纹理映射体绘制算法包括二维和三维两大类，前者沿投影的正交方向或主投影轴的轴垂直方向对体数据进行切片，产生系列平行的采样多边形或二维纹理切片，再将二维切片依次堆叠来完成体绘制过程，方法虽简单，但绘制效果不够理想；后者目前应用更广泛。基于纹理映射的体绘制方法能够有效利用图形硬件的绘制性能（包括像素并行处理、线性或三线性插值处理能力等），具有极快的速度。通过纹理技术既可以增强重建解剖结构的真实感，又能降低绘制时对系统软硬件的需求。

（三）混合绘制方法

除了上面提到的面绘制和体绘制方法外，还有一些方法既以绘制表面为目标、又采用体绘制原理，或者既要反映数据整体信息，又以表面的几何造型作为显示结果，很难确切将其归类到某个具体类别。这里将这一部分算法都归为第三类，即混合绘制方法。

混合绘制方法大致可分成两种。一种是表面透明体素绘制法，它是以体绘制的原理来实现对一个或多个表面的绘制，通过将所关心的表面提取出来，并赋予其所在的体素以相应的光强和不透明度，再运用体绘制方法来实现三维显示。另一种是体数据几何单元投影法，即先将体素集合构成的单元投影转化为几何多边形显示，再进行图像合成，常被用于不规则网格体数据的三维显示。由于它采用多边形作为过渡，因此，可以借助图形硬件加速实现，用相对较快的速度来获得体绘制的效果。

为了更清楚地显示某些解剖结构，可以将体绘制和面绘制结合应用。图 7-13 给出了体绘制与面绘制结合显示脑部结构的效果，可以看出，如果应用得当，使用该方法能取得单一绘制方法难以达到的效果。

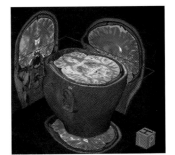

图 7-13　MRI 的体绘制和面绘制结合显示脑部结构

三、密度投影

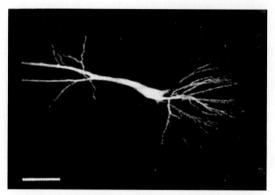

图 7-14　用光线投射技术生成的最大密度
投影神经元图像

体绘制技术从原理来分有多种，这里主要介绍最大密度投影（maximum intensity projection，MIP）法和三维体绘制技术（3D rendering technique）。MIP 可能是可视化体积数据最常用方法。该技术具有较好的抗噪声特性，能够产生对处理数据直观了解的图像。这种方法的缺点是不可能从一幅静止图像看出沿光线什么地方得到的最大值。例如，对图 7-14 所示的神经元图像，很难从这幅静止图像完全了解神经元的结构，因为我们不能确定该神经元的某些分支是在其他分支的前面还是后面。

最大密度投影认为每个三维数据体的体素是一个小的光源。按照图像空间绘制的理论，显示矩阵的像素向外发出射线，沿观察者的视线方向，射线穿过数据场遇到最大光强时，与最大密度相关的数据值投影在对应的屏幕上的每个像素中形成最终图像。它可以看作是最简单的一种图像空间体绘制，不需要定义体数据和颜色值间的转换关系。最大和最小密度投影方法能提供较为直观的图像，最大密度投影见图 7-15，算法简单，能够实时显示，所以在医学成像领域被广泛应用，如 CT 或 MRI 血管成像图像。缺点是图像像素的强度失去三维空间信息。由于所有投影像素都是选取最大密度值，因而整个图像的平均背景强度随之加大，这在很多情况下（如肾或肝中血管）会影响对一些结构的观察效果；图像不能提供给观察者深度概念，也无法描述重叠的结构；有时，高强度的像素（如 CT 图像中的骨结构或钙化点）会对使用对比剂的血管图像产生伪迹。最小密度投影道理相同，但选择最小密度值作为屏幕像素值。

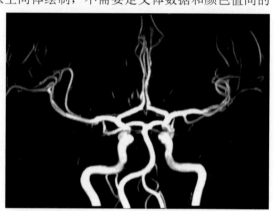

图 7-15　最大密度投影（磁共振颅脑血管图像）

三维体绘制同样是一种简单的图像空间体绘制，但不同于 MIP。它对射线上每个像素强度计算加权和，将结果作为投影像素的灰度值。权重的计算需要考虑透明度，通过定义不同体素的透明度或 a 值确定像素最终的数值。这种计算方法使用的三维数据体信息多于 MIP，成像更为清晰可靠，物体的空间结构关系也比 MIP 交代得清楚。但缺点是数据处理量大，造成运算速度降低。

四、体数据二维重组

人体的断面显示对于临床诊断的重要性无须多言，即使在三维重建已经广泛应用的现在，二维断面显示也仍是必需的。但很多时候，成像设备的条件和受被检者的自身因素影响，某些组织的断面图像无法获得，如倾斜平面或弯曲平面。在这种情况下，可以借助已有的断面生成三维体数据，在三维体数据基础上进行二次截面（切片），通过已有数据模拟出其他的断面或者斜面、曲面，即 MPR 和 CPR（图 7-16、图 7-17）。

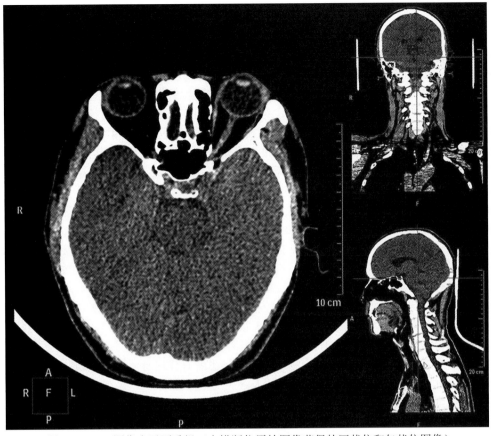

图 7-16　CT 图像多平面重组（由横断位原始图像获得的冠状位和矢状位图像）

一般的医学成像系统如 CT，主要产生薄层、连续的横断位图像，因此，MPR 主要从连续横断位图像中产生冠状面、矢状面和任意角度的斜平面。MPR 的方法相对三维重建简单很多，一般算法步骤如下。

（1）采集二维断面图像序列，对每幅图像进行降噪等预处理。

（2）对图像序列进行简单配准，一般仅对图像进行简单的刚体变换即可。如序列图像尺度不同或涉及不同成像系统，则应进行准确的对齐配准。

（3）叠加序列图像，生成三维数据体，如有 30 幅 256×256 的图像，则图像顺序生成 256×256×30 的三维矩阵。大多数多平面重组考虑到图像质量问题，还会进行层面间插值，生成实际大于 30 层的图像矩阵。

（4）按照拟生成冠状面、矢状面的层数和间隔，切割三维数据体，显示切面的二维数据，得到二维图像。

曲面重组要显示的是一个弯曲的线切割三维数据体所得到的断面，弯曲切割线往往要由医师根据诊断要求交互设定（如在横断面上沿某一血管或骨骼设定曲线），算法识别曲线切面于三维体数据的交点，并将交点置于二维平面内显示。

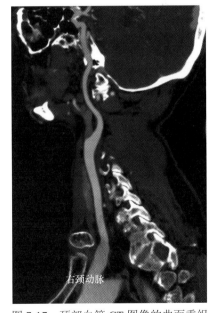

图 7-17　颈部血管 CT 图像的曲面重组

五、其他三维可视化方法

随着科学计算可视化技术的发展，自 1993 年 Vining 等首次提出虚拟支气管内镜以来，仿真内镜（virtual endoscopy，VE）技术成为信息学科在医学领域的研究热点。VE 技术利用 CT、MRI 等设备获取的人体体层扫描数据，采用先进的医学图形图像处理技术，重建和显示三维图像，形成虚拟人体器官模型；通过调整视距视角，对视点前方组织结构进行实时绘制和显示，供医师进行虚拟漫游，在计算机屏幕上完成内镜检查。仿真内镜技术提供一种非侵入式的无损检查技术，可使医师仿佛置身于器官内部，对其内病变进行多角度、多方位观察，不会因选择位置不当或管腔太窄造成检查中断，还可检查传统内镜无法检查的区域，因此，在计算机辅助医学教学、手术规划、临床诊断等领域有着广阔的应用前景。

仿真内镜主要采用虚拟现实技术，涉及计算机图形学、科学计算可视化、虚拟现实和医学影像等多个领域。仿真内镜的实现首先需要通过 CT、MRI 等成像设备获得三维医学图像体数据，然后对这些图像进行必要的预处理，包括插值变换、图像配准、图像分割等。接着把分割出来的器官对象，采用可视化技术建立相应的三维器官模型。最后模仿医用内镜，在数字化的器官内部实现漫游，通过观察虚拟器官内部的情形，发现并找出病灶区域信息。

仿真内镜研究目前主要集中在那些具有空腔组织结构的器官上，如结肠、气管、血管等。仿真内镜技术作为一个医学体数据检测工具，有着很高的应用价值，它具有以下几个优点。

（1）同一套体数据可重复操作任意多次。

（2）减轻患者的不适。由于整个检测过程无须与患者有任何身体接触，因此，不仅能减少患者的痛苦，还可用于不适合做常规内镜检查的人。

（3）视点可任意设置，无漏检。仿真内镜能看到传统内镜无法看到的地方，其视野范围不仅仅局限在器官内表面，甚至可以穿越器官壁的限制看到壁外和邻近的解剖结构，有助于发现更多的病理信息。

（4）定位准确。由于仿真内镜可以使操作者同时看到局部信息和全局位置图，有助于操作者形成正确的位置概念，不至于迷失在复杂的人体结构中。例如，相较于光学结肠镜主要靠插入肠内的导管长度来判断异常部位的位置，虚拟结肠镜可以根据患者结肠的具体形状，对病变部位进行更加准确的定位。

与光学内镜相比，VE 最主要的问题是不能显示内腔颜色和表面黏膜信息，不能进行活组织检查。尽管在临床应用中还存在一些问题，仿真内镜系统仍具有常规光学内镜无法替代的优势，因而有望作为光学镜的补充，用于早期筛查及病变的早期发现。如在 CTA 成像中，常将常规的 MIP 或 SSD 显示与 VE 技术相结合，以获得类似血管镜的血管腔内图像，对血管与病变间的位置关系、毗邻血管结构的空间关系显示更为清晰、准确。随着现代医学图像处理技术的发展，VE 将在未来的医学诊断技术领域扮演越来越重要的角色。

六、临床应用

（一）DR 影像的可视化

1. 体层合成 近年来由于平板探测器和计算机的发展，出现了数字合成连续体层成像技术，使传统单纯 X 射线断层摄影得到了质的改变。体层合成技术是在球管和平板探测器相对运动时进行曝光，其焦点层面的球体当 X 射线管和平板探测器相对运动时投影在平板探测器上的位置不变，该层面图像清晰，非焦点层面的三角图像模糊。采集到被照体各层面数据后，利用像素移动法（图 7-18），使非焦点层面的三角移动、对齐后得到了非焦点层面的清晰图像。这就是体层合成的原理。

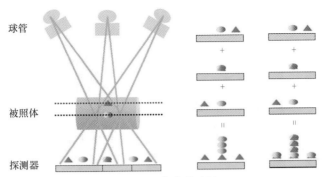

图 7-18　像素移动法

利用像素移动法，使非焦点层面的三角移动、对齐后得到了非焦点层面的清晰图像

与传统断层相比，体层合成的优势为一次扫描，获得容积数据后，可进行任意层面图像重建，体层合成通过工作站重建，使三维观察成为可能；曝光剂量固定，剂量较低；体层不受立位、卧位体位的影响；重建方法的核心——像素移位。但是总体来说，体层合成技术无论从图像的密度分辨力、时间分辨力，还是其后处理功能还无法与 CT 扫描技术相比。CT 与体层合成主要不同点在于 CT X 射线管与探测器的相对位置是不变的，体层合成中 X 射线管与探测器的相对位置是不断改变的；CT 产生的图像是平行于 X 射线方向，体层合成的图像是垂直于 X 射线方向；CT 采样率相当高，图像质量较好，体层合成使用平板，受其动态特性的限制，采样率受到影响，故图像质量与 CT 有一定的差距。体层合成的优劣势大概有以下几个方面：体层合成技术一次扫描，得到多层面重建的图像，曝光剂量比较低，用于肺癌普查，辐射剂量较 CT 薄层扫描低得多；受金属伪影干扰较小，适合金属植入物术后的检查；体位不受限制，可以进行立位等负重体位的检查；空间分辨力虽然优于 CT，但密度分辨力较低，对软组织分辨力不高，更适合于自然对比比较好的部位。临床上使用体层合成技术现在还局限于自然对比比较好的器官，如肺部病灶中的结节、肿块、空洞、气管和左右支气管等一些病变的显示较好；对于骨关节病变，如平片难以确定的骨折、金属物植入后的摄片检查，有很大的优越性（图 7-19）。

2. 影像拼接　狭缝拼接摄影技术（slot radiography），简称 slot 摄影，是全景摄影的方式之一。在 X 射线管与平板探测器（FPD）相对静止的状态下，沿纵轴的垂直方向将 X 射线汇聚在数厘米的区域内（slot 宽度），一边按照一定的速度移动，一边进行连续摄影（图 7-20）。采集的图像数据，

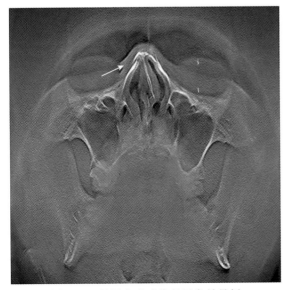

图 7-19　体层合成成像显示鼻骨骨折

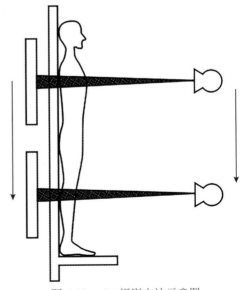

图 7-20　slot 摄影方法示意图

将根据透视台的位置信息组合成一帧全景图像（图 7-21）。FPD 具有无畸变的宽广动态范围，通过对动态范围的压缩及层次的调节，可以均匀地描绘出脊柱、下肢等的影像（图 7-22 和图 7-23）。

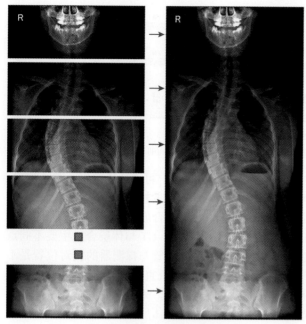

图 7-21　图像合成一帧全景图

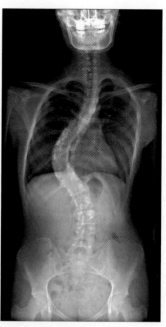

图 7-22　脊柱侧凸患者术前 slot 全脊柱
摄影（正位）

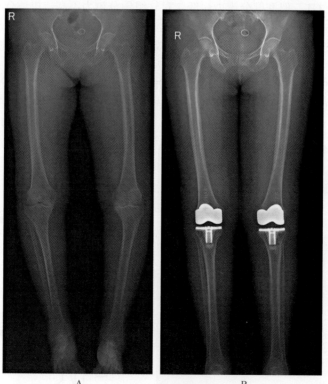

图 7-23　站立位 slot 双下肢摄影
A. 膝关节置换术前；B. 膝关节置换术后

与传统的胶片全景摄影方式相比，slot 具有以下优点。①平行线束投影：X 射线以近乎垂直的角度投射到被检体的各个部位，能够获得周边部分的清晰图像。同时，由于可基本忽略体轴方向上的放大率，因而极大地提高了测量精度。②操作便捷：传统方式难以进行卧位摄影，而使用 slot 则能够轻松实现，透视台的大范围移动也使立位与卧位的切换变得更加方便。

（二）CT 影像的可视化

1. 多平面重组　多平面重组（MPR）是指在体层扫描的基础上，对某些或全部原始横断面图像进行各个方向的重组，获得人体相应组织器官任意层冠状面、矢状面、斜面或任意面的二维图像的后处理方法。MPR 算法简单，耗时较少，可从不同方位显示人体各个系统器官的形态学改变，尤其在判断颅底、颈部、肺门、纵隔、腹部、盆腔及大血管等解剖结构，以及病变性质、侵及范围、毗邻关系上有着明显优势。

为了实施重组，首先需要建立一个基于人体的坐标系。人体坐标系由三个正交坐标轴，即左右、前后、上下组成。矢状面平行于前后和上下轴；冠状面平行于左右和上下轴，见图 7-24。任何与这些面不平行的平面被称为斜面。

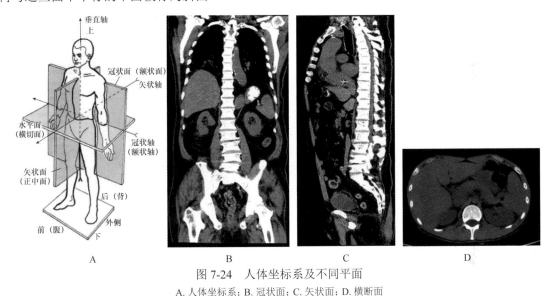

图 7-24　人体坐标系及不同平面
A. 人体坐标系；B. 冠状面；C. 矢状面；D. 横断面

CT 设备能沿人体长轴做横断扫描，某些情况下从冠状位、矢状位观察病灶时，需要通过 MPR 进行高质量的冠状面、矢状面重组，可多方位显示病灶，更加有利于疾病的诊断与鉴别诊断。

2. 曲面重组　由于人体器官（如血管、输尿管等）的弯曲结构，并不能在一个截面上得到完全展示，因此，需要能够沿着走行方向形成曲面切割的二维曲面成像方法。曲面重组法通过在冠状面、矢状面或横断面上沿器官（如血管）的走行方向连续选点得到曲线，利用此曲线所确定的柱面，从三维模型中截取二维图像。曲面重组（CPR）是 MPR 算法的改进，它可选择在冠状面、矢状面和横断面框内依照器官走行方向，用鼠标逐一点击勾画靶器官走行路线的中心，最终画出一条通过该器官轴线的曲线，即可将曲线所经过层面的数据重建成一幅拉直展开的图像，可用于纡曲、细小解剖结构（如冠状动脉、输尿管等）的重建与显示。其优点是在一个平面上完全展示走行迂曲、纤细的组织结构；缺点是需要人工干预来定义曲线，需要高分辨力的数据源。CPR 图像对轴位扫描及 MPR 图像有重要的补充作用，图 7-25 显示的是患者冠状动脉 CT 血管成像的 CPR 图像，可以看出 CPR 技术可使冠状动脉全部显示在一幅图像上，图像效果直观明了。

二维 MPR 和 CPR 图像可在冠状位、矢状位、轴状位、任意斜面或曲面上显示病灶，可通过平面位置的移动，对多幅多角度的 MPR/CPR 图像进行分析，了解病灶发生部位、大小、形态及

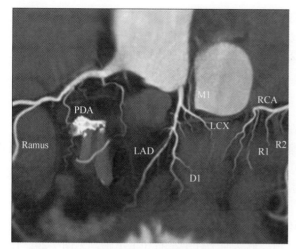

图 7-25　冠状动脉 CT 血管成像的 CPR 图像

Ramus：中间支；PDA：后降支；LAD：左前降支；D1：第一对角支；M1：第一钝缘支；LCX：左回旋支；RCA：右冠状动脉；R1：右冠近段；R2：右冠中段

与周围结构的关系，简便快捷，且没有信息的丢失。但是，MPR 或 CPR 虽然基于三维体数据，但仍是二维图像，缺乏立体感，不利于显示病变的整体三维解剖结构。

3.表面遮盖显示（surface shaded display, SSD）　又称为表面阴影显示，是通过计算机使被扫描物体表面大于某个设定阈值的所有相关像素连接起来的一个表面数学模式成像。先预设一个合适阈值（即拟成像组织的 CT 值界限），通过计算机将邻近像素的 CT 值与该阈值比较，高于阈值的像素确定为白色，作等密度处理；低于阈值的像素确定为黑色，作舍弃处理，同时采用阴影技术，得到可以从任意角度投影成像的三维表面轮廓影像。为了使三维图像更真实，可对不同的组织以彩色显示，使三维影像立体感更强。同一部位的不同组织，如皮肤、肌肉和骨骼可根据需要分别成像着色，单一或融合显示，应用透明技术将立体的不同颜色表示的不同结构显示在同一幅图像上。

SSD 图像能较好地描绘出复杂的三维结构，尤其是重叠结构的区域。其空间立体感强，解剖关系清晰，有利于病灶的定位，主要用于骨骼系统的三维显示，也可用于空腔结构、腹腔脏器和肿瘤等的显示。SSD 重建时应注意阈值的调节，使图像表面保持平滑。如阈值选择过高，骨密度略低部位或骨质较薄处会被漏掉，形成假孔或不规则裂隙；过低会将骨边缘的其他组织也包括在成像范围内，使三维图像边缘模糊。因此，骨性结构阈值的合理选择极为重要，一般认为阈值的上界以 200～230Hu 为宜，也要根据骨密度的具体情况适当调整。SSD 主要优点：直观展示完整立体形态；具有良好的人机交互操作，平移、放大、旋转、假想光源可以设定在任意位置和强度，可以指定物体的表面粗糙度和高光度，更富有立体感和真实感。图 7-26 给出了一个头颈部表面阴影显示图像的例子。

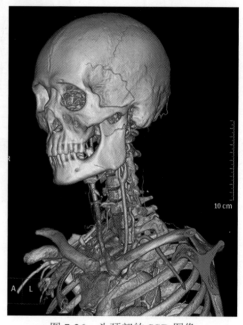

图 7-26　头颈部的 SSD 图像

4.最大密度投影　最大密度投影（MIP）是一种应用最广泛的 CT 及 MRI 的图像后处理技术，是将扫描后的若干层图像叠加起来，通过计算机处理把三维信息中密度最高的结构显示出来，形成高密度部分三维结构的二维投影，并利用容积数据中在视线方向上密度最大的全部像元值成像的投影技术之一。MIP 能反映相应像素的 X 射线衰减值，很好地显示血管的狭窄、扩张、充盈缺损及区分血管壁上的钙化与血管腔内的对比剂。当组织结构的密度差异较小时，MIP 的效果不佳。

将三维数据沿给定方向进行投影，若取每个投影线经过的所有体素中灰度最大的一个体素值作为投影结果，得到的二维投影图像就是最大密度投影。最大密度投影多用于 CT 血管成像（CT angiography，CTA）或磁共振血管成像（MRA）中，其效果与传统血管造影很相似，原因在于 CTA 或 MRA 时注射的对比剂可使目标血管增强，投影线上取最大值能够保留这些高密度信息。图 7-27 给出了一个 CT 双下肢血管成像最大密度投影图像的例子，可见 MIP 图像为血管结构提供了非常高的对比度。

　　MIP 处理后血管径线的测量相对可靠，目前多以 MIP 图像为标准来衡量血管的扩张或狭窄，其主要优势是可以较真实地反映组织的密度差异，清晰确切地显示经对比剂强化血管的形态、走行、异常改变，以及血管钙化程度及分布范围（图 7-28）。

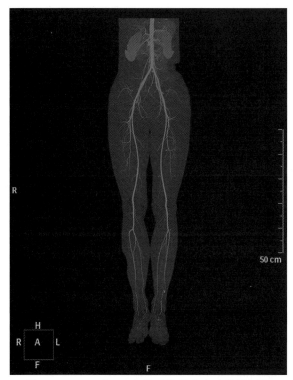

图 7-27　双下肢 CT 血管成像最大密度投影图像

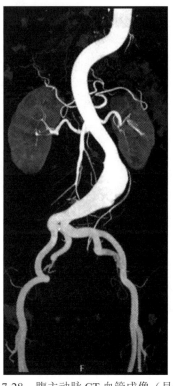

图 7-28　腹主动脉 CT 血管成像（显示腹主动脉瘤样扩张）

　　MIP 也可用于长骨、短骨、扁骨等正常形态和骨折、肿瘤、骨质疏松等病变造成的骨质密度改变的显示，尤其是对体内异常的高密度异物、植入物的显示和定位也具有特别的作用。由于以上特点，MIP 作为一种有效的常规三维图像后处理技术，广泛应用于血管、骨骼和软组织、肿瘤等病变的后处理。

　　5. 最小密度投影　最小密度投影（minimum intensity projection，MinIP）的方法与 MIP 相似，是利用容积数据中在视线方向上密度最小的像元值成像的投影技术。所谓最小密度投影就是将层面内每个体素的信号强度与其他所有层面内同投影方向的对应体素进行比较，选择信号强度的最小值。对层面内所有的体素重复此过程，可将空间中具有最低信号的点连接产生图像。这样，最小密度投影图像代表成像容积内的最小信号强度。

　　由于人体内组织器官中的气道和经过特殊处理（清洁后充气）的胃肠道的 CT 值最低（−1000Hu），用最小密度投影图像后处理方法可以清晰显示空腔脏器的解剖结构，MinIP 主要用于显示大气道、支气管树和胃肠道等中空器官的病变（图 7-29）；在磁敏感加权成像（SWI）技术中也可使用，能够得到连续的静脉血像图像。同 MIP 一样，三维 MinIP 图像缺乏空间深度感，显示三维空间关系有局限性。

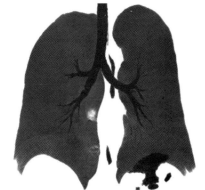

图 7-29　采用 MinIP 技术显示大气道和支气管树

6. 容积再现 容积再现（VR）技术是三维重组技术之一，首先通过计算机确定扫描容积内的像素密度直方图，以直方图的不同峰值代表不同组织，然后计算每个像素中的不同组织百分比，继而换算成不同的灰阶，以不同的灰阶（或色彩）及不同的透明度三维显示扫描容积内的各种结构。该方法使较高不透明物体在较低不透明物体中间显得更加清晰。具体表现为两者透光度上的差异，从而使表面与深部结构同时立体地显示，避免了由于表面投影的原因导致只能查看第一层结构。图像主要的特点是分辨力高，可以同时显示软组织、血管和骨骼；三维空间解剖关系清晰、色彩逼真、可任意旋转角度、操作简便和使用范围广，是目前多层面螺旋 CT 三维图像处理中常用的重组技术之一。

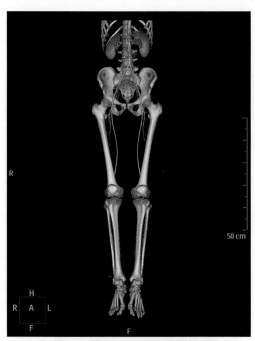

图 7-30 正常双下肢 CT 血管成像带骨
VR 重建图像

VR 在重组中丢失的数据信息很少，可更佳地显示解剖结构的空间关系。VR 图像不仅可以显示被观察物的表面形态，而且可根据观察者的需要，显示被观察物内部任意层次的形态，帮助确定病灶与周围重要结构间的位置关系。

主要用于血管系统、骨骼与关节、泌尿系统、胆道系统、肌束、肿瘤的三维显示（图 7-30）。

VR 的缺点是数据计算量大，不能观察空腔脏器内部构造及黏膜皱襞情况。另外，对于一些 CT 值较低的病变，内部细微结构和微小的病变，如细小软斑块、狭窄等显示欠佳，需结合其他的后处理方式来显示。

7. 仿真内镜 CT 仿真内镜（CT virtual endoscopy，CTVE）是一种特殊的三维图像后处理技术，是容积数据同计算机领域的虚拟现实结合，重组出空腔器官内表面的立体图像，由于应用该技术重建后的图像效果类似于纤维内镜所见，所以又被称为 CT 仿真内镜。

CTVE 利用 Navigator 等软件，重建出空腔器官内表面的立体图像，以三维角度模拟内镜观察管腔结构的内壁。首先，利用螺旋扫描所得的三维容积数据重建出三维立体图像。在此基础上，调整 CT 值阈值和透明度，使不需要观察的组织透明度为 100%，消除伪影，需要观察的组织透明度为 0，保留其图像。再利用合适的伪彩色显示观察组织的内壁颜色，使内腔更为逼真。其次，利用计算机远景投影功能不断调整视屏距、物屏距及假想光源的方向，以腔内为视角，调整物屏距（被观察物体与荧光屏的距离），产生被观察物体不断靠近模拟视点并逐渐放大的若干图像。随后以电影回放速度连续显示这些图像，即可产生类似纤维内镜进动和转向的动态观察效果。

利用 CTVE 进行重建和图像处理，可以充分显示腔内病变和周围浸润情况，且不用插管、无创伤性，副作用小，同时可多次观察，达到类似纤维内镜的检查效果。CTVE 可探查身体的任何腔道，对患者无侵害和不适，可达到普通内镜难以检查的部位，尤其是狭窄梗阻的远端。主要用于胃肠道、支气管等空腔器官的检查。常用的有 CT 结肠镜、CT 支气管镜等（图 7-31）。目前，血管 CT 仿真内镜已经能从图像上将血管壁与钙化分别着伪彩色，可以分辨钙化性和非钙化性血管狭窄。

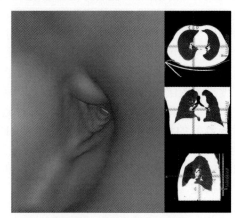

图 7-31 CT 仿真支气管镜

8. 影像配准和融合　医学图像配准（medical image registration）与图像融合（image fusion）技术是近年来在医学图像处理领域中的热门研究方向之一，具有很重要的临床应用价值。对使用各种不同或相同的成像手段所获得的医学图像进行配准，不仅可用于医疗诊断，还可用于手术计划的制订、放射治疗计划的制订、病理变化的跟踪和治疗效果的评价等各个方面。如在计算机辅助手术中，外科医师根据配准的 CT/MRI/DSA 图像精确定位病灶及周围相关的解剖结构信息，设计出缜密的手术计划。在癫痫的治疗中，一方面需要通过 CT、MRI 等图像获得患者的解剖信息，另一方面又需要通过 PET 等图像得到患者的功能信息，这两方面的结合将有助于对患者的治疗。将 PET 显像与 MRI 或 CT 图像融合，达到在解剖图像上清晰显示功能的改变。

图像配准技术现已广泛应用于模式识别、计算机视觉、医学影像处理等许多领域。对几幅不同的图像作定量分析，首先要解决这几幅图像的严格对齐问题，即图像的配准。医学图像配准，即通过寻找一种空间变换，使它与另一幅医学图像上的对应点达到空间上的一致。这种一致是指人体上的同一解剖点在两张匹配图像上有相同的空间位置。配准的结果应使两幅图像上所有解剖点或至少是所有具有诊断意义上的点都达到匹配。图 7-32 为配准的示意图，即同一个人从不同角度、不同位置拍摄的两张照片，由于拍摄条件不同，每张照片只反映某些方面的特征，要将这两张照片一起分析，就要将其中一张中的人像做移动和旋转，使它与另一幅对齐，其中保持不动的叫作参考图像，做变换的称为浮动图像。经配准和融合后的图像可反映人的全貌。

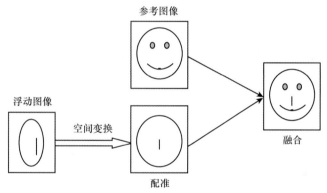

图 7-32　图像配准的示意图

医学图像的配准过程本质上是一个多参数最优化过程。首先根据具体的配准问题确定一个衡量是否配准或配准程度的准则，然后根据配准准则定义一个适当的目标函数，最后通过对目标函数的最优化搜索，得到配准参数。因此，最优化过程在配准过程中具有非常重要的地位，如何选择合适的优化策略直接关系到配准结果的精度和速度。最优化过程可以分为两类，即参数可直接计算的最优化和参数需要通过优化搜索的最优化。前一类的计算有明确的解析表达式，对于特定的配准准则计算的方法和过程都是确定的，这种方法只利用了图像中的很少信息，如基于对应点集的刚体配准和薄板样条插值弹性配准等问题，最后归结为一个线性方程组的求解。第二类的参数无法做显式的表示，只能通过对目标函数在其定义域上进行优化搜索得到。这样，目标函数的性质就非常重要。理想情况下，目标函数应该是一个连续、光滑的凸函数。这样就可以利用经典的优化算法求解。常用的优化算法有鲍威尔（Powell）法、下山单纯形法、阿伦特（Arent）法、列文伯格·马夸特（Levenberg-Marquardt）法、牛顿·拉夫森（Newton-Raphson）迭代法、随机搜索法、梯度下降法、遗传算法、模拟退火法、几何哈希（hash）法、半穷尽搜索法。但这些算法都是在理想的情况下，当目标函数不够光滑时，就会出现多个局部极值，影响算法搜索到全局最小值，可采用其他的算法控制局部极值，准确找到全局极值。在实际的研究中，经常使用附加的多分辨力和多尺度方法，以便加速收敛、降低需要求解的变换参数数目，避免局部最小值，并且多种优化算法混合使用，即开始时使用粗略的快速算法，然后使用精确的慢速算法。

图像融合技术是指将多源信道所采集到的关于同一目标的图像经过一定的图像处理，提取各自信道的信息，最后综合成同一图像以供观察或进一步处理。可通过两幅细节信息不同的图像融合出一幅细节信息完善的图像，并能保持与原始图像近似的细节部分。相同成像方式的融合称为同类方式融合（或称为单模融合，mono-modality），指待融合图像是由同一设备获取的。单模融合多用于治疗前后的对比、肿瘤或骨髓的生长监测。不同成像方式的图像融合称为交互融合（或称多模融合，multi-modality），指融合的两幅图像来源于不同的成像设备。多模融合主要应用于医学诊断、手术定位和放射计划设计等方面。PET 能反映人体的功能和代谢信息，但空间分辨力低，解剖结构不够清晰，将 CT/MRI 与 PET 融合，就可利用解剖成像方式为功能图像提供充分的解剖信息，达到信息互补的目的（图 7-33）。

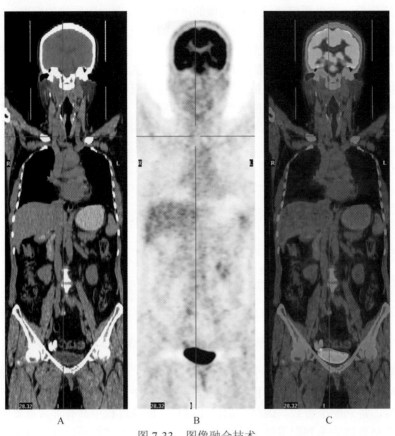

图 7-33　图像融合技术
A. CT 图像；B. PET 图像；C. 融合图像

图像融合常应用于医学图像处理领域和多频谱图像理解中，其中同一物体的多幅图像往往是使用不同的成像机制采集得到的，如 MRI 的结构信息与 PET 的功能信息结合在一起。由于不同医学成像设备的成像机制不同，其图像质量、空间与时间特性有很大差别，如 CT 的空间分辨力为毫米级，PET 的空间分辨力为厘米级，点对点之间的对应关系较难找到，不同成像设备的图像采集有一定的差异。因此，实现图像融合主要解决两个问题：一是图像数据的转换。图像不管来自相同或不同采集设备，都需要进行格式的转换、三维方位调整、尺寸的变换，其目的在于确保多源性图像的像素/体素表达同样大小的实际空间区域，保证两种图像对脏器或病变在空间描述上的一致，产生新图像对位准确，是图像融合的基础。二是图像数据的相关。图像分辨力越高，图像的细节就越多，要达到两组图像融合能够精确到点对点的对应就更困难了。在图像融合中，不仅要求解剖特征对准，还必须保持脏器之间空间解剖关系。这是图像融合的难点。

9. 伪彩色　人眼对彩色变化远比对灰度变化敏感,对灰度图像进行伪彩色处理是一种非常有效的图像增强技术。在医学图像处理中,为了直观地观察和分析图像数据,常采用将灰度图像映射到彩色空间的方法,突出感兴趣区或待分析的数据段,通常选择若干种明显不同的颜色来分别代表不同的数据区间,以达到分类的目的。这种显示方法在图像处理中称为伪彩色。

实现灰度图像的伪彩色有频率域和空间域两大类方法。频率域中主要有频率滤波法,它输出图像的伪彩色与黑白图像的灰度级无关,而仅与黑白图像的不同空间频率成分有关。空间域中实现灰度图像等密度伪彩色编码,目前主要有以下 4 种方法,即密度分层法、灰度级-彩色变换法、互补色编码法和连续颜色编码法。密度分层法中,可以人为地将不同灰度级设置为不同颜色,但当灰度级太多时,这种方法显得太烦琐。灰度级-彩色变换法和像素自身变换法实质上是建立图像灰度级与颜色的一种映射关系,而互补色编码法是在建立灰度级与彩色的对应关系时,将两两相邻灰度级设置为互补色。

人眼的生理特性对于微小的灰度变化不敏感,而对彩色的微小差别极为敏感。图像的伪彩色处理就是把人眼不敏感的灰度值信号映射为反应较为敏感的彩色信号,增强人对图像中细微变化的分辨力,以提高诊断的效果。伪彩色已广泛应用于各种医学影像设备及影像,如 CT 灌注成像,根据首次通过原理,一次性注射对比剂后,对选定的器官某一层面或几个层面做连续、多次的扫描,获得每个像素的时间-密度曲线,用伪彩色技术将参数转换成血流图、血容量图、平均通过时间图和峰值时间图,监测该器官组织的血流动力学变化(图 7-34)。MSCT 则发挥了其高速度、高空间分辨力和高时间分辨力的优势,能得到更多层面、更详细的灌注信息。伪彩色在 MSCT 血管成像中的应用,主要是重建血管三维图像。

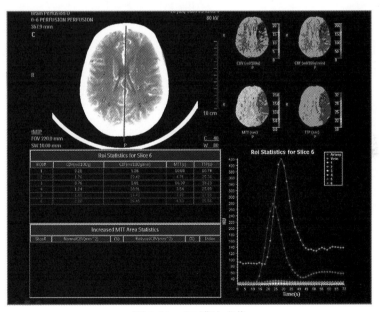

图 7-34　CT 灌注成像
用伪彩色技术将参数转换成血流图、血容量图、平均通过时间图和峰值时间图

(三)MRI 影像的可视化

1. 最大密度投影　将三维数据沿给定方向进行投影,若取每个投影线经过的所有体素中灰度最大的一个体素值作为投影结果,得到的二维投影图像就是最大密度投影。最大密度投影多用于磁共振血管成像(MRA)、水成像等可使目标区域信号增强的成像技术,投影线上取最大值能够保留这些高强度信息。图 7-35 为主动脉 MRA 最大密度投影图像,可见 MIP 图像为血管结构提供了非常高的对比度。

2. 最小密度投影 也是三维重建领域里运用透视法得到二维图像的一种处理技术，常用来显示低密度的组织结构。在 SWI 技术中也可使用，能够得到连续的静脉血图像。SWI 的原始数据是一系列连续层面的图像对，每一对图像包括在解剖结构上一一对应的幅值图像和相位图像，通过复数重组、K 空间滤波取出伪影、相位蒙片和加权等步骤后，得到了一系列连续的图像层，SWI 最终要从这些图像层里得到清晰且连续的血管结构或是脑肿瘤和微出血的病灶图像，而这些病灶或静脉在 SWI 中通常显示为低信号，这样就可以借助 MinIP 在低密度组织的三维重建上的优势对 SWI 的图像处理进行补充。

SWI 除了可以显示静脉外，还可以显示血管周围组织，所以，如果像传统静脉显影所采用的将全部容积内的信息进行单层面投影，并且设定阈值进行血管和组织的区分，将会丢失很大一部分组织信息。因此，为了保持和突出 SWI 在血管周围组织显影上的优势，将进行多层面最小密度投影（图 7-36）。

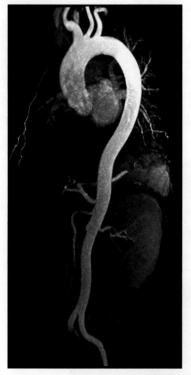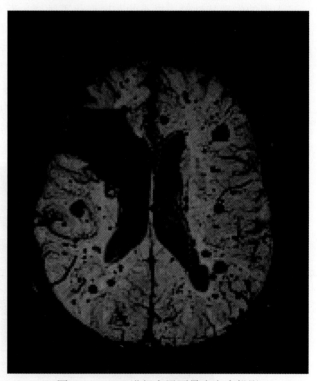

图 7-35　主动脉 MRA 最大密度投影图像　　　　图 7-36　SWI 进行多层面最小密度投影
（显示多个海绵状血管瘤）

3. 多平面重组 MRI 设备能沿人体任意层面进行体层扫描，在有需要的情况下，从扫描得到的体层图像通过 MPR 进行高质量的冠状面、矢状面等任意层面重组（图 7-37）及多方位显示，更加有利于疾病的诊断与鉴别诊断。

4. 减影 是 MRI 图像处理中的常用方式，在注入的对比剂进入感兴趣区之前，将一帧或多帧图像作蒙片储存起来，并与出现的含有对比剂的造影图像进行相减。为了研究血管系统的状态，通常在血管内注入对比剂，然后进行 MRI，得到血管造影图像，但图像中的血管影像会与其他各种组织结构的影像重叠在一起，不利于医师诊断。所以，在注入对比剂之前，先进行同一部位的扫描，得到的图像作为蒙片，扫描人体同一部位的两帧图像，即不含对比剂的蒙片与注入对比剂的图像即造影图像或充盈像相减，其中掩模图像是被减图像，造影图像是减去的图像，相减后得到减影图像。利用减影的方法，将人体同一部位造影前及造影后的图像进行相减，骨骼和软组织等背景影像被消除，只留下含有对比剂的血管影像，即得到完全的血管图像（图 7-38）。

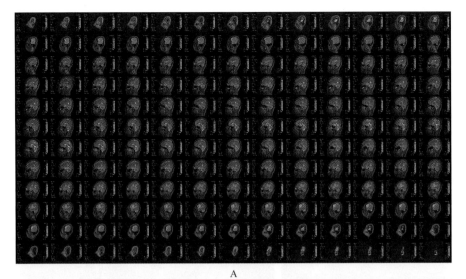

A

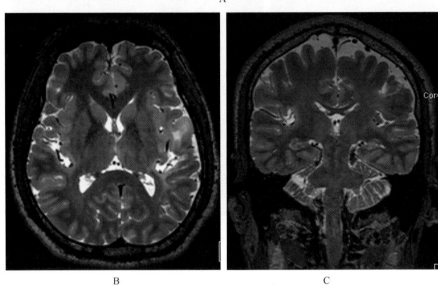

B   C

图 7-37 多平面重组

从扫描得到的矢状位体层图像（A），通过 MPR 进行横断面（B）和冠状面（C）重组

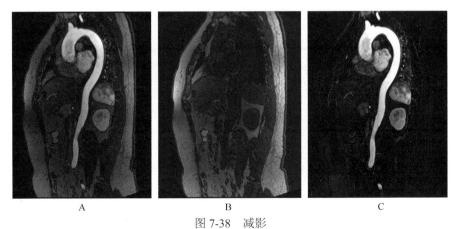

A   B   C

图 7-38 减影

含有对比剂的造影图像（A）减去蒙片（B），得到血管图像（C）

5. 伪彩色 MRI 大部分为灰度图像，灰度图像是每一个像素只拥有一个采样颜色的图像，这类图像可以显示从最暗的黑色到最亮的白色的灰度。用于显示灰度图像的通常用每一个采样像素的 8 位非线性尺度来保存，这样有 0～255 共 256 个灰度级别。人类可识别的灰度级别只有十几种到二十多种，但对彩色却有上千种的辨别力。所以，对彩色之间的变化远要比灰度之间的变化敏感度高出很多。这也是要将 MRI 转为伪彩色图像的根本原因。伪彩色多用于磁共振 T_1-Mapping、T_2-Mapping、弥散加权成像（DWI）、弥散张量成像（DTI）、弥散峰度成像（DKI）、体素内不相干运动（IVIM）、弥散谱成像（DSI）、灌注成像［动脉自旋标记（ASL）、灌注加权成像（PWI）］及脑功能成像血氧水平依赖（BOLD）（图 7-39、图 7-40）。伪彩色图像处理的原理是用彩色信息来代替像素灰度值的一种技术，该技术通过将每个灰度级匹配到色彩空间的点，就把灰度图像映射为一幅彩色图像，从而把人眼不能区分的微小的灰度差别显示为明显的色彩差异，帮助医师进行诊断和鉴别诊断。

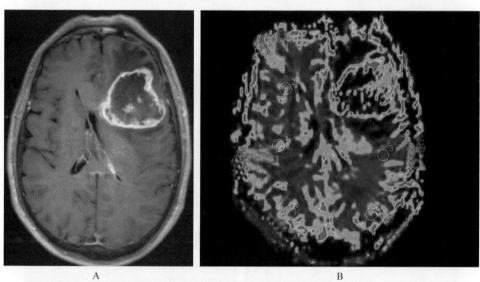

图 7-39　胶质瘤患者 MRI 和 PWI 伪彩色图

A. MRI 增强 T_1 图像；B. PWI 伪彩色图

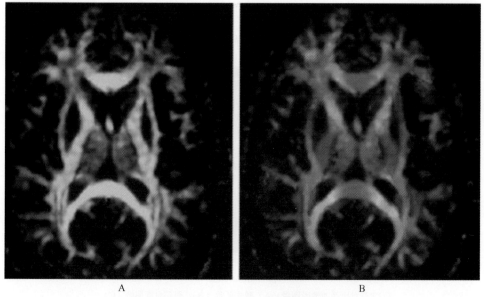

图 7-40　正常人 DTI（A）和伪彩色图（B）

6. 影像配准与融合　医学图像可以分为解剖图像和功能图像两个部分。解剖图像主要描述人体的形态结构信息，功能图像主要描述人体代谢信息，为了综合使用多种成像模式以提供更全面的信息，常常需要将有效信息进行整合。整合的第一步就是使多幅图像在空间中达到几何位置的完全对应，这一步骤称为"配准"。整合的第二步就是将配准后图像进行信息的整合显示，这一步骤称为"融合"。医学图像配准是图像融合的先决条件，图像配准精度的高低，直接决定着融合结果的质量。有研究者专门对医学图像的配准方法进行了分类，归纳了 7 种分类标准。图像按照配准时所依靠的图像特性不同，可以把图像配准方法分为基于图像外部特征和内部特征的两大类。图像融合的步骤一般为：将源图像分别变换至一定的变换域上，在变换域上设计一定的特征选择规则，根据选取的规则在变化域上创建融合图像，逆变换重建融合图像。

图像的配准和融合常应用解剖图像与功能图像，通过减影、拼接等实现灰阶图像与伪彩色图像等的配准与融合（图 7-41）。解剖图像与功能图像的配准和融合，如将 MRI 与 PET 图像融合，使 MRI 图像的结构信息与 PET 的功能信息结合在一起（图 7-42）。全脊柱 MRI 拼接技术，将分段扫描得到的颈椎、胸椎、腰椎图像进行方位调整、尺寸变换等，使其表达同样大小的实际空间区域，保证图像在空间描述上的一致，产生的拼接新图像对位准确（图 7-43）。

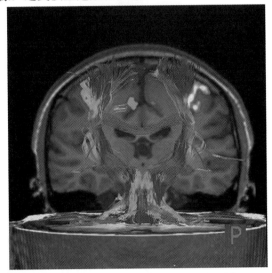

图 7-41　灰阶图像（结构图像）和伪彩色图像（DTI、BOLD）的配准和融合

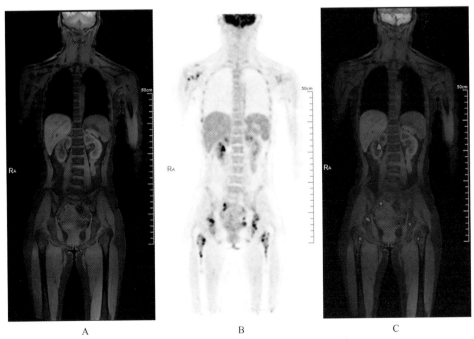

A　　　　　　　　　　B　　　　　　　　　　C

图 7-42　解剖图像与功能图像的配准和融合

MRI 图像（A）与 PET 图像（B）的融合（C），使 MRI 图像的结构信息与 PET 的功能信息结合在一起

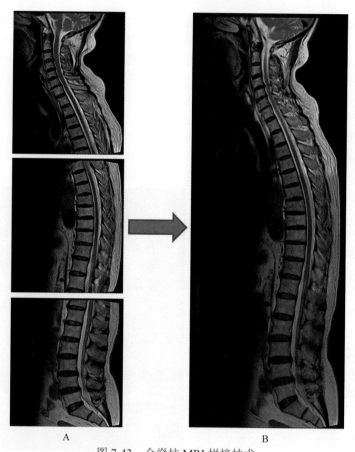

图 7-43　全脊柱 MRI 拼接技术

将分段扫描得到的颈椎、胸椎、腰椎图像（A）进行方位调整、尺寸变换等，保证图像在空间描述上的一致，
产生的拼接新图像（B）对位准确

7. 器官分割　医学图像分割在研究和临床实践中起着重要作用，并且对于诸如疾病诊断、治疗计划、指导和手术等任务是必需的。研究人员已经为医学图像分割开发了各种自动化和半自动化方法。基于传统分割算法的阈值分割、分水岭分割、区域分割算法，具有高效、简单和易实现等优点。一般说来，图像分割方法主要分为基于区域的分割方法和基于边界的分割方法。基于区域的分割方法，依赖于图像的空间局部特征，如灰度、纹理及其他像素统计特性的均匀性等。基于边界的分割方法主要是利用梯度信息确定目标的边界，这些方法不依赖于已处理像素的结果，适于并行化；缺点是对噪声敏感，而且当边缘像素值变化不明显时，容易产生假边界或不连续的边界。在实际应用中，往往需要把这两种方法结合起来。

在分割技术的评价中，常用的评价准则有：①区域间对比度，根据区域之间特性对比度的大小可以判别分割图像的质量；②区域内均匀度，可以用分割图像中各区域内部特性均匀的程度来描述分割图像的质量；③算法的收敛稳健性，评判算法收敛主要有两个指标，一是表示分割算法收敛稳定性的收敛概率，二是表示分割算法收敛一致性的扩散系数；④像素数量误差，因分割错误而产生的错分像素个数来作为衡量指标。

8. 磁共振波谱（MRS）　MRS 数据进行处理的目的主要是消除各种噪声信号的干扰，提高感兴趣代谢物的信噪比，其最终结果是尽量准确地进行各代谢物的定量分析以进行临床定性分析。目前，具有 MRS 序列的 MRI 设备大多自带 MRS 分析软件，而且操作越来越简单化，把分析过程整合内嵌成一键式操作，其基本内容包括：①时间域的预处理。如涡电流校正（eddy current correction）、去除残存水的信号、切趾法（apodization）、过滤（filtering），以及对自由感应衰减

（FID）数据的填零填充（zero-filling）等，对 FID 直接作一些处理，使 FID 在傅里叶变换前更加符合标准函数线形，如 Lorentzian 或 Gaussian 曲线，这样可以提高波谱的分辨力或信噪比，还可以消除某些影响感兴趣波峰的非兴趣谱线。②傅里叶变换。对 FID 进行傅里叶变换，使数据从时间域转变到频率域，将原始数据转变成谱线。③频率域的预处理，包括相位校正、基线校正。④谱线的定量计算。利用以往非在体化学波谱分析已有的代谢物谱线知识，使用模型函数对频率函数进行整合、拟合，优化代谢物峰及峰面积的算法，最终对代谢物的含量（浓度）进行计算（图 7-44）。

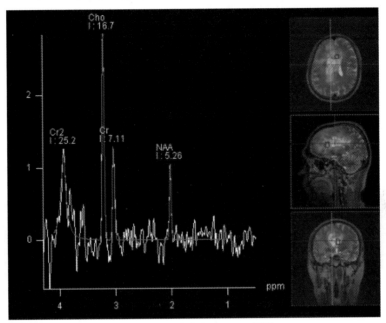

图 7-44　胶质瘤患者 MRS 图像

9. 其他　VR 是 MRI 图像后处理技术之一，是使假定的投射线从给定的角度上穿过扫描容积，对容积内的像素信息做综合显示，可赋予影像不同的伪彩色与透明度，给予近似真实的三维结构的感受。该方法在重建中丢失的数据信息很少，可更好地显示解剖结构的空间关系，可突出显示器官的三维立体结构（图 7-45）。

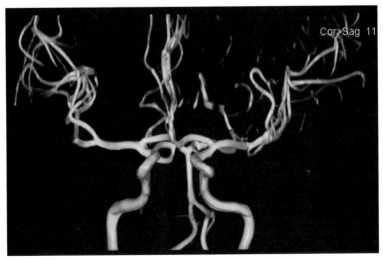

图 7-45　磁共振脑血管成像的 VR 图像

磁共振仿真内镜（magnetic resonance virtual endoscopy，MRVE）技术是将磁共振与计算机结合，利用虚拟现实技术创造出一种新的空腔脏器内部三维重建方法，从而形成虚拟的内镜视野，主要应用于含液的空腔组织、器官等。应用 MRI 薄层扫描数据，用软件对空腔器官内表面进行图像的三维立体重建，再利用计算机模拟导航技术进行腔内观察，使用"漫游"或电影模式快速放映图像，得到模拟光学纤维内镜进动和转动观察效果。

CPR 是 MRI 图像后处理技术之一，人体的某些结构，如血管、侧凸的脊柱等并不在同一个平面上，即使 MPR 也难以在一个截面上显示其全貌，CPR 技术作为 MPR 技术的延伸和发展，沿着感兴趣器官走行方向形成曲面切割的二维曲面成像方法。通过在冠状面、矢状面或横断面上沿器官（如血管）的走行方向连续选点得到曲线，利用此曲线所确定的柱面，从三维模型中截取二维图像。CPR 是 MPR 算法的改进，它可选择在冠状面、矢状面和横断面框内依照器官走行方向，用鼠标逐一点击勾画靶器官走行路线的中心，最终画出一条通过该器官轴线的曲线，即可将曲线所经过层面的数据重建成一幅拉直展开的图像。CPR 可以在一个平面上完全展示走行迂曲、纤细的组织结构，缺点是需要人工干预来定义曲线，需要高分辨力的数据源。CPR 图像对轴位扫描及 MPR 图像有重要的补充作用，图 7-46 显示的是患者大脑中动脉 CPR 图像，可以看出，CPR 技术可使弯曲的血管全部显示在一幅图像上。

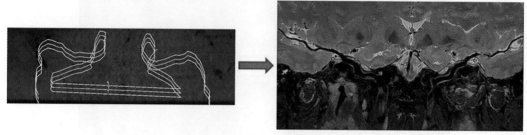

图 7-46　大脑中动脉 CPR 图像

（四）DSA 影像的可视化

1. 三维重组　DSA 图像是血管三维结构的二维投影，存在血管重叠，医师只能从多个投影图像来评估血管的几何和空间关系，主观性较强。如果增加造影的角度和次数，不仅延长了时间，而且还增加了患者和医师所受的 X 射线辐射剂量。三维旋转血管造影可以克服 DSA 的局限性，该技术从一系列旋转采集的 DSA 图像重建出血管的三维数据场，采用三维可视化技术显示出逼真的血管。血管的 DSA 三维重建实质上是通过不同视角的二维 DSA 图像中所对应的灰度信息恢复出血管三维空间形态的过程，即以锥形线束投影进行血管的三维重建。血管的重建质量与投影数有关，增加投影数可以提高血管的空间分辨力和形态信息。一般采集 40～150 幅 DSA 图像重建血管的三维形态。通常情况下，首先提取出血管的骨架，然后对不同视角中的血管节点进行匹配，通过不同视角空间几何的约束关系就能恢复出血管真实的空间结构。

三维重组技术以动态旋转 DSA 采集的影像数据为基础，在工作站采用三维可视化技术显示出逼真的血管和组织影像，可对影像在三维空间进行任意角度的观察处理，利用三维重组技术可为临床提供更有价值的影像信息。由 3D-DSA 产生的三维血管图像有极高的分辨力，能在任何方向旋转显示任何角度的结构，这为诊断、治疗规划、治疗带来益处。3D-DSA 可从任意角度观察血管的三维立体空间关系和相应的管腔内情况；同时，可精确测量病变的直径、长度、截面积和体积等，防止病变血管的遗漏，实现真正意义上的超选择栓塞，为临床治疗提供更有益的资料。特别是在血管内介入治疗过程中，三维血管形态可以给医师提供最佳的观察角度，精确引导介入材料定位；同时，还可以让医师定量分析血管形态，帮助选择合适尺寸的介入材料。

自 3D-DSA 图像经过工作站进行三维重建而来，可从任意角度观察载瘤血管及动脉瘤的三维立体空间关系，有效避免了邻近血管掩盖或重叠，对动脉瘤体、瘤颈、载瘤动脉及其与周围血管的关系清晰显露，准确测量动脉瘤的颈、体大小（图 7-47）。

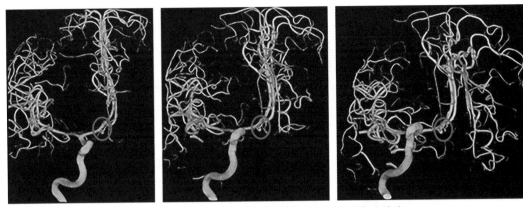

图 7-47　3D-DSA 全脑血管造影动态旋转观察动脉瘤

2. 最大密度投影（MIP）　是血管三维图像的重组方法之一，它将容积数据朝任意方向进行投影，以每条投影线经过的所有体素中最大密度体素的像素作为投影图像的像素，这些像素所组成的图像就是最大密度投影图像（图 7-48）。因为成像数据来自采集的容积数据，所以可以任意改变投影的方向，360° 全方位旋转，血管影像清晰，原始信息丢失较少，清楚地显示对比剂强化的血管形态、走向、异常改变及血管壁钙化和分布的情况。MIP 主要用于血管直径和动脉瘤直径的测量。

3. 容积重组（VR）　充分利用容积内的扫描数据，将所有体素的密度值设定为不同的透明度，显示容积内不同密度的组织结构，且保存容积内组织结构的三维空间关系，同时利用虚拟照明效应，用不同的灰阶或伪彩色显示三维立体图像（图 7-49）。因此，通过调节阈值和旋转角度，VR图像能更准确地显示动脉的特征、解剖，以及与周围组织的毗邻关系。如果使用双容积显示技术，可以明确显示血管与周围组织之间的解剖关系，指导临床介入手术。

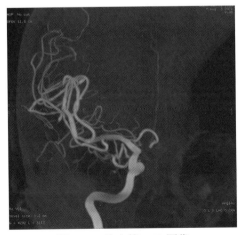

图 7-48　脑血管 MIP 图像

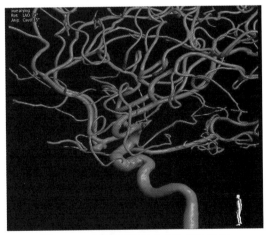

图 7-49　容积重组显示三维立体图像

4. 图像融合　DSA 图像融合技术是指利用 DSA 工作站把被检者的不同成像模式（如 CT、MRI、PET、SPECT、超声）或同一成像模式应用不同技术方法获得的图像组合到一个图像数据集，进行综合利用，如不同模式图像间结构的叠加显示、伪彩色显示等，最大限度地挖掘有用信息。其弥补了单一成像模式的局限性，可以更直观地显示解剖及病变结构，提高治疗的精准性。

图像融合技术目前在神经介入诊疗中应用广泛，融合图像来源既可以是 DSA 系统获取的两组图像，也可以通过外部光盘介质、PACS、光纤等途径获取同一患者的 CT、MRI 等图像进行融合，根据临床需求，调节窗宽、窗位和层厚，显示骨质、血管、脑组织的图像。从任意角度旋转观察血管病变及正常脑组织的空间关系，使术者获得更多信息，有助于手术的顺利完成。

DSA 图像显示血管具有较大优势，但无骨性标记，对病变部位及手术的精确指导具有一定的局限性。图像融合技术是利用计算机技术将各种影像设备获得的数字影像信息通过 DICOM 接口传输到一个特定的工作站进行数字化综合处理，并进行空间配准，获得一种全新的影像。也就是说将各自单一的影像融合成一个影像，显示更多的具有各自特点又在一个图像上显示的一种特殊成像技术。既能显示解剖结构，又能显示功能，提高影像诊断的精准度，也能更准确地指导微创手术。

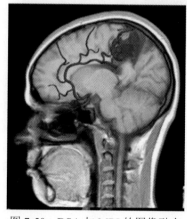

图 7-50　DSA 与 MRI 的图像融合

（1）开展 DSA 图像融合技术必须具备下列条件：①医院必须建有 PACS，有数字影像网络化平台；② DSA 设备必须配置图像融合软件，相关影像设备具备 DICOM 接口。

（2）融合方式：根据信号源及融合的结果，融合方式有自身融合、实时三维影像融合和其他融合。自身融合：信号源来自 DSA 设备，即术前 DSA 检查同时采集类 CT 图像与三维图像，在后处理工作站进行图像融合。实时三维影像融合：新型的 DSA 设备通过一键融合技术实现对所有厂家的 CT、MRI、PET 和超声等影像信息进行无缝融合，实现三维影像的实时融合，直接指导介入手术，缩短手术时间，减少辐射剂量，降低手术风险（图 7-50）。其他融合：信号源来自外部的不同影像设备，通过 PACS 系统进入目标 DSA 后处理工作站，进行图像融合。

（3）融合过程：当设备完成了 3D-DSA 数据采集后，根据需要明确病变解剖结构时需要进行图像融合，进行类 CT 扫描，获得 CT 图像。若需要外部影像资料，必须通过 PACS 把需要的同一部位的影像资料（CT、MRI 或 DSA）调入本机后处理工作站，根据目的进行相应的图像融合。

5. 伪彩色处理（pseudo coloring） 伪彩色功能为了直观地观察和分析血管图像，将 DSA 图像中的黑白灰阶映射到彩色空间，对灰度图像进行伪彩色处理，突出感兴趣区或待分析的数据段，从而达到图像增强的效果。通常在 DSA 工作站用专门的软件，对血管的动脉期、静脉期及实质期用红色、绿色与蓝色分别在一张图像显示血管或血管病的全程影像，可计算出感兴趣点对比剂达峰时间或灌注血容量，用以判断血流时间及评价治疗效果。图 7-51 是 DSA 三维工作站里的动脉瘤分析功能，系统会自动检测动脉瘤，并且标记为蓝色，可以进一步测出它的体积，为临床治疗提供更有益的资料。

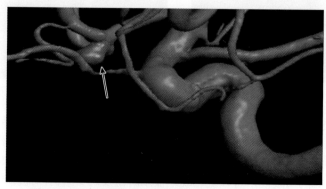

图 7-51　DSA 图像的伪彩色处理（箭头指为动脉瘤）

6. 仿真内镜　DSA 仿真内镜技术通过自行设定漫游的起始点及终点的位置，可随病变的部位和性质而定，选择慢（或中、快）速，系统自动将镜头置于血管中心位置并沿血管轴向运动进行漫游功能观察血管腔内情况（图 7-52）。但它不能提供组织学信息，对动脉内壁血栓、钙化等不能进行特异性分析，不能观察血管搏动情况和进行血流动力学分析。

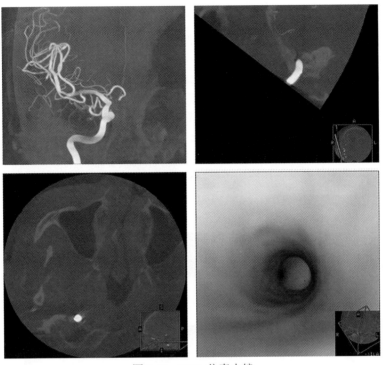

图 7-52　DSA 仿真内镜

（黄　浩　付丽媛）

第8章 医学影像配准与融合

多模态或多参数成像技术中两种或多种技术的结合，在疾病诊疗中具有重要作用。磁共振成像技术由于其无辐射、分辨力高、多参数成像等优点被广泛应用于临床医学与医学研究。以磁共振成像为例，主要采集观察解剖结构的T_1加权像（T_1WI）和T_2加权像（T_2WI），功能磁共振成像可反映人体功能方面的信息及病变导致的功能变化，主要包括弥散加权成像（DWI）、弥散张量成像（DTI）、灌注成像（PWI、ASL）、磁敏感加权成像（SWI）、波谱成像（MRS）和血氧水平依赖（BOLD）成像等。为保证诊断的准确性，需要将解剖图像和功能图像融合在一起进行分析。因此，在进行解剖图像和功能图像扫描时，常设置相同的扫描层面、视野（FOV）和层厚等参数，目的是将两种图像进行配准，使其空间位置一致，确保后期的融合能够顺利进行，见图8-1。本章从医学图像配准与融合的应用背景及临床应用讲起，主要介绍医学图像配准与融合的基本概念、方法分类、常用的实现方法及其临床应用等。

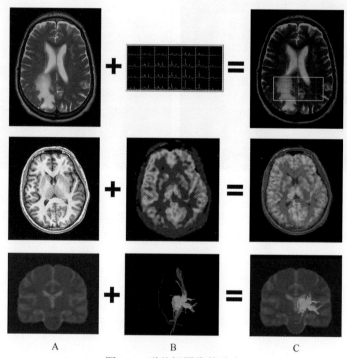

图 8-1 磁共振图像的融合

A. 磁共振解剖图像，从上至下分别为T_2加权像、T_1加权像和 DWI 图像；B. 磁共振功能图像，从上至下分别为磁共振波谱成像（MRS）、脑血流量（CBF）图和弥散张量纤维束成像（DTT）；C. 融合图像

第一节 概 述

一、医学影像配准与融合的应用背景

随着计算机技术的飞速发展，与其密切相关的医学成像技术也是日新月异。由于成像原理的不同，各种成像技术和检查方法各有其优势与不足。如 CT 和 X 射线摄影具有较高的空间分辨力，对高密度的骨组织能提供清晰的图像，但对病灶本身的显示较差；MRI 虽然其空间分辨力不及 CT 和普通 X 射线摄影，但对人体软组织能够清晰成像，有利于病灶范围的确定。又如 PET 和

SPECT 能够提供人体组织或器官的功能和代谢的图像，但对解剖结构的描述较差，而 MRI、CT 和普通 X 射线摄影对人体解剖结构显示清晰，但又缺乏对人体组织功能信息的显示。因此，在疾病的检查和诊断中，并非一种成像技术可以适用于人体所有的器官，也不是一种成像技术能取代另一种成像技术，它们之间应该是相辅相成、相互补充的。为了提高诊断准确率，需要综合利用各种模态医学影像的信息。

根据医学影像所提供信息的不同，可以将医学影像分为两大类，即解剖结构图像（MRI、CT、X 射线摄影、超声等）和功能图像 [SPECT、PET、功能磁共振成像（fMRI）等]。这两类影像各有其优缺点：解剖图像以较高的分辨力提供了脏器的解剖形态信息，但无法反映脏器的功能情况；功能图像虽然分辨力较差，但它提供的脏器功能和代谢信息是解剖图像所不能替代的，而这些信息是疾病特别是早期肿瘤诊断的重要依据。

随着人工智能的发展，目前医学影像学的一个发展趋势是利用信息融合技术，充分利用不同类型的医学影像特点，将多幅图像结合起来，在一幅图像上同时表达来自人体的多方面信息，为医师的临床诊断提供更加全面、直观的判断依据，以提高疾病的检出率。

由于待融合图像常常来自不同的成像设备，这些设备在分辨力、成像角度和方位等方面各不相同，导致不同图像中相应组织的位置、大小等存在差异。因此，在医学影像融合之前首先需要进行配准操作。医学影像配准是医学影像融合的前提，只有经过配准，才能实现更好的融合。

二、医学影像配准与融合的发展与现状

医学影像配准与融合是公认难度较大的医学影像处理技术，其发展经历了从最早出现的人工选择解剖结构特征的配准，到计算机辅助的基于图像特征的配准方法。目前医学影像配准的方法主要包括两种类型，即基于特征的配准方法和基于灰度的配准方法。基于灰度的常用方法包括互相关法、序列相似度配准法、互信息法等。基于灰度的方法可用于刚体和非刚体配准，配准精度高，但受到相似性度量最大值的平坦性、单调纹理和高计算复杂度等问题的困扰。基于特征的影像配准方法的核心步骤为特征提取、特征匹配、模型参数估计、图像变换和灰度插值。特征分为点特征、线特征、面特征等。比较经典的配准方式是用尺度不变特征变换算法（scale-invariant feature transform，SIFT）或者加速鲁棒特征算法（speed-up robust feature，SURF）提取特征，结合随机抽样一致算法（random sampling consensus，RANSAC）筛选特征，得到匹配点对坐标，从而能够计算图像变换参数。传统的配准方法面临的最主要问题是：对于每一对待配准的图像，传统的配准方法从零开始迭代优化代价函数，严重限制了配准速度，忽略了同一数据集图像间共享的固有配准模式。

近年来，模拟人脑神经元连接的深度学习在自然语言处理、计算机视觉等领域取得了巨大的进步，已成为研究热点之一。其中，卷积神经网络（convolutional neural network，CNN）在计算机视觉领域中的应用，如分类、分割、目标检测等领域，已经超越了传统算法。在医学影像配准上，深度学习方法的应用也越来越多，常用的模型包括 CNN、递归神经网络（recurrent neural network，RNN）、强化学习、生成对抗网络（generative adversarial network，GAN）等。相对于传统的医学影像配准方法，深度学习在医学影像配准方面的最大贡献有两点：一是改善了传统配准方法处理速度慢的问题，有研究指出，基于 CNN 的配准框架，其配准速度比传统配准方法快 1000 倍；二是深度学习算法提高了医学影像的配准精度，有研究表明，将深度学习方法引入脑部 MRI 的配准后，在白质、灰质及脑脊液的配准精度都得到了提升，最大提升率达 2.6%。

医学影像融合指的是有效结合功能成像和解剖结构成像两种医学成像技术的优点，将更准确的信息提供给临床。它能够对同一目标的图像进行收集，通过图像处理，将各自信道的信息提取出来，最终将同一图像综合而成，以方便观察或进行深入处理。自 20 世纪 90 年代以来，随着材料技术、传感器技术、通信技术及计算机技术的不断发展，逐渐推动了医学影像融合技术的发展，

并且经历了两个阶段，即同机图像融合阶段和异机图像融合阶段。图像融合中常用的方法包括拉普拉斯金字塔、离散小波变换、非下采样轮廓波变换、稀疏表示等，这些方法都广泛应用于医学影像融合，但也存在许多缺陷。

目前医学影像融合技术仍然不够成熟，所面临的融合问题需要根据实际情况具体分析采用的融合方法。近年来，随着深度学习的发展，基于深度学习的图像处理方法在计算机视觉领域取得了巨大的成功。在医学影像融合领域，深度学习方法可以帮助我们解决传统方法的缺陷，尤其在特征提取、影像显示方面有明显的优势。

第二节　医学影像配准的基础

一、医学影像配准的概念

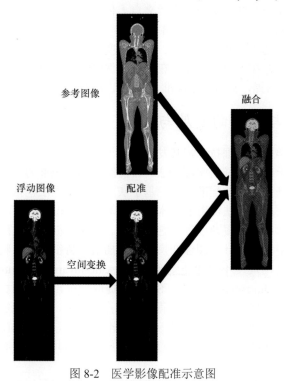

图 8-2　医学影像配准示意图

医学影像配准（medical image registration）是指对于一幅医学图像寻求一种（或一系列）空间变换，使它与另一幅医学图像上的对应点达到空间上的一致。这种一致是指人体上的同一解剖点在两张图像上有相同的空间位置（位置一致、角度一致、大小一致）。配准的结果应使两幅图像上所有的解剖点，或至少是所有具有诊断意义的点及手术感兴趣点都达到匹配。图 8-2 为医学图像配准的示意图，是对同一个患者扫描的 CT 和 PET 图像，由于 CT 图像主要反映的是器官的解剖信息，而 PET 图像主要反映的是代谢信息，要将这两幅图像一起分析，就要将其中的一幅进行空间变换（包括平移、旋转、放大），使它与另一幅对齐，这一对齐过程就是配准。其中保持不动的 CT 图像称为参考图像，做变换的 PET 图像称为浮动图像，将配准后的 PET 图像与 CT 图像进行融合就可以得到既反映解剖定位又反映代谢信息的融合图像。

二、医学影像配准方法分类

目前，医学影像配准方法的分类没有一个统一的标准，比较流行的是 van den Elsen 等 1993 年提出的七种分类方法。

（一）基于图像维数的分类

根据图像维数的不同，可以将医学图像配准方法分为 2D/2D 配准、2D/3D 配准及 3D/3D 配准。2D/2D 配准通常是指两个体层间的图像配准；2D/3D 配准通常是指空间图像和投影图像（或者是单独的一个层面）间的配准；3D/3D 配准是指两幅三维空间图像间的配准。

（二）基于医学图像模态的分类

根据医学图像模态的不同，可以分为单模态医学图像配准和多模态医学图像配准。单模态医学图像配准是指待配准的两幅图像来自同一种成像设备，一般应用在生长监控、减影成像等。多模态医学图像配准是指待配准的两幅图像来自不同的成像设备，主要应用于医疗诊断、手术定位及放射治疗计划的制订等。如将 MRI、CT、DSA 等解剖图像与 SPECT、PET 和脑电图（EEG）等功能信息相互结合，可以在此基础上制订出外科手术计划、对病灶进行精确手术定位；另外，由于 MRI 可以清晰界定肿瘤组织的轮廓，而通过 CT 可以精确计算剂量，因此，在放射治疗（简称放疗）中常将二者进行配准。多模态医学影像配准是医学影像配准的重要研究内容。

（三）基于空间变换性质的分类

根据空间变换的不同，可分为基于刚体变换（rigid transformation）的配准、基于仿射变换（affine transformation）的配准、基于投影变换（projective transformation）的配准和基于曲线变换（curved transformation）的配准。刚体变换只包括平移和旋转操作；仿射变换能够保持图像的平行性（图像经过仿射变换后，平行线仍为平行线）；投影变换将直线映射为直线；曲线变换则将直线映射为曲线。

（四）基于用户交互性的分类

根据用户参与的程度，分为自动配准、半自动配准和交互配准。自动配准是用户只需提供相应的算法和图像；半自动配准是用户需初始化算法或指导算法（如拒绝或接受配准假设）；交互配准是用户在软件的帮助下进行配准。

（五）基于图像特征的分类

根据配准所利用的图像特征的不同，可以分为基于外部特征的配准和基于内部特征的配准。基于外部特征的配准是指在研究对象上设置一些标记点（这些标记点可以是立体定位框架、在颅骨上固定的螺栓或在表皮上可显像的标记等），这些标记点能在不同的成像模式中显示，然后再用自动、半自动或交互式的方法利用标记将图像进行配准。基于内部特征的配准主要包括三个方面，即基于标记的配准、基于分割的配准、基于像素特性的配准。基于标记的配准方法分为基于解剖知识的标记（如利用人体特殊的解剖结构，一般由人工直接描述）和基于几何知识的标记（如运用数学知识得到大量的点、线、面的曲率及角落特征等）；基于分割的配准指通过图像分割获得一些配准标志；基于像素特性的配准方法是把图像内部的灰度信息值作为配准的依据，其又可分为两种，一种是把图像灰度信息简约成具有一定尺度和方向的集合（如力矩主轴法），另一种是在配准过程中使用整幅图像的灰度信息（如互相关法、最大互信息法等）。

（六）基于配准过程中变换参数确定方式的分类

根据配准过程中变换参数确定的方式可以分为两种，一种是通过直接计算公式得到变换参数的配准，另一种是通过在参数空间中寻求某个函数的最优解得到变换参数的配准。前者完全限制在基于特征信息（如小数目的特征点集、二维曲线、三维表面）的配准中，后者中所有的配准都变成一个能量函数的极值求解问题。

（七）基于主体的分类

根据主体的不同，可分为以下几种。

1. 同一患者（intrasubject）的配准 是指将来自同一个患者的待配准图像，用于任何种类的诊断中。

2. 不同患者（intersubject）的配准 是指待配准图像来自不同的患者，主要用在三维头部图像（MRI、CT）的配准中，既可以基于分割，也可以基于灰度。变换方式多为非线性的曲线变换，有时也采用刚体变换。

3. 患者与图谱（atlas）的图像配准 是指待配准图像一幅来自患者，一幅来自图谱，主要用于收集某些特定结构、大小和形状的统计信息。

目前，典型的数字化医学图谱是法国 Talairach 和 Tournoux 制作的 Talairach-Tournoux 图谱（TT atlas）。图谱和实际图像配准后，能更直观和方便地应用图谱中的信息。

三、医学影像配准的基本步骤

医学影像配准一般由以下三个步骤组成。①对待配准图像（浮动图像）A 与参考图像 B，首先提取两幅图像的特征信息组成特征空间；②根据特征空间确定一种空间变换 T，使待配准图像 A 经过该变换后与参考图像 B 能够达到所定义的相似性测度，即 $B=T(A)$；③在确定变换的过程中，还需采取一定的搜索策略（也就是优化措施）使相似性测度更快更好地达到最优值。

并不是所有的配准过程都是按上述步骤进行的，如一些自动配准方法，一般不包括特征提取步骤。另外，步骤②和③在实际计算中也是彼此交叉进行的（图 8-3）。

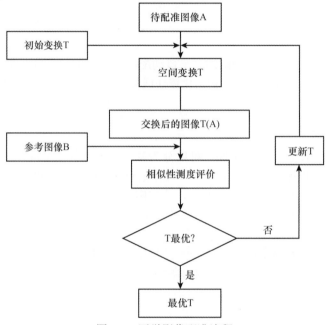

图 8-3　医学影像配准流程

四、特 征 空 间

特征空间是指从参考图像和待配准图像中提取可用于配准的特征。理想的特征空间应该是特征提取简单快捷、特征数据量合适、特征匹配运算量少、配准精度高、算法的稳健性强。特征空间一般分为以下三种，即基于特征点的特征空间、基于特征曲线或曲面的特征空间、基于像素或体素的特征空间。基于特征点的特征空间是选取图像上有几何意义或者有解剖意义的点组成的特征空间；基于特征曲线或曲面的特征空间是选取感兴趣区的轮廓曲线或者曲面作为特征空间；基于像素或体素的特征空间是用整幅图像的像素或者体素作为特征空间。特征空间的选取需要依据具体的图像特点、配准时间和精度，以及配准方法。对配准速度要求高且图像的几何或解剖特征明显的情况下，应选择基于特征点的特征空间；如果只想对图像感兴趣区进行配准，需要提取感兴趣区的曲面或者轮廓曲线，应选择基于特征曲线或曲面的特征空间；如果是用整幅图像的灰度和位置信息作为特征，就需要选择基于像素或体素的特征空间。

五、空 间 变 换

图像 A 和 B 的配准就是寻找一种映射关系 T，使得 A 上的每一点在 B 上都有唯一的点与之对应。这种映射关系表现为一组连续的空间变换，如整幅图像应用相同的空间变换，则称为全局变换（global transformation），否则，称为局部变换（local transformation）。根据图像变换形式的不同，有线性变换（linear transformation）和非线性变换（non-linear transformation）两种。线性变换包括刚体变换、仿射变换、投影变换。非线性变换也被称作曲线变换。四种基本空间变换示意图见图 8-4。

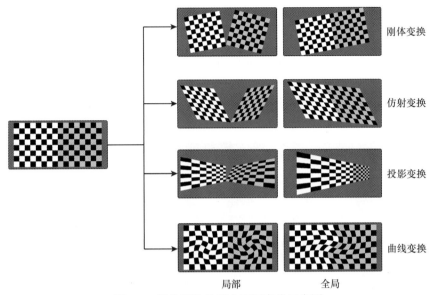

图 8-4　影像配准的基本空间变换示意图

（一）刚体变换

所谓刚体，是指物体内部任意两点间的距离保持不变。刚体变换是指图像中任意两点间的距离在变换前后保持不变。例如，人体的头部由坚硬的颅骨支撑，在处理时可忽略头部皮肤的微小变形，将整个人脑看作是一个刚体。两幅图像之间的刚体变换可用式（8-1）来描述。

$$V = sRU + T \tag{8-1}$$

其中，s 是比例变换因子；U 为变换前像素；$T=(t_x, t_y, t_z)'$ 是图像之间沿 x、y、z 方向上的平移量；R 是 3×3 的旋转矩阵，满足约束条件见式（8-2）。

$$R^T R = I, \quad \det(R) = 1 \tag{8-2}$$

其中 R^T 是矩阵 R 的转置，I 是单位矩阵。

相对笛卡儿坐标系的三个坐标轴，R 有三种不同的形式，见式（8-3）至式（8-5）。

$$R_x = \begin{pmatrix} 1 & 0 & 0 \\ 0 & \cos\theta_x & \sin\theta_x \\ 0 & -\sin\theta_x & \cos\theta_x \end{pmatrix} \tag{8-3}$$

$$R_y = \begin{pmatrix} \cos\theta_y & 0 & -\sin\theta_y \\ 0 & 1 & 0 \\ \sin\theta_y & 0 & \cos\theta_y \end{pmatrix} \tag{8-4}$$

$$R_z = \begin{pmatrix} \cos\theta_z & -\sin\theta_z & 0 \\ \sin\theta_z & \cos\theta_z & 0 \\ 0 & 0 & 1 \end{pmatrix} \tag{8-5}$$

其中 θ_x、θ_y、θ_z 分别表示绕 x、y、z 坐标轴的旋转角度。

图像采集中的运动校正。脑功能磁共振成像为研究认知、心理活动、脑的生理功能及病理状态提供了有力工具，已成为脑科学和生命科学研究的重要方法。在脑功能数据扫描采样过程中，由于采集时间点多（>150 个时间点）、扫描时间长（>7 分钟），被试者头部的微小移动很难避免，包括头部物理运动（左右摆动、点头）和头部生理运动（心跳、脑脊液流动），导致后续的数据分析不准确，因此，需要对图像进行运动校正，确保不同时间序列图像的空间位置完全对应。

由于未产生结构间相对位置的改变，头部运动校正可分解为平移（translation）和旋转（rotation）两部分的刚体变换，基本思想是通过迭代计算头部平移、旋转参数，使参考图像与后续序列图像的不匹配度最小化，实现所有时间点的配准。图 8-5 最上面一行是在时间点 1 正常采集的图像（图 8-5A），中间一行为时间点 2 被试头部发生运动时采集到的图像（图 8-5B），最下面一行是经过运动校正后的图像（图 8-5C）。图 8-6 给出了运动参数的计算结果，图 8-6A 是沿 x、y、z 方向上的平移量，图 8-6B 是分别绕 x、y、z 坐标轴的旋转角度。

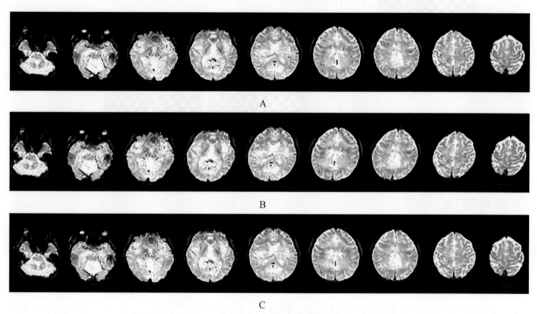

图 8-5　运动校正

A. 时间点/正常采集的图像；B. 时间点 2 运动时采集的图像；C. 运动校正后的图像

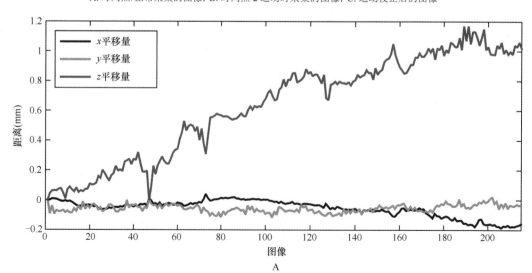

A

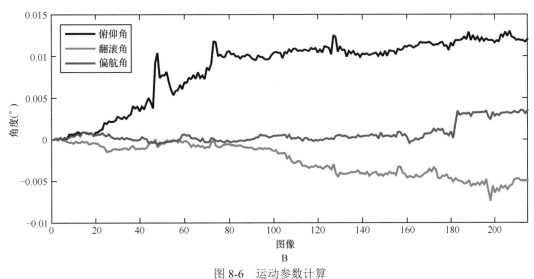

图 8-6　运动参数计算

A. 沿 x、y、z 方向上的平移；B. 绕 x、y、z 坐标轴的旋转

（二）仿射变换

当式（8-2）的约束条件不满足时，式（8-1）描述的是仿射变换。仿射变换是将直线映射为直线，并保持平行性。在笛卡儿坐标系下，二维仿射变换的旋转矩阵 R' 表示为式（8-6）。

$$R' = \begin{pmatrix} m_{11} & m_{12} & m_{13} \\ m_{21} & m_{22} & m_{23} \\ 0 & 0 & 1 \end{pmatrix} \tag{8-6}$$

三维仿射变换的旋转矩阵 R' 表示为式（8-7）。

$$R' = \begin{pmatrix} m_{11} & m_{12} & m_{13} & m_{14} \\ m_{21} & m_{22} & m_{23} & m_{24} \\ m_{31} & m_{32} & m_{33} & m_{34} \\ 0 & 0 & 0 & 1 \end{pmatrix} \tag{8-7}$$

仿射变换的具体表现可以是各个方向尺度变换系数一致的均匀尺度变换或变换系数不一致的非均匀尺度变换及剪切变换等。均匀尺度变换多用于使用透镜系统的照相图像，在这种情况下，物体的图像和该物体与成像的光学仪器间的距离有直接的关系，一般的仿射变换可用于校正 CT 机架倾斜引起的剪切或 MRI 梯度线圈不完善产生的畸变。

（三）投影变换

投影变换是将直线映射为直线，但不保持平行性质。投影变换主要用于二维投影图像与三维体积图像之间的配准。二维投影变换按照式（8-8）与式（8-9）将图像 $A(x_1, y_1)$ 映射至图像 $B(x_2, y_2)$。

$$x_2 = \frac{a_{11}x_1 + a_{12}y_1 + a_{13}}{a_{31}x_1 + a_{32}y_1 + a_{33}} \tag{8-8}$$

$$y_2 = \frac{a_{21}x_1 + a_{22}y_1 + a_{23}}{a_{31}x_1 + a_{32}y_1 + a_{33}} \tag{8-9}$$

其中，变换参数 a_{ij} 是依赖于图像本身的常数。

与投影变换类似的变换方式称为透视变换，透视变换是投影变换的子集。在一些医疗设备，如内镜、显微镜等，获取的图像都是通过将三维物体投影到二维平面，由此产生的几何变换称为透视变换。

（四）曲线变换

曲线变换又称为非线性变换，是把直线变为曲线，反映的是图像中组织或器官的严重变形或位移。典型的非线性变换多为多项式函数，如二次、三次函数及薄板样条函数、指数函数等。非线性变换多用于使解剖图谱变形来拟合图像数据或对有全局性形变的胸、腹部脏器图像的配准。

基于二阶多项式函数的非线性变换可以用式（8-10）至式（8-12）来描述。

$$x_2 = a_{00} + a_{01}x_1 + a_{02}y_1 + a_{03}z_1 + a_{04}x_1^2 + a_{05}xy + a_{06}xz + a_{07}y_1^2 + a_{08}yz + a_{09}z^2 \tag{8-10}$$

$$y_2 = a_{10} + a_{11}x_1 + a_{12}y_1 + a_{13}z_1 + a_{14}x_1^2 + a_{15}xy + a_{16}xz + a_{17}y_1^2 + a_{18}yz + a_{19}z^2 \tag{8-11}$$

$$z_2 = a_{20} + a_{21}x_1 + a_{22}y_1 + a_{23}z_1 + a_{24}x_1^2 + a_{25}xy + a_{26}xz + a_{27}y_1^2 + a_{28}yz + a_{29}z^2 \tag{8-12}$$

式（8-10）至式（8-12）共涉及 30 个变换参数。

基于薄板样条函数的变换可以表示为仿射变换与径向基函数的线性组合，见式（3-13）。

$$f(X) = AX + B + \sum_{i=1}^{n} W_i U(|P_i - X|) \tag{8-13}$$

其中，X 是坐标向量，A 与 B 定义的是一个仿射变换，U 是径向基函数。在二维图像配准中有式（8-14）和式（8-15）。

$$U(r) = r^2 \log r^2 \tag{8-14}$$

$$r = \sqrt{x^2 + y^2} \tag{8-15}$$

对于三维图像的配准见式（8-16）和式（8-17）。

$$U(r) = |r| \tag{8-16}$$

$$r = \sqrt{x^2 + y^2 + z^2} \tag{8-17}$$

六、参数的优化搜索

配准的空间变换参数根据求解方式可分成两类，一是根据获得的数据用联立方程组直接计算得到的，二是根据参数空间的能量函数最优化搜索得到。前者完全限制在基于特征信息的配准应用中，后者中所有的配准都变成一个能量函数的极值求解问题。因此，图像配准问题本质上是多参数优化问题，所以优化算法的选择至关重要。

常用的优化算法有 Powell 法、梯度下降法、遗传算法、模拟退火法、下山单纯形法、Levenberg-Marquardt 法等。下面简要介绍最为常用的三种搜索方法，即 Powell 法、梯度下降法和遗传算法。

（一）Powell 法

Powell 法是 M.J.D.Powell 于 1964 年首先提出的，是一种传统的确定性优化方法，又称方向加速法，是利用共轭方向加快收敛速度的性质形成的一种搜索方法。该方法不需要对目标函数进行求导，当目标函数的导数不连续的时候也能应用，因此，Powell 法是一种十分有效的直接搜索法。其基本过程是：对于 n 维极值问题，首先沿着 n 个坐标方向求极小，经过 n 次之后得到 n 个共轭方向，然后沿 n 个共轭方向求极小，经过多次迭代后便可求得极小值。

（二）梯度下降法

梯度下降法（gradient descent algorithm）是在求最小化过程中直接利用梯度信息，沿着起始点梯度方向的反方向，求出最小值点，然后移动到最小值点，再重复上面的过程，直到前后点函数值的差小于给定的误差值，则结束迭代过程。

（三）遗传算法

遗传算法（genetic algorithm）是美国 Michigan 大学 J.Holland 教授于 1975 年首先提出来的，是一种通过模拟达尔文自然进化过程搜索最优解的方法。在求解优化问题时，遗传算法将优化问题当作一个生存环境，问题的一个解当作生存环境中的一个个体，以目标函数值或其变化形式来评价个体对环境的适应能力，模拟由一定数量个体所组成的群体的进化过程，优胜劣汰，最终获得最好的个体，即问题的最优解。它呈现出的是一种通用算法框架，该框架不依赖于问题的种类，因而具有较强的稳健性，特别是对于一些大型复杂的非线性系统，表现出比其他传统优化方法更加独特和优越的性能。其隐含并行性和全局搜索特性，保证算法能够在大区域中作快速搜索，有较大把握寻找到全局最优解。

目前国内外研究中，最受关注的是 Powell 法，因为 Powell 法与遗传算法都是无需求导数的直接优化法，因此，可以适用于搜索中的任何空间限制。遗传算法中的杂交和变异操作可以避免使算法陷入局部最优，从而有很强的优化能力，但是速度较慢，而 Powell 法的优化速度较快，但容易陷入局部最优。遗传算法中实现了并行计算，若以增加时间为代价来找到更多的命中参数，则遗传算法较为理想，尤其是在有能量约束时。对于参数相对较少的配准来说，一般还是选择 Powell 法，以减少配准所需的时间。

在实际应用中，经常使用附加的多分辨力和多尺度方法加速收敛，降低需要求解的变换参数数目，避免局部最小值，并且多种优化算法混合使用，即开始时使用粗略的快速算法，然后使用精确的慢速算法。

七、插 值 方 法

在图像配准中，空间坐标变换后得到的像素坐标位置可能不在整数像素上，因此，需要用灰度插值的方法对像素值进行估计。常用的插值方法有最近邻（nearest-neighbor，NN）插值法、双线性插值（bilinear interpolation，BI）法和部分体积（partial volume，PV）法。

（一）最近邻插值

该方法是一种简单的插值算法，也称零阶插值。假设需要插值的点为 n，在二维图像中，邻近该点的落在坐标网格上的像素点分别为 n_1、n_2、n_3、n_4。最近邻插值是直接计算 n 和邻近四个点之间的距离，并将与该点距离最小的点的灰度值赋给 n，见图 8-7。

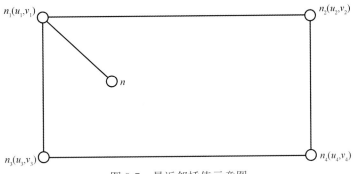

图 8-7 最近邻插值示意图

计算公式见式（8-18）。

$$f(n) = f(v), \quad v = \arg\min_{n_i}[d(n, n_i)]$$

（8-18）

这种方法简单快捷，但当邻近点之间的像素灰度差别很大时，会产生较大的误差。

（二）双线性插值

双线性插值又称双线性内插，其核心思想是在两个方向分别进行一次线性插值。具体计算方法为先沿着一个坐标轴方向使用线性插值方法求出两点的插值灰度，然后沿另一个坐标轴，利用这两个点对目标点进行线性插值来求灰度。计算方法见图8-8。

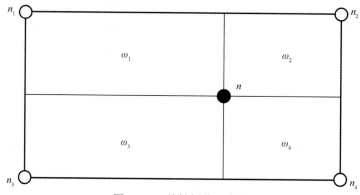

图 8-8　双线性插值示意图

计算公式见式（8-19）。

$$f(n) = \sum_i \omega_i f(n_i)$$

（8-19）

其中，$f(n_i)$ 为各像素点的灰度值，ω_i 为各相邻点的权重，与它们到 n 的距离成反比，表达式见式（8-20）。

$$\begin{cases} \omega_1 = (1 - \mathrm{d}x) \cdot (1 - \mathrm{d}y) \\ \omega_2 = \mathrm{d}x \cdot (1 - \mathrm{d}y) \\ \omega_3 = (1 - \mathrm{d}x) \cdot \mathrm{d}y \\ \omega_4 = \mathrm{d}x \cdot \mathrm{d}y \end{cases}$$

（8-20）

其中，$\mathrm{d}x$、$\mathrm{d}y$ 分别是 n 与 n_1 之间沿 x、y 方向的距离。

双线性插值法由于考虑到直接邻近点对待插值点的灰度的影响，因此，一般能得到令人满意的插值效果。但这种方法具有低通滤波性质，使高频分量受到损失。此外，由插值所得到的灰度值是经过数字计算出来的，一般不会是整数值，而且也有可能产生原始图像中所没有的灰度值，因此，可能会改变图像中的灰度分布，特别是当图像中有很多需要进行插值的像素点时。

（三）部分体积插值法

部分体积插值（PV）法是 F.Maes 等提出来的，是对双线性插值方法的一个改进。主要是为了克服双线性插值方法在图像中会产生新的灰度值而引起图像灰度分布发生变化的缺点，以便得到比较光滑的目标函数，有利于优化搜索。

PV 是根据线性插值的权重分配原则，将每对像素对联合直方图的贡献分散到联合直方图中与之相邻的各个像素对上，这样联合直方图上各个像素对的频度值以小数增加，因此，不会出现新的灰度值而破坏目标函数值分布的光滑性。PV 法具体的计算公式为式（8-21）。

$$h[f(u), f(v_i)] = h[f(u), f(v_i)] + \omega_i$$

（8-21）

其中，ω_i 为权重，其取值同 BI 法。

实际上，PV 法只是用灰度统计来代替插值，对基于灰度的配准方法来说，需要进行统计的是图像中的灰度信息而不是每点的灰度值，这意味着在处理的过程中不一定要得到每点的灰度值，因此，PV 法可以得到分布较好的目标函数。

八、相似性测度

经过空间变换后，进一步的工作就是要找到一种合适的描述量，用以表征图像之间的相似性或差异性，这种描述量即为相似性测度。常用的相似性测度有以下三种。

（一）灰度均方差

设 $f_R(\vec{x})$ 和 $f_T(\vec{x})$ 分别为参考图像和浮动图像（待配准图像），两幅图像的灰度均方差可以表示为式（8-22）。

$$F = \frac{1}{\|V\|_{x \in V}} \int [f_R(\vec{x}) - Q(f_T(\vec{x}))]^2 \, \mathrm{d}\vec{x} \tag{8-22}$$

其中，V 表示参与计算的图像区域，$\|V\|$ 表示参与计算的像素总量，$Q(f)$ 表示对图像数据的变换。

灰度均方差作为相似性测度适用于单模态医学图像的配准问题，它的优点是易于理解且优化过程相对简单。

（二）归一化互相关

归一化互相关公式见式（8-23）。

$$R = \frac{\sum\limits_{(i,j) \in T} [I_{\mathrm{ref}}(i,j) - \overline{I}_{\mathrm{ref}}][I_{\mathrm{flo}}(i,j) - \overline{I}_{\mathrm{flo}}]}{\sqrt{\sum\limits_{(i,j) \in T} [I_{\mathrm{ref}}(i,j) - \overline{I}_{\mathrm{ref}}]^2 \sum\limits_{(i,j) \in T} [I_{\mathrm{flo}}(i,j) - \overline{I}_{\mathrm{flo}}]^2}} \tag{8-23}$$

其中，$\overline{I}_{\mathrm{ref}}$ 和 $\overline{I}_{\mathrm{flo}}$ 分别是参考图像和浮动图像在 $(i,j) \in T$ 区域内的像素灰度平均值，R 为相关系数。

（三）互信息

在基于整幅图像信息的配准中，以互信息量作为相似测度的方法由于计算复杂度低、稳健性好等特性，被越来越多地应用于医学图像的配准中。

第三节　常用医学影像配准方法

传统医学影像配准方法大体上可以分为两大类，即基于特征的配准和基于灰度的配准。下面重点介绍这两类常用的配准方法及近来流行的基于深度学习的医学影像配准。

一、基于特征的医学影像配准

基于特征的医学影像配准首先要对待配准图像进行特征提取，然后利用提取到的特征完成两幅图像特征之间的匹配。由于图像中可以利用的特征有很多种，因而产生了很多基于特征的配准方法。常用到的图像特征有点、直线段、边缘、轮廓、闭合区域、特征结构，以及统计特征（如矩不变量、重心等）。

（一）基于点特征的配准

点特征是图像配准中最为常用的一个特征，分为外部特征点与内部特征点两种。

外部特征点是成像时固定在患者身体上的标记物，不同的显影物质使得标记物在不同成像时均能清楚可视和精确检测。这种方法的参数可用联立方程组直接计算得到，其空间变换主要利用的是刚体变换。临床上常使用的基于立体框架的配准方法就是将螺丝旋入头骨固定在患者的外颅表面，这种方法主要应用在神经外科手术的定位和导航（精度 1mm 之内），因其精度相对最高，也被作为其他配准算法评估的金标准。这种标记物的固定对人体是侵入性的，目前也出现了很多非侵入性标记物，如为个体定制的泡沫面具，或用定位栓将特制的面具固定在患者头颅上，或是用特制的牙套，抑或是使用个体定制的鼻部支撑物和两耳的插件形成一种头部固定架，这些方法的配准误差均不超过 2mm。

内部特征点是一些有限的可明显识别的点集，内部标记点可以是由用户识别出的解剖点，也可以是一些几何点（如边缘点、角点、灰度的极值点、曲率的极值点、两个线性结构的交点或某一封闭区域的质心等）。内部特征点主要是利用刚体变换或仿射变换，如果标记点数目足够多，也可以利用更复杂的非刚体变换，识别出来的标志点集与原始图像信息量相比是稀疏的，这样参数优化相对比较快。

图 8-9A 为待配准的脑部 CT，图 8-9B 为参考的 MRI，利用特征点的方法在 MATLAB 环境下完成对上述两幅图像的配准，配准后的参考结果见图 8-9C。

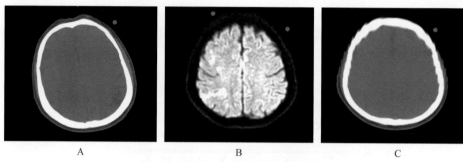

A   B   C

图 8-9　基于点特征的医学图像配准

A. 待配准的脑部 CT；B. 参考的 MRI；C. 配准后的图像

基于点特征的医学图像配准关键是选取两幅图像中一一对应的特征点，每对特征点必须对应相同的解剖位置。MRI 中有两个外部特征点，而 CT 中只有一个，所以在选点时，对于外部特征点只能选择两幅图像中都有的特征点，这些特征点对应着相同的解剖位置。其余特征点都必须选择内部特征点，内部特征点在选取的时候可以根据图像中相对应的解剖位置而定。

MATLAB 中使用特征点进行图像配准的步骤如下。

（1）将图像读入到 MATLAB。

（2）指定图像中成对的特征点。

（3）保存特征点对。

（4）指定要使用的空间变换类型，并根据特征点对推测参数。

（5）对待配准的图像进行变换，使之对准。

（二）基于直线的配准

图像中除了特征点，另一个易于提取的特征是直线，霍夫（Hough）变换是提取图像中直线的一种最有效的方法。Hough 变换可以将原始图像中给定形状的直线变换到变换域空间的一个点位置，它使得原始图像中给定形状的直线上所有的点都集中到变换域上某一个点位置，从而形成峰值，这样原始图像中直线的检测问题就变成寻找变换空间中的峰值问题。正确地建立两幅图像中分别提取的直线间的对应关系是该方法的重点和难点。综合考虑直线段的斜率和端点的位置关系，可以构造一个这些信息指标的直方图，并通过寻找直方图的聚集束达到直线段的匹配。

（三）基于轮廓与曲线特征的配准

随着图像分割、边缘检测等技术的发展，基于边缘、轮廓的图像配准方法逐渐成为配准领域的研究热点。图像分割和边缘检测技术是这类方法的基础，很多图像分割方法可以用来做图像配准需要的边缘轮廓和区域的检测，如动态阈值技术、Canny 边缘检测算子、高斯型拉普拉斯（LOG）算子、区域生长等。在特征提取的基础上，很多学者针对轮廓、边缘等进行了配准研究。Govindu 等采用轮廓上点的切线斜率来表示物体轮廓，通过比较轮廓边缘的分布确定变换参数；Davatzikos 等提出了一种二阶段大脑图像配准算法，在第一阶段使用活动轮廓算法建立一一映射，第二阶段采用弹性变换函数确定轮廓的最佳变换；李登高等提出了一种对部分重叠的图像进行快速配准的方法，该方法是基于轮廓特征的随机匹配算法，通过提取轮廓上的"关键点"作为特征点，随机选择若干特征点对得到候选变换，随后的投票阶段对其变换参数进行检验和求精；赵训坡等提出一种基于证据积累的图像曲线粗匹配方法，比较有效地解决了将图像中提取的一条曲线（较短）与一条参考曲线（较长）相匹配的问题。

（四）基于面特征的配准

基于面特征配准方法中最典型的算法是由 Pelizzari 和 Chen 提出的"头帽法"（head-hat method）。即从一幅图像中提取一个表面模型称为"头"（head），从另外一幅图像轮廓上提取的点集称为"帽子"（hat），用刚体变换或仿射变换将"帽子"上的点集变换到"头"上，然后采用优化算法使得"帽子"上的各点到"头"表面的均方根距离最小。"头帽法"最初应用于头部的 SPECT 和 CT（或 MRI）的配准，参考特征是头部的皮肤表面；或头部的 SPECT 图像之间的配准，参考特征是头颅骨表面和大脑表面。优化算法目前一般用 Powell 法，许多学者对该算法作了重要改进，例如，用多分辨力金字塔技术克服局部极值问题、用距离变换拟合两幅图像的边缘点（edge point）、倒角匹配技术（chamfer matching method）可有效计算距离变换。

另外比较常用的配准方法还有迭代最近点（ICP）算法。ICP 配准算法是由 Besl 和 Mckay 提出的，它将一般的非线性最小化问题归结为基于点的迭代配准问题。ICP 算法中必须先采样出图像结构上的特征点，然后用迭代的方法不断求出一幅图中相对于另一幅图中所有采样点的最近点，直到两个点集的均方差低于设定阈值，这时可得到匹配变换参数。

除了采用分割的方法提取两幅图像中脑外表面轮廓特征外，还用多尺度算子提取脑内部几何特征，然后采用相关方法在多尺度空间结合外表面特征和内部特征进行自动配准的方法。也有采用平面变形轮廓和样条插值提取手术前 CT 图像的表面轮廓点集，通过最小化从二维轮廓到三维表面投影线的能量而达到与手术中所获得的脊椎点集配准的目的。

二、基于灰度的医学影像配准

基于灰度的医学影像配准方法是目前研究较多的一种方法，它直接利用图像的灰度信息进行配准，从而避免了因分割带来的误差，具有精度高、稳健性强、不需要预处理、自动配准等特点。

基于灰度的配准主要有两类方法，一类是通过图像灰度直接计算出代表性的比例和方向等要素；另一类是配准过程中使用全部的灰度信息。第一种方法以力矩和主轴法为代表，第二种方法一般称为体素相似性法。

（一）力矩和主轴法

力矩和主轴法先用经典力学物体质量分布的原理计算出两幅图像像素的质心和主轴，再通过平移和旋转使两幅图像的质心和主轴对齐，达到配准的目的。利用此方法，图像可以模型化为椭圆形区域的点分布，这样的分布可以用这些点的位置的一阶和二阶矩描述。该方法对数据的缺失较敏感，要求整个物体必须完整地出现在两幅图像中。从整体上来说，配准精度较差，所以目前更多地用来进行粗配准，使两幅图像初步对齐，以减少后续主要配准方法的搜索步骤。

力矩和主轴法的一个应用是将多个三维图像合成到标准脑的坐标系下，从而得到统计学平均意义上的脑模型。

（二）体素相似性法

体素相似性法是目前研究较多的一类方法。由于它利用了图像中所有灰度信息，因此一般都较为稳定，并能获得相当准确的结果；该方法的另一个优点是完全自动，不需要特殊的预处理。由于需要大量的复杂计算，因此，该方法最近几年才转入实际应用。

常见的基于体素相似性的配准方法有互相关法、基于傅里叶变换的互相关法和相位相关法，以及基于最大互信息法等。

1. 互相关法　互相关函数配准是应用较广泛的一种配准方法。互相关配准就是在参考图像上选择一临时窗口 $W(l,m)$，在目标图像 $S(i,j)$ 上寻找与其对应的最相似的窗口 $S_M^{i,j}(l,m)$（移动窗口），用互相关作为相似性测度，见式（8-24）。

$$R(i,j) = \frac{\sum_{i=1}^{M}\sum_{m=1}^{M} W(l,m) S_M^{i,j}(l,m)}{\sum_{i=1}^{M}\sum_{m=1}^{M} [S^{i,j}(l,m)]^2}(i^*, j^*) \qquad 1 \leqslant i,j \leqslant L-M+1 \qquad (8\text{-}24)$$

或定义归一化互相关函数，见式（8-25）。

$$R(i,j) = \frac{\sum_{i=1}^{M}\sum_{m=1}^{M} W(l,m) S_M^{i,j}(l,m)}{\sqrt{\left[\sum_{i=1}^{M}\sum_{m=1}^{M} W^2(l,m)\right]\sum_{i=1}^{M}\sum_{m=1}^{M} S_M^{2i,j}(l,m)}}(i^*, j^*) \qquad 1 \leqslant i,j \leqslant L-M+1 \qquad (8\text{-}25)$$

其中，$W(i,j)$ 是大小为 $M \times M$ 的窗口图像，$S_M^{i,j}(l,m)$ 是参考图像中的临时窗口。窗口图像 $W(i,j)$ 在搜索图像 S 中以扫描方式搜索，该过程中每一位置相关函数值 $R_M(i,j)$ 中最大值点的位置 (i^*, j^*) 就是配准点位置。

2. 基于傅里叶变换的互相关法和相位相关法　基于傅里叶变换的互相关法是将空间域中的互相关在频率域中进行计算。由傅里叶的相关定理可知，两个函数在定义域中的卷积等于它们在频率域中的乘积，而相关是卷积的一种特定形式。因此，可以利用快速傅里叶变换来求解相似度。相位相关法可用于计算两幅图像的平移。基于傅里叶变换的性质，两幅图像的平移可以认为是傅里叶变换的角度差别，计算两幅图像的互功率谱就可以得到两幅图像的角度差别。

相关法主要限于单模图像配准，特别是对一系列图像进行比较，从中发现由疾病引起的微小改变。

3. 基于最大互信息法　最大互信息法以互信息作为相似性测度。互信息（mutual information，MI）是信息论中的一个基本概念，用于描述两个系统间的统计相关性，或者是在一个系统中包含的另一个系统的信息的多少，一般用熵来表示，表达的是一个系统的复杂性或不确定性。1995 年分别被 Viola 和 Collignon 等首次用于医学图像配准中。

对于概率分布函数为 $p(a)$ 的随机变量集 A，其熵 $H(A)$ 定义见式（8-26）。

$$H(A) = -\sum p(a)\log p(a) \quad a \in A \qquad (8\text{-}26)$$

对于两个离散的随机变量 A 和 B，假设它们的边缘概率分布函数分别是 $p(a)$ 和 $p(b)$，联合概率分布函数是 $p(a,b)$，则随机变量 A 和 B 的联合熵定义见式（8-27）。

$$H(A,B) = -\sum p(a,b)\log p(a,b) \quad a \in A \quad b \in B \qquad (8\text{-}27)$$

如果 $H(A|B)$ 表示已知变量 B 的条件下 A 的条件熵，那么 $H(A)$ 与 $H(A|B)$ 的差值，就代表了变

量 B 中包含的 A 的信息，即互信息。因此，两个变量间的互信息定义见式（8-28）。

$$
\begin{aligned}
I(A,B) &= H(A) + H(B) - H(A,B) \\
&= H(A) - H(A/B) \\
&= H(B) - H(B/A)
\end{aligned}
\tag{8-28}
$$

在医学图像配准中，虽然两幅图像来源于不同的成像设备，但是它们基于共同的人体解剖信息，所以当两幅图像的空间位置达到完全一致时，其中一幅图像表达的关于另一幅图像的信息，也就是对应像素灰度的互信息应为最大。通常用联合概率分布和完全独立时的概率分布间的广义距离来估计互信息，见式（8-29）。

$$
I(A,B) = \sum p(a,b) \log \frac{p(a,b)}{p(a)p(b)}
\tag{8-29}
$$

对于离散的数字图像，联合概率分布 $p_{AB}(a, b)$ 可以用归一化的联合直方图表示，见式（8-30）。

$$
p_{AB}(i,j) = \frac{h(i,j)}{\sum_{i,j} h(i,j)}
\tag{8-30}
$$

边缘概率分布 $p_A(a)$ 可以表示为式（8-31）。

$$
p_A(i) = \sum_j p_{AB}(i,j)
\tag{8-31}
$$

边缘概率分布 $p_B(b)$ 表示为式（8-32）。

$$
p_B(j) = \sum_i p_{AB}(i,j)
\tag{8-32}
$$

则有式（8-33）。

$$
I(A,B) = \sum_{i,j} p_{AB}(i,j) \log \frac{p_{AB}(i,j)}{p_A(i) \cdot p_B(j)}
\tag{8-33}
$$

这就是用互信息表示的相似性测度，接下来的任务是寻找一个空间变换使得图像经过此变换后和另一幅图像的互信息最大。一般采用刚体变换，即在三维空间中寻找三个方向上的平移值和旋转角度，对于大规模体层扫描医学图像来说，三维体积数据集包含的数据量极大，无法满足临床上实时处理的要求，因此，必须采取优化措施，经常用的是 Powell 优化算法。

最大互信息法是目前应用较多的一种方法，其配准精度一般高于基于特征的方法。由于该方法不需要对图像做分割、特征提取等预处理，几乎可以用于任何不同模态图像的配准，并具有较强的稳健性，特别是当其中一幅图像的数据部分缺损时，也能得到很好的配准效果。因此，从它一开始出现，就得到了学者的普遍重视和广泛应用。但是，研究者也发现该方法并不是尽善尽美的。从 1998 年开始就有相关文献指出，基于最大互信息的图像配准方法并不像 Maes 在文章中描述的那样——没有误配，精确度可以达到亚像素水平。Studholme 通过研究发现，互信息本身的大小与待配准两图像间的重叠度具有一定的关联性，为了消除这种关联关系，他提出标准化互信息的方法，实验证明，它比互信息方法更具有稳健性。其公式可以表示为式（8-34）。

$$
I(A,B) = \frac{H(A) + H(B)}{H(A,B)}
\tag{8-34}
$$

其中 $H(A)$、$H(B)$ 分别是图像 A 和 B 的边缘熵，$H(A, B)$ 是它们的联合熵，配准过程就是寻找最优变换 T_0 的过程，见式（8-35）。

$$
T_0 = \arg \max_T I(A,TB) = \arg \max_T \frac{H(A) + H(TB)}{H(A,TB)}
\tag{8-35}
$$

它将 B 变换为 T_0B，并且尽可能多地包含参考图像 A 的信息。Maes 等也提出了类似的标准化互信息配准准则。

三、基于深度学习的医学影像配准

基于深度学习的医学影像配准方法根据不同的分类标准可以分为多种类别，如根据使用的网络结构可以分为基于卷积神经网络的配准、基于强化学习的配准和基于生成对抗网络的配准等方法；根据训练过程不同可以分为监督学习和非监督学习的配准方法。这一部分将按照推断过程分类，介绍基于深度学习的医学影像配准。

（一）迭代配准

迭代配准采用深度神经网络估计两幅待配准图像的相似性测度，驱动传统方法迭代优化目标函数。Cheng 等采用了堆栈式的自编码器（auto-encoder）估计两幅待配准图像（头部的 CT 和 MRI）的相似性，自编码器利用向量化的 CT 和 MRI 图像块和四层神经网络进行图像重建，通过两层预测层对神经网络的参数优化，该神经网络可以实现评估 CT 和 MRI 中图像块的相似度；Simonovsky 采用卷积神经网络评估来自不同模态图像中图像块的相似度；Wu 将卷积层和子空间分析结合来提取图像块的特征，以驱动传统的非线性配准方法，实现不同模态医学影像的配准。

迭代配准方法只利用了深度学习进行相似性度量，仍然需要传统配准方法进行迭代优化。因此，这种方法并没有充分发挥深度学习的优势，且算法耗时较长，难以实现实时配准。

（二）一步配准

第二种方法是采用深度神经网络直接预测图像配准的变换参数，实现一步配准。具体又分为采用监督学习或弱监督学习的一步配准和采用非监督学习的一步配准方法。

1. 监督学习和弱监督学习一步配准　对于监督和弱监督学习的配准，需要在模型的训练阶段提供变换过程已知的训练数据。变换过程已知的训练数据又分为以下三类。一是随机变换。Salehi 提出了 3D-3D 和 2D-3D 大脑 MRI 的深度学习配准方法，该方法训练卷积神经网络预测刚体变换中的平移和旋转参数，将随机旋转或平移的 3D 大脑 MRI 作为训练集，采用均方误差（MSE）和测地距离（geodesic distance）作为损失函数，预测的精度较之前有较大幅度的提升。二是传统的配准变换，即利用传统的配准方法产生变换向量或者变形场，然后将变换向量或变形场作为真实标签提供给深度学习模型。Sentker 采用传统的变形配准方法生成变形场（deformation field）作为真实标签，网络输出与真实标签的均方误差作为损失函数训练 3D 卷积神经网络来进行肺部 CT 图像的配准，结果表明，采用卷积神经网络的配准方法精度不弱于传统的配准方法。三是基于模型的变换。Uzunova 利用统计模型（高斯分布模型）从有限数量的图像中生成了大量的可用于神经网络配准训练的图像对，然后将此训练卷积神经网络用于 2D MRI 心脏图像的配准，结果表明，基于统计模型的变换训练的卷积神经网络，配准精度优于仿射变换。

上面主要介绍了基于监督学习的一步配准，基于弱监督学习的一步配准的研究也有较大的进展。所谓弱监督学习是指数据集的标签是不完全的、不确切的或不准确的。Hu 提出采用如解剖器官标记等高阶互信息进行学习的方式，训练卷积神经网络实现 MRI 和超声模态的前列腺影像的配准，他们采用对应的解剖标记而不是像素水平的变形场对卷积神经网络进行训练，因此，属于弱监督学习。

2. 非监督学习一步配准　基于非监督学习的配准，顾名思义，就是在神经网络的训练过程中，只提供待配准的图像对，不需要提供真实标签。虽然非监督学习克服了监督学习配准法缺乏训练集的缺陷，但是非监督学习由于缺乏真实标签，因此很难定义网络损失函数。

Jaderberg 于 2015 年提出了空间变换网络（spatial transformer network，STN），成功地实现了基于非监督学习的医学影像配准。空间变换层直接连接在卷积神经网络之后，利用获得的变形场对图像进行变形操作，得到变形后的图像。训练时，利用变形后的图像与固定图像求损失函数，对其进行反向传播，不断优化，使得损失函数值最小。非监督学习一步配准通常的流程是将待配准的图像对输入神经网络，直接输出变形场，神经网络使用变形场对图像进行变形配准操作，配准后的图像与参考图像的相似性测度作为神经网络的损失函数。

第四节　医学影像配准的评估

在医学影像配准中，特别是对多模态医学影像配准的评估一直是一件很困难的事情。由于待配准的多幅图像基本上都是在不同时间或（和）条件下获取的，不存在金标准（gold standard），只有相对的最优（某种准则下的）配准。常用的评估方法有以下几种。

一、体　　模

体模分为硬件体模和软件体模，软件体模是计算机图像合成的结果。体模法是用已知的图像信息验证配准算法的精度。由于体模都比较简单，与实际临床图像差异较大，因此，只能对配准方法作初步的评估。

二、准　　标

立体定向框架系统（stereotactic frame system）包括立体定向参考框架、立体定向图像获取、探针或手术器械导向几部分。优点是定位准确，不易产生图像畸变，使用立体定向框架系统的体积图像数据可以用来评估其他配准方法的精度。

使用人工记号作准标的方法很多。一种准标是使用九根棍棒组成的三个方向的"N"形结构，在做CT测试时，棒内充以硫酸铜溶液，做PET测试则填充氟-18，这样在两组图像中都可见此"N"形准标，从而可对图像空间准确定位。例如，用在人脑表面嵌螺丝作标记（每人8个）的方法对多个患者做CT、MRI（T_1、T_2及PD）和PET实测，得到多组数据，这些数据专门用于多模医学图像配准算法评估使用。

三、图　　谱

Thompson用随机向量场变换构造一个可变形的概率脑图谱，包括从多个受试者到单一解剖模板的功能、血管、组织诸方面映射，以及三维图谱到新受试者的扫描图像的映射。Visible Human CD的CT骨窗图像、MRI及彩绘的冷冻切片照片，由于具有清晰的解剖结构和高分辨力（1mm/层），也被用来评估配准方法的精度。

四、目　测　检　验

请领域专家用目测的方法对医学图像配准的结果进行检验，听起来有些主观，但在一定程度上也是一种相当可信的方法。

第五节　医学影像融合的基础

一、医学影像融合的概念

医学影像融合是指将两幅（或两幅以上）来自不同成像设备或不同时刻获取的已配准的图像，采用某种算法，把各个图像的优点或互补性有机地结合起来，获得信息量更丰富的新图像的技术。

在医学影像融合过程中，医学影像的配准是第一步，也是实现影像融合的先决条件。只有实现了待融合图像的配准，才能实现相应组织之间的融合。如果对应组织的位置有较大的偏差，那么融合的图像就不准确；只有两幅图像中同一空间位置的像素都对应相同的解剖结构，融合起来的图像才有意义。

二、医学影像融合的分类

根据研究对象和研究目的不同，医学影像融合的分类也多种多样。

（一）按照被融合图像的成像方式

按照被融合图像成像方式的不同，可以把医学影像融合分为单模式（mono-modality）和多模式（multi-modality）融合。单模式融合是指待融合的图像来自同一成像设备，简单地说，就是CT-CT 或者 MRI-MRI 这种形式的融合处理。多模式融合是指待融合的两幅或多幅图像来自不同的成像设备，如 CT 与 MRI 的图像融合、CT 与核医学图像的融合等。

（二）按照融合对象

按照融合对象的不同，可以把医学影像融合分为单样本时间融合、单样本空间融合和模板融合。单样本时间融合是指跟踪某个患者，将其一段时间内对同一脏器所做的同种检查图像进行融合，以便于跟踪病理发展和研究该检查对疾病诊断的特异性；单样本空间融合是指将某个患者在同一时期内（临床上视 1～2 周内的时间为同一个时期）对同一脏器所做的几种检查的图像进行融合，以便综合利用这几种检查提供的信息（如 MRI/CT 可以提供脏器的结构信息，SPECT 可以提供脏器的功能信息），对病情做出更准确的诊断；模板融合是从许多健康人的研究中建立一系列模板，将患者的图像与模板图像融合，从而有助于研究某种疾病和确立诊断标准。

（三）按照图像处理方法

按照图像处理方法的不同，可以把医学影像融合分为数值融合和智能融合。数值融合是将不同来源的图像做空间归一化处理后直接融合；智能融合是将不同来源的图像做归一化处理后，根据需要选择不同图像中的所需信息再进行融合。

（四）按处理图像类型

按处理图像类型的不同，可以把医学影像融合分为体层图像间的相互融合、体层图像与投影图像的融合，以及结构图像与功能图像的融合。体层图像间的相互融合主要指 CT 与 MRI 的图像融合；体层图像与投影图像的融合主要指 CT、MRI 与 DSA 图像通过三维重建后进行融合；而结构图像与功能图像的融合主要指 CT、MRI 与 PET、SPECT 进行的图像融合。

另外，还可以将医学影像融合分为前瞻性融合和回溯性融合。两者的区别在于前瞻性融合在图像采集时采取特别措施（如加外部标记等），而回溯性融合则不采取特别措施。

综上所述，依据不同的分类原则，医学影像融合有多种分类方式，应该指出，以上分类不是绝对的、孤立的，在实际应用中，医学影像融合的设计过程往往是综合各种分类概念来实现的。

第六节　常用医学影像融合方法

一、基于空间域的医学影像融合

基于空间域的医学影像融合是指直接在空间域中对图像的像素点进行操作，该类方法简单直观，易于理解，但常常融合效果有限，只适用于有限的场合。

（一）图像像素灰度值极大（小）融合法

图像像素灰度值极大（小）融合是指融合后图像的每个像素值取两幅图像中最大（最小）的

像素值。设 $g_1(i,j)$ 和 $g_2(i,j)$ 为待融合图像，$F(i,j)$ 为融合后的图像，其中 i、j 为图像中某一像素的坐标，图像大小为 $M×N$，$i∈[0, M–1]$，$j∈[0, N–1]$，$g_1(i,j), g_2(i,j)∈[0, 255]$，则 $F(i,j)$ 的像素值见式（8-36）和式（8-37）。

$$F(i,j) = \max[g_1(i,j), g_2(i,j)] \tag{8-36}$$

$$F(i,j) = \min[g_1(i,j), g_2(i,j)] \tag{8-37}$$

图像像素灰度值极大（小）融合法虽然计算简单，但融合效果有限，只适用于对融合效果要求不高的场合。

（二）图像像素灰度值加权融合法

图像像素灰度值加权融合法是指将两幅输入图像 $g_1(i,j)$ 和 $g_2(i,j)$ 分别乘上一个加权系数，融合而成新图像 $F(i,j)$，见式（8-38）。

$$F(i,j) = ag_1(i,j) + (1-a)g_2(i,j) \tag{8-38}$$

其中，a 为权重因子，且 $0≤a≤1$，实际应用中可根据需要调节 a 的大小。该算法实现简单，其困难在于如何选择合适的权重系数，以达到最佳融合效果。

（三）基于对比度金字塔分解的图像融合方法（Toet 法）

基于对比度金字塔分解的图像融合方法（Toet 法）步骤如下：

（1）首先求输入图像 $g_1(i,j)$ 和 $g_2(i,j)$ 的共同成分，见式（8-39）。

$$g_1 \bigcap g_2 = \min\{g_1, g_2\} \tag{8-39}$$

（2）从图像 g_1 上扣除共同成分得到图像 g_1 的特征成分 g_1^*，见式（8-40）。

$$g_1^* = g_1 - g_1 \bigcap g_2 \tag{8-40}$$

同理得到 g_2 的特征成分 g_2^*，见式（8-41）。

$$g_2^* = g_2 - g_1 \bigcap g_2 \tag{8-41}$$

（3）从图像 g_1 中扣除图像 g_2 的特征成分 g_2^*，得到式（8-42）。

$$g_1 - g_2^* = (g_1 - g_2) + g_1 \bigcap g_2 \tag{8-42}$$

同理，从图像 g_2 中扣除图像 g_1 的特征成分 g_1^*，得到式（8-43）。

$$g_2 - g_1^* = (g_1 - g_2) + g_1 \bigcap g_2 \tag{8-43}$$

这项操作是为了改善图像的融合效果。

（4）确定图像 $g_2(i,j)$ 和 $g_1(i,j)$ 的不同成分，见式（8-44）。

$$g_2^* - g_1^* = g_2 - g_1 \tag{8-44}$$

当 $|g_2^*| < |g_1^*|$ 时，定义 $g_2^*-g_1^*=0$。

此操作的目的是将两幅图像的不同部分作为背景，突出图像 $g_2(i,j)$ 的特征，以便准确判断 $g_1(i,j)$ 的位置；反之亦然。该成分在融合图像中的比重由权重系数决定，突出哪个图像的特征以及判断哪个图像的位置要根据实际情况确定。

（5）将步骤③和步骤④中得到的结果按不同权重计算融合图像的灰度值，见式（8-45）。

$$F(i,j) = a(g_1 - g_2^*) + b(g_2 - g_1^*) + c(g_2^* - g_1^*) \tag{8-45}$$

其中，a、b、c 为权重系数，且 $a+b+c=1$，可根据具体需要来选取。

图 8-10A 和图 8-10B 分别是已配准的 CT 与 MRI，试分别利用基于空间域的图像像素灰度值极大法、极小法、加权融合法及 Toet 法进行图像融合，融合结果见图 8-10C～F。

由图 8-10 可见，不同的融合方法，其融合效果差别很大，基于图像像素灰度值极大法的融合结果视觉效果最好。

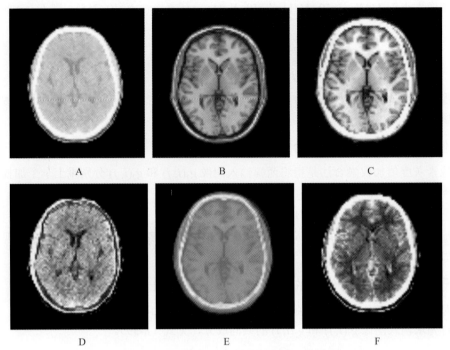

图 8-10 基于空间域的医学影（图）像融合

A.CT；B.MRI；C.灰度极大值法；D.灰度极小值法；E.灰度值加权法；F.Toet 法

二、基于变换域的医学影（图）像融合

基于变换域的医学影（图）像融合是将待融合的两个或多个图像通过变换后进行融合，再通过逆变换得到融合图像的方法。用于医学影像融合的变换方法有傅里叶变换、小波变换、非下采样 Contourlet 变换等。下面主要介绍基于傅里叶变换和小波变换的医学影像融合。

（一）基于傅里叶变换的医学影像融合

傅里叶变换是医学图像处理的基础，其通过在空间域和频率域的转换，完成对图像信息特征的提取和分析，被喻为描述图像信息的第二种语言。基于傅里叶变换的医学影像融合过程如下。

1. 对待融合的图像分别进行二维傅里叶变换，得到傅里叶变换系数。

2. 对变换系数通过加权法进行融合，得到融合图像的傅里叶变换。

3. 对融合后的系数进行傅里叶逆变换，得到融合图像。

（二）基于小波变换的医学影像融合

小波变换是将原始图像分解成一系列具有不同空间分辨力和频率域特性的子图像，其本质是一种高通滤波，当采用不同的小波基，就会产生不同的滤波效果。在图像融合时，可以针对不同频带子图像的小波系数进行组合，形成融合图像的小波系数。

1.图像的二维小波分解及融合 Mallat 于 1989 年提出了图像的二维小波分解的 Mallat 快速算法，见式（8-46）。

$$\begin{cases} C_{j+1} = HC_jH^* \\ D_{j+1}^h = GC_jH^* \\ D_{j+1}^v = HC_jG^* \\ D_{j+1}^d = GC_jG^* \end{cases}, \quad j = 0,1,\cdots,J-1 \qquad (8\text{-}46)$$

其中，h、v、d 分别表示水平、垂直和对角分量；H（低通）和 G（高通）为两个一维滤波算子；H^* 和 G^* 分别是 H 和 G 的共轭转置矩阵；J 为分解层数。

相应的小波重构算法见式（8-47）。

$$C_{j-1} = H^* C_j H + G^* D_j^h H + H^* D_j^v G + G^* D_j^d G \qquad (8-47)$$

图像经二维小波变换分解后，得到四个不同的频带 LL、LH、HL、HH。其中，低频带 LL 保留了原图的轮廓信息，HL、LH、HH 分别保留了原图水平、垂直和对角方向的高频信息，代表图像的细节部分。下一层仅对低频带 LL 继续分解可得到 LL_2、HL_2、LH_2 及 HH_2，N 层小波分解后可得到（$3N+1$）个频带。

基于小波变换的医学影像融合过程见图 8-11，其具体步骤如下。①小波变换：对待融合的图像分别进行小波变换，得到每幅图像在不同分辨力下不同频带上的小波系数；②系数融合：根据小波分解系数的特性，对不同分辨力上的各个小波系数采用不同的融合方案和融合算子分别进行融合处理；③逆变换：对融合后的系数通过小波逆变换得到融合后的图像。

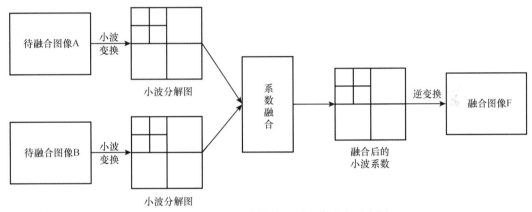

图 8-11　基于小波变换的医学影像融合示意图

从图 8-11 可以看出，设计合理的小波系数融合规则是获得高品质融合的关键。小波变换应用于图像融合的优势在于它可以将图像分解到不同的频率域，在不同频率域利用不同的融合规则，得到融合图像的多分辨力分析，从而在融合图像中保留原始图像在不同频率域的显著特征。

2. 基于小波变换的融合规则

（1）低频系数融合规则：经过小波分解得到的低频系数都是正的变换值，反映的是源图像在该分辨力上的概貌。低频小波系数的融合规则可有多种方法，既可以取源图像对应系数的均值，也可以取较大值，这要根据具体的图像和目的来定。

（2）高频系数融合规则：经过小波分解得到的三个高频子带都包含了一些零值附近的变换值，在这些子带中，较大的变换值对应着亮度急剧变化的点，也就是图像中的显著特征点，如边缘、亮线及区域轮廓。这些细节信息，反映了局部的视觉敏感对比度，应该进行特殊的选择。

高频子带常用的融合规则有三大类，即基于像素点的融合规则、基于窗口的融合规则和基于区域的融合规则（图 8-12）。基于像素点的融合规则是逐个考虑源图像相应位置的小波系数，要求源图像是经过严格对准处理的，因为基于像素的选择方法具有其片面性，其融合效果有待改善。基于窗口的融合规则是对基于像素点的融合规则的改进，该方法以像素点为中心，由于相邻像素往往有相关性，在中心点像素周围取一个 $M \times N$ 的窗口，综合考虑区域特征来确定融合图像相应位置的小波系数。虽然基于窗口的融合规则能得到较好的融合效果，但也增加了算法的运算量和运算时间。另外，由于窗口是一个规则的矩形，而实际上图像中相似的像素点往往具有不规则性，因此，近年来又提出了基于区域的融合规则。基于区域的融合规则一般利用模糊聚类的方法来寻找具有相似性的像素点集，这些像素点集就构成了一个区域。

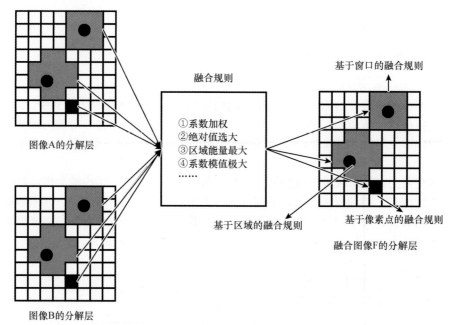

图 8-12　高频子带小波融合规则

（3）常用的小波系数融合规则：下面介绍几种常用的小波系数的融合规则。

1）小波系数加权法：是指对待融合图像的小波系数进行加权处理，融合规则见式（8-48）。

$$C_J(F,p) = aC_J(A,p) + (1-a)C_J(B,p), \qquad 0 \leqslant a \leqslant 1 \tag{8-48}$$

其中，$C_J(A,p)$、$C_J(B,p)$、$C_J(F,p)$ 分别为待融合图像 A、B 和融合图像 F 在 J 层小波分解时 p 点的系数，下同。

2）小波系数绝对值极大法：是指融合图像的小波系数取两幅图像小波系数绝对值大的，见式（8-49）。

$$C_J(F,p) = \max\left[\left|C_J(A,p)\right|, \left|C_J(B,p)\right|\right] \tag{8-49}$$

3）小波系数绝对值极小法：是指融合图像的小波系数取两幅图像小波系数绝对值小的，见式（8-50）。

$$C_J(F,p) = \min\left[\left|C_J(A,p)\right|, \left|C_J(B,p)\right|\right] \tag{8-50}$$

4）区域能量最大法：图像 A 经 J 层小波分解后，其局部区域 Q 的能量定义见式（8-51）。

$$E(A,p) = \sum_{q \in Q} \omega(q)C_J^2(A,q) \tag{8-51}$$

其中，$\omega(q)$ 表示权值，q 点离 p 点越近，权值越大，且 $\sum_{q \in Q}\omega(q) = 1$；$Q$ 是 p 的一个邻域。对于图像 B，同理可得 $E(B,p)$，见式（8-52）。

$$C_J(F,p) = \begin{cases} C_J(A,p) & E(A,p) \geqslant E(B,p) \\ C_J(B,p) & E(A,p) < E(B,p) \end{cases} \tag{8-52}$$

小波变换不同于傅里叶变换，由于小波母函数的不同，小波变换的结果也不尽相同，同时小波分解层数及不同系数的融合规则也影响着图像的融合结果。MATLAB 中提供了 15 种小波，如 Haar 小波、dbN 小波、symN 小波、coifN 小波、Gaussian 小波等。选择 db2 小波，分别对 CT 与 MRI 进行两层小波分解，对分解后的低频小波系数采用均值法，高频系数分别采用小波系数加权、绝对值极大和极小法、区域能量最大法进行系数融合。对融合后的小波系数进行重构，得到最终的融合图像，融合结果见图 8-13C～F。

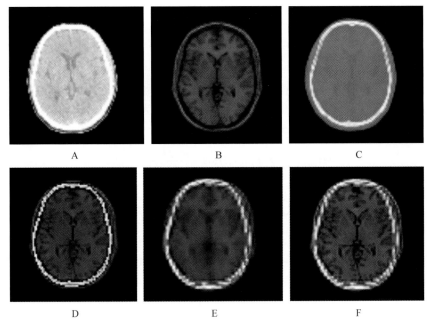

图 8-13　基于小波变换的 CT 与 MRI 图像融合

A. CT; B. MRI; C. 均值; D. 均值、绝对值（极大）; E. 均值、绝对值（极小）; F. 均值、区域能量最大

三、医学影像融合的效果评价

目前，医学影像融合效果的评价主要有主观评价和客观评价两种。主观评价以人作为观察者，对融合图像的好坏作出主观定性评价。由于人的视觉系统很复杂，受环境条件、视觉性能、情绪爱好及知识状况影响很大，因此，主观评价具有主观性和不全面性，所以有必要把主观评价与客观的定量评价标准相结合，这样既便于人的观察，也便于利用计算机对融合结果进行处理。下面介绍一些常用的客观评价指标。

（一）熵

图像的熵（entropy，E）值是衡量图像信息丰富程度的一个重要指标，熵值的大小表示图像所包含的平均信息量的多少，一幅图像的熵定义为式（8-53）。

$$E = -\sum_{i=0}^{L-1} p_i \ln p_i \tag{8-53}$$

其中，p_i 为图像的直方图，即灰度值等于 i 的像素数与图像总像素数之比。如果融合图像的熵增大，表示融合图像的信息量增加，融合图像所包含的信息就越丰富，融合质量就越好。

（二）交叉熵

交叉熵（cross entropy，CE）也称相对熵，反映了两幅图像灰度分布信息的差异。设待融合图像和融合图像的直方图分别为 p_i 和 q_i，则其交叉熵定义见式（8-54）。

$$CE = \sum_{i=0}^{L-1} p_i \log_2 \frac{p_i}{q_i} \tag{8-54}$$

交叉熵越小，说明融合图像从待融合图像中提取的信息量越多，融合效果越好。假设待融合图像为 A 和 B，融合图像为 F，在实际应用中，可以选择 F 分别与 A 和 B 交叉熵的平均值来描述融合图像与待融合图像的综合差异，见式（8-55）。

$$\overline{C_{FAB}} = \frac{C_{FA} + C_{FB}}{2} \tag{8-55}$$

（三）互信息

互信息（mutual information，MI）为两个变量之间相关性的量度，或一个变量包含另一个变量的信息量的量度。假设待融合图像为 A 和 B，融合图像为 F，则 F 与 A、B 的互信息 MI_{FA} 和 MI_{FB} 分别表示为式（8-56）和式（8-57）。

$$\mathrm{MI}_{FA} = \sum_{k=0}^{L-1}\sum_{i=0}^{L-1} p_{FA}(k,i)\log\frac{p_{FA}(k,i)}{p_F(k)p_A(i)} \tag{8-56}$$

$$\mathrm{MI}_{FB} = \sum_{k=0}^{L-1}\sum_{j=0}^{L-1} p_{FB}(k,j)\log\frac{p_{FB}(k,j)}{p_F(k)p_B(j)} \tag{8-57}$$

其中，p_A、p_B 和 p_F 分别是图像 A、B、F 的灰度直方图；$p_{FA}(k, i)$ 和 $p_{FB}(k, j)$ 分别代表两组图像的归一化联合灰度直方图。用 MI_{FA} 和 MI_{FB} 的和来表示图像融合后包含图像 A、B 的互信息的总和，见式（8-58）。

$$\mathrm{MI}_F^{AB} = \mathrm{MI}_{FA} + \mathrm{MI}_{FB} \tag{8-58}$$

互信息的值越大，表示融合图像从待融合图像中获取的信息越丰富，融合效果越好。

（四）图像均值

图像均值（$\overline{\mu}$）是图像像素的灰度平均值，对人眼反映为平均亮度。图像均值定义见式（8-59）。

$$\overline{\mu} = \frac{1}{M \times N}\sum_{x=1}^{M}\sum_{y=1}^{N} G(x,y) \tag{8-59}$$

其中，图像尺寸为 $M \times N$，$G(x, y)$ 表示图像中第 (x, y) 个像素的灰度，如果均值适中，则目视效果良好。

（五）灰度标准差

图像的灰度标准差定义见式（8-60）。

$$\delta_g = \sqrt{\sum_{g=0}^{L-1}(g-\overline{\mu})^2 \times p(g)} \tag{8-60}$$

其中，L 为图像的灰度级，g 为图像中 (x, y) 像素的灰度，$\overline{\mu}$ 为图像均值，$p(g)$ 表示灰度值为 g 的像素出现的概率。标准差反映了图像灰度相对于灰度平均值的离散情况，标准差大，则说明图像灰度级分布越分散，图像的反差越大，可以看出更多的信息。

（六）均方误差

均方误差（mean square error，MSE）表示融合图像与标准参考图像之间的差异，其定义见式（8-61）。

$$\mathrm{MSE} = \frac{\sum_{N}^{M}\sum_{N}^{M}[F(i,j) - R(i,j)]^2}{M \times N} \tag{8-61}$$

其中，$F(i, j)$ 为融合图像，$R(i, j)$ 为标准参考图像。均方误差越小说明融合图像与标准参考图像越接近。

（七）信噪比与峰值信噪比

如果将融合图像与标准参考图像的差异看作噪声，而标准参考图像看作信息，则融合图像信噪比（signal-to-noise ratio，SNR）的定义见式（8-62）。

$$\text{SNR} = 10\lg \frac{\sum_{i=1}^{M}\sum_{j=1}^{N}[F(i,j)]^2}{\sum_{i=1}^{M}\sum_{j=1}^{N}[F(i,j)-R(i,j)]^2} \tag{8-62}$$

融合图像峰值信噪比（peak signal-to-noise ratio，PSNR）见式（8-63）。

$$\text{PSNR} = 10\lg \frac{255^2}{\text{MSE}} \tag{8-63}$$

信噪比和峰值信噪比越高，说明融合效果越好。

（八）平均梯度

图像的平均梯度（mean gradient，MG）定义见式（8-64）。

$$\text{MG} = \frac{1}{M \times N}\sum_{x=1}^{M}\sum_{y=1}^{N}\sqrt{\Delta_x F(x,y)^2 + \Delta_y F(x,y)^2} \tag{8-64}$$

其中，$\Delta_x F(x,y)$、$\Delta_y F(x,y)$ 分别为 $F(x,y)$ 沿 x 方向和 y 方向的差分，定义见式（8-65）和式（8-66）。

$$\Delta_x F(x,y) = \frac{F(x,y+1)-F(x,y)+F(x+1,y+1)-F(x+1,y)}{2} \tag{8-65}$$

$$\Delta_y F(x,y) = \frac{F(x+1,y)-F(x,y)+F(x+1,y+1)-F(x,y+1)}{2} \tag{8-66}$$

平均梯度用来表示图像的清晰度，反映图像融合质量的改进及图像中的微小细节反差和纹理变换特征，平均梯度越大，说明图像的清晰度越高，微小细节及纹理反映越好。

在以上八种指标中，其中 MSE、SNR、PSNR 均是通过比较融合图像与标准参考图像之间的关系来评价图像融合的实际效果。在图像融合的一些实际应用中很难获得标准参考图像，所以这几种方法的使用受到一定限制。

第七节　医学影像配准和融合的临床应用

一、单模态影像的配准与融合

（一）DR 脊柱及下肢拼接

伴随着医疗技术的飞速发展，临床上对脊柱及下肢全长（负重位）摄片的要求普遍增多，而普通的 X 射线摄影不管是 CR 还是 DR，由于探测器尺寸不能满足身高在 120cm 以上患者全脊柱或全下肢在单幅图像上成像的要求，只能在摄影条件不变情况下分段拍摄图片，后期采用医学影像配准和融合的方法进行拼接，间接获得肢体的全长图像。

DR 脊柱及下肢影像拼接最常用的方法就是使用 X 射线标记无法穿透的标记物，对被试者的具体部位进行标记，后期手动拼接，间接获得肢体的全长图像。近年来，有很多基于医学影像配准和融合的算法用于 DR 脊柱及下肢影像拼接，如模板匹配（template matching）法、直方图匹配（histogram matching）法、归一化互相关（normalized cross correlation，NCC）法等。相位相关（phase correlation）法是一种医学影像配准的方法，其利用傅里叶变换和互功率谱估计待配准图像中重叠区域的位移。Yang 等采用相位相关法结合相关系数实现了 DR 脊柱及下肢影像拼接

（图 8-14），拼接过程具体如下。首先，重复采用相位相关法计算脊柱和下肢 DR 影像中重叠区域的位移，确定最优拼接位置；其次，通过相关系数评估脊柱和下肢 DR 影像的相似度；最后，通过加权融合算法产生无缝拼接的影像。

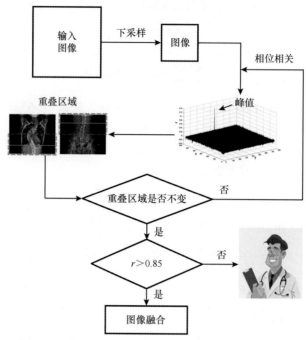

图 8-14　基于相位相关法的 DR 脊柱及下肢影像拼接

（二）CT 体层图像与血管之间的配准与融合

随着多层螺旋 CT 的不断发展，CT 血管成像（CT angiography，CTA）的应用越来越普遍。CTA 技术主要用来评价动脉系统，由于受到技术条件限制，对静脉系统、病灶、解剖结构的描述不足，不能直观全面地显示病灶与正常动静脉之间的毗邻关系。借助医学影像融合技术，可以将不同时期的血管 VR 图像及 CT 体层图像进行融合，既能展示出动静脉系统，也能立体地展示该部分的解剖结构，并可进行任意方向和角度的旋转，不受其外形和扫描平面的影响。

CT 体层图像与血管之间的配准与融合可用于胃周动脉、胃静脉的术前评估及肾动脉、肾静脉系统的评估，以及颅脑静脉急性诊断等。由于冠状动脉 CTA 和 CT 体层图像是在心脏不同时期采集的，因此，未经处理的图像直接融合会导致待融合图像的错位。Spiczak 采用影像配准和融合技术，将冠状动脉 CTA 图像和 CT 心肌灌注图像进行融合，具体步骤如下。首先，将灌注图像中的量化灌注值重采样到一个包围左心室的球面上；其次，采用插值算法和 6mm 半高全宽的高斯核进行滤波；最后，基于此球面进行配准，配准之后的图像就可以进行融合。

（三）CT 能谱成像不同单能量图像间的配准与融合

CT 能谱成像可以通过高、低电压（通常为 140kVp 和 80kVp）瞬时切换技术并结合其能谱成像浏览器，产生 40～140keV 共 101 个连续的单能量图像。低单能量水平成像可通过增强碘汇聚能力提高图像对比度，但增大了图像噪声；高单能量水平成像通过增强 X 射线的穿透能力降低图像噪声，却降低了图像对比度。不同单能量水平图像所提供的人体相关器官和组织信息优劣不同，二者互为补充。利用影像配准和融合技术对不同单能量水平的影像进行适当集成，在一幅图像上同时表达多幅图像源的信息，可以为临床医师的诊断提供更加直观、全面和清晰依据。

有学者采用稳健性主成分分析（PCA）对 CT 能谱图像解析后得到的高能图像和低能图像进

行分解，得到对应的稀疏矩阵，然后在非下采样轮廓变换域内对图像稀疏矩阵进行分解，得到不同频率的子带，接着利用影像融合规则确定待融合的低频和高频图像的融合系数，经过逆变换，最终完成图像的融合。

（四）MRI 不同加权图像之间的配准与融合

所谓的 MRI 加权像，即通过调整主要成像参数（如 TR、TE 等），使图像主要反映组织某方面特性，尽量抑制其他特性对信号的影响。常见的加权像主要有 T_1 加权像、T_2 加权像、质子密度加权像、弥散加权像等。T_1 加权像重点突出组织纵向弛豫的差异，而控制了组织其他特性如横向弛豫对图像的影响；而 T_2 加权像则突出组织的横向弛豫差异；质子密度加权像主要反映组织的质子含量差异；弥散加权像主要用于反映脑组织水分子弥散的差异。然而上述各种加权像不可能在一幅图像中同时包含全面互补的信息，利用医学影像配准与融合技术可以将不同的 MRI 加权像的相关互补信息融合在一起。

以颅脑 MRI 不同加权像的配准和融合为例，通常采用刚性配准法对同一被试不同加权像进行配准，采用非线性配准方法进行被试加权影像或者个体与模板影像的配准，然后进行影像之间的融合。目前也有基于卷积神经网络等深度学习模型用于 MRI 不同加权像的配准。

（五）fMRI 与解剖结构影像的配准与融合

近年来，在 MRI 技术的基础上发展起来的功能磁共振成像（functional magnetic resonance imaging，fMRI）技术，为人们研究大脑的功能提供了新途径，现在已经成为神经科学、认知科学的主要工具，然而 fMRI 的空间分辨力不高，因此，通常需要将功能成像与高空间分辨力的解剖结构影像（如结构磁共振影像）配准融合。由于同一被试脑部结构一致，故常用刚性配准方法实现 fMRI 与结构 MRI 影像的配准，然后通过影像融合方法将配准好的 fMRI 与结构 MRI 进行影像融合，充分利用 fMRI 提供的脑部功能信息和结构 MRI 影像的解剖信息，为临床医师提供不同模态的诊断信息。常用的融合方法主要有以空间域为要素的影像融合，包含灰度加权平均法、主成分分析等；以及以变换域为要素的影像融合，包含小波变换、拉普拉斯变换法、轮廓波融合法等。当前深度学习模型也逐渐应用于 MRI 结构像和功能影像的融合。

二、多模态影像的配准与融合

（一）CT 与 DSA 或超声影像的配准与融合

CT 影像能够显示解剖结构，反映组织病变，而 DSA 影像是诊断和治疗血管疾病的重要工具，把这两种模态中的信息融合在一起，能够同时显示血管和解剖结构，方便医师对疾病进行诊断，并制订合理的手术计划，也能在血管介入手术中起到重要的导航作用。国内外有若干关于 CT 与 DSA 影像的配准研究，有学者提出了一种基于体数据的 CT 与 DSA 的配准方法，该方法可以在不分割骨头的情况下找到颅内动脉瘤，用于动脉瘤的早期诊断；有人提出了一种 3D/2D 配准方法，首先得到三维血管模型，再将其与两张垂直相交的 DSA 图像进行配准，该方法适用于肝内门静脉的配准，配准速度快，精度较高；还有人提出了一种基于灰度的头颅、腹部的 CT 与 DSA 非刚体配准方法，该方法使用一个统一的控制点栅格，通过计算 B 样条形变，并以归一化互信息法作为相似性测度，可以大大减少由于刚体运动造成的运动伪影；上海交通大学做过 CT 与 DSA 图像的无框架配准研究，需要在患者头部安放标记点，拍摄两个角度的 DSA 投影图片，配准效果较好。除此之外，还有采用 CT 数据重建后产生直接数字 X 射线摄影（DDR）模拟 X 射线图，通过算法评价其与 X 射线透视图像的相似性，利用优化算法，搜索出相似性最大时的投影变换参数进行配准与融合。

超声成像实时性高、成本低、无辐射，临床上常用超声引导穿刺或肿瘤切除，但是，超声图像质量不高，很难正确地显示病变和定位病灶，而 CT 具有较高的空间分辨力，有利于病灶的定位。将 CT 与超声影像进行配准与融合，能够准确地反映出解剖结构的信息，帮助医师对病灶区域形成更加全面、准确的理解。Penney 及 Blackall 将术前三维 CT 与术中二维超声采用改进的迭代最近点算法进行配准；上海交通大学的研究团队采用迭代最近点算法及薄板样条算法对发生了全局刚体形变及局部非刚体形变的 CT 和超声影像进行配准，实现了术前 CT 与术中实时 B 超影像配准；还有研究团队以 B 样条的自由形变模型为形变模型、互信息函数和平滑函数的组合作为度量，将 Hanning 窗 Sinc 函数的逼近函数作为部分体积插值法核函数的插值方法、最陡梯度下降法为优化方法组合成一种新的非刚性配准算法，用于术前三维 CT 影像与术中超声影像的配准融合。

（二）CT 与 MRI 的影像配准与融合

CT 具有很高的密度分辨力，骨骼成像清晰，但对软组织病灶的显示较差；而 MRI 能很清晰地显示软组织，有利于病灶范围的确定，但是 MRI 缺乏刚性的骨组织作为定位参考。如果利用影像配准和融合技术，将 CT 与 MRI 影像进行适当的集成，在一幅图像上同时表达多幅图像源的信息，那么融合后的影像可以为临床医师对病灶的观察和对疾病的诊断提供更加直观、更加全面和清晰的判断依据，提高疾病的检出率。

有学者提出基于轮廓提取算法进行 CT 和 MRI 图像的轮廓提取，并对轮廓图像进行配准，该方法具有忠于原信号和保持边缘的特性，且配准精度高；有人应用最大互信息配准人脑 CT 和 MRI 图像，其精度达到了亚像素级别；还有人利用基于 3D 图像边缘和表面特征的配准算法实现了脑 CT 和 MRI 的影像集合配准。

常见的 CT 和 MRI 影像融合的方法主要有三种，分别为加权平均法、插入像素法和像素灰度值选大选小法。加权平均法应用范围比较广泛，但是由于加权系数的存在，使得融合后图像的灰度值减小，对比度也有所降低；通过插入像素融合法可以方便对边缘及病灶进行定位，然而由于该方法必须基于绝对的配准基础上的影像才能保证配准质量，使得其应用范围相对较窄；原则上对于灰度分布比较均匀的影像，像素灰度值选大选小法没有根本的区别。但是由于 CT、MRI 各自的特点，很容易出现大面积突变的高亮区域。因此，在 CT 与 MRI 影像融合中，灰度值选大法比选小法融合后的影像对比度高，表达内容丰富；灰度值选小法在 CT 与 MRI 影像融合中是不适用的。

（三）CT、MRI 与功能图像融合

临床上通常需要将同一患者的多幅影像结合起来进行分析，以提高诊断和治疗水平。由于不同影像技术的成像原理不同，影像所示病变的信息不同，将两种影像进行配准及融合，可提供互补信息，弥补彼此的不足。现阶段，两种影像的配准及融合的研究主要集中于形态学图像（CT、MRI）与功能图像（PET-CT、PET-MRI、SPECT）之间的配准及融合。

以 PET-MRI 影像配准融合为例，基于互信息的医学影像配准方法可以实现影像的几何对准；采用待配准图像的边缘梯度相关性（边缘对比），也可以实现 PET-MRI 影像的配准。对于 MRI，人脑组织通常分为三类，即灰质、白质和脑脊液，可以根据影像信号强度来分割这三部分组织，分割完成后，同一种组织不同成像方法所得的影像之间就有了足够的可比性，可以建立方程，实现不同模态影像的配准。

（路伟钊　张　玲）

第9章 DR 影像处理技术

数字 X 射线摄影（DR）是以影像探测器为信息载体，接受透过人体的 X 射线信息，经过模数转换器采集后转换为数字信号或直接得到数字信号，再经过影像处理形成可供诊断的图像。随着我国 DR 软硬件技术的迅速发展及影像处理技术的不断研发和推广，DR 在临床上已得到广泛应用。DR 影像处理技术借助计算机进一步优化所获取的原始影像，其目的是优化图像质量，提高病灶显示程度和疾病诊断的准确率。

第一节 DR 影像处理常用技术

一、灰度调节

不同密度及厚度的物体对 X 射线的吸收衰减不同，因而会形成具有不同灰度的 DR 图像。灰度级的量化称为灰阶，主要反映显示器上不同人体组织结构的亮暗程度。常规图像的灰阶范围通常为（0，255），即 256 级灰度图像，"0"表示纯黑色，"255"表示纯白色，中间的数字从小到大表示由黑到白的过渡等级，医学图像的灰阶范围远大于常规图像。由于人眼对图像的灰度分层并不敏感，一般只能区分由黑到白十几级灰阶，往往需要借助影像处理技术来进行灰度调节。目前，临床上对影像灰度的调节多采用窗口技术，即通过选择合适的窗宽和窗位来观察图像的感兴趣区，避免更多的信息丢失。窗宽是指显示图像时所选取的灰阶范围，只有在这个范围内的不同数值才有灰度级变化，超过该范围则显示为黑色或白色的影像。窗宽的最大范围取决于计算机所采用的表示像素浓淡的数值（单位为位，bit），窗宽大小则直接影响图像的对比度。窗宽窄则显示的灰阶范围小，图像对比度强；窗宽宽则显示的灰阶范围大，图像对比度低，但影像轮廓光滑，层次丰富（图 9-1）。窗位是指病灶灰度范围的中心，一般取决于目标病灶的密度值，临床中可通过改变窗位来调节影像的亮度（图 9-2）。图像的窗宽、窗位需要调节至最佳，以利于被检部位的显示。窗口技术的恰当运用可使低对比度的病变信号增强，帮助判断病变的性质及范围。

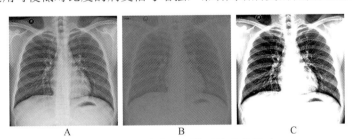

图 9-1　不同窗宽对图像对比度的影响

A. 窗宽合适，图像对比度好；B. 窗宽过宽，图像对比度差；C. 窗宽过窄，图像对比度强

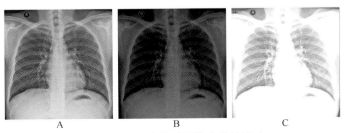

图 9-2　不同窗位对图像亮度的影响

A. 窗位合适，图像亮度适中；B. 窗位过高，图像较暗；C. 窗位过低，图像较亮

二、边缘增强

边缘增强是医学影像处理的一个重要环节，它是一种空间频率的高通滤波方式，其技术实质为通过构造特定的空间频率滤波器，使系统的空间频率响应优化到适合观察的形式。具体操作过程为：先对图像做微分处理，提取灰度变化信号，再与原始图像相加，使感兴趣区结构边缘部分得到增强，突出结构的轮廓。边缘增强根据其方式及程度可分为不增强、弱增强和强增强。不增强多用于胸部，其原因为胸部包含气体、软组织和骨骼等结构，本身对比度良好，无须进行额外的调整；弱增强适用于四肢骨、肋骨及头颅等部位，其作用在于增加病灶与周围正常组织的对比，利于细微病变的观察和显示；强增强适用于躯干侧位，它可在不增加射线剂量的前提下，达到使图像边缘更为锐利、轮廓更为清晰的效果（图 9-3）。

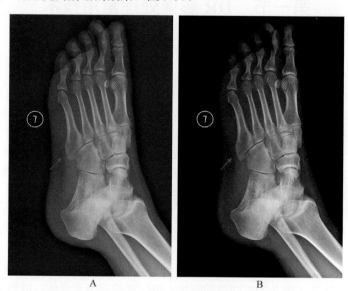

图 9-3　足斜位摄影影像的边缘增强

A. 左足第 5 跖骨基底部骨折；B. 通过边缘增强技术使骨骼边缘更为锐利，骨折线（箭头）显示更为清晰

三、平滑降噪

图像噪声是存在于图像数据中的不必要的或多余的干扰信息。图像噪声按其来源可分为加性噪声、乘性噪声、量化噪声、椒盐噪声等；按其产生的原因可分为外部噪声和内部噪声；按其统计特性可分为平稳噪声和非平稳噪声两种；按噪声性质又可分为高斯噪声和脉冲噪声。噪声的存在会影响图像质量，同时给影像处理带来了很多困难，如对图像分割、特征提取及图像识别等都有直接影响。因此，实时采集的图像需进行平滑降噪。临床工作中，针对不同噪声可采用不同的平滑降噪方法，常用方法包括均值滤波、中值滤波、低通滤波法和小波变换等。

（一）均值滤波法

用像素邻域的平均灰度来代替像素的灰度，也称为邻域平均法。常见的噪声灰度级一般与周围像素的灰度级不相关，而且亮度常常高出其他像素很多，因此，采用均值滤波法可以有效抑制噪声。它是直接在空间域（即空间坐标系中描述像素灰度值和空间位置关系函数的域）上对图像进行平滑处理，也是消除图像噪声的平滑技术中最简单的一种。该方法的优点是经过均值处理之后，噪声部分被弱化到周围像素点上，所以得到的结果是噪声幅值减小；其缺点是均值滤波不区分噪声还是边缘，只要是灰度级有一定变化的地方均做平滑处理。因此，在去除噪声的同时，噪声点的颗粒面积会变大，也会使图像的边缘变得模糊。针对这一问题，可使用超限邻域平均法、加权邻域平均法等方法进行改进。

（二）中值滤波法

与均值滤波法一样，选择适当的窗口作为覆盖的模板，所不同的是对覆盖到的像素灰度值进行排序，用灰度值的中间值取代窗口中心位置像素的灰度，而不是计算平均值来代替。常用的窗口有方形、十字形、圆形等，但窗口所含像素的个数为奇数。中值滤波法是一种非常有效的非线性滤波技术，它能有效抑制脉冲噪声、椒盐噪声，而且对图像边缘也有较好的保护作用，但它对图像中高斯噪声的去除效果不佳，并可能对图像的一些尖角、线等细节产生模糊作用。实际上，无论是均值滤波法还是中值滤波法，对图像的处理效果都与所选择窗口的尺寸有关。窗口越大，平滑效果越好，但造成的图像模糊越严重，因此，选择窗口时要综合考虑。

（三）低通滤波法

均值滤波法和中值滤波法都是在空间域中对图像进行处理，低通滤波法则是在频率域（表示像素频率和相位/幅度间函数关系的域）上抑制高频成分而不影响中低频成分，以此来削弱噪声的图像处理方法。对于空间域的二维医学图像，经傅里叶变换后，可以把图像信号转换为频率。在频率域中，高频分量是灰度变化较剧烈的部分，对应图像中组织器官的边缘及噪声，低频分量是灰度变化较平缓的部分，代表图像的主要信息。噪声大部分含在高频分量中，低通滤过可消除高频成分，保留低频成分，从而降低图像噪声，提高图像质量，但会削弱图像的边缘信息，使图像边缘变得模糊。

（四）小波变换

小波变换法的基本思想是利用图像小波分解后各个子带图像的不同特性，选取不同的阈值，从而达到较好的去噪目的。但是，由于小波变换本身是一种线性变换，而国内外研究大多集中在如何选取一个合适的全局阈值，通过将低于该阈值的小波系数置零并保持其余小波系数值不变的方法来降噪，因而大多数方法对于类似于高斯噪声的效果较好，而对于混合脉冲噪声等混合噪声的情形处理效果并不理想。同时，由于线性运算往往还会造成边缘模糊，如果将中值滤波与小波变换相结合，去除图像中所含的高斯和脉冲噪声的混合噪声，可达到较好的去噪效果。

四、曝光野识别

曝光野识别系通过对曝光野边缘探测和形状调整，达到去除曝光野之外散射线对直方图影响的成像过程。曝光野边缘探测时，首先确定成像内的一个点，即中心点，以提供向曝光野外部方向进行连续的微分处理，其中曝光野边缘点的微分值是最大的，这个最大值作为探测边缘点的阈值，然后来实现整个曝光野边缘的探测。曝光野形状调整时，主要对多个边缘点给予校正，以便描述真实的曝光野边缘。这些探测到的数据也包括边缘点散射线引起的噪声，这些噪声的影响必须清除掉，以产生高度可靠的曝光野形状。DR 摄影中，曝光野的准确识别有助于获得恰当的曝光指数，降低受检者所接受的辐射剂量。曝光指数表示到达探测器上的 X 射线剂量，即探测器接收曝光量的大小。曝光指数可以反映实际曝光量的大小，且可以在显示器上即时显示，因此，可以用它来间接地评价图像质量与监测被检者所接受的辐射剂量。在实际工作中可以结合厂家的推荐值与各单位实际临床使用要求，按照各个部位和观察目标来设定最佳的曝光指数值区间（曝光指数受 kV、mAs 的影响，且有一定规律，所以合理选择 kV、mAs 是非常重要的），在每次曝光后最好观看该次摄影图像的曝光指数是否在设定的区间内，以保证每幅图像的质量是适宜的，为诊断提供优质满意的图像。在临床 DR 工作中，多采用自动曝光控制对曝光指数进行自动调控。计算机对摄影条件进行识别后，制成照射野范围内的直方图。根据摄影部位和摄影技术的不同，直方图具有特定的形状，通过对直方图的计算和分析，确定实际曝光所需的剂量，使病灶部位清晰显示，以满足诊断要求。此外，当 X 射线采集条件在不理想的情况下，导致过度曝光或曝光不足，图像处理器可以选择适当的灰阶特性与输入数据匹配，使输出的图像数据总是稳定在一定范围，自动校正因曝光剂量的偏差而引起的图像失真，从而获得具有理想密度和对比度的影像。

五、几何变换

几何变换用于改变图像中物体的空间位置关系，主要包括图像的平移、缩放、旋转和裁剪等。它分为全局变换和局部变换。全局变换是指整幅图像的空间变换都可以用一个变换公式或变换矩阵描述，如平移、旋转、缩放等；局部变换在图像上没有统一的变换规则，变换参数与图像具体位置有关，随着像素位置的不同而不同。通过几何变换可以改善在图像采集过程中由于受检者体位设计、采集条件等原因带来的对诊断的影响，帮助诊断医师更好地观察图像。平移功能可保证感兴趣区位于视野中心。使用缩放功能时，放大功能可用于观察微细解剖结构、小病灶或病变细节，提供更多有价值的诊断线索（图 9-4）；缩小功能则有利于了解病变的整体形态及其与周围结构的关系。当患者体位不正时，可通过旋转功能调整患者体位，使诊断医师从熟悉的角度去观察图像（图 9-5）。裁剪功能可以去除体外因素等的干扰，保证摄片部位和胶片的合理比例。

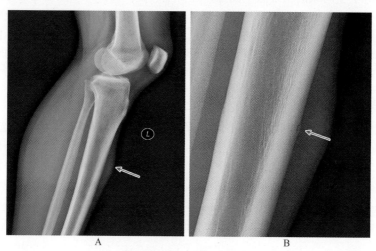

图 9-4　左胫骨放大图像

A. 左胫骨上段前缘微小骨折（箭头），周围软组织肿胀；B. 使用放大功能可以更清晰显示骨折情况（箭头），降低漏诊率

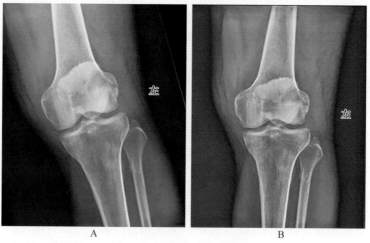

图 9-5　左膝关节正位影像

A. 摄片时患者体位不正；B. 利用旋转功能使膝关节处于标准解剖体位

六、减　影

临床实践中常用的减影方式包括双能量减影、时间减影和混合减影。

（一）双能量减影

双能量减影是在极短的时间间隔内，释放高、低能量的 X 射线，采集两组影像数据，通过计算机加权进行图像减影或数据分离整合，分别生成普通影像、软组织密度像和骨密度像的一种影像处理技术。双能量减影在全身多个部位病变的诊断中得到了广泛应用。例如，利用双能量减影去除骨性胸廓的影像，以提高肺内病变、气管及支气管病变的检出率（图 9-6）；利用双能量减影去除周围骨骼等高密度结构的影响，以评估腺样体肥大及鼻咽腔狭窄情况等。

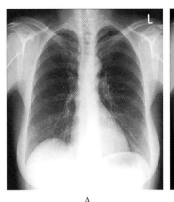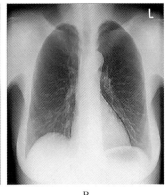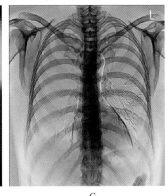

图 9-6　胸部双能量减影图像

A. 普通影像；B. 软组织密度像；C. 骨密度像

（二）时间减影

一种基于 DR 图像的对比分析软件技术，针对同一患者、同一部位，在不同时间摄取的 DR 图像，采用计算机减影技术进行前、后两幅影像的比较，以观察病变的发展情况，适用于疾病的定期复查、对照检查及回顾性判读等（图 9-7）。时间减影对新的异常表现，特别是细微的异常变化比人眼更具有敏感性，可有效提高临床诊断的准确性。时间减影也是数字减影血管造影的常用方式，在注入的对比剂进入感兴趣区之前将一帧或多帧影像作为蒙片存储，并与按时间顺序出现的造影像一一相减。这样，两帧影像中相同的部分（如骨骼和软组织结构）被消除，而对比剂通过血管时形成的高密度影则被突出显示，具有较高的图像对比度（图 9-8）。

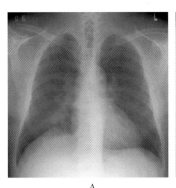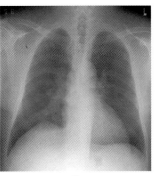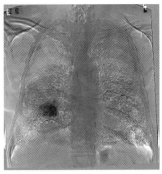

图 9-7　右肺癌治疗后复查，时间减影图像显示右下肺肿块明显缩小

A. 过去图像；B. 当前图像；C. 时间减影图像

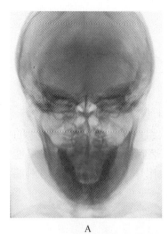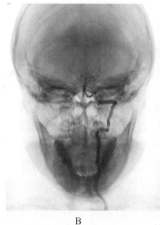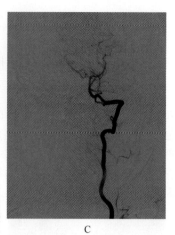

A   B   C

图 9-8　头颈部血管造影

A.造影前图像；B.造影后图像；C.减影后图像

（三）混合减影

把能量和时间减影技术相结合，产生了混合减影技术。其基本原理是在对比剂未注入前，先做一次双能量减影以消除软组织，获得含少部分骨组织信号的影像，将此影像同经血管注入对比剂后的双能量减影像做减影处理，就得到单纯的血管影像。

七、体层合成

体层合成又称为体层融合成像或三维断层容积成像，该技术经历了普通胶片断层技术、数字线性断层技术和融合体层技术三个发展时期，是 DR 的新成像技术，通过一次扫描可以获得检查区域内任意深度层面的多层面高清晰度的图像。体层合成是通过 X 射线球管和平板探测器在直线轨迹上的相对运动来实现的。X 射线球管在一定角度范围内（25°～75°之间）连续脉冲曝光，获得不同投影角度下感兴趣区的大量低剂量二维投影图像，然后通过这些原始图像重建感兴趣区内任意层面的断面影像。与传统 X 射线体层摄影相比，体层融合成像的优势在于：X 射线球管运动

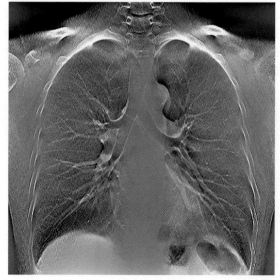

图 9-9　体层合成技术清晰显示气管、左右主支气管及其分支

一次，即可通过专门的图像处理技术显示出无层面外组织结构干扰的、感兴趣区及其前后相关的、多个连续层面的图像，对感兴趣区及其周围达到部分容积显示。同时，与常规 DR 相比，体层融合成像大大简化了工作流程、缩短了检查时间、降低了废弃率，被检者所接受的 X射线辐射剂量也较低。该技术在胸部、乳腺、腹部、骨关节和脊柱等部位均具有广泛的应用。如在胸部及骨关节摄影中，体层合成在避免结构重叠、显示解剖结构和病灶细节方面具有较大优势（图 9-9、图 9-10）；在乳腺摄影中，体层合成图像消除了二维乳腺摄影成像中组织重叠和结构噪声的影像，提高了乳腺病变的清晰度，增加了病变与周围腺体组织的对比度，有利于更好地显示病变的边缘情况，同时也大大提高了对乳腺组织（特别是致密型乳腺）内微小病灶和钙化灶的检测能力（图 9-11）。

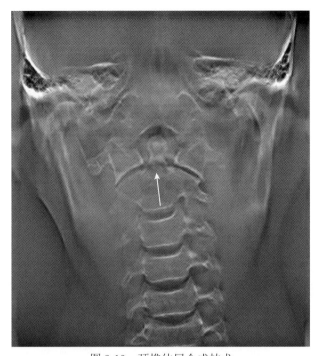

图 9-10　颈椎体层合成技术

清晰显示枢椎齿状突基底部骨折（箭头），但齿状突与寰椎双侧块间距基本对称，未见明显脱位征象

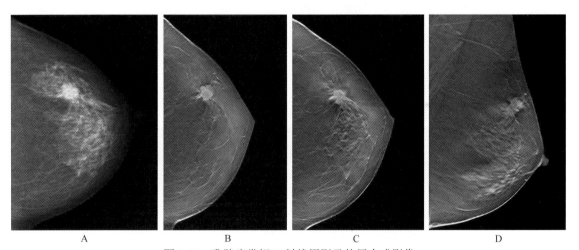

| A | B | C | D |

图 9-11　乳腺癌常规 X 射线摄影及体层合成影像

A. 常规乳腺头尾位影像，显示左乳外上象限见类圆形肿块影，边缘模糊，邻近腺体结构紊乱；B～D. 乳腺体层合成图像清晰，显示肿块边缘放射状毛刺及分叶征，提供了更多有价值的诊断信息

八、动态 DR 成像技术

常规 DR 主要基于二维解剖平面成像，获得单幅影像用于临床诊断，但由于影像重叠，它对微小模糊病灶、隐匿性病灶、粘连等问题无法进行精准诊断。近年来，随着影像技术的不断进步，一种新的动态 DR 成像技术逐渐应用于临床。动态 DR 成像技术是基于低剂量脉冲连续摄影技术，通过多角度动态观察的一种创新性融合技术。它除了能提供解剖诊断信息、较好地弥补常规 DR 中的遮挡、重叠及微小病灶识别等问题外，还能从运动功能的视角进行评估，拍摄潮气呼吸、用力呼吸等多种呼吸方式的动态视频，选择任意体位、从不同角度对骨关节进行动态成像，了解肺

组织和骨关节的功能状态。在呼吸系统，动态 DR 可在立位呼吸状态下呈现双侧肺野动态图像，通过 X 射线影像分析工作站解析出一系列新技术和新功能，包括：①胸部骨骼减弱：减弱肺野范围内锁骨和肋骨的信号，提高肺野可视性；②频率增强：提高组织结构及病变的肉眼辨识度，从而更清晰地观察其活动状态；③肺野面积测量：将双肺最大吸气位和最大呼气位的肺野面积进行数值化表示；④肺通气功能成像：动态 DR 可提取出伴随呼吸运动发生的肺野内浓度变化来反映肺的通气功能状态；⑤肺血流灌注成像：动态 DR 不需对比剂即可提取出随着血管搏动而发生的肺野内浓度变化，间接反映肺的血流灌注状态，还可将与心率同步的肺野内高频信号的变化量可视化（相当于血流容积变化），从而计算血流容积的变化量；⑥气道直径测量；⑦评估肺顺应性及胸廓同步性：动态 DR 可将肺内纵向运动的大小可视化，把运动小于 1.5mm 的范围用红框加以标注；⑧评估膈肌运动情况：动态 DR 可将膈肌运动定量化，用图表等直观显示膈肌的运动情况等，提供新的诊断指标，实现简便且高精度的检查（图 9-12）。在骨关节系统，动态 DR 成像技术可对一系列大小关节进行功能成像，提高疾病的诊断准确率。

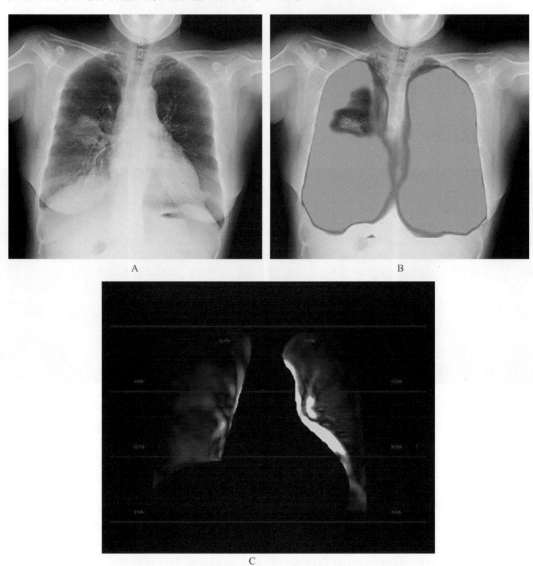

图 9-12　右肺癌动态 DR 成像

A. 胸部骨骼减弱处理，通过削弱肋骨信号，更为清晰地显示右肺中野肿块的形态及大小，提高肺内病灶的可视性；B. 肺通气功能成像，显示肿块周围肺组织通气信号局部缺失；C. 肺血流容积变化量成像，显示右肺血流容积较对侧减少，尤以右肺中野明显

九、影像拼接

　　DR 摄影中，X 射线探测器的最大采集面积为 43cm×43cm，能够显示出绝大多数的人体组织器官。在临床工作中，当影像诊断和临床治疗中需要显示出更大的成像面积时，就必须使用多次摄影和影像拼接技术。影像拼接技术是将数张有重叠部分的图像（可能是不同时间、不同视角或不同探测器获得的）拼接成一幅大尺寸 X 射线图像的技术。对有较大尺寸的图像分多次拍摄成像，后处理中通过无缝拼接功能，能在一张图像上完整显示下肢或脊柱的全景影像，减少了拼接处理过程中的人为误差因素，有利于临床诊断与治疗。它主要包括以下四个步骤：①图像的预拼接，即确定两幅相邻图像重合的较精确位置；②特征点的提取，即在基本重合位置确定后，找到待匹配的特征点；③图像矩阵变换及拼接，即根据匹配点建立图像的变换矩阵并实现图像的拼接；④图像的平滑处理。

　　影像拼接技术从拍摄方式上可以分为平行拍摄方式和转角拍摄方式，从图像拼接算法方面又可以分为基于固定参照物（如铅尺刻度）的拼接算法和基于图像中组织结构识别的拼接算法。平行拍摄方式采用 X 射线源和 X 射线平板探测器相互对准，平行移动拍摄，通过三次以上拍摄得到一个系列的图像，再由图形工作站拼接而成，其优点在于起始点及终止点定位准确、图像畸变小。平行拍摄时，由于采用 X 射线源和探测器平行移动的拍摄方式，拼接时图像的重叠区域因为锥形 X 射线在两张相邻图像上产生的变形不一致，因此 X 射线的视野不能过大，需要采用窄视野、多次曝光的方式进行拍摄。转角拍摄方式采用 X 射线源旋转对准和移动的 X 射线平板探测器，通过三次以上的摄影得到一系列的图像，再由图形工作站拼接而成，其优点在于曝光次数少、检查时间短。转角拍摄时，由于采用 X 射线源转动跟踪平板探测器移动的拍摄方式，拼接时图像的重叠区域在相邻两张图像中变形一致，因此，可以通过大视野、少次数的方式进行拍摄，这对克服在全景拼接摄影中患者身体移动造成的拼接失败很有帮助。基于固定参照物的拼接算法是根据图像中参照物（如铅尺）的刻度识别进行组织结构图像的拼接。这种拼接算法相对简单，但是在实际拍摄中，由于作为参照物的铅尺很难和实际需要拍摄的组织结构处于一个影像平面，当铅尺在图像中拼接良好时，需要拼接的组织图像在重叠区域可能会造成一定的拼接误差。基于图像中组织结构识别的拼接算法在拼接图像时，会根据组织结构的特点自动识别进行拼接，有效地提高了拼接的准确度。

　　当影像诊断和临床治疗中需要得到患者完整的下肢或脊柱 X 射线影像时，特别是对于矫形骨科，就可以使用影像拼接技术得到全下肢、全脊柱的全景影像，精确测量解剖结构的改变，特别是在重度退行性骨关节炎及脊柱侧凸、前凸、后凸等疾病的术前诊断、术后检查和疗效分析等方面具有重要的作用（图 9-13、图 9-14）。

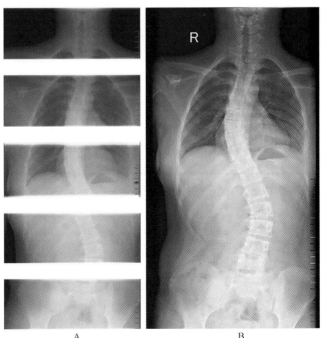

图 9-13　脊柱正位全景影像拼接技术

A. 脊柱正位分段 DR 摄影图像；B. 脊柱正位全长 DR 拼接图像

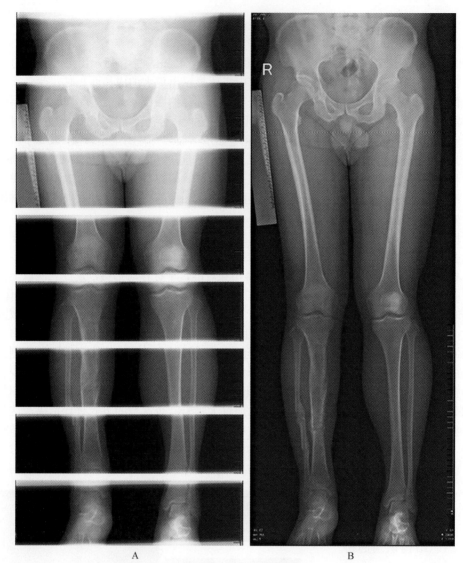

图 9-14 双下肢正位全景影像拼接技术

A. 双下肢正位分段 DR 摄影图像；B. 双下肢正位全长 DR 拼接图像

十、对比度调制

图像对比度是指一幅图像中明暗区域最亮的白和最暗的黑之间不同亮度层级的测量，即指一幅图像灰度反差的大小。对比度对视觉效果的影响十分关键，一般来说，对比度越大，图像越清晰醒目；对比度越小，图像越模糊灰蒙。高对比度对于图像的清晰度、细节表现、灰度层次表现都有很大帮助。DR 可通过限制照射野大小或使用虚拟滤线栅技术来实现对比度的调制。摄像过程中适当控制或选择照射野的大小非常重要，不仅能够有效提高图像质量，还能够有效降低被检者的辐射剂量。一般来说，照射野面积越大，产生的散射线越多，图像对比度降低，导致图像质量下降。例如，在进行四肢、脊柱和小关节摄影时，可通过束光器将照射野限制在适当面积，增加感兴趣区信噪比，使有诊断价值的图像充分显示在有限大小的面积上。虚拟滤线栅技术是通过对平板探测器成像单元采集的数据进行处理来区分焦点射线和散射射线成分，并对后者加以抑制的影像处理技术。利用该技术可以明显减少散射线对图像质量的影响，大大降低辐射剂量，提高图像对比度（图 9-15）。

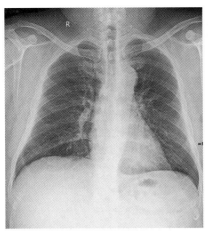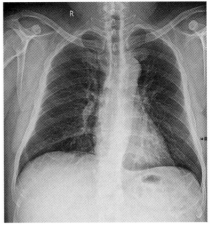

图 9-15　虚拟滤线栅调制对比度前后比较

A. 未使用虚拟滤线栅技术的图像；B. 虚拟滤线栅技术调制后的图像，对比度明显提高

十一、脊柱和下肢测量

图像测量的主要目的是提取出对临床诊断有用的定量信息，进行定量估算。图像测量的方法是选择图像后处理软件菜单栏上的"标识/测量"命令，工具栏具有图像标识与测量的相关选项。临床中，常用的测量参数包括长度测量和角度测量。长度测量常用于病变大小、深度等的确定，而角度测量常用于诊断疾病、了解病变与周围组织的关系、确定手术方案等。在双下肢或脊柱全景拼接图像中，骨科或矫形外科医师常会利用测量工具来评估病情、明确诊断，现代的图像处理软件可对脊柱和下肢等进行自动长度和角度的测量，这对治疗方案、手术方式及固定方式的选择和治疗效果的评价具有重要作用（图 9-16）。对扁平足患者，术前通常需要摄取双足正侧位 X 线片，通过测量多个角度（如距舟覆盖角，距骨第 1、2 跖骨角，跟骨倾斜角等）来评价内侧纵弓降低、前足外展及跟腱的挛缩程度，并根据这些测量指标指导临床治疗方式的选择。在影像后处理工作站中还可以引入骨科模板，帮助医师制订手术计划，如在髋关节手术规划中，通过测量长度、角度放入模拟钢针，并且可以计算钢针大小、形态、放置位置等与手术相关的重要参数。

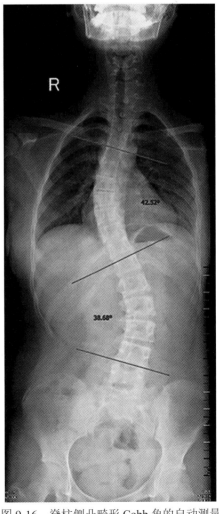

图 9-16　脊柱侧凸畸形 Cobb 角的自动测量

第二节 DR 影像处理技术的临床应用

影像处理技术是对所获得的图像进一步加工，通过窗宽窗位的调节、平滑降噪、图像测量等图像处理技术获得组织与病灶的解剖及生理生化信息，为病变的准确定位及定性诊断提供依据。近年来，DR 摄影的影像处理技术在全身多器官均得到广泛应用，这些技术的恰当使用对图像质量的提升至关重要，也将直接或间接地影响临床决策。

一、头　颈　部

X 射线检查是头颈部病变常用的检查方法，主要用于评估颅骨及颈椎的骨质改变、鼻咽部腺样体肥大等，对大多数颅内及颈部软组织病变的诊断价值有限。灵活使用影像处理技术可提高头颈部一些病变的检出率及正确诊断率，主要应用如下。

（一）眼眶异物

对疑有眼眶异物的患者，临床重点了解的内容是有无异物，以及异物的位置、大小、数量及与邻近结构的关系等，因此，图像显示和观察的重点在于显示异物。如果仍使用常规窗宽、窗位进行观察则容易遗漏病变。在影像处理中，可利用灰度调节技术调整窗宽、窗位以利于异物的显示。当异物较小时，可使用几何转换中的缩放功能对异物进行放大，清晰显示异物细节情况（图 9-17）。

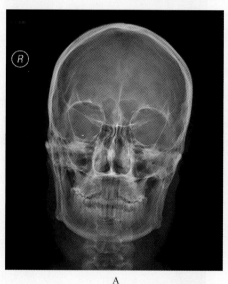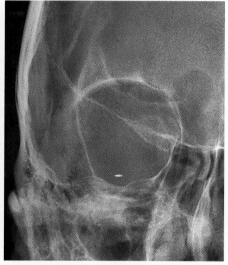

A　　　　　　　　　　　　　　　B

图 9-17　缩放功能在眼眶异物 DR 检查中的应用

A. 右侧眼眶下缘金属异物；B. 使用放大功能清晰显示异物位置、形态及大小

（二）鼻骨骨折

颌面部外伤时，鼻骨是较容易发生骨折的部位之一。如怀疑鼻骨骨折，多采用常规 X 射线摄影，但由于鼻骨左右侧骨质结构重叠和常规 X 射线摄影的几何放大作用，部分鼻骨的骨折线显示较为模糊，容易漏诊。利用边缘增强技术可锐化鼻骨轮廓，使骨折线显示更为清晰，同时辅以缩放功能观察病变细节及周围软组织肿胀情况，有助于提高鼻骨骨折的检出率（图 9-18）。此外，体层合成技术可通过重建鼻部的断层图像，避免骨质结构间的重叠，清晰显示骨折线和骨折断端移位情况。

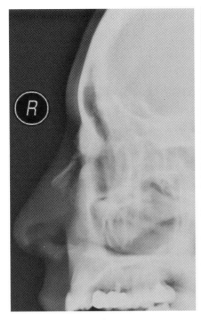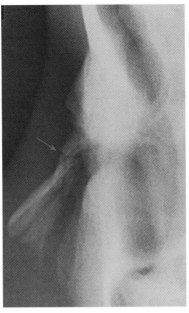

A　　　　　　　　　B

图 9-18　边缘增强及几何变换技术在鼻骨 DR 影像中的应用

A. 处理前影像；B. 处理后影像（箭头所示）

（三）颞下颌关节功能紊乱

颞下颌关节功能紊乱是一种较常见的颞下颌关节病，多与创伤性咬合、外伤、张口过大、精神紧张、咀嚼肌痉挛等有关，常见症状为关节区疼痛、开口受限、启闭口时有弹响或摩擦声。X射线摄影是检出颞下颌关节病变的重要方法。常规 X 射线检查由于结构重叠较多，颞下颌关节常显示不清。利用体层合成技术摄取颞下颌关节张口、闭口位断层图像，可清晰真实地显示颞下颌关节活动情况（图 9-19）。

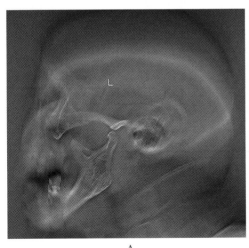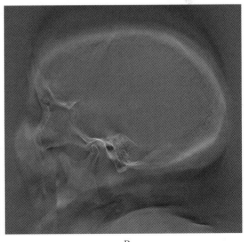

A　　　　　　　　　B

图 9-19　双侧颞下颌关节体层融合成像

A. 显示颞颌关节张口位未见明显异常；B. 显示张口位时髁状突稍前移，但仍位于关节窝内，未达前结节下方，提示张口受限

（四）腺样体肥大

腺样体肥大是导致儿童打鼾的最常见病因，由于腺样体位于鼻咽腔顶部，间接鼻咽镜和鼻咽

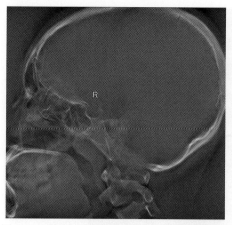

图 9-20 体层合成技术清晰显示腺样体肥大、
鼻咽腔狭窄

部指诊检查时患儿很难合作。在鼻咽部气道低密度气体影衬托下，腺样体在鼻咽部侧位平片上得以显示，但鼻咽腔常与上颌骨、下颌骨、牙齿等高密度结构重叠，因而显示较差。双能量减影软组织像可有效去除上述结构造成的影响，图像质量优于常规 DR。体层合成技术可减少结构重叠，清晰显示腺样体大小、形态及鼻咽腔气道狭窄程度，对临床诊断及术前正确评估腺样体大小具有较大价值（图 9-20）。

二、心 胸 部

胸部疾病种类繁多，影像学检查在呼吸系统疾病的诊断和治疗中占有非常重要的地位。X 射线检查是胸部疾病诊断的基本方法，主要用于健康体检、疾病初诊及病例随诊。影像处理技术的合理应用可以提高肺内小病灶的检出率，更能清晰地显示病灶形态和边缘特征。

（一）胸壁软组织病变

胸壁软组织常见疾病包括皮下气肿、胸壁异物及胸壁肿物等，DR 图像显示和观察的重点在于软组织情况，因此，需要使用灰度调节技术调整窗宽、窗位以利于胸壁软组织病变的显示，提高病变检出率（图 9-21）。

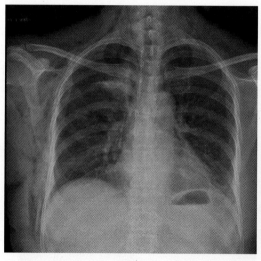
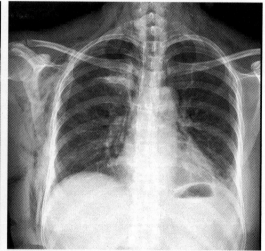

A   B

图 9-21 使用灰度调节技术清晰显示颈部及右侧胸壁软组织皮下气肿情况
A. 处理前影像；B. 处理后影像

（二）骨性胸廓

使用边缘增强效应、体层合成及双能量减影等技术可提高骨骼边缘锐利度，清晰显示胸锁关节、胸椎及膈下肋骨等结构（图 9-22），提高肋骨不全性骨折等疾病的检出率。采用放大功能可改善对骨骼病变细微结构的观察，提高感兴趣区的图像分辨力。

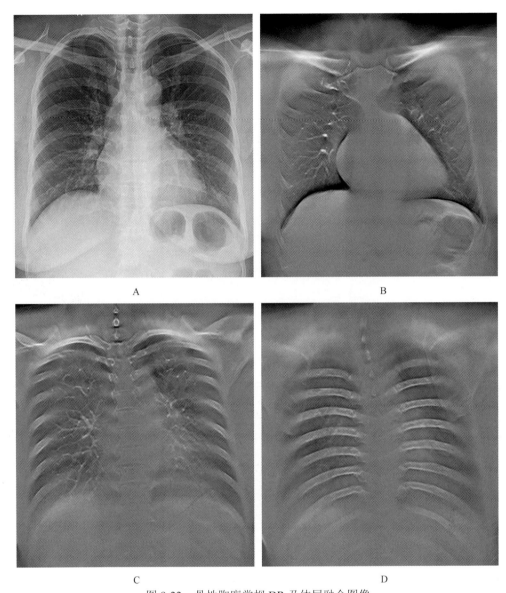

图 9-22　骨性胸廓常规 DR 及体层融合图像

A. 常规 DR 图像；B. 体层融合图像显示胸锁关节；C. 体层融合图像显示胸椎；D. 体层融合图像显示膈下肋骨

（三）肺及胸膜病变

影像处理技术可有效提高肺内小病灶、少量气胸等病变的检出率，清晰显示病灶部位、累及范围、形态学特征及与周围结构的关系（图 9-23）。它在肺内病变的应用中较为突出的优势体现在肺结节检出方面，常用技术包括：①体层融合成像：既往研究发现，在以 CT 扫描为金标准的肺结节检出率试验中，影像科医师利用体层融合成像检出的肺结节比常规 DR 检查多 3 倍（图 9-24）。此外，与低剂量 CT 相比较，在肺内微小结节或磨玻璃密度结节的筛查中，体层融合成像具有辐射剂量低的优势，单次成像的器官剂量为 1～3mGy，大约是常规 CT 检查的 1/10。②双能量减影：通过双能量减影技术可摄取胸部骨肉分离影像，去除骨性胸廓对肺野的重叠干扰，提高肺内小结节等病变的检出率。③模式识别：通过模式识别技术可实现肺结节的智能检测评估。近几年来，医学影像数据不断增长，医院每天接待的肺结节筛查患者越来越多，影像科医师每天阅片工作量大且烦琐。人工智能通过学习大量的影像数据，一方面可以进行 24 小时无间断诊断，减轻医师工作强度，缩短医师阅片时间；另一方面可提高肺结节检出率，降低误诊率。动态 DR 成像技术在呼吸系统疾病的诊断中具有广阔的发展前景，它能够提供肋骨减弱及胸部频率增强图像，测量肺野面积及气道直径，评估肺通气功能、肺血流灌注、肺顺应性、胸廓同步性及膈肌运动情况等，可用于慢性阻塞性肺疾病、肺部占位性病变、肺栓塞、膈肌疾病、胸膜粘连等疾病的诊断及肺功能评估。

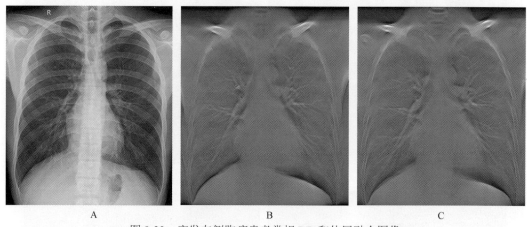

图 9-23　突发左侧胸痛患者常规 DR 和体层融合图像
常规 DR 胸片（A）未见明显异常，体层融合图像（B、C）显示左下少量气胸

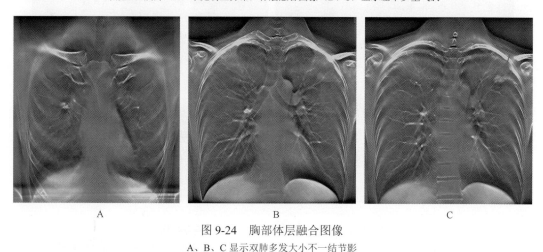

图 9-24　胸部体层融合图像
A、B、C 显示双肺多发大小不一结节影

（四）其他

临床工作中经常需要利用胸片评估胸腔引流管、经外周静脉穿刺的中心静脉导管（peripherally inserted central venous catheter，PICC）头端的位置等。由于这些导管密度较低，常规胸片常常显示不清。观察时可灵活运用灰度调节、边缘增强或缩放功能等影像处理技术提高其显示率。

三、乳　　腺

乳腺癌是临床上常见的恶性肿瘤之一，目前我国乳腺癌发病率居女性恶性肿瘤首位，已成为危害我国女性健康的重要因素之一，乳腺癌筛查也越来越受到重视。乳腺 X 射线检查被认为是目前诊断乳腺癌的首选检查方法，但由于其为影像重叠图像，周围正常乳腺组织的干扰常会使病灶或病变细节显示不清，进而影响到最终诊断。合理利用影像处理技术，有助于乳腺良恶性病变的鉴别诊断，提高乳腺癌的检出率，降低乳腺癌患者的死亡率。临床上常用的影像处理技术如下。

（一）体层融合成像

目前乳腺体层融合成像技术已被常规应用于乳腺癌的筛查中。该技术通过对乳腺进行一系列不同角度的快速采集，以获取不同投影角度下的小剂量投影数据，并重建出与探测器平面平行的乳腺任意深度层面的 X 射线影像。其特点是辐射剂量小，可获得任意层面影像，并能够进一步处理、显示三维信息，对病灶检出及定性诊断具有更高的敏感度和特异度；在显示病变数量、形态、大小、边缘、边界、病灶内微钙化及其与周围结构的关系中具有较大优势，尤其是对于致密型乳腺患者（图 9-25、图 9-26）。

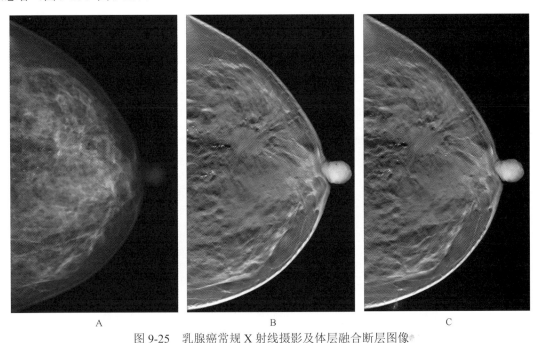

图 9-25　乳腺癌常规 X 射线摄影及体层融合断层图像

A.乳腺 X 射线摄影头尾位图像，显示左乳外侧肿块影，边缘模糊；B、C.乳腺体层融合断层图像，清晰显示肿块大小、形态、边缘毛刺及微钙化灶

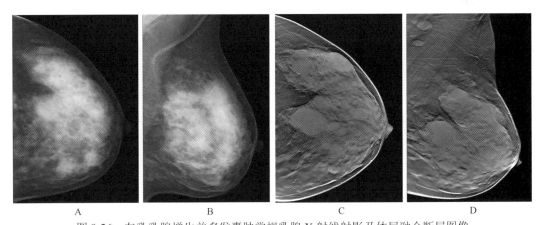

图 9-26　左乳乳腺增生并多发囊肿常规乳腺 X 射线射影及体层融合断层图像

A、B.乳腺 X 射线摄影头尾位及内外斜位图像，显示双乳腺致密并多发肿块影；C、D.乳腺体层融合断层图像，显示双乳腺内多发类圆形肿块影，边缘光滑

（二）模式识别

目前，乳腺专用的计算机辅助诊断（CAD）系统已应用于乳腺癌的 X 射线摄影筛查中。CAD

是运用计算机相关软件对数字化的影像进行去噪和特征增强，从而提取有诊断价值的特征，可作为乳腺癌筛查的辅助诊断工具。诊断医师阅片时结合 CAD，可提高乳腺癌的检出率，特别是对直径小于 1cm 的病灶，但 CAD 存在一定的假阳性。

四、腹盆部

由于腹盆腔缺乏良好的自然对比，X 射线摄影在腹盆腔疾病的检出及诊断中具有一定局限性，主要用于急腹症及泌尿系结石等疾病的诊断，灵活应用影像处理技术有助于提高诊断正确率。

（一）急腹症

临床上常规拍摄腹部立位平片来观察胃肠道等空腔脏器穿孔及肠梗阻情况。使用灰度调节、对比度调制技术等可增加密度对比，清晰显示腹腔游离气体及气液平，其中灰度调节中的黑白反转技术对检出膈下游离气体较为敏感（图 9-27、图 9-28）。肠梗阻患者行碘剂消化道造影时，常伴肠液的增多，碘液被稀释，造影效果不佳，通过双能量减影技术可大大提高密度分辨力，同时去除腹部气体的干扰，从而很好地显示肠腔内的碘剂影。

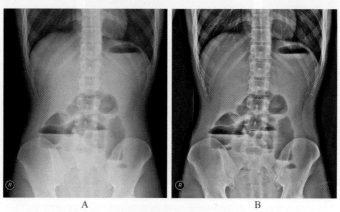

图 9-27　小肠梗阻腹部立位平片对比度调制

A. 调制前影像；B. 调制后影像

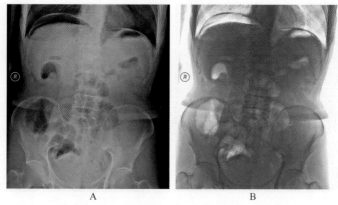

图 9-28　腹部立位平片显示双侧膈下游离气体

A. 使用黑白反转技术前影像；B. 使用黑白反转技术后影像，对游离气体的显示更为敏感

（二）泌尿系结石

腹部尿路平片及静脉肾盂造影影像容易受肠气影的干扰，影响了对肾脏轮廓及泌尿系结石的观察，造成不必要的漏诊，使用灰度调节技术可提高结石的显示率（图 9-29）。双能量减影技术

可以在骨像中选择性地去除低密度肠气影的干扰，使得被对比剂充盈的尿路影像显示更为清晰。此外，静脉肾盂造影时使用体层合成技术，可以更为清晰地显示双肾轮廓、肾盂、肾盏及输尿管的形态及大小，以及观察膀胱三角区输尿管开口情况。

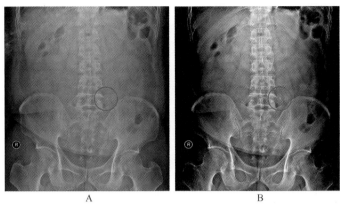

图 9-29　腹部尿路平片显示左侧输尿管结石

A. 使用灰度调节技术前影像；B. 使用灰度调节技术后影像，提高了结石的显示效果

五、四　　肢

　　X 射线摄影是四肢骨关节最常用的影像学检查方法，其不仅能显示病变的位置和范围，而且对于一些病变能够做出定性诊断。在临床工作中，综合应用各种影像处理技术能有效提高四肢病变的检出率，更为清晰地显示病变细节，提供更多有价值的诊断线索。

（一）四肢软组织病变

　　四肢软组织常见病变包括软组织肿胀、感染、血肿、钙化、异物或肿瘤等，X 射线摄影时应仔细阅读临床申请单并结合病变情况，选择适宜的影像处理技术，如灰度调节、边缘增强、几何变换等，以弥补常规 X 射线摄影软组织结构分辨力较低的不足（图 9-30）。

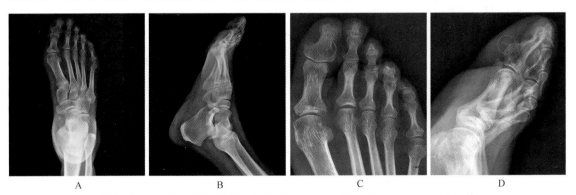

图 9-30　右足部软组织异物，通过灰度调节及几何变换清晰显示细小异物

A、B. 足的侧位 X 射线摄影影像；C、D. 经放大和亮度调节后的影像

（二）骨与关节病变

　　对于骨与关节的病变，临床上除了利用灰度调节、边缘增强、几何变换等影像处理技术提高图像对比度、显示更多病变细节外，体层融合成像及动态 DR 成像技术在四肢骨与关节病变的显示中也起着重要作用。体层融合成像通过一次摄影就可获得感兴趣区内任意层面的图像，避免骨质结构间的重叠遮挡，所获得的薄层图像反映的信息与 CT 相似，同时具有较高的空间分辨力，

对于骨骼细微结构的显示更为清晰，能观察到骨小梁、骨皮质和骨髓腔的情况，大大提高了骨折或骨质破坏的检出率。动态 DR 成像技术可在常规 DR 摄影的基础上获取更多的形态学及功能学信息，评估骨关节的功能状态，还可通过角度及距离测量，对骨关节病变进行量化评估，客观地确定有无疾病，明确疾病进展情况（图 9-31）。

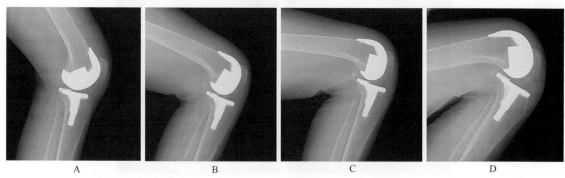

A   B   C   D

图 9-31   左膝人工关节置换术后动态 DR 摄影

显示患者左膝关节能顺利完成从直立至屈曲约 120° 的下蹲过程，提示术后恢复良好，关节活动度可。A. 膝关节屈曲约 30°；B. 膝关节屈曲约 60°；C. 膝关节屈曲约 90°；D. 膝关节屈曲约 120°

（三）脊柱及关节畸形

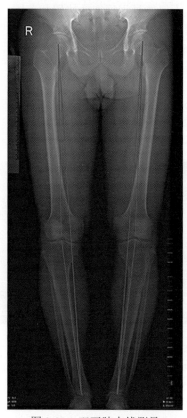

图 9-32   双下肢力线测量

显示双下肢力线未与股骨机械轴及胫骨机械轴重叠，提示双膝关节内翻

近年来，随着人口老龄化趋势加重，风湿性关节炎、退行性骨关节炎等疾病在老年人群中的发病率越来越高，部分患者出现脊柱、下肢、膝关节或髋关节的畸形。对这些脊柱及关节畸形的矫治均需行 X 射线摄影，通过影像拼接技术得到全脊柱或双下肢的全景 X 射线图像，以精确测量全脊柱、双下肢的解剖结构改变及明确诊断、指导治疗方案的制订并进行疗效评估等（图 9-32）。

（四）骨龄评估

骨龄即骨骼的年龄，又指骨骼的生长周期，是人体生物年龄的重要组成。在儿童的生长发育过程中，不同骨头在每个生长阶段具有不同的形态特点，因此，可以通过 X 射线摄影计算骨龄，精准反映儿童的生长发育水平和成熟度。传统骨龄读片法耗时长、准确率低、过程复杂且容易受到诊断医师水平的影响。随着人工智能的发展，骨龄评估逐渐向人工智能自动化识别发展。通过建立手腕部各骨发育期图像的数字化标准，人工智能评估骨龄系统利用计算机数字影像及模式识别技术，对图像进行预处理、分割、特征提取等，将得到的数据与标准数据库进行对比，实现骨龄的自动评估，大大减轻了诊断医师的工作量，提高了诊断速度和工作效率。

第三节　影响 DR 影像处理质量的因素

数字 X 射线摄影（DR）数据采集和影像处理的各个环节的优劣，都将影响最终生成的数字 X 射线摄影影像的质量。这些环节主要包括原始数据的采集质量、影像处理质量，以及影像处理工作者的临床经验及能力。

一、原始数据的采集质量

生成数字 X 射线摄影影像的首要条件就是原始数据的采集。规范的、标准的数字 X 射线摄影原始数据是生成满足诊断需求的、合格的数字 X 射线摄影影像的先决条件。因此，原始数据的采集质量是影响数字 X 射线摄影影像处理质量的重要因素。影响数字 X 射线摄影影像原始数据采集质量的因素很多，主要包括被检者、检查部位、检查前准备、摄影体位、摄影参数等。

（一）被检者

正如世界上没有两片相同的树叶，不同的被检者生理因素和病理因素各不相同，都会影响数字 X 射线摄影影像原始数据的采集质量。

1. 生理因素　被检者的生理因素主要包括年龄、性别、体型等。如胸部 X 射线摄影时，需要根据被检者胸部厚度、体质发育情况来选择管电压的高低。如果被检者身材瘦小，胸部前后径小，则需要适当降低管电压；如果被检者身材高大、肌肉发育良好、胸部前后径大，则需要适当增加管电压。

2. 病理因素　被检者的病理因素包含不同的病理情况。如胸部 X 射线摄影选择管电压时，除了考虑被检者的胸部厚度、体质发育情况等，还需要考虑被检者的病理特征。如果被检者是标准体型，当临床怀疑气胸时，需要适当降低管电压；当临床怀疑胸腔积液时，则需要适当增加管电压。骨关节摄影时也需要考虑被检者的病理情况，如增生性骨疾病进行 X 射线摄影时，由于骨骼密度增加，应酌情增加管电压；溶骨性骨疾病和长期失用的骨骼进行 X 射线摄影时，由于骨骼密度降低，应适当减少管电压。

（二）检查部位

同被检者，不同的检查部位具有不同的特征，在进行数字 X 射线摄影时，需要根据具体情况选择适宜的条件，如四肢骨关节摄影时滤线器的选择。大多数四肢骨关节的检查部位，如手、腕关节、前臂、肘关节、足、踝关节、小腿、膝关节等部位都不需要使用滤线器；但是，软组织较厚的部位，如肩关节、髋关节、股骨等，数字 X 射线摄影时产生较多的散射线，为了避免散射线在图像上形成灰雾，影响整体图像的对比度，则需要使用滤线器。

同样的检查部位，由于所处的解剖位置及周围的组织器官不同，在数字 X 射线摄影时也需要采用不同的摄影参数。如肋骨 X 射线摄影时，膈肌之上的肋骨和膈肌之下的肋骨，在摄影参数和呼吸屏气方式上各有不同。膈肌之上的肋骨与含气的肺组织相邻，具有良好的天然对比，X 射线摄影时不需要较高的投照条件，屏气方式选择深吸气后屏气曝光；膈肌之下的肋骨与致密的腹腔脏器重叠，X 射线摄影时需要较高的投照条件，并应用滤线器，以减少散射线对图像的影响，屏气方式选择深呼气后屏气曝光。

（三）检查前准备

数字 X 射线机是由大量精密的元器件组成的高科技设备，有严格的检查程序，检查之前需要根据不同的检查部位、疾病和检查要求做好充分的准备工作，合理安排被检者，使整个检查有序地进行，以获得合格的 X 射线摄影影像。

1. 设备准备　按正确顺序开机，确认设备在正式检查前保持性能稳定，以产生稳定的图像质量。

2. 被检者准备　检查前去除检查范围内的所有金属，以及可能造成图像伪影的异物。胸腹部检查前提前进行呼吸屏气训练，不合作的被检者（如婴幼儿、醉酒或者躁动不安者等）需先给予镇静，尽量避免和减少 X 射线摄影检查时运动对图像的影响。

（四）摄影体位

摄影体位的设计和摆放是数字 X 射线摄影原始数据采集的重要环节。规范的、标准的摄影体位是获得合格的 X 射线摄影影像的必要条件。如果摄影体位设计不合理或者摆放不标准，则会导致获得的 X 射线摄影影像显示不清或失真，严重影响后处理参数的选择和处理效果。

（五）摄影参数

摄影参数的选择也是数字 X 射线摄影原始数据采集的重要环节，合格的数字 X 射线摄影影像离不开合理的、适宜的摄影参数。摄影参数的选择包括照射野的范围、中心线的设定和曝光参数的选择等方面。

1. 照射野的范围　照射野应该包全检查部位，尤其是病变累及范围，且影像中具备可识别和测量的解剖标志。照射野的范围应当恰当适宜，不宜过大或过小。照射野过大时，会导致散射线产生较多，在 X 射线影像上形成灰雾，降低图像的对比度，影响整体图像质量；同时，照射野过大也会带来额外的辐射照射，增加被检者不必要的辐射损伤。因此，数字 X 射线摄影时，应根据被检者的病史、检查部位和具体情况选择合适的照射野。

2. 中心线的设定　中心线是 X 射线摄影时 X 射线投射方向和入射点的标志。

3. 曝光参数的选择　对数字 X 射线摄影影像质量而言，曝光参数决定了组织结构的显示状况，包括 X 射线穿透组织的能力和图像的显示层次。如果曝光参数选择不合理，常常导致图像无法满足诊断需求。如体型瘦小的被检者如采用常规曝光参数进行 X 射线摄影，则透过的 X 射线偏多，曝光过度导致整体图像偏黑；反之，体型高大的被检者如采用常规曝光参数进行 X 射线摄影，则透过的 X 射线不足，曝光不足导致整体图像偏白。不论曝光过度还是曝光不足，都无法清晰显示组织结构的解剖细节，影响诊断效果，甚至导致无法诊断。因此，数字 X 射线摄影时，曝光参数的正确选择非常重要。

二、影像处理工作者的临床经验及能力

数字 X 射线摄影影像的最终目的是服务于临床，满足影像诊断需求和临床诊疗需求。因此，数字 X 射线摄影影像处理质量不仅与原始数据的采集质量和影像处理质量密切相关，更离不开影像处理工作者的临床经验及能力。影像处理工作者除了熟练掌握各种图像处理软件的应用之外，更需要充分理解各个检查部位不同临床诊断的影像处理要求，以及不同临床时期所需诊断信息的重点等。

如受检者由于颅骨凸起性包块进行颅骨切线位 X 射线摄影时，影像处理工作者首先需要明确影像诊断医师和临床医师的需求，重点了解颅骨凸起性包块的突起部分与颅骨骨板的关系，特别是基底部的宽度，如果怀疑颅骨肿瘤还需要观察颅骨骨质的破坏情况等。其次，影像处理工作者需要在微调角度多次摄影的切线位颅骨图像中选择准确和可靠的影像，充分显示软组织影像中凸起部分与颅骨骨板之间的关系；若怀疑肿瘤病变，还需要显示清楚肿瘤软组织影像及颅骨骨质的破坏情况等。最后，影像处理时选择两种 LUT 曲线，并对病变深度和长度进行测量。因此，实际临床工作中进行影像处理时，应及时和诊断医师及临床医师进行有效沟通，充分了解被检者病史，选择适当的影像处理技术和方法，进行个性化的影像处理，为临床提供所需信息。

第四节　DR 影像处理的伪影及对策

数字 X 射线摄影影像的伪影是指数字 X 射线摄影成像过程中，由于一种或多种原因使 X 射线影像与真实物体之间存在差异，产生错误的图像特征，或是真实物体中根本不存在而图像中却显示出来的影像。伪影在图像上的表现形态各异，干扰对正常图像的判读，严重影响影像诊断的准确性，甚至引起误诊。

由于引起数字 X 射线摄影影像伪影的原因很多，伪影的形状和表现也各不相同，必须正确认识伪影的产生原因，才能有效避免甚至消除伪影。临床上常见的伪影来源包括数据采集不佳、处理参数不当、算法功能不完善等。

一、数据采集不佳

影响数字 X 射线摄影影像数据采集的因素很多，临床工作中引起数据采集不佳导致伪影的常见因素有设备因素、被检者因素、摄影因素等。

二、处理参数不当

影像处理技术借助计算机功能进一步完善获取的原始影像，如果影像处理过程中处理参数选择不恰当，则无法实现完善原始影像的目的，甚至导致图像质量下降，无法满足诊断需求。如数字 X 射线摄影影像通常采用图像锐化的方法补偿图像的轮廓，增强图像的边缘和细节，提高图像的清晰度和细节信息；但是如果锐化过度，反而会引起图像噪声增加、质量下降，甚至导致局部失真。数字 X 射线摄影影像也常采用图像平滑的方式来消除噪声，但如果平滑过度，则导致图像中解剖结构细节显示不清甚至丢失，反而影响诊断效能。下肢全长摄影采用运动多功能平板进行狭缝式曝光拼接，曝光模式和拼接处理模式需要保持一致，如果曝光选择 SLOT HS（高速度）模式，拼接处理若选择 SLOT HQ（高质量）模式，则拼接出来的全景图像出现阶梯状伪影，相应的影像拼接时也需要选择 SLOT HS 模式，才能使拼接出来的全景图像完整、光滑、无缝（图 9-33）。

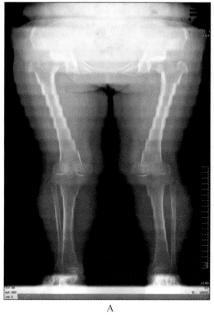
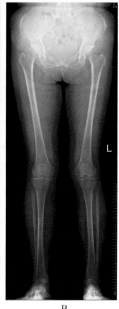

图 9-33　下肢全长摄影图像

A. 拼接错误图像；B. 拼接优质图像

三、算法功能不完善

体内有金属植入物的被检者进行体层摄影时，采用常规的滤波反投影算法进行重建，金属植入物的周边在 X 射线图像上形成黑边伪影，这是由人体组织和金属植入物的密度差异引起的，产生的原因包括射线硬化效应和散射线等。由于滤波反投影算法可以增加金属植入物的射线硬化效应，因此，黑边伪影明显，噪声增加，图像质量下降。此时，采用迭代重建算法替代常规的滤波反投影算法，可较好地改善金属周边的黑边伪影（图 9-34）。

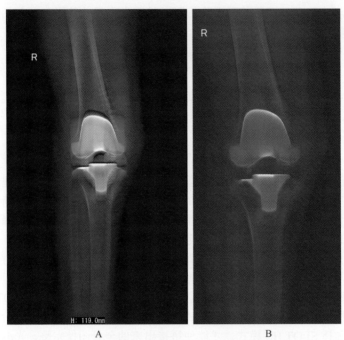

图 9-34 金属植入物黑边伪影及消除伪影图像

A. 黑边伪影图像；B. 消除伪影图像

（袁 元 李 琦）

第 10 章　CT 影像处理技术

第一节　CT 影像处理常用技术

CT 图像后处理技术主要是指利用容积数据进行 2D、3D 和能谱图像的后处理，此外，还包括图像数据的分割与融合等。目前，较为成熟和常用的后处理技术有多平面重组（MPR）、曲面重组（CPR）、表面阴影显示（SSD）、最大密度投影（MIP）及最小密度投影（MinIP）、容积再现（VR）、仿真内镜（VE）等。其中 MPR 和 CPR 属于 2D 重组技术，其余的均属 3D 重组技术。

一、二维重组

多平面重组（MPR）和曲面重组（CPR）都是被扫描物体三维图像数据的二维表现形式。

（一）多平面重组

MPR 是指把扫描重建后以像素为单位的二维断面图像，重组成以体素为单位的三维数据，再用冠状面、矢状面、横断面或斜面去截取三维数据，得到重组的二维图像的方法（图 10-1）。在多平面重组的过程中，把每一层横断面进行叠加时，层与层之间做了插值，形成各向体素间距相同的三维容积数据，且重组的多平面层数、层厚和层间距可以自由设定，就如同重新进行了特定角度的体层扫描，其获得诊断所需任意剖面的二维断面图像，对横断面图像的诊断做了有效的补充。

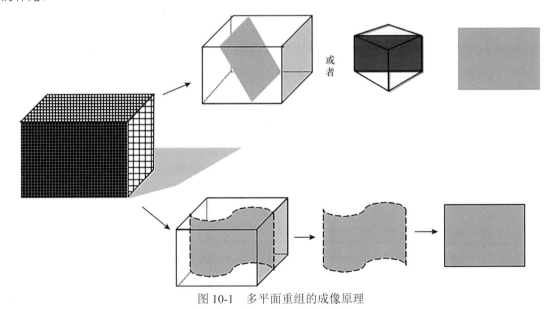

图 10-1　多平面重组的成像原理

1. 适用范围　多平面重组适用于人体中任何一个需要从多方位、多角度观察的器官，可做全身各个系统组织器官的形态学显示，特别适合需要对病灶的多方位观察，以了解其与邻近组织的空间位置关系的情况，在判断病变性质、侵犯范围、毗邻关系、细小骨折、动脉夹层破口，以及胆管、输尿管结石的定位诊断等方面具有优势（图 10-2）。

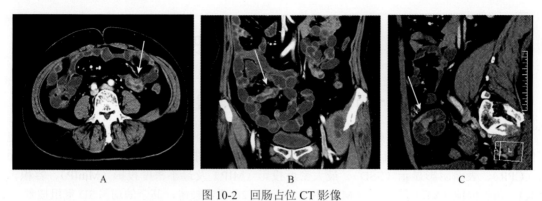

图 10-2　回肠占位 CT 影像

A. 轴位图像显示回肠肠壁局限性增厚，肠腔狭窄（箭头所示）；B、C. 冠状位图像及矢状位图像进一步显示病变部位和形态

2. 应用评价

（1）优点：①断面显示简单快捷，可以达到实时同步的效果；②多层面重组的结果仍然是断面图像，弥补了横断面的不足，适合于显示实质器官的内部结构；③能利用横断面扫描所获得的容积数据重组出新的任意断面图像，不需要对患者再次扫描；④重组后的断面图像 CT 值属性不变，可以对各组织结构进行密度、大小等的测量，并且能够如实地反映原断面图像中各结构的密度值。

（2）缺点：MPR 后产生的图像仍然是断面图像，对于结构复杂的器官很难完全显示其空间结构；并且观察范围受限，不同层面上的投影值相互遮盖。

（二）曲面重组

CPR 是指在容积数据的基础上，在横断层面图像上通过人工绘制出感兴趣器官或结构的中心线，或自动跟踪三维体数据结构的轨迹形成一条曲线，并沿该曲线作曲面图像重组，把走向弯曲的器官或结构拉直、展开，显示在一个平面上，从而能够观察某个器官或结构的全貌。

CPR 的重要意义是可将中心线全程显示在一个平面内，多用于显示弯曲物体。弯曲物体（如血管内腔结构）的全程往往很难在一幅 MPR 形式的斜截平面图中完全显示，CPR 通过寻找弯曲物体的中心线，将由此中心线所截取的原始体数据中的曲面延展开，再将该物体全程显示在一幅图像中。曲面展开的图像随着展开时选取的角度不同所反映的内容也随之改变，可以完全地观察到以中心线为轴线，360°方向上各个方向的信息，给疾病诊断提供了很大的帮助。同样，与 MPR 相同，CPR 图像也有一定的层厚。

1. 适用范围　曲面重组可使弯曲的器官拉直、展开，显示在一个平面上，使观察者能够看到某个器官的全貌，特别适合于走行迂曲、细小解剖结构（如冠状动脉、面神经等）的重组与显示（图 10-3）。

2. 应用评价

（1）优点：可以在一幅图像中展开显示弯曲物体的全长，可以测量出弯曲物体的真实长度，有助于显示病变的范围。而其他各种基于投影方法得到的物体长度，只反映物体在垂直方向上的长短。

（2）缺点：曲面重组用于显示弯曲的血管时，

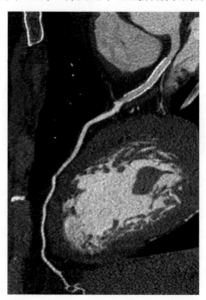

图 10-3　冠状动脉支架植入后 CT 影像

CPR 显示前降支近端支架，支架内膜增生，远端管腔显影良好

受人为操作的影响较大。当所画曲线偏离血管中心线时，会造成血管局部狭窄的假象；曲面重组的图像会有器官的变形，有时难以辨认体位，所以需参考产生曲面图像的参照图像。

二、三维重组

三维重组技术是指运用图形学和图像处理技术将二维切片图像重组出三维模型在屏幕上显示，并进行交互式处理的技术。

（一）多层面容积再现

多层面容积再现（multiplanar volume rendering，MPVR）是将一组层面或一个厚片（slab）的容积资料，采用 MIP、MinIP 或平均密度投影（average intensity projection，AIP）进行运算，得到重组二维图像，这些二维图像可从不同角度观察和显示。

1. 最大密度投影与最小密度投影

（1）最大密度投影（MIP）：是利用投影成像原理，将三维数据向任意方向进行投影的图像后处理方法。设想有许多投影线，取每条投影线经过的所有体素中最大的一个体素值作为投影图像中对应的像素值，最终所有投影线对应的若干个最大密度的像素所组成的图像就是最大密度投影所产生的图像，并且可从任意投影方向进行观察（图 10-4）。

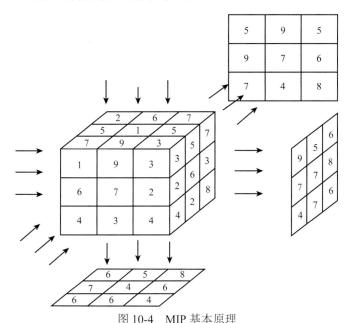

图 10-4　MIP 基本原理

实际上，投影是为了将三维信息转换为二维图像，最大密度投影就是为了把三维信息中密度最高的结构显示出来。如 CT 血管成像中血管的密度高于周围的组织结构，用最大密度投影就可以把密度高的血管显示出来，低密度的组织结构不被显示，得到类似传统血管造影的图像效果。在 MIP 重组过程中，可以沿某一轴位作任意旋转、重组，多角度连续观察组织器官的三维解剖结构，了解深层或前后重叠组织的结构关系；同时，还可设定一定的旋转角度，使图像自动旋转、重组与保存，然后以电影形式依次再现所存储的 MIP 图像，动态观察组织结构的三维解剖关系。

还有一种局部最大密度投影，其方法是在投影上取其遇到的第一个峰值作为投影成像的像素值，这样的图像能够显示物体的低密度边缘，并区分出前后遮挡关系，对复杂解剖结构内小病灶的显示很有意义。

（2）最小密度投影（MinIP）：是将每一投影线束所遇密度值低于所选阈值的像素或密度最低

的体素投影到与线束垂直的平面上。

（3）平均密度投影：其投影运算是取投影线上全部像素点 CT 值的平均值。该方法日常工作中使用较少。

2. 适用范围 最大密度投影的密度分辨力高，临床上广泛应用于对较高密度组织和结构的显示。如在 CT 血管成像中对血管、骨骼、明显强化的软组织肿块等（图 10-5），可显示血管瘤、血管夹层、血管壁的钙化、血管的狭窄、血管壁软斑块等。

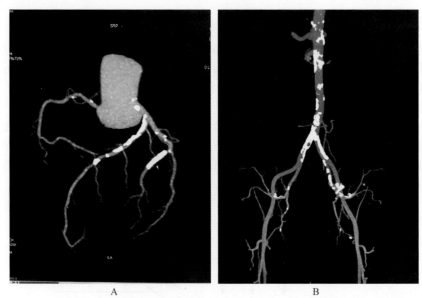

图 10-5　高密度组织 MIP 重组 CT 图像
A. 冠状动脉 MIP 重组；B. 腹主动脉 MIP 重组，均能清楚显示血管壁钙斑

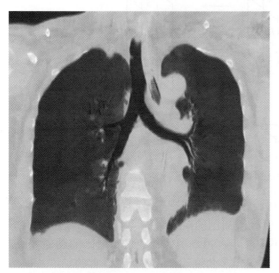

图 10-6　MinIP 重组 CT 图像显示支气管树

最小密度投影主要用于气管的显示，尤其对中央气道病变的诊断价值较大，可显示气道的狭窄和占位性病变等，对于周围气道病变的诊断也有一定帮助（图 10-6）。偶尔也用于肝脏增强后肝内扩张胆管的显示。当然，CT 扫描层厚大小的选择很重要，层厚过小，不利于气道内小的软组织影显示；如层厚过大，则气道周围的软组织影与之重叠。一般原则为层厚应与需要显示的气道内径大小相接近。如需显示周围气道，层厚宜小。气道周围为肺组织，缺乏软组织对照，MinIP 方法受到一定限制。

3. 应用评价 最大密度投影的图像只需提供密度信息，是 CT 血管成像进行三维重组所采用的主要方法之一。

（1）最大密度投影的优点：① MIP 图像的像素值可由 Hu 单位量化，骨结构、钙化、对比剂、软组织和空气的明暗关系显示清楚且易区别；②最大密度投影的图像在很大程度上保留了物体的密度信息，可在图像上直观地显示物体密度的高低；③ MIP 的功能实现和操作都较简单，一般工作站都具有该功能；④可以从不同角度对三维体数据进行旋转 MIP 重组，在一定的角度与方位上可以分开显示背景与感兴趣组织结构，使感兴趣的解剖结构显示得更为清楚。

（2）最大密度投影的缺点：①MIP 的血管像在三维图像上有阴影的感觉，主要是由于造影增强血管的边缘受周围软组织部分容积效应的影响，其 CT 值有所降低，血管横断面中心部分是一个高值，边缘部分是一个低值，中心部分的亮度高于边缘部分，产生阴影的感觉。②血管壁上的钙化是一个较难处理的问题，特别是当钙化围绕血管壁一周时，由于动脉中对比剂的密度比骨和钙化结构的密度低，钙化常常会遮盖血管使其难以显示。③MIP 图像虽然可以反映人体结构的密度值，但不能在图像上定量测量 CT 值，因为 MIP 图像经过最大密度投影的取值运算，图像中像素的 CT 值要高于源图像中像素的 CT 值。④MIP 图像上前后物体的影像互相重叠，高密度的物体会完全遮住低密度的物体，所以有时骨骼会将欲观察的血管遮盖，这时就必须在投影前进行分割，去掉不需要显示的高密度物体。⑤MIP 图像前后物体影像的互相重叠，其空间层次不丰富，立体感不强，改进后的局部最大密度投影在一定程度上弥补了这一缺陷。⑥由于 MIP 图像是取像素密度最大值成像，所以不可避免地会丢失一些数据，使低密度的影像不被显示，而低密度影像往往也包含一些对疾病诊断有用的信息。还可能由于扫描技术的原因，致使血管周围背景增强程度大于血管自身的增强程度，导致血管的远端分支显示不清。

因此，在评价器官血管的终末分支或外围血管的狭窄程度时，应结合多平面重组的图像，以降低血管狭窄的假阳性率。

（二）表面阴影显示

表面阴影显示（SSD）又称表面遮盖显示，是从三维容积数据中提取出蕴含在其中的有关物体表面信息的数据，并根据其表面情况加上明暗程度不同的阴影进行显示的方法，即通过计算机将被扫描物体表面大于某个确定阈值的所有相关像素连接起来的一种表面数学模式成像。

SSD 要求预先设定一个最低阈值，计算机将各像素的 CT 值与这个阈值进行比较，高于这个阈值的像素就被保留下来并显示为白色作等密度处理，而低于这个阈值的像素则会被舍弃并在图像上显示为黑色。这种黑白图像再根据光照模型确定的算法给物体表面加上阴影，呈现在二维屏幕上，从而得到从任何角度投影成像的三维表面轮廓影像。SSD 图像人机交互操作迅捷、方便，富有立体感和真实感，极其直观。

1. 适用范围　表面阴影显示法可将蕴含在三维容积数据中物体的表面信息显示出来，使被显示的结构具有立体感、真实感，特别适合空间结构复杂的器官或外形有显著改变的器官。常用于：①对全身各骨骼外伤后其形态改变的显示，如对粉碎性骨折和颌面部畸形的显示（图 10-7）；②对于人体大血管 CT 增强扫描后的三维重组，SSD 可以帮助判断血管的形态、走向、变异和是否存在血管瘤等（图 10-8）；③SSD 还有助于喉部和胸部气道的显示，如观察各种原因引起的喉腔不规则狭窄，以及各种病变侵犯气管、支气管管壁的范围；④SSD 在肠管等空腔脏器、腹腔脏器（肝脏、肾脏等）等方面的应用具有较高的临床价值（图 10-9）。

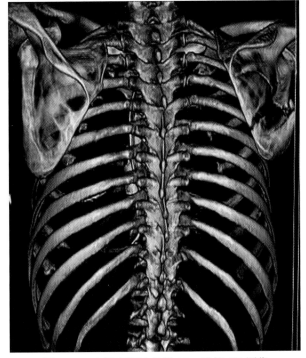

图 10-7　右侧肩胛骨骨折 SSD 重组 CT 图像

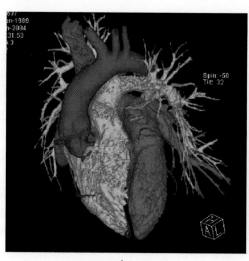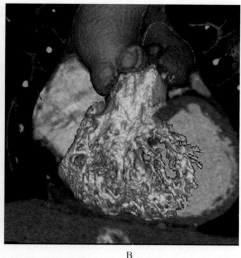

图 10-8　右心室双出口 CT SSD 图像

A 和 B 显示主动脉、肺动脉均与右心室相通

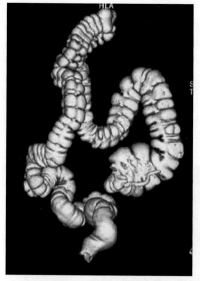

图 10-9　结直肠 SSD 重组 CT 图像

2. 应用评价

（1）SSD 的优点：①显示的三维图像与实际物体极为相似，符合人的视觉习惯，给人以很强的真实感和立体感。当物体的空间结构复杂时，SSD 具有很大的优点，可以使部分常规横断面图像难以显示的器官结构，如病变或畸形一目了然。特别是对颅内脑血管瘤空间位置显示时，SSD 可以提供类似外科手术直视的立体图像。② SSD 只显示物体的表面信息，所需信息量不大，可以在比较普通的工作站上实现实时显示，人机交互操作简单、便捷。③可以任意调节光源的方向、亮度和物体的颜色，以及进行表面平滑。将三维物体进行旋转、放大、平移，或沿着物体的三维表面进行长度和角度的测量。还可以在计算机屏幕上对三维物体进行模拟手术、仿真切割等操作。

（2）SSD 的缺点：①分割三维物体表面时，分割参数（阈值）的选择对图像结果影响很大，往往需要反复进行，如果阈值选择过高，常常会受部分容积效应的影响，易造成管腔狭窄的假象，分支结构显示少或不能显示；阈值选择过低则边缘模糊。②由于只提取了物体的表面信息，故不能测量密度值，也不能显示被观察物体内部结构的形态。③横断面图像中的伪影也会通过 SSD 显示出来，要注意鉴别。

（三）容积再现

容积再现法（VRT），也称为容积重组法或体绘制法，是近年来可视化图像发展中出现的新的研究热点。它采用一定的体绘制光照模型，无须构造中间面，直接研究光线通过体数据场时与体素的相互关系，使体素中的许多细节信息得以保留，能最大限度地再现各体素的空间结构。

容积再现法包括以图像空间为序的体绘制算法和以物体空间为序的体绘制算法两大类。光线跟踪法是最常用的算法。光线跟踪法以显示屏的每个像素作为光源向三维图像发出光线，通过光线和物体的交点来决定所要显示的表面点，并通过一定的光照模型决定像素的灰度。光线跟踪法可以在不构造物体表面几何描述的情况下直接对体数据进行显示，所以容积再现法不需进行表面重组，直接对体数据所包含的物体进行显示，物体的细微结构和微小变化都可以有不同程度的表现，而且在计算光线-物体相交时还可以加入一些附加条件，如计算体素的阻光度、颜色和梯度等。

因此，光线跟踪法可以简单地描述为：当物体按照指定的方向投影时，假想许多光线从后方穿过半透明的三维数据到达屏幕，把每一条光线经过的所有体素的阻光度、颜色和梯度进行累计合成，最终得到屏幕上显示的 VR 图像。

相比表面再现法中每次的图像再处理都需重新计算等值面，直接的体数据绘制简化了图像再处理后的绘制过程，因此，可对已绘制的图像进行一些交互式的操作，如分割等。同样，在表面再现中，物体中各体素点并不带有其原始信息，无法通过其密度的不同而加以区分。在容积再现中，可根据该点体素的数值对其进行不同的处理，如设置为不同的伪彩色和透明度，可提高三维立体绘制对同一物体不同组织成分之间差异的显示和区分，也便于观察密度连续变化而没有明确界面的物体。从某种意义上说，容积再现法更接近现实世界中真实物体的显示。

再现法的基本原理是一种使用特殊投射算法的投影法。与传统的二维显示投影法不同，体绘制的目标是对图像进行三维立体显示。容积再现法的投影线投射模型有多种，通常按照习惯有平行投射法和观测点远景投射法两种。平行投射法所采用的投影线是相互平行的；观测点远景投射法的投影线是透过成像面上的成像点并以观测点为终点，将投射方向经过的路线上所有体素点按投影运算规则投影，此时投影线形成的投影域呈金字塔形状。观测点远景投射法的计算量要大于平行投射法。实际工作中的默认投影方式是平行投射法。

容积再现法的显示分为两种，一种是反射显示算法，另一种是透视显示算法。反射显示算法是把从观察点沿投射线方向第一个处于绘制参数（强度阈值、梯度阈值、切割面等）约束的体素作为表面进行绘制。透视显示算法是把体素作为发光物建模并不涉及显示表面的检测，通过对投射线方向上一组体素集合运算，得出绘制输出的像素值。而一些混合型算法可以将两者结合起来，在确定的反射面之前，将未到绘制参数约束点投射线上体素的集合以透视显示，从而显示出明暗不同的表面，或通过不同的透明度显示在原始体数据上不同密度的组织。这种混合算法对实际工作有很重要的意义，通过对不同的密度设置不同的伪彩色和透明度，能将原始体数据中的结构和信息栩栩如生地显示在三维立体图像观察者的面前。

众所周知，不同物质的 CT 值是不同的，并各自有相应的 CT 值范围，这就为透明度显示使用不同 CT 值对应不同透明度提供了可能。将在一定范围内，由 CT 值所对应透明度值的映射，称为透明度曲线（或不透明度曲线），通过改变曲线，可以达到区分显示不同密度物质的目的。

透明度曲线决定了最终图像所显示的 CT 值范围和明暗程度。如需要显示 CT 值较低的肺组织，可将高密度组织设置为透明，而低密度组织则设置为不透明或透明度较低；另外，如需要显示骨骼结构，则将 CT 值较高的部分设置为不透明，相对较低的部分设置为完全透明；一些软组织本身也有 CT 值范围，按需求调整其 CT 值范围内的透明度，其 CT 值范围以外的部分则设为完全透明，即可选择性地显示感兴趣的组织结构。通过透明度曲线的调整可以区分密度不同的组织，也可以使用组合形式的透明度曲线，使不同密度范围内的组织结构共同显示，便于明确相互之间的空间关系。

由 CT 值所对应到颜色变化的映射，称为颜色条。由于不同组织的 CT 值不同，为不同 CT 值设置不同的伪彩色，能很好地分辨不同密度的物体。与透明度曲线类似，容积再现也可使用伪彩色颜色条来区分不同的物体。如用单一颜色来区分不同的物体，对比不够强，有时会使观察受到限制。多颜色的显示，可增强对比，使人眼能够更好地分辨不同的组织，尤其在多物体显示中有很大的应用价值。另外，伪彩色的设置使被观察的目标更加生动、接近于实际。

1.适用范围　VR 图像的主要特点是分辨力高，可以同时显示人体各结构的空间信息和密度信息，尤其对于肿瘤组织与血管、骨骼的空间关系显示良好，3D 空间解剖关系清晰，色彩逼真，可任意角度旋转，操作简单，适用范围广，是新一代 CT 中最常用的三维重组方法。VR 图像适用于显示骨骼系统、血管系统（图 10-10）、泌尿系统（图 10-11）、胆道系统和肿瘤（图 10-12）等。

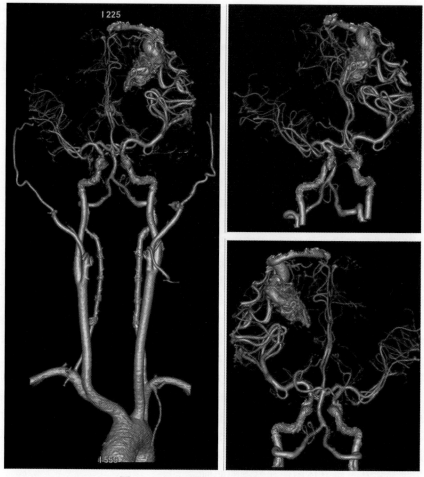

图 10-10　头颈部血管 VRT CT 图像

直观显示颅内动静脉畸形位置及畸形血管团

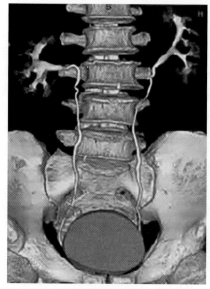

图 10-11　泌尿系 VRT CT 图像

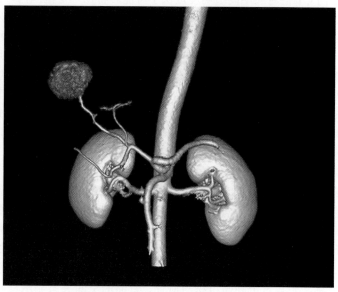

图 10-12　腹部 VRT CT 图像

清晰显示肝占位与血管滋养动脉的关系

2. 应用评价

（1）容积再现的优点：①容积再现法是一种立体显示绘制法，可直观地显示物体的空间位置、结构和与其他物体间的关系，这是传统投影法无法做到的。②容积再现显示立体图像是基于原始三维体数据直接绘制的，不须进行等值面的抽取，保留了原始数据的信息，可直接对图像进行分析处理，不需要再处理后重新计算等值面，增强了交互性，同时也可直接从立体图像上提取原始数据和测量。③绘制图像时，无须通过小几何图形面来构成三维物体。因此，在很大程度上抑制了因绘制立体图像由计算产生的小几何图形伪像。而且，容积再现的方式可通过不同透明度曲线和颜色条的控制，显示不同密度物体的区别，能生动再现物体的形态；在显示边界难以截然分割的结构时具有很大优势。例如，颅面骨骼中低密度的薄骨板，在容积再现中会被显示为半透明状态，而不会像表面阴影显示时容易表现为空洞。④ VRT 成像无须分割，没有烦琐的手工操作，操作简便、成像迅速。

（2）容积再现法的缺点：①由于 VR 图像具有模糊性，且是对体数据的直接显示，没有对物体表面进行任何重组，因此，不能在 VR 图像上进行体积和面积等的测量，不能对三维物体进行加工；②光线跟踪法以体素为操作对象，因此，每个体素都会影响图像最终的显示结果；③容积再现法不能显示内部细微结构和微小的病变。

（四）实影渲染技术

实影渲染（cinematic rendering，CR）技术，也称为全息仿生成像，是通过使用基于物理的实时技术来渲染医学图像容积数据。

传统的 VR，如光线投射，仅考虑沿光线发射和吸收能量以计算 3D 图像，使用局部梯度着色模型对散射效果进行建模。尽管使用黎曼（Riemann）积分来计算比较简单，但这样的常规方法忽略了具有多个散射图案及光源消光的复杂光路，这可能导致较少的伪影和潜在、更不精确的 VR 图像，图像缺少足够的细节与深度。

与传统的容积再现法相反，CR 解决多维和非连续绘制方程，以整合从所有可能的方向散射的光。因此，在 CT 中使用的路径跟踪集成了大量的光线，每个光线具有不同的路径，以形成渲染图像的每个像素（图 10-13）。由于可以跟踪的光路数量在理论上是无限的，并且光路的跟踪在计算上是极为复杂的，所以，使用蒙特卡罗模拟来生成具有足够分布的光路的随机化子集。最终图像是通过逐步平均多个蒙特卡罗样本而迭代获得的，所述蒙特卡罗样本表示在随机位置处具有随机方向散射光的辐射。与传统渲染方法中使用的合成光源相比，CR 使用高动态范围（HDR）渲染光映射来照明，获得渲染数据的自然照明。因此，基于物理的虚拟现实方法（CR）实时计算了照明效果的复杂过程。它包括阴影、环境光遮挡、多散射和色彩透射比，以及复杂的相机特性，

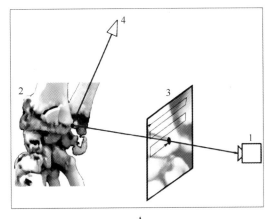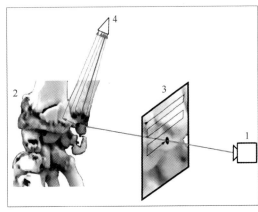

图 10-13　容积再现法（A）与实影渲染技术（B）的区别

如光圈、曝光和快门速度。这种方法使医学数据的呈现更加自然和精确，重点表现在增强的深度和形状感知。CR 中透明度的处理与传统的容积再现法没有不同。透明度是基于传递函数计算的，该传递函数为每个衰减值分配颜色和不透明度。透明度方法的潜在差异可以通过传递函数的微调来调整。

1. 适用范围 CR 图像的主要特点是获得图像更逼真更能改善病变形态和深度的感知，尤其对于血管、骨骼及肿瘤等软组织的解剖结构显示得更清晰、细节更丰富，在三维图像中进行整体观察分析，对于一些诊断和鉴别诊断有一定帮助；同时，CR 能获得更清晰的图像，显示更多的图像细节，提供的信息与采集获得的 DICOM 图像数据更接近，因此，在指导手术计划方面存在潜力（图 10-14）。

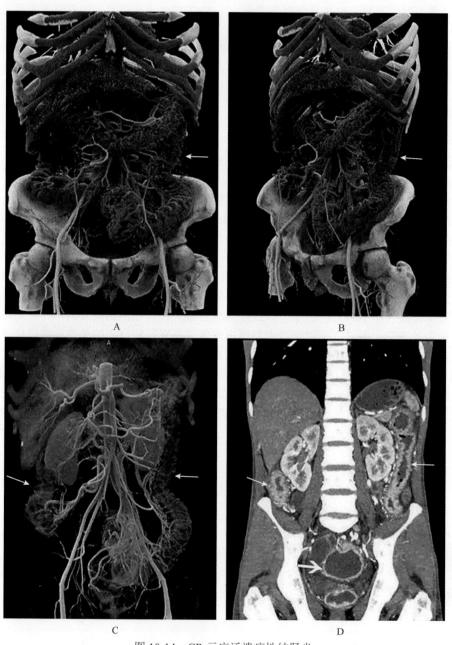

图 10-14　CR 示广泛溃疡性结肠炎

从不同角度清晰显示整个结肠壁弥漫增厚（白色箭头所示）。A、B、C. 不同角度的 CR；D. 冠状面 MRI

2. 应用评价　与传统 VR 相似，CR 在显示图像的诊断价值时，CT 图像数据的可视化没有显著差异。但在图像细节显示方面，CR 具有以下优势：① CR 并非单一合成光源，数十亿光线通过体素传播并与体积相互作用以产生一个像素，同时还考虑相邻体素的光照效果，并产生诸如反射和阴影之类的效果；② CR 的 3D 图像在总体上视觉更逼真，更关注改善深度和形状的感知，从而提供更多的细节信息；③ CR 可提供逼真的解剖结构，因此，在进行医学教育时可代替部分实体标本的功能。

实影渲染技术的临床应用还处于探索阶段，相信随着应用越来越广泛，会有更多的应用潜力被发掘。

（五）仿真内镜

前面描述的所有三维体数据的显示方法都只显示物体的外观，不能显示空腔结构的内部情况。而 CT 仿真内镜（CTVE）是利用计算机软件功能将螺旋 CT 扫描所得到的容积数据进行体数据运算，以内镜形式观察腔体内部的一种显示技术，可满足显示腔内结构的要求。

仿真内镜用源影像（如 CT、MRI 等）所提供的容积数据，采用仿真技术重组出管道器官（如胃肠道、呼吸道和大血管等）内表面的三维立体图像，模拟其三维立体环境，具有强烈的真实感。螺旋 CT 连续扫描获得的容积数据是仿真内镜成像的基础。在此基础上调整 CT 值阈值及透明度，使不需要观察的组织透明度变为 100%，从而消除其影像；而需要观察的组织透明度变为 0，从而保留其图像（如充气管腔 CT 值选择在 –200～700Hu，透明度为 0）。再调节人工伪彩，即可获得类似纤维内镜观察的仿真色彩。利用透视投影（perspective projection）软件功能调整视屏距、物屏距、视角、透视方向及灯光，以管道内腔为中心，不断缩短物屏距（调整 Z 轴），产生目标物体不断靠近观察者和逐渐放大的多幅图像，达到电影回放速度，即可产生类似纤维内镜旋进和转向观察效果的动态重组图像。

1. 适用范围　仿真内镜可用于观察胃肠道、呼吸道和血管等管道器官内表面的三维立体结构，对管腔内异物、新生物、钙化及管腔狭窄的显示良好（图 10-15）。

2. 应用评价　CTVE 为非侵入性检查，安全且无痛苦，尤其适用于不能承受纤维内镜检查的患者。CTVE 与纤维内镜比较，具有以下优点：①视点进入不受限制，能从狭窄或梗阻病变的远端观察，甚至可以进入一般内镜无法进入的腔道，如血管、鼻窦内腔等；②帮助引导纤维内镜活检及治疗；③观察视野开阔，空间方向感强，易于结合三维表面图像定位；④可改变透明度，透过管腔观察腔外靶器官外观形态及与周围器官的毗邻关系。

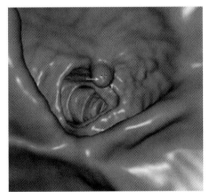

图 10-15　CTVE 显示肠壁息肉

CTVE 图像也有其局限性：①不能观察病灶的真实颜色；②对黏膜病变和扁平病灶不敏感；③图像质量受技术参数和人体运动等多种因素的影响，如对结肠内残留的粪块无法与息肉和肿块区分，肠腔充气不足也容易造成观察困难；④不能进行活检。

三、影像配准和融合

医学影像设备在最近数十年中得到迅速发展，并广泛应用于临床诊断和治疗中。由于成像的原理和设备不同，存在多种成像模式（解剖成像、功能成像等）。而单一的成像方式或单一的后处理显示方式在疾病的精准诊断和治疗方面都存在一定的局限性。因此，各项影像后处理技术的有效融合及多模态融合影像有效发挥了各种检查技术手段的优势，在疾病诊疗中能表现出更高的特异性和灵敏度。随着生物医学物理和工程技术的飞跃发展，医学图像在医学诊断和治疗中的应用越来越重要，医学影像配准和融合技术将成为这些技术研究的基础内容和支撑点。

医学影像配准是指对于一幅医学图像采用一种（或一系列）空间变换，使它与另一幅医学图像上的对应点达到空间上的一致，即人体上的同一解剖点在两张匹配图像上具有相同的空间位置，如将来自不同形式探测器（如 MRI、CT、PET、SPECT、超声等）的医学图像，利用计算机技术将对应的生理学解剖位置标记出来，以实现图像融合及图像分割等后续处理。配准的结果应使两幅图像上所有解剖点，或至少是所有具有诊断意义的点及手术感兴趣的点都达到匹配（图 10-16）。

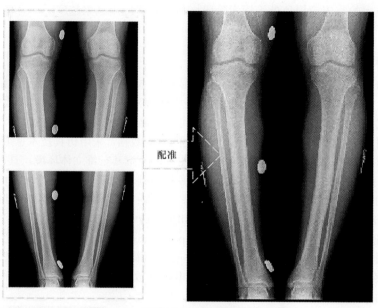

图 10-16　下肢 X 射线摄影图像的配准

融合是指将两幅（或两幅以上）来自不同成像设备或不同时刻获取的已配准图像，采用某种算法把各个图像的优点或互补性有机结合起来，获得信息量更为丰富的新图像技术，即将几幅图像的信息融合到一幅图像中，并可视化显示的过程（图 10-17）。融合的前提是图像已经较好地配准。融合的图像可能有以下性质：①在一幅图像中出现的特征，在另一幅中没有；②感兴趣物体

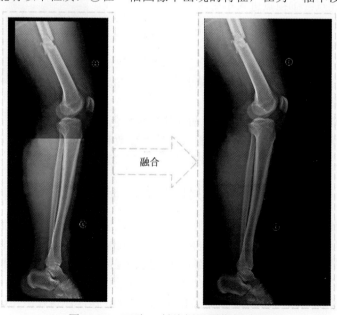

图 10-17　下肢 X 射线摄影图像的融合

在两幅图像中具有相同信息，但具有不同的对比度；③两幅图像的动态范围不同，或分辨力不同；④图像存在噪声或局部信息丢失；⑤要求融合的图像视觉效果好，看上去自然。

（一）临床应用

目前，在 CT 技术层面应用配准融合技术可以把同一时相的不同组织进行融合，做到单次扫描、多器官联合成像，从而识别不同的组织，提高诊断率，降低患者就医成本（图 10-18）；另外，还可以将不同时相的图像进行融合，如肝脏三期血管图像，进而全面展现肝脏血供系统的解剖关系，提供给临床操作者更广阔的视野，对于肝移植等术前准备、微创治疗术中精准定位、术后复查等都提供了更多的诊断信息图（图 10-19）。

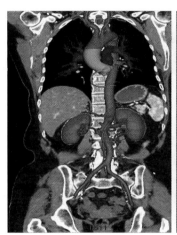
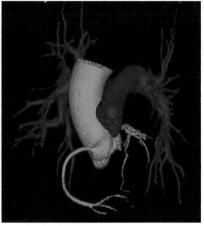
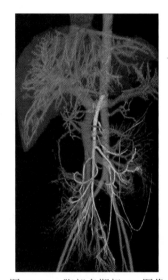

图 10-19　腹部多期相 CT 图像的融合

图 10-18　多部位多脏器 CT 图像的融合

多模态影像配准融合技术是精准医学发展的一个趋势，目前通过计算机技术将多模态影像数据进行统一配准、融合，协同应用，能够充分发挥不同数字化成像技术的优势，实现信息的优化和互补。在一张影像上既显示病变区域又显示周围重要的血管神经及组织结构，有效地提高术者对肿瘤及毗邻血管、神经解剖关系的认识。另外，多模态影像融合后的图像不仅能提高术前诊断率，而且在手术中有着很好的指导作用，同时利用其融合后的数据是标准的 DICOM 格式这一特点，还可以进行数字化功能扩展（图 10-20）。

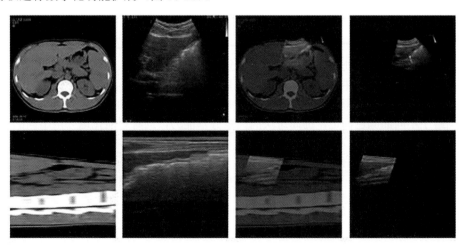

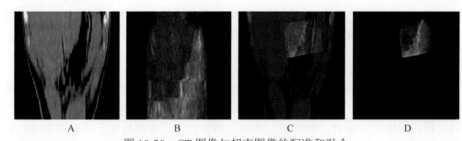

图 10-20 CT 图像与超声图像的配准和融合

A. 腹部 CT 的横断、矢状、冠状面图像；B. 腹部超声的横断、矢状、冠状面图像；C. CT 和超声的融合图像；
D. 超声图像在融合前的配准处理图像

（二）应用评价

1. 配准和融合技术具有以下优点　①多角度、多方位、多参数分析疾病，提高病变的精准诊断；②术前手术方案的制订、模拟手术方式，指导外科精准手术；③多模态影像融合技术的使用，尤其对肿瘤的良性、恶性鉴别诊断及治疗疗效评估等可进行准确预测及判断。

2. 配准融合图像也有其局限性　①医学图像配准融合方法的通用性不强；②三维可视化结果的交互性局限；③相关图像质量的评判标准不统一。

四、伪 彩 色

人眼的生理特性对于微小的灰度变化不敏感，而对彩色的微小差别极为敏感。CT 图像的伪彩色后处理技术就是把人眼不敏感的灰度值信号映射为反应较为敏感的彩色信号，增强人对图像中细微变化的分辨力，以提高诊断的效果。

伪彩色后处理技术是用特定的软件功能将不同的灰度图像映射到彩色空间，突出感兴趣区或待分析的数据区间，形成彩色图像，辅助医师对病变的观察，其实质就是实现黑白图像的密度分割的伪彩色显示。

操作时，首先选择所需处理的图像，再点击图像处理界面，执行该功能。以某品牌后处理工作站为例，在窗口类型栏中，"4096 级"和"256 级"是指希望用多少级来表示图像中的灰度级。一般选择"4096 级"。在起始栏中的位置是指起始处的灰度值为多少，颜色是指起始灰度用什么颜色表示。同样终止栏的位置和颜色也是相同含义。选择好后点击"添加"按钮保存当前颜色范围，还可以设置若干种颜色范围，依次添加后点击"确认"按钮，就将设置的颜色显示方法应用到所选图像中。根据诊断需要及时调整颜色范围。各厂家伪彩色处理软件中都有自带的参考模式，用户也可以将某一个重组好的色度条存储起来，以便下次对同样器官重组时可以简化操作，更好地改进图像质量。

（一）适用范围

目前，临床中伪彩色后处理技术的应用主要分为两部分。

1. 在三维 CT 血管成像中的应用　主要是重建体内各血管的三维图像（图 10-21）。以冠状动脉 CT 血管成像为例，斑块彩色编码分析可以使用户自定义感兴趣的血管节段，软件根据 CT 值的不同范围给予不同的颜色标记，提高斑块的肉眼分辨能力，同时智能化地分辨不同的斑块成分；用户可根据具体情况自行定义色谱和 CT 值范围，并可同时生成有关斑块容积、大小和百分比的报告。

2. CT 灌注成像（CTPI）　是一种特殊形式的动态扫描，指在静脉注射对比剂的同时对选定的层面行连续多次动态扫描，以获得该层面内每一体素的时间-密度曲线（TDC），然后根据曲线利用不同的数学模型计算出组织血流灌注的各项参数，并可通过色阶赋值形成灌注图像，评价组织器官的灌注状态，以此判断其血管化程度、血管壁的通透性等。

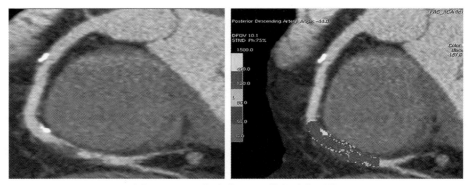

图 10-21　冠状动脉 CT 斑块伪彩色图像

CTPI 可提供常规 CT 增强扫描不能获得的血流动力学信息，反映的是生理功能的变化，属于功能成像范畴。其基本原理是静脉团注对比剂后，在对比剂首次通过受检组织时，对选定的感兴趣层面进行连续快速扫描和信息采集，得到一系列动态图像；然后利用工作站专用的 CTPI 软件分析每个像素对应的体素密度变化，获得每一像素的 TDC，并利用此曲线计算出反映组织血流灌注状态的多个参数，如血流量（blood flow，BF）、血容量（blood volume，BV）、达峰时间（time to peak，TTP）、平均通过时间（mean transit time，MTT）和表面通透性（permeability surface，PS）等，并组成新的数字矩阵；最后通过数模转换获得灌注图像，不同的灰度以伪彩色显示，获得直观、清楚的各参数彩色图像。

CTPI 早期主要用于头颅灌注，用来诊断常规扫描无法显示的超早期脑梗死，可在血管闭塞后 1～2 小时内发现缺血区域，为实施溶栓治疗争取更多宝贵时间（图 10-22）。

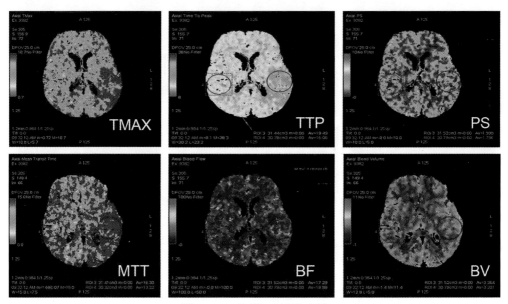

图 10-22　头颅 CT 灌注成像

近年来，CTPI 也应用于心脏、肝脏、胰腺等实质器官，已取得较好的效果。心肌灌注主要用于心肌梗死的早期诊断，定性和定量分析冠状动脉不同病理改变对心肌微循环功能的影响，以及心肌活性的评价（图 10-23）。肝脏 CTPI 能反映肝硬化时肝实质的血流动力学变化，评价血管活性药物及介入治疗门静脉高压时门静脉血流动力学的变化、肝脏肿瘤的血流灌注、肝移植术后血流量变化及移植器官的存活情况（图 10-24）。胰腺灌注主要用于评价胰腺的血供及鉴别胰腺肿瘤的性质。

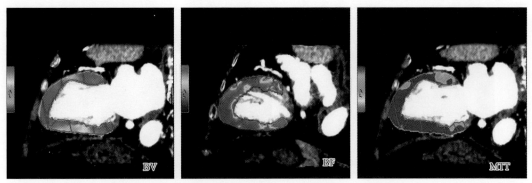

图 10-23　心肌 CT 灌注成像
伪彩色提示心肌前下壁 BF 明显减低，BV 变化不大，MTT 显著延长

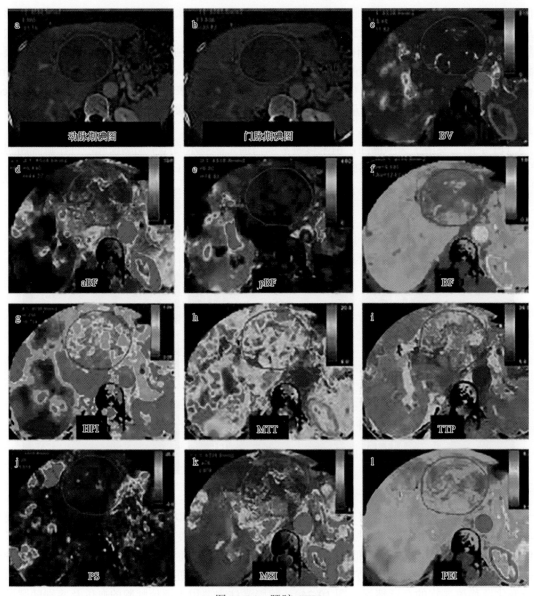

图 10-24　肝脏 CTPI

（二）应用评价

CT 灌注成像作为功能影像学方法，相对于传统影像学技术，其成像方法简便，3～5 分钟即可得到诊断，可以反映组织的血管化程度及血流灌注情况，利于卒中中心的有效时间窗内开展救治，可有效评价肿瘤血流量及治疗疗效评估，其敏感度及特异度较高，为疾病的早期诊断提供可靠的临床依据。同时，CT 灌注成像注射一次对比剂、进行一次扫描就可获得整个感兴趣区的平扫、增强的容积图像及灌注数据，减少辐射剂量及对比剂对肾脏的副作用。

作为一种功能成像方法，CT 灌注成像依然存在一些局限性：①易受患者呼吸运动的影响，产生漂移伪影，导致测量结果不准确；②受探测器宽度的影响，部分脏器无法做到全脏器覆盖，对扫描范围外的组织器官检查受限；③对辐射防护日益重视的今天，CT 辐射剂量已然成为制约 CT 灌注技术临床应用的主要因素。因此，采用优化后的扫描参数，如降低管电压、管电流，以及减少采集频次、控制采集范围等，可有效降低患者的辐射剂量，同时保证 CT 灌注的图像质量。

五、器官分割

器官分割技术，是三维重组的基础，分割的效果直接影响三维重组后模型的精确性。分割可以帮助医师将感兴趣的器官（病变组织等）提取出来，且能够对病变组织进行定性及定量分析。

以肿瘤疾病诊断为例，为了更好地观察感兴趣组织，可通过选择所需观察的感兴趣区（ROI）的方式来对图像的显示进行取舍。事实上，层面重组也是一种 ROI 的选取，只不过其 ROI 是以一个系列相邻层面（平面或曲面）的形式体现。而此处对 ROI 的选取是特指自由感兴趣区（free ROI）。获取 ROI 的方式有两种，一种是由计算机算法自动获取；另一种是通过人为主观干预，选择所需的 ROI。人为干预可由操作者根据病变特点灵活进行，但对操作者的水平要求较高，且个体间结果差异较大。人为干预选择 ROI 有以下多种方式。

（一）阈值法

这种方法简便快捷，往往被用在组织密度分布存在较大差异的情况下，如骨结构的分割或者肺组织的分割，这些组织与其他的组织密度有显著的差别，通过设定一个阈值即可将其分开。同样，对于使用对比剂增强的血管结构，由于其密度显著提高，也可与未增强的组织结构分开。阈值法对一些简单图像分割应用广泛。

（二）裁切法

此法是在原始图像上使用工具选择封闭范围，并将其从原始图像中删除的方法。与阈值分割法不同的是，裁切法不是基于密度的分割，而是基于空间的分割，其选择性比阈值法更强，并且具有良好的交互性，可根据需要裁切。很多密度接近、使用阈值法难以分割的物体可使用裁切法分割。在体数据上裁切时，有柱状裁切、球状裁切等不同的方式，可针对不同需求选择。

（三）区域种子生长法

采用了一种半自动的分割方式。其原理是在某一区域范围内，以一点为种子，向外使用生长算法，直至达到边界。边界的限制条件可以是密度、梯度等。这是一种可控性很强的方法，可以自动寻找想要分割的物体边界，进而对精细的连续结构进行分割，且这种方法既可通过区域生长来添加结构，也可用同样的方法删除结构，可通过人工的干预使 ROI 的分割趋于完美。如能够通过某一算法找到处于待分割区域内的点，并以该点为种子，该分割过程则可通过计算自动完成。

不同的分割方式各有长处，实际工作中需采用多种分割方式结合的手段，对 ROI 进行综合性划分，在追求精细程度的同时也能够加快处理的速度。

六、能谱CT影像处理

CT能谱成像（spectral CT imaging）是指通过单球管高低电压（80kVp和140kVp）的瞬时切换（≤0.5毫秒能量时间分辨力）获得时空上匹配的双能量数据，在原始数据空间实现能谱解析。

能谱CT采用几乎同时同角度进行的高低能量数据进行采样，可以克服人体器官的运动；并通过单源瞬时同向双能采集获得的双能数据实现数据空间能量解析，不仅能够消除硬化伪影带来的CT值"漂移"，还能够根据X射线在物质中的衰减系数转变为相应的图像，有利于特异性的组织鉴别。通过应用能谱成像的后处理软件，能谱CT可以为用户提供多参数成像，不仅可以提供用于定量分析的基物质密度图像（material decomposition image），还可以产生可视化的单能量图像（monochromatic energy image）、不同物质衰减曲线图、最优化选择单能谱图像及有效原子序数图像等，为临床医师进一步准确定性、快速诊断提供更多的信息。

CT能谱成像常见的临床应用如下。

（一）单能量图像

能谱成像能够测量出物质的X射线衰减系数，并进一步将这种衰减的变化转化为会产生同样衰减的两种物质密度。通过使用这两种物质的质量吸收系数随能量变化的关系和密度值，就能计算出感兴趣物质在各个单能量点中对X射线的吸收，从而实现单能量CT成像。能谱CT单能量技术可以在40～140keV范围内实现任意单能量图像重建，获得101组单能量图像（图10-25）。低keV水平可以提高图像的密度分辨力，增强显示碘的汇聚，优化了对病灶的显示，但是图像噪声也比较大；高keV水平可以增强X射线的穿透能力，有助于金属伪影的去除，但是图像的对比度会降低。由于组织、器官的不同及病变的性质、类型的不同，以及病变在人体内位置和患者体型的变化，所需要的单能量水平也会不同。通过最佳单能量水平的选择，可以获得比常规CT图像更高的图像质量、信噪比和对比度噪声比（contrast-to-noise ratio，CNR）。

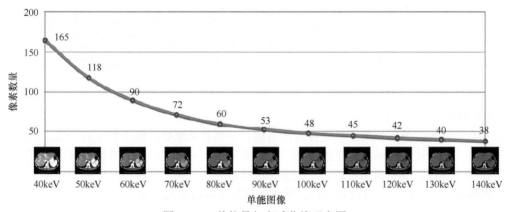

图10-25 单能量与衰减曲线示意图

单能量图像可以应用于以下几个方面。

1. 优化解剖结构 CT能谱成像可以提供40～140keV共101种单能量图像，通过调节keV可以获取组织结构显示的最佳对比度噪声比。单能量图像与常规CT图像相比具有更低的图像噪声和更高的对比度噪声比，从多个单能量图像中快速选出最佳的能量点，对临床开展能谱CT检查有很重要的意义。最佳CNR曲线是一种用于确定最佳单能量水平（keV）的工具，该能量水平具有两个ROI之间的最佳CNR的显示。在任意单能量图像上，病灶和背景结构各选择一个ROI，该图自动计算并显示从40～140keV的单能量范围内两个ROI之间的CNR的数值（图10-26）。曲线最大数值与最佳CNR对应，是两个ROI之间对比度的噪声标准化测量值。这个工具通常在分析单能量图像时使用，应用非常广泛，可以帮助使用者从众多单能量图像中快速准确找到显示感兴趣组织的最佳单能量点。可有助于提高网膜解剖结构的分辨力和网膜病变的检出率；有助于显示胃肠壁的结构及厚度，以便于判断病变有无活动性；有助于更清晰、直观地显示胰管、胆管等细微结构的图像，为观察占位性病变与周边组织毗邻关系提供了准确的依据；还有助于提供小病灶与周围实质的对比度，增强病灶检查能力等（图 10-27）。

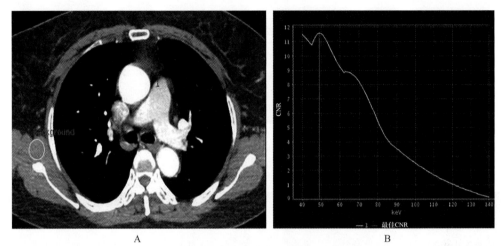

图 10-26　胸主动脉 CTA 的最佳 CNR 图

A. 胸主动脉 CTA 图像；B. 最佳 CNR 图

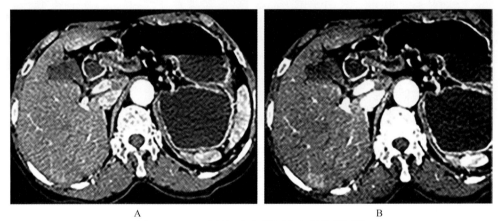

图 10-27　肝脏的混合能量图像和单能量图像

A. 混合能量图像；B. 40keV 单能量图像利于小病变检出

2. 去除伪影　CT 能谱成像所产生的单能量图像消除了常规 CT 图像硬化伪影的弊端，能够在颅脑成像、颅内动脉瘤栓塞术后获得良好的成像效果，为临床提供有效信息。利用高 keV 水平单能量图像结合金属伪影消除技术（metal artifact reduction，MAR），能有效地减少 CT 成像中的金属伪影，提供准确的 CT 值，同时对植入物本身、植入物周围骨骼和软组织结构的显示更为清晰（图 10-28）。

3. 血管优化成像（vascular optimized imaging）　不同于常规 CT 只能提供单一 kVp 下的混合能量图像，能谱 CT 成像可以提供 101 种 keV 的单能量图像。低 keV 能量水平下可增强碘的浓聚能力，提高图像对比度，优化对病灶的显示。也可通过选择显示血管的最佳单能量图像，可以提高血管显示的对比度，很好地显示常规 CT 条件下显影不佳甚至未见显影的血管（图 10-29）。同时，对于长期化疗等穿刺血管条件差的患者或者肾功能不全者，可降低对比剂注射速率及对比剂用量，减少穿刺部位对比剂渗漏风险。

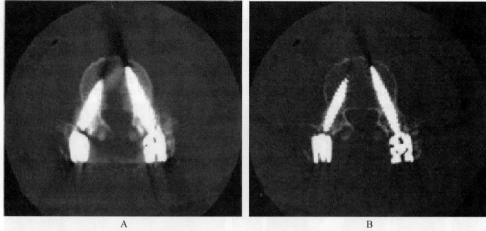

图 10-28　混合能量图像与单能量图像显示金属内固定物能力比较

A. 混合能量图像；B.120keV 单能量图像消除金属伪影

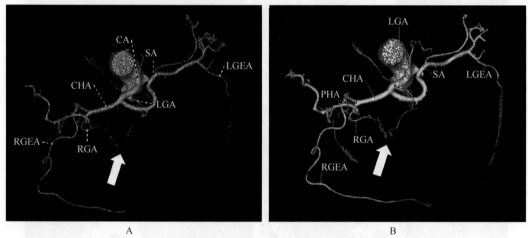

图 10-29　混合能量图像与单能量图像显示细小血管能力比较

A. 混合能量图像；B.54keV 单能量图像

4. 显示阴性结石　胆囊等或低密度结石由于与胆汁密度差别小，常规 CT 很难确诊。不同单能量水平下胆囊阴性结石显示的密度不同。随着能量水平的增大，结石的密度从低密度至等密度，再从等密度至高密度，这种密度变化方式有助于胆囊阴性结石的鉴别（图 10-30）。

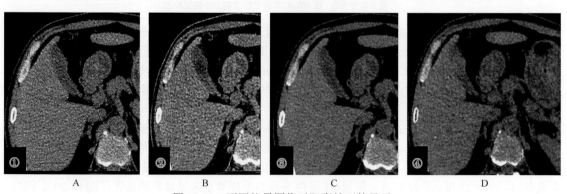

图 10-30　不同能量图像对胆囊结石的显示

A. 混合能量图像；B.40keV 图像；C.70keV 图像；D.140keV 图像

（二）物质分离

能谱成像经过高、低两组电压扫描的 X 射线衰减能量的方程，可以计算出两种物质的密度，即通过两种物质的组合产生相同的衰减效应来表达未知的物质，在物质密度图像中的每一个像素反映了相应的物质密度信息，这个过程就是物质分离，所形成的图像是物质密度图像。

物质对在选择原则上是没有局限的，可以是自然界中的任意两种物质。目前在医学上最常用的物质包括碘、水、钙、羟基磷灰石（HAP）。因为人体中多数组织都含有水的成分，碘是最常用的对比剂，而钙是骨骼的主要成分。人体内的斑块沉积是由多种物质组成的，HAP 是体内的一种天然矿物，比起金属钙，HAP 可能是钙化斑块更好的代表。物质分离可应用于以下几个方面。

1. 增强识别能力　CT 能谱成像通过碘水物质分离可以产生碘基物质密度图像，通过增强期强化碘基图像上的碘汇聚能力，可以敏感地识别病灶含碘对比剂的浓度变化，从而提供病灶有无强化的准确诊断信息，同时也增大了病灶与周围组织间的对比度，有助于提高小病灶的检测能力（图 10-31）。

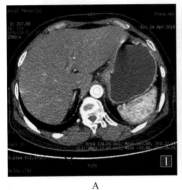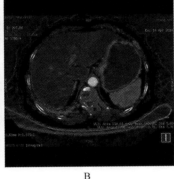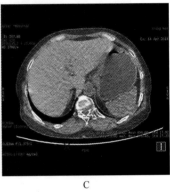

图 10-31　胃占位混合能量图像、碘基图像和水基图像
A. 70keV 混合能量图像；B. 碘基图像；C. 水基图像

2. 虚拟平扫（virtual plain scan）　通过碘水分离后获得不含碘物质的水基图像类似于常规平扫图像，可用于判别病灶内是否有钙化，或用于展示泌尿系的结石，此技术的应用可以减少扫描次数，从而降低扫描辐射剂量。

3. 碘钙分离　通过碘钙分离技术的应用，可以将含碘的对比剂和钙化灶区分开来，可用于泌尿系结石的判别及血管钙斑去除后管腔狭窄程度的评估等。

4. 组织灌注成像　在 CT 增强图像上，通过测量碘基图像上的碘浓度可以定量测定病灶的摄碘量，有效反映组织器官的血流动力学状态。如肺动脉栓塞引起的肺灌注的改变、气胸压缩肺组织程度的评估等。

5. 放疗与化疗疗效的评估　CT 能谱成像不仅可以展示人体组织器官的形态学改变，还可以结合组织病理学研究，显示生物代谢的改变。通过碘水物质对中碘基物质密度图像上碘含量的测定，反映放疗与化疗前后血供的变化和治疗的疗效，如胃癌新辅助化疗前后的评估等（图 10-32）。

除此之外，物质分离还可用于肿瘤的鉴别、肺动脉栓子的筛查、支架伪影的去除等，为临床疾病的诊治提供了一个更为宽广和多样化的平台。

（三）能谱曲线

CT 能谱成像可以显示不同病变和人体组织随 X 射线能量水平（keV）变化而变化的 X 射线衰减系数，从而产生反映不同病变和人体组织特征性的能谱曲线。随着 keV 的变化，不同单能图像间组织结构对比不同，不同组织结构和同一组织结构的不同细节均发生改变。能谱曲线反映了物质的能量衰减特性，从物理学角度来讲，每一种物质都具有其特有的能谱曲线，所以从医学的

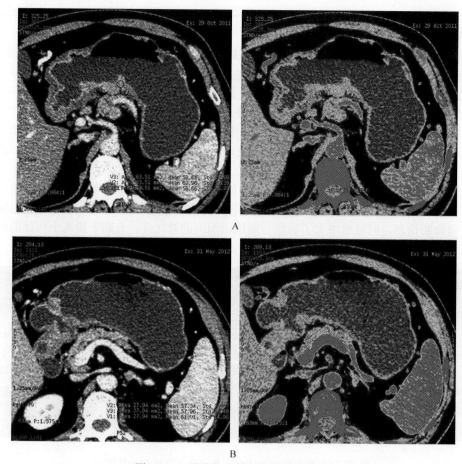

图 10-32　胃癌化疗前后碘基值的变化

A. 胃癌化疗前的单能量图像，测得碘基值为 23.54±5.94；B. 胃癌化疗后的单能量图像，碘基值为 12.07±5.95，碘基值变化率为 49.6%

角度可推断出不同的能谱曲线代表不同的结构和病理类型。

　　能谱曲线可用于组织成分的识别，多数物质或组织的标准化能谱曲线都表现为衰减曲线，即随着能量逐渐增高而 CT 值逐渐降低，但是也有少数物质，如脂肪，其标准化能谱曲线表现为上升曲线，即随着能量逐渐增高，CT 值也逐渐升高。不同物质的能谱曲线走行不同，而不同的能谱曲线也可以反映不同物质的特点。在一个有限的疾病分型中，常规 CT 单用一个 CT 值很难区分病变时，能谱曲线可以通过不同能量段 CT 值的差异、能谱曲线斜率等参数展现病灶之间的差异，能谱曲线的应用可推广到肿瘤来源的鉴别、良恶性肿瘤的鉴别、恶性肿瘤的分级等方面。

（四）有效原子序数

　　有效原子序数（effective atomic number，Zeff）是从原子序数中引申发展而来的一个概念，如果某元素对 X 射线的质量衰减系数与某化合物或混合物的质量衰减系数相同，该元素的原子序数就是某化合物或混合物的有效原子序数。人体组织的组织成分很复杂，既有 C、H、O、N 等原子序数较小的元素，也有 Ca、Fe、Mg 等金属元素，而且在医学影像检查中还需要经常使用高原子序数的含碘对比剂，可以说人体内组织的有效原子序数的跨度范围较大，各类化学元素的含量差异也极大，这对进行有效原子序数分析的医学影像设备提出了极高的技术要求。能谱 CT 的高压瞬切技术及独特的宝石探测器可以完美地消除线束伪影，实现在原始数据空间层面进行物质解析，从而得到真实的物质 X 射线衰减曲线，然后根据曲线上 70keV 和 120keV 获得的数值进行计算可得到 Zeff，可用于物质检测、鉴别及物质分离，临床上常用于不同成分结石的鉴别。不同成分的结石有效原子序数不同，研究结果总结了不同成分结石有效原子序数的平均值，即草酸钙结石为 14.95、碳酸钙结石为 16.07、磷酸氢钙结石为 14.12、尿酸结石为 7.11、磷酸铵镁结石为 8.49、胱氨酸结石为 10.21、鸟粪石为 11.8。

七、病 变 识 别

基于人工智能的计算机辅助诊断（CAD）软件是一种强大的后处理工具，可以经济、高效且无人为偏见的方法提供疾病进展的早期诊断。CAD 技术主要应用在以下几个方面。

（一）肺结节定量分析

以往对于肺小结节的评估都是通过形态学的表现，但是大量研究表明，肺内的良性、恶性病灶往往在形态学上有明显的交叉。目前，肺结节定量分析软件不仅可以通过便捷的肺内结节提取、二维成像技术全方位观察其形态特征，全面了解结节内部和外部的细节特征，更可以通过精确的结节测量以了解其体积、增长率和倍增时间，对其良性、恶性评估提供一种全新的诊断信息（图 10-33）。

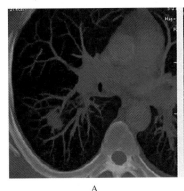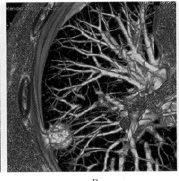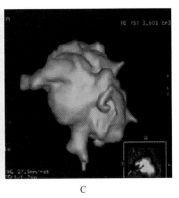

图 10-33 肺结节 CT 图像的 CAD
A. 肺结节 MIP 图像；B. 肺结节 VR 图像；C. 结节提取

（二）小病灶自动分割、比较和定量分析

可以全自动勾勒病变区域、自动匹配历史资料，分析病变演变过程。它具有以下特点：一键式勾画病变；一键式前后比较、随访；自动测量病变体积、最大横径和密度。

（三）自动体积测量

使用增加组织的方法可以将病变组织形态提取出来，得到 3D VR 图像，通过修剪工具可以对组织的形态进行修改，最后通过体积测量工具将体积计算出来。该技术可用于疾病诊断及肿瘤疗效评估。

进入 21 世纪以来，随着人工智能技术的飞速发展，其在医学影像尤其是肿瘤影像中的应用日新月异，在肿瘤检出、定性诊断、自动结构化报告、肿瘤提取及肿瘤放疗靶器官勾画等方面已经有较多的临床研究和应用。

人工智能（AI）是指具备解决问题能力，同时能够自我学习并解决相关衍生新问题的人工产品。人工智能技术整合入计算机系统，试图在解决某一问题时达到或超过人类的水平。由于医学影像临床工作的复杂性，直到近期人工智能技术才能进行精准的医学图像分析。目前学术界普遍接受的观点是，人工智能应用于医学影像日常工作中，可以减少影像科医师的重复简单工作并降低人为错误，但即使其能达到更高的技术水平并能控制成本应用于临床工作，也不能取代影像科医师的全部临床工作，尤其是需要与人沟通交流的相关工作。

目前，国内外已上市的医学影像 AI 产品按照其临床功能主要包括以下几类：一是使用 AI 技术改善成像质量、提升成像速度和图像重建等前处理的计算机软件；二是使用 AI 技术进行图像分割和测量分析等后处理的计算机软件；三是利用 AI 技术辅助临床决策（如病灶检测、定位和良性、恶性判别）的计算机软件；四是使用 AI 技术优化临床流程的计算机软件。人工智能在影像中应用较为成熟的领域包括肺结节、糖尿病视网膜病变、冠状动脉、脑肿瘤、脑卒中、骨龄、骨折、乳腺、肝脏、盆腔等器官或疾病。在肿瘤影像诊断临床工作中，基于人工智能的机器学习技术，在肿瘤患者影像学检查方法和流程制订、影像成像、自动化解析影像和结构化报告、图像质量分析、检查放射剂量预估等方面，起到积极的作用，可提高肿瘤的良性、恶性诊断效能，并且对恶性结节分级、分期及诊疗策略的辅助决策提供更有价值的信息。

第二节　CT 影像处理技术的临床应用

一、心血管影像重组

冠心病是冠状动脉性心脏病（coronary artery heart disease，CHD）的简称，是指因冠状动脉狭窄、供血不足而引起的心脏功能障碍和（或）器质性病变，故又称缺血性心脏病。CHD 是世界上的常见死亡原因之一，发病多见于 40 岁以上，男性多于女性，脑力劳动者多见。

在我国，CHD 占心脏病死亡人数的 10%～20%，并有逐渐上升的趋势，且有明显的地方差异（北方多于南方）。

冠状动脉 CTA 为经冠状动脉静脉快速团注含碘对比剂，在靶血管对比剂浓度达到峰值时，利用多层螺旋 CT（multislice spiral computed tomography，MSCT）进行连续容积数据采集，再经二维、三维等处理技术，重建心脏血管的解剖图像。

冠心病的发生与冠状动脉粥样硬化狭窄的程度和支数有密切关系，同时患有高血压、糖尿病等疾病，以及过度肥胖、不良生活习惯等是诱发该病的主要因素。利用图像后处理工作站对所获得图像进行心脏 VR、MIP 水平及垂直旋转展示，对所获得的冠状动脉树进行 VR、MIP 水平及垂直旋转展示，对冠状动脉进行血管拉直及 CPR 多角度旋转显示，且剔除各支冠状动脉 CPR 中较为明显的镜像伪影图像。

尽管不同厂商的后处理工作站操作方法不同，但所获得的后处理图像大致相同，常规冠状动脉 CTA 的后处理图像应该包含图 10-34～图 10-44 的信息。

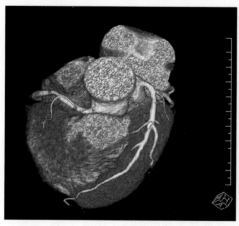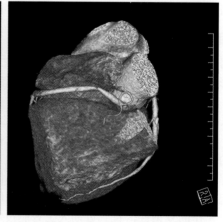

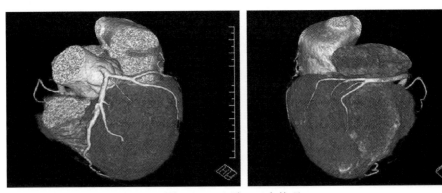

图 10-34　心脏 VR 大体观

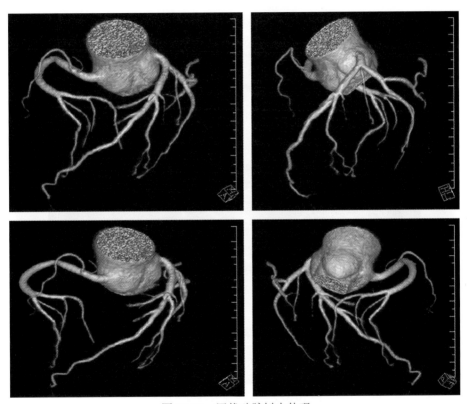

图 10-35　冠状动脉树大体观

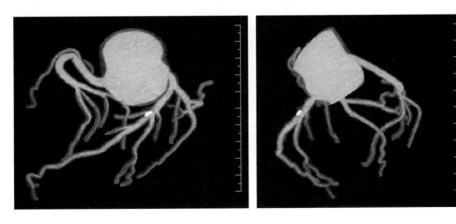

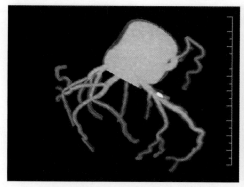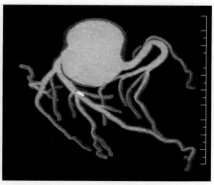

图 10-36　冠状动脉树 MIP 观

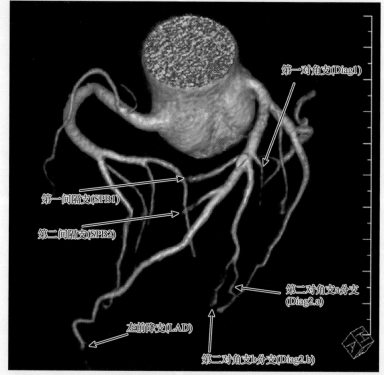

图 10-37　左前降支及其分支命名

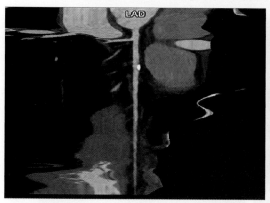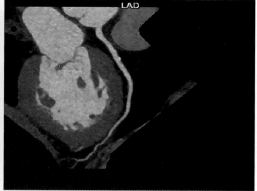

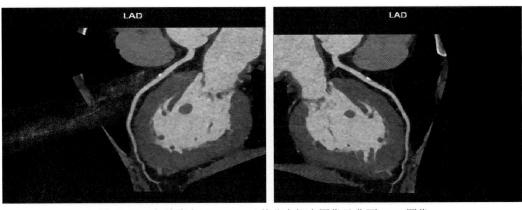

图 10-38　左前降支（LAD）及其分支拉直图像及曲面 CPR 图像

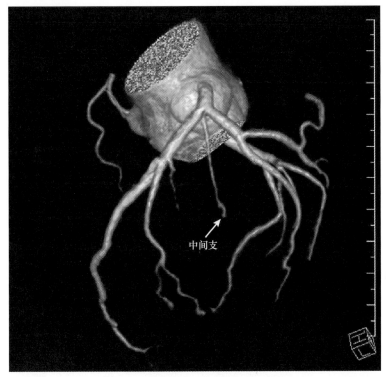

图 10-39　中间支（INTER-B）命名

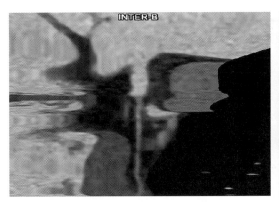
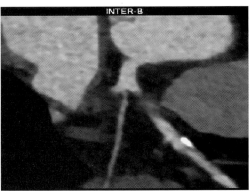

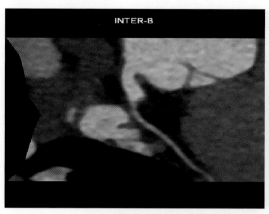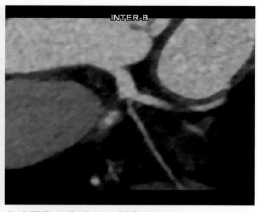

图 10-40　中间支（INTER-B）拉直图像及曲面 CPR 图像

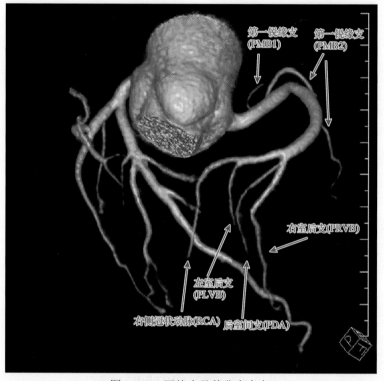

图 10-41　回旋支及其分支命名

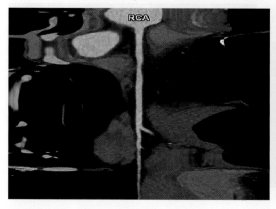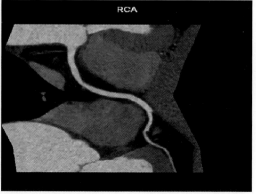

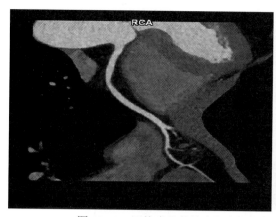
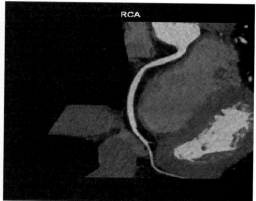

图 10-42 回旋支及其分支拉直图像及曲面 CPR 图像（RCA，右冠状动脉）

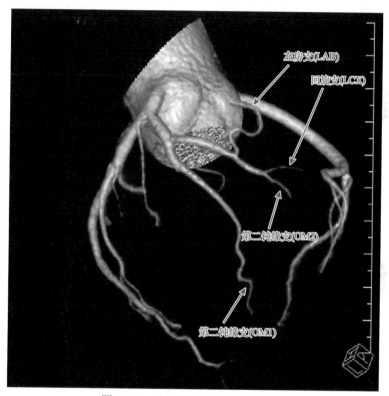

图 10-43 右冠状动脉及其分支命名

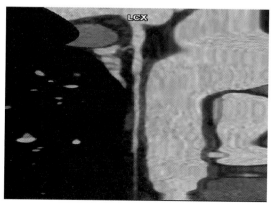
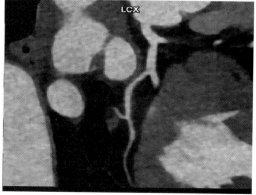

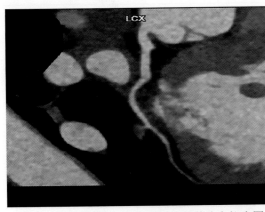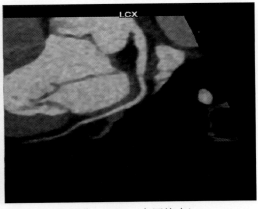

图 10-44　右冠状动脉及其分支拉直图像及曲面 CPR 图像（LCX，左回旋支）

若患者冠状动脉 CTA 正常，打印时只需打印冠状动脉三主干及其主要分支图像即可，一支血管需显示一幅拉直图像及三幅 CPR 图像，排版可根据实际情况，排版 4×5 或 4×6 均可。

若患者冠状动脉 CTA 异常，打印时须打印冠状动脉所有病变血管，若只有一支或两支血管病变，则其余排版的冠状动脉显示以主干为主，一支血管需显示一幅拉直图像及三幅 CPR 图像，排版可根据实际情况，排版 4×5 或 4×6 均可，根据情况可自由掌握。

二、经导管主动脉瓣置入术前影像处理

随着人口老龄化，主动脉瓣狭窄患者越来越多。调查数据显示，大约 25% 的 65～74 岁和 48% 的 84 岁以上老人罹患该病。在我国，由于人口老龄化越来越严重，与年龄相关的心脏退行性变的发病人数也逐年增多。据预测，未来主动脉瓣疾病有可能超越冠心病，成为发病率最高的心脏疾病。

对严重主动脉瓣狭窄患者，外科主动脉瓣置换术曾经是唯一可以延长生命的治疗手段，但老年患者常因高龄、体质弱、病变重或合并其他疾病而禁忌手术。统计发现，约 1/3 的重度主动脉瓣狭窄患者因为手术风险高或有禁忌证而无法接受传统的外科开胸手术。对于这些高危或有心外科手术禁忌的患者，经导管主动脉瓣置入术（transcatheter aortic valve implantation，TAVI）则可以作为一种有效的治疗手段。

主动脉瓣环不是标准轴位，在心脏重组时可以看到呈双斜位的瓣环，因此常规的位置不能用来测量瓣环。主动脉瓣环并不是一个真实存在的概念，而是由三个尖瓣组成的一个平面，而且主动脉瓣环并不是一个完美的圆形，而是呈椭圆形。

现在很多厂商已经推出了自动测量主动脉瓣的软件，下面着重介绍手动调整确定主动脉瓣环平面的方法。该方法可以在任何允许多平面重组的图像后处理软件上完成，其中的参考线可以在正交位置"锁定"。通过这种方式可以确保在操纵其他成像平面期间所有平面保持彼此正交垂直。这种方法的原理是创建一个双斜面，它包含三个尖点插入点，操作步骤如下：

步骤 1，从轴位、矢状位和冠状位方向的多平面图像开始（图 10-45）。步骤 2，使用冠状位图像中的参考线以一种方式旋转前轴平面，使其粗略地接近主动脉瓣的平面（图 10-45）。步骤 3，在冠状位图像中，上下移动控制前轴位平面的参考线，以识别通常位于 1 点钟左右位置的右冠状的最低插入点。将轴向平面精确地定位在该尖点插入点的水平处。然后，将轴向平面中的十字准线精确地移动到右冠状动脉瓣前尖插入点上。步骤 4，旋转（不上下或左右移动）先前轴位平面中的参考线，使得控制前矢状平面的线穿过非冠状尖瓣的最低插入点（图 10-46）。步骤 5，先前的矢状平面现在将显示右冠状动脉瓣前尖和非冠状尖瓣的最低插入点。在此窗口中，移动并旋转前轴平面的参考线，使其非常精确地穿过这两个插入点。一旦达到此目的，先前的轴向平面

将包含三个最低尖点插入点中的两个。步骤 6，在前冠状平面中，旋转（不移动它）轴平面的参考线，直到左冠状动脉瓣前尖的最低插入点刚好在先前的轴位窗口（箭头）中出现。现在，轴平面与所有三个主动脉尖瓣的最低尖点插入点精确对齐，并且表示"主动脉瓣环"的方向和水平（图 10-47）。进而，在该平面上进行主动脉瓣环尺寸的测量（图 10-48）。找到主动脉瓣环后，需要对直径、周长和面积进行测量。需要特别注意的是，层面选择和图像质量是准确测量的基础。

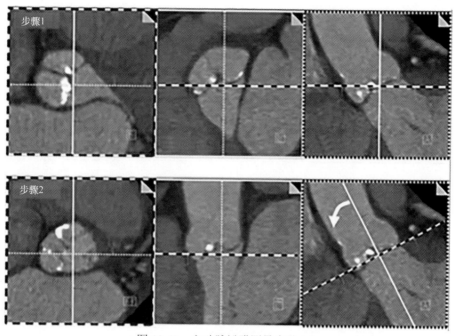

图 10-45　主动脉瓣膜测量步骤 1-2

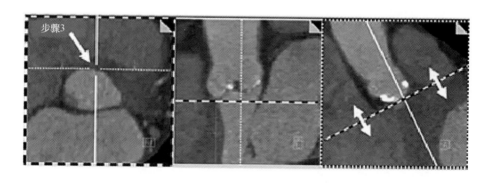

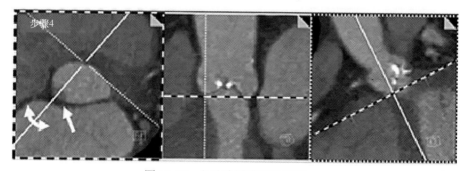

图 10-46　主动脉瓣膜测量步骤 3-4

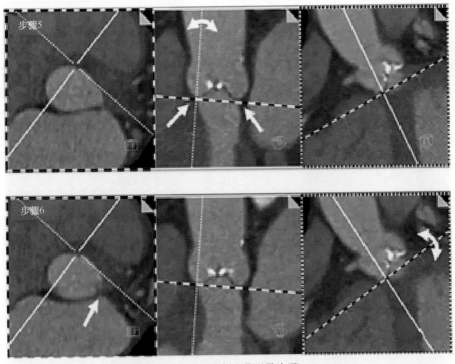

图 10-47　主动脉瓣膜测量步骤 5-6

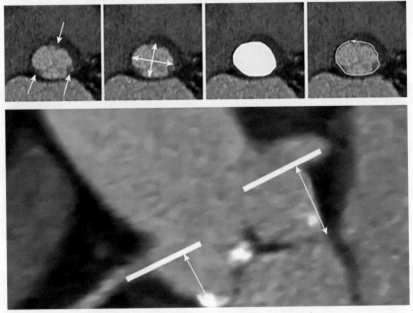

图 10-48　测量瓣环到冠状动脉开口的距离

目前人工瓣环的最大直径为 29mm，这就意味着，如果主动脉瓣环直径超过 29mm，则不能进行 TAVI。瓣环的精确测量很重要，如果使用的瓣环不合适，会导致并发症的发生。如果瓣环过大，会导致主动脉破裂；瓣环过小，会导致主动脉瓣移位、瓣周漏等，还可能出现传导障碍，这很有可能是致命的。同时还需要尽可能避免由于瓣环释放导致瓣叶移位覆盖冠状动脉开口。瓣环与冠状动脉开口之间一般要预留 10mm 的距离。如果钙化斑块刚好位于冠状动脉开口位置时，选择球囊扩张瓣膜可能会减少瓣周漏的发生。因此，在术前需要测量瓣环到冠状动脉开口的距离。

此外，有时候还需要测量左室流出道和心尖的角度，用于指导介入医师找到瓣环所在的平面（图 10-49）。

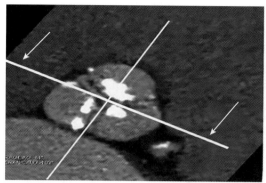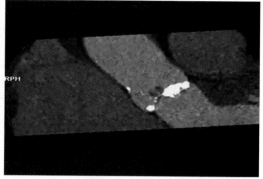

图 10-49　测量左室流出道和心尖的角度

三、肺结节的影像处理

癌症死亡的最常见病因为肺癌（占癌症死亡人数的 19.4%）、肝癌（占癌症死亡人数的 9.1%）和胃癌（占癌症死亡人数的 8.8%）。吸烟、长期遭受空气污染和职业中接触致癌物，是增大风险的主要因素。过去 30 年间我国肺癌死亡率上升了 46.5%，近 10 年增长最快，目前我国肺癌发病率每年增长 26.9%。早期肺癌 5 年生存率大于 90%，晚期肺癌 5 年生存率仅为 5%~13%，因此，早期发现、早期诊断、早期治疗至关重要。肺癌的早期形态学改变为孤立性肺结节，而常规胸部 X 线片很难发现肺结节，尤其是亚实性结节，往往在胸部 CT 检查时才能被发现（图 10-50）。

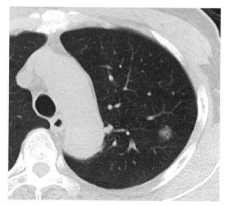

图 10-50　胸部 CT 显示肺结节

胸部 CT 发现肺结节后，需使用图像后处理工作站或者高端阅片软件对结节进行测量。手工测量的结节大小须基于病灶最长径及其垂直短轴的平均值，即平均直径，这两个数值应该在同一层面的横断位、冠状位或矢状位重组图像中获得。上述哪一种图像显示结节的最长径，就必须使用该图像进行测量。应该使用电子卡尺或半自动测量法进行测量，数值记录为最接近的毫米整数。尽管几项筛查研究使用横断面上结节的最大径来评估结节大小，而用于判断肺结节恶性的预测模型的研究结果表明平均直径优于横断面最大径。

对于超过 10mm 的大结节和团块，一般同时记录长轴和短轴大小为恰当，长轴大小用于评估肺癌的 T 分期，并作为肿瘤对治疗反应的一项评价依据。测量值应该四舍五入至最接近的毫米整数。不推荐测量值记录到小数点后毫米数，因为这样做意味着需要更高的精确度，但临床上难以做到。

容积测量可以使用自动或半自动替代手工划线测量，较之于手工测量，它们具有更好的可重复性。容积测量以 100mm³ 和 250mm³ 为临界值，而非用于线性测量的 6mm 和 8mm 临界值。然而容积测定实际上依赖特殊的应用软件，鉴于此，以容积测量来判断结节的生长时，应该使用同一版本的软件。

以往对于肺小结节的评估都是通过形态学的表现，但是大量研究表明，肺内良性、恶性结节往往在形态学上有明显的交叉。目前肺结节定量分析软件不仅可以通过便捷的肺内结节提取、二维成像技术全方位观察其形态特征、全面了解结节内部和外部的细节特征，更可以通过精确的结节测量以了解其体积、增长率和倍增时间，为其良性、恶性评估提供了一种全新的诊断信息（图 10-33）。

四、中耳和内耳的影像处理

近年来，随着影像学技术的不断发展，可以显示精细骨性结构的高分辨力 CT 逐渐成为中耳、内耳检查的首选方法。高分辨力 CT（HRCT）可以清晰地显示中耳、内耳各骨性结构的形态，有助于发现内耳骨迷路异常，为内耳畸形的诊断及人工耳蜗等内耳手术的术前评估提供了影像支持。

中耳、内耳图像重组比较常用的技术为虚拟容积重组技术（VRT）等。它可以对原始横断面图像进行内耳迷路及听小骨链重组（图 10-51），可以全方位更直观地观察内耳迷路及半规管的解剖改变，可用于人工耳蜗植入术前评估，排除手术禁忌证。

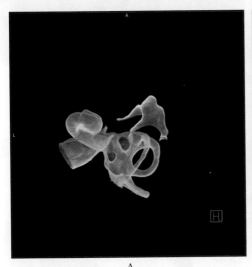
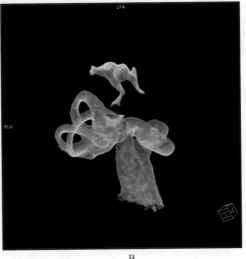

图 10-51　中耳和内耳 VRT 图像
A. 左耳；B. 右耳

五、肿瘤的影像处理

不同肿瘤的图像后处理方法不同，可以根据实际情况，以显示肿瘤病变为主，选择多种图像后处理方式全方位显示肿瘤的大小、形态、边缘及累及范围等。常用的方法包括 MPR、CPR、MIP、MinIP、SSD、VR、CTVE 等。

六、骨折的影像处理

骨折影像的后处理以能清晰显示骨折线、骨折断端对位对线情况，以及骨折断端与周围组织、血管、器官的关系为主。常用的方法包括 MPR、VR 及 MIP 等（图 10-52、图 10-53）。

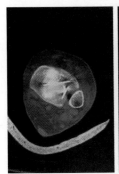
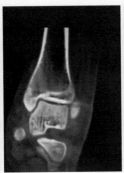
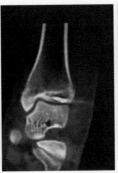
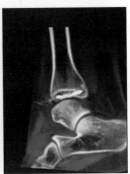

图 10-52　踝关节 CT 图像 MPR 处理

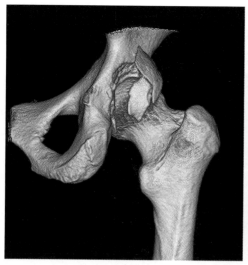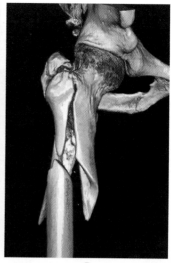

图 10-53　髋关节骨折 CT 图像 VR 处理

A. 左侧髋关节；B. 右侧髋关节

七、能谱 CT 影像处理

（一）双能量去骨

常规头颈部 CTA 由于骨质的遮挡，手动去骨比较麻烦，花费时间较长，往往难以达到完全去骨要求。而使用数字减影血管造影（DSA）虽然能减少图像后处理时间，但是血管壁的钙化也被一并减去，如果诊断医师不加注意，很容易漏诊。双能量 CT 为一键式去骨，可以立即生成头颈部血管的 VR 图像。对头部血管病变的显示效果好，并且不会增加检查时间，同时辐射剂量低于 DSA。特别是对颈内动脉海绵窦段、床突段去骨效果更佳（10-54）。

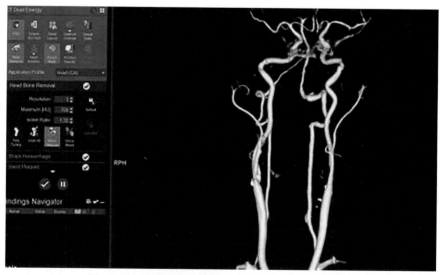

图 10-54　双能量 CT 图像去骨显示头颈部动脉血管

（二）脑血肿定性

脑血肿分析可以对碘、脑脊液（水或者乙醇），以及出血进行定性分析。进行双能量 CT 扫描时，因为原有的出血灶几乎不强化或者低程度强化，而持续出血处会有对比剂残留，产生高强度强化，扫描后将得到的虚拟平扫图像和对比剂平扫图像各取 50% 进行融合，并进行彩色编码显示后，可以帮助明确在原有出血灶的基础上有无活动性出血，并可以对新出血灶进行定量分析，如部位、大小等形态学信息（10-55）。

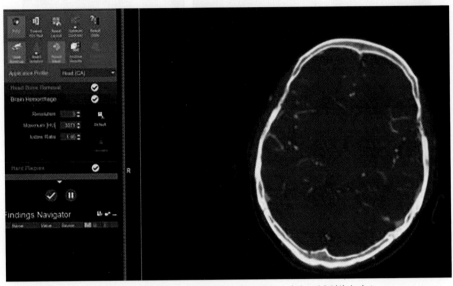

图 10-55　双能量 CT 脑血肿定性（显示头部无新鲜出血）

（三）痛风

痛风是一种因嘌呤代谢障碍致其终产物尿酸以钠盐的形式沉积在关节、软组织、软骨和肾而引起组织异物炎症反应的疾病。双能量 CT 特殊的成像原理，能够检测出体内沉积的尿酸盐结晶，目前已成为一种新的无创检查方法。

双能量 CT 图像的处理一般以 VR 图像形式显示痛风，以不同颜色显示尿酸盐结晶、蓝色密质骨、松质骨（图 10-56）。在图像下方中央有一个百分比调节按钮，可以对显示颜色进行调节。

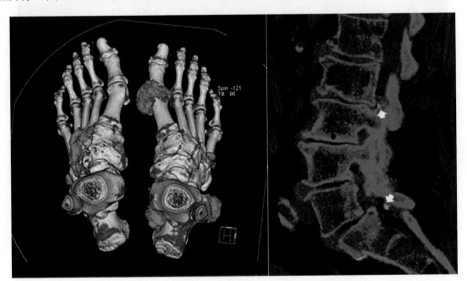

图 10-56　双能量足部及腰椎 CT 图像痛风重组

（四）硬斑块分析

硬斑块分析主要用于碘对比剂和钙化的分离，因碘对比剂与钙化斑块在不同管电压下衰减值不同，因此可以将两者分开显示，可对有严重钙化斑块的血管管腔狭窄程度进行准确评估。将双能量数据（140kV、80kV/100kV 数据）用专用模式打开，可以看到 50%CT 增强图像及 50%Overlay（重迭）去斑块图像分析，调整、选择清晰的图像，进行血管狭窄程度评估（图 10-57）。

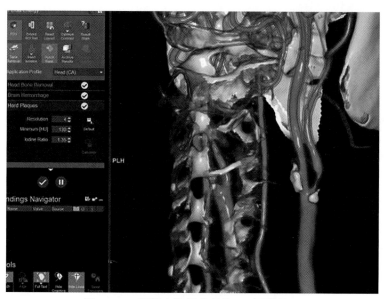

图 10-57　颈部血管钙化斑块 CT 图像处理

（五）肾结石分析

尿酸盐与非尿酸盐结石具有不同的化学成分，因而具有不同的能谱曲线斜率。通过比较肾结石的能谱曲线斜率，可将尿酸盐结石与非尿酸盐结石进行区分，并根据其像素值用伪彩色编码的形式显示出来，有助于临床治疗方法的选择。

能谱 CT 可以将非尿酸结石进一步细分，选择图像 ROI 标记，点击结石，就可以显示其斜率。将 ROI 结石的斜率与胱氨酸、草氨酸或羟基磷灰石斜率进行比较，见图 10-58。

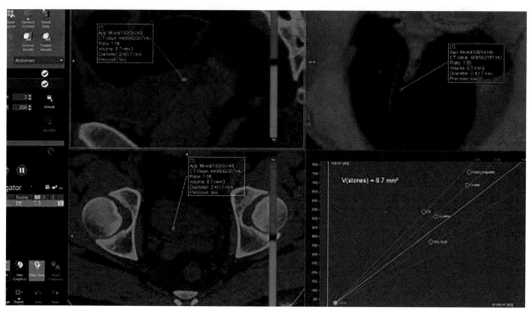

图 10-58　双能量 CT 肾结石分析

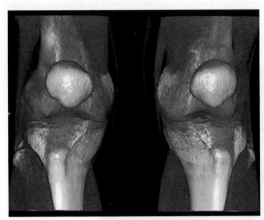

图 10-59　双能量膝关节 CT 图像肌腱显示

（六）肌腱分析

软组织主要由原子序数较小的成分组成。在普通 CT 扫描时因其 X 射线衰减系数相似，无法对其进行辨别。由于肌腱/韧带中胶原侧链中的密实羟赖氨酸和羟脯氨酸对 X 射线的衰减不同，可以利用双能量技术对它们进行分离。临床医师更直观地了解这些结构在三维立体空间的位置、大小，进行准确的术前评估。进行图像后处理时，可将扫描获得的数据传输至工作站，使用单能谱成像，得出最佳信噪比图像，并进行三维重组得到 MPR 图像和 VR 图像（图 10-59）。

双能量 CT 图像对肌腱的显示不如 MRI，但是其扫描速度快，对骨质显示较好，不受金属植入物限制等方面优于 MRI。因此，双能量肌腱分析功能是对软组织无法行 MRI 检查时的有效补充。

（七）单能谱成像

能谱 CT 图像数据使用单能模式打开时，能量（keV）降低，金属伪影增多，但是强化的血管变亮，对比度增高；当 keV 增高时，金属伪影明显较少，但是强化的血管显示不清晰，可以根据所要观察部位调整 keV 值。

对于某一感兴趣区的最佳显示，可以选择"ROI"选项，勾画感兴趣区，系统会自动计算该区域不同 keV 下对比度噪声比，并绘制成曲线。然后将最佳对比度噪声比图像输出用于诊断（图 10-60）。

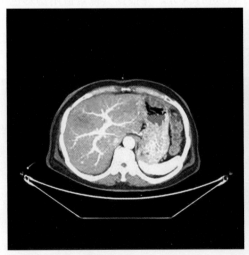
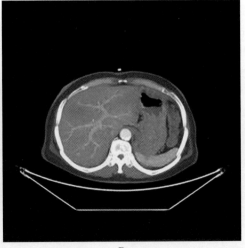

A　　　　　　　　　　　　　　　B

图 10-60　不同单能量 CT 图像对门静脉显示效果

A. 40keV；B. 11keV

（八）虚拟平扫

虚拟平扫应用的实现基础为三物质分离算法，在重建图像中每个像素的 CT 值都可以向脂肪或者感兴趣区组织方向投影，获得去除碘对比剂的虚拟平扫图像，或者仅包含碘对比剂的图像（图 10-61）。

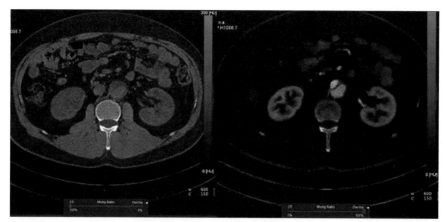

图 10-61 虚拟平扫 CT 图像及碘图

八、特殊后处理技术

（一）CT 动态灌注

CT 灌注成像（CT perfusion imaging）是在静脉团注对比剂后对选定层面行同层动态扫描，以获得该层面内每一像素的时间密度曲线（time-density curve，TDC），根据该曲线利用不同的数学模型计算出血流量（blood flow，BF）、血容量（blood volume，BV）、对比剂的平均通过时间（mean transit time，MTT）、对比剂达峰时间（time to peak，TTP）、表面通透性（permeability surface，PS）等参数，以此来评价组织器官的灌注状态（图 10-62）。

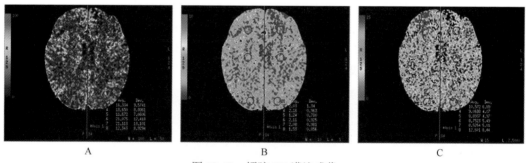

图 10-62 颅脑 CT 灌注成像

A.脑血流量；B.脑血容量；C.平均通过时间

（二）全景牙科成像

全景牙科成像用于显示牙齿排列的整体情况，可进行牙齿种植术前的计划和包括上颌骨和下颌骨在内的其他手术，并生成轴位、曲面和斜面重组图像，进而显示牙冠、牙根、牙槽排列关系，为牙科矫畸和牙科修复提供快速准确的影像（图 10-63）。

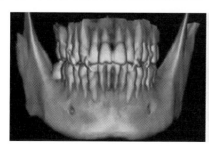
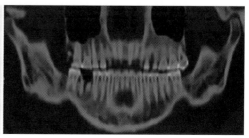

图 10-63 全景牙科 CT 成像

（三）骨科畸形纠正评估与金属植入物伪影自动去除

内固定支架术后随访一直是影像科较为困难的工作，也是 MRI 的禁忌，常规 CT 产生的金属伪影严重干扰着临床的需求。内固定支架透视技术，使用全新的抑制金属伪影的技术，一键式操作，可清晰显示内固定器的情况。任意角度重组，配合精确的二维、三维角度和长度测量工具，为骨科畸形纠正手术带来全新的、全方位的术前评估手段（图 10-64）。

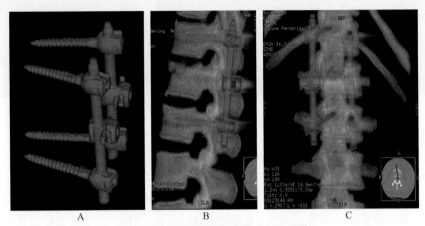

图 10-64　内固定支架与椎体 CT 成像

A. 钢钉显像；B. 矢状位 VR 图像；C. 冠状位 VR 图像

（四）腹腔脂肪测量

通过腹腔脂肪测量工具，可以测量腹腔内脂肪分布、累积情况和程度，以及肝脏等脏器内脂肪沉积程度，准确地反映人体肥胖危害的风险度。测量时可以使用轮廓图和直方图。轮廓图通过描绘 3D 痕迹（轮廓）来显示脂肪组织的 CT 值（图 10-65）。柱状图可根据脂肪成分的 CT 值来表示其分布并得到累积的情况和程度，可以用来评价手术前后的脂肪变化等。

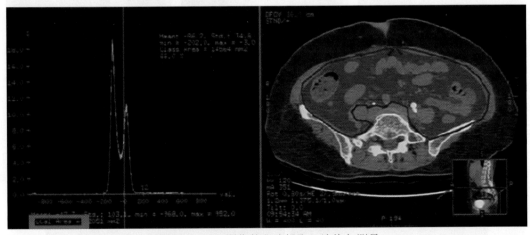

图 10-65　CT 图像的脂肪提取、渲染与测量

（五）小病灶自动分割、比较和定量分析

小病灶自动分割、比较和定量分析可以全自动勾勒病变区域，自动匹配历史资料，分析病变演变过程。它具有以下特点：一键式勾画病变；一键式前后比较、随访；自动测量病变体积、最大横径和密度（图 10-66）。

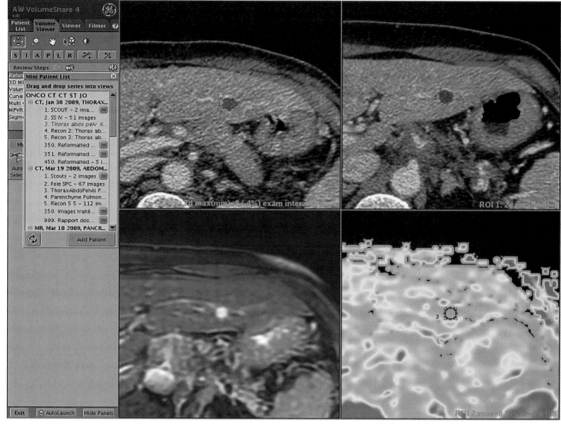

图 10-66　CT 图像的小病灶提取与测量

（六）多期相融合技术

　　融合技术是计算机领域的一项先进的技术，现应用在 CT 技术层面，它不仅可以把同一时相不同的组织进行融合，从而识别不同的组织，提高诊断率，而且可以将不同时相的图像进行融合，如肝脏三期血管图像，进而全面展现肝脏供血系统的解剖关系，提供给术者更广阔的视野，对于肝移植等术前准备、术后复查都提供了更多的诊断信息图（图 10-19）。

（七）肝体积测量工具

　　使用增加组织的方法可以将整个肝脏或者部分肝段的形态提取出来，得到 3D VR 的肝脏图像，通过修剪工具可以对肝脏的形态进行修改，最后通过体积测量工具将整个肝脏或者部分肝段体积计算出来。该工具可用于肝硬化的诊断及评价硬化的程度，还可用于肝移植术前的评估（图 10-67）。

（八）脑出血测量

　　脑卒中后 CT 检查的一个重要目的就是探查是否有出血，并测量出血的体积。脑出血测量软件可以显示脑组织的 3D 图像，用不同颜色标记出血处不同时期的血液成分，并将出血提取出来，进行体积的计算。此方法能够快速准确地测量脑内血肿，精确测量血肿清除术前后血量改变，提高治疗评估效果（图 10-68）。

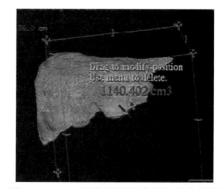

图 10-67　CT 图像的肝脏分割与体积测量

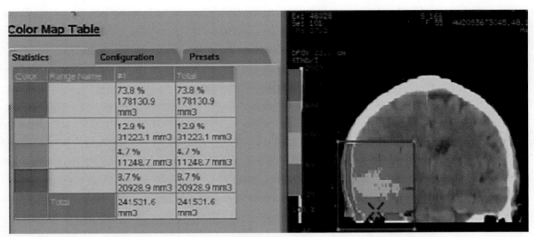

图 10-68　CT 图像的脑出血分割、渲染与测量

（九）斑块彩色编码分析

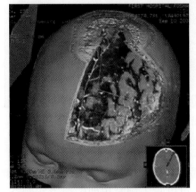

CTA 以往仅能显示狭窄的血管，但不能明确辨别引起狭窄的斑块的性质，这大大制约了治疗方案的合理选择和对患者预后的评估。而斑块彩色编码分析可以使用户自定义感兴趣的头颈血管节段，软件根据 CT 值的不同范围给予不同的颜色标记，提高肉眼的分辨能力，同时智能化地分辨不同的斑块成分，用户可根据具体情况自行定义色谱和 CT 值范围，并可同时生成有关斑块容积、大小和百分比的报告。

（十）脑表面分析

通过脑表面分析功能不仅能够清晰显示脑组织的沟回结构和脑表面下的脑组织特征，还可以模拟手术，从不同方向、角度切除脑组织，显示剩余脑组织情况，可用于对脑内的病变进行快速的定位、显示及术前评估（图 10-69）。

图 10-69　CT 图像的脑表面分析

（十一）呼吸系统分析

呼吸系统分析软件整合了多种分析、测量和诊断软件，实现了胸部病变的全方位分析。可以进行肺透明化分析、肺组织最小密度投影（MIP）、胸部多平面重组（MPR）、支气管树提取、支气管仿真内镜等，从而有利于病变的多方位显示、医师的全面分析（图 10-70）。

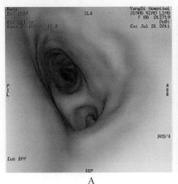
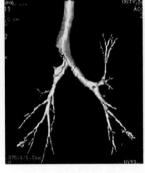
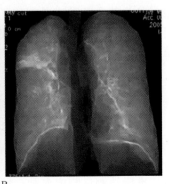

A　　　　　　　　　　　B

图 10-70　呼吸系统 CT 图像分析

A. 模拟气道镜；B. 气道提取与肺表面显像

（十二）肺气肿及肺功能评估

肺气肿及肺功能评估利用不同呼吸时相下低剂量胸部 CT 扫描数据，可以整体或局部观察不同呼吸时相肺密度、体积、面积的变化，还可以测量肺过度充气的范围及分布比例、肺气肿的体积及面积。用于肺气肿的定量分析及肺气肿术前、术后的评估，对临床诊断、治疗和科研有重要价值（图 10-71）。

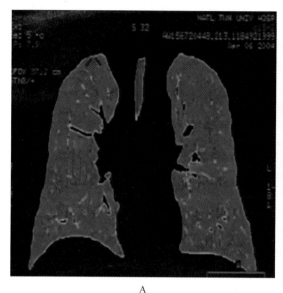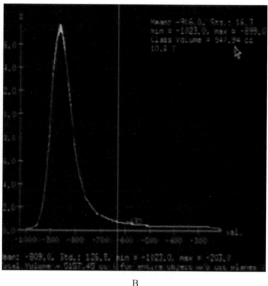

图 10-71　肺气肿评估 CT 图像处理
A. 冠状位肺部伪彩色成像；B. 肺定量分析

第三节　影响 CT 影像处理质量的因素

图像处理的源图像是常规的轴位图像，只有选择合适的轴位图像，才能重组出各种符合需求的处理图像。同时，图像处理的目的是更好地显示解剖结构，辅助影像诊断医师做出更精准的诊断，为临床医师的诊治提供有力支持。

各种 CT 处理的成像质量受多因素的影响，主要包括源图像质量的影响和重组过程的影响。

一、源图像质量的影响因素

所谓源图像，就是指用来进行 CT 图像处理的原始横断面图像。高质量的 CT 图像要求能如实反映人体组织的解剖结构，并提供足够的影像诊断信息。CT 图像质量对诊断的准确性具有重要价值，也是决定后处理质量好坏的决定性因素。

（一）检查前准备

在 CT 扫描数据采集过程中，若被测物体发生移位，将导致源图像投影数据不一致，产生运动伪影等。因此，检查前可采用一系列措施尽可能减少源图像产生伪影：①固定患者减少移动，如做胸腹部扫描时，可以通过训练患者屏气来减少运动伪影。②对不配合的患者或婴幼儿可进行相应固定或给予镇静药，并掌握好剂量，减少伪影。③心脏扫描时，采用心电门控技术，减少心脏的搏动伪影。④对于行腹部检查的患者，根据检查目的，检查前给予适量的水，使胃肠道黏膜充分扩张；对于行肠道检查的患者，提前清洁肠道，避免服用含金属类药物，或产气食品与药物，减少对源图像的影响。⑤检查前去除被检部位的金属物品，尽量减少射线束硬化伪影的产生。

（二）扫描模式的选择

MSCT 的扫描方式有轴层扫描和螺旋扫描两种方式。螺旋扫描时层与层之间没有采集数据上的遗漏，是容积扫描，因此，可提供较好的处理重组的容积数据，便于进行各种方式、各个角度的影像重组。

（三）诊断学要求

由于 MSCT 扫描速度的提高和大容量球管的使用，使得 CT 扫描应用越来越广泛。扫描方法的选择应根据检查器官和病变范围而定。如肺部高分辨力 CT 扫描，因其通过薄层扫描、大矩阵、骨算法重建等技术，可获得良好的 CT 空间分辨力，能清晰显示以次级肺小叶为基本单位的肺内细微结构，用于诊断间质性病变等。对蝶鞍、肾上腺等小器官的显示，可采用靶扫描方式，即采用扫描后小范围、大矩阵重建，以减少像素尺寸，提高空间分辨力，从而提高源图像的质量。

（四）层厚和螺距的选择

层厚和螺距的合理选择是决定 MSCT 数据采集量的重要环节，也是影响后处理图像质量的重要因素。层厚越薄，采集的数据量越大，但噪声水平升高，图像颗粒变粗，只能通过适当增加 X 射线剂量来控制由于薄层扫描所带来的噪声增加，从而保证图像质量。螺距选择越小，图像信息量越多，但如果过小，又会受到机器性能、球管容量和受检者辐射剂量的限制；螺距选择过大，就会使重建后的图像有层面感和锯齿状伪影，难以区分各个脏器与病灶。因此，尽可能薄的层厚、小的螺距，能获得良好的信噪比，提高源图像的质量。

（五）kV 和 mAs 的选择

增加 kV 值和提高 mAs 值，都能降低图像噪声，提高空间分辨力和密度分辨力，改善图像质量，但是受检者接受的辐射剂量也随之增加。所以，kV 和 mAs 的选择应在最大限度满足诊断要求的情况下，以降低辐射剂量为原则，采用自动管电压调制技术和自动管电流调制技术，根据受检者的体型和检查目的优化扫描参数。

（六）重建算法

重建算法是图像重建时所采用的一种数学计算程序。多数 CT 系统都可以在不改变有效射束条带宽度的情况下，通过选取不同的算法来改变体层图像的空间分辨力，从而改善图像质量。图像重建过程中，为使图像边缘锐利，需要采用高通滤过加权卷积处理，使反投影图像边缘锐利清晰。根据卷积算法不同分为骨细节数学算法、软组织数学算法、标准数学算法。其中骨细节数学算法强调了图像的空间分辨力，使图像边缘锐利、清晰，适用于骨细节的显示和密度相差很大的组织，可以很好地显示内耳、肺、骨盆等结构。软组织数学算法在图像处理上强调密度分辨力，使图像显示柔和，适用于观察密度差别不大的组织，如观察肝、脾、胰等。在图像处理上，标准数学算法平衡了密度分辨力和空间分辨力，适用于对图像分辨力无特殊要求的部位，如脑、脊柱等。为了重组优质的后处理图像，必须对重建算法做出针对性的正确选择。

（七）重建间隔

在同样扫描范围内，重建间隔越小，重建的图像数量越多。减少重建间隔的优势是降低部分容积效应的影响，减少误诊或漏诊的可能性。另外，缩小重建间隔可提高 MPR 及三维重组图像的质量，如果重叠 30%～50%，会明显改善 MPR、MIP、SSD、VE 及 VRT 的图像质量。

（八）对比剂注射参数的选择

MIP 重组主要是依据投影线上密度的高低成像，如果想获得良好的 CT 血管成像 MIP 像，首先要使增强横断面图像中的血管密度尽可能高，周围组织的密度尽可能低。理想扫描时机应该是扫描时靶血管对比剂浓度最高，而周围的组织内无对比剂，这就要求尽量在短时间内使血管内对比剂浓度达到最高，同时以最快的速度完成扫描，以降低周围组织和静脉内的增强程度，从而获得高密度的动脉图像。因此，对比剂注射的流率应尽可能快，并且注射时间不应短于扫描时间。准确选择注射开始与扫描开始之间的延迟时间是扫描成功的关键，由于每个人血液循环的速度存在差异，同一个体在不同的时间血液循环速度也可能不同，因此，扫描延迟时间并不是一成不变的。常用的确定扫描延迟时间和扫描时机的方法是行小剂量测试或智能追踪方法。总之，对比剂注射流率、注射时间及延迟时间的有效结合，是决定 CTA 强化效果的关键因素。

（九）影像处理方法和算法

如心脏扫描时，采用冠状动脉运动校正算法（snap shot freeze，SSF），可在高心率患者中部分消除冠状动脉运动所导致的伪影，提高图像的成像质量。对于冠状动脉支架置入术后，进行支架内管腔的通畅性判断时，建议采用高分辨重建法或特殊锐利重建算法显示支架内腔，可有效提高图像的空间分辨力，提高图像质量。

能谱扫描时，可通过图像融合（image fusion）技术将不同水平的单能量图像进行整合，重组出兼具不同水平单能量图像优点的图像，可用于病灶的检测和细微结构的显示等，同时也不降低图像质量。

二、重组过程的影响因素

（一）阈值

三维后处理技术，如 SSD、VRT、VE 等重组显示都采用阈值法成像，图像处理中分割参数（阈值）对图像的准确性影响最大。如进行 SSD 时，阈值选择太高，可能会造成小管腔的假性狭窄，一些正常的骨骼表面会出现缺损等征象；而若阈值选择太低，则图像的噪声会加大，致使靶器官的显示不够清晰。

在 MIP 重组时，为显示高密度血管影，需将图像进行预处理，减少骨骼等高密度结构对重组的影响。常用的预处理方法有自动编辑和人工编辑等，目的是去除不需要的高密度结构（如骨骼和钙化等）。自动编辑方法很多，常用的方法如阈值法。阈值法是投影前去除钙化和骨骼的方法，但设定阈值去除骨和钙化的同时，也会对血管造成影响。如果阈值设定太高，由于部分容积效应，骨结构密度减少，其他的结构也会受到影响；降低阈值也可能影响血管的显示，有时会表现为血管的假性狭窄，甚至完全消失。

实际工作中，每种脏器的具体阈值也因机器的差异而不同，可以经过反复实践而逐渐获得最佳图像。

（二）阻光度、梯度

VRT 重组时，将各层面不同密度的体素分类指定不同的颜色和阻光度，并计算梯度场来度量不同物质间存在的边界，因此，进行 VRT 成像时对体素的阻光度、颜色和梯度的调节也至关重要。各厂家 VRT 处理软件中都有自带的参考模式，用户也可以将某一个重组好的 VR 图像存储起来，以便下次对同样器官进行重组时简化操作，更好地改进图像质量。

（三）人为因素

如曲面重组时，受人为操作的影响很大，当所画曲线偏离血管中心线时，会造成血管局部狭窄的假象。VE 重组时，若管腔的行进路线居中，有利于全景观察管道的内表面。

因此，曲面重组和仿真内镜的图像质量对于所画曲线的准确程度依赖性很大，受 CT 操作者专业技术水平和知识储备能力的影响很大。

第四节 CT影像处理的伪影及对策

CT伪影产生的原因有很多，除了与成像技术及设备本身有关的伪影外，重建算法、人为操作因素也影响着CT图像质量。尤其是图像处理过程中，操作不当或参数设定不适时，就会产生相应的伪影。CT伪影降低了图像质量，给影像医师的诊断信心带来不利影响，甚至造成误诊。所以，必须对CT伪影的产生原因有一定的认识，才能用合理的方法消除伪影，达到诊断要求。

一、迭代重建算法等级选择不当导致伪影

迭代重建算法的基本原理是，首先对X射线光子分布进行原始估计，在此基础上估算每个投影方向上探测器获得的可能计数（即正投影），再将正投影数据与探测器实际采集的投影数据进行比较，用于更新原始估计数据，不断重复此过程。迭代计算既可在图像数据空间也可在投影数据空间进行，迭代次数越多，图像噪声降低越明显，但也容易导致图像的蜡像状伪影（图10-72）。

解决策略是，选择合适的迭代重建等级，减少过度迭代带来的图像失真。

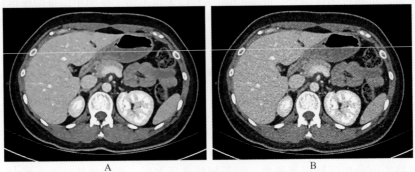

图10-72 迭代等级不同产生的CT影像外观

A. 由于迭代算法等级过高，导致图像蜡像状伪影明显，肝、胃界线不清，脂肪间隙淋巴结显示模糊；B. 通过选择合适的迭代算法等级，在减少图像噪声、提高图像质量的同时，减少了图像过度迭代引起的失真

二、高心率患者冠状动脉运动伪影

由于CT设备时间分辨力的限制，对于高心率患者的冠状动脉成像有一定局限性，容易出现冠状动脉模糊不清或扭曲、中断的现象，无法用于诊断（图10-73）。

解决策略是，通过选择合适的冠状动脉期相重建冠状动脉，或者通过冠状动脉冻结算法、心脏运动修正算法等对冠状动脉运动伪影进行图像后重建。

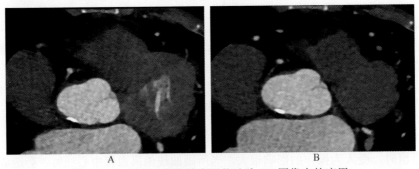

图10-73 图像处理方法在冠状动脉CT图像中的应用

A. 显示冠状动脉的运动伪影明显，管腔显示模糊，无法诊断管腔内部通畅性；B. 通过冠状动脉特殊图像处理技术，对冠状动脉运动的模糊伪影进行修正，所得图像可满足诊断需求

三、图像重组伪影

曲面重组在 CTA 图像处理中应用较多，以血管管腔中心为显示层面，对于迂曲血管的显示具有重要的作用。但是，在实际操作中，如果血管管腔中心选择不当或定位不准，则可能在曲面重组图像上出现伪影，从而引起误诊或漏诊（图 10-74）。

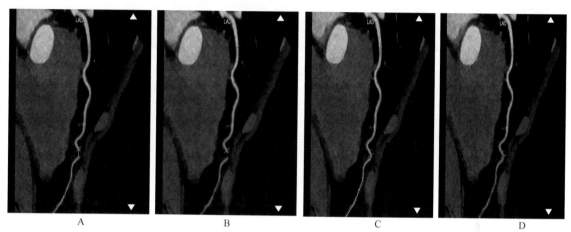

图 10-74　操作不当导致 CPR 图像的伪影

A、B. 由于冠状动脉 CPR 中线不在血管管腔中心线内，导致冠状动脉管腔连续性中断；C、D. 通过对冠状动脉管腔 CPR 中线进行人工修正，使中段的冠状动脉管腔相连，避免诊断误诊发生

解决策略是，通过对血管管腔中线进行编辑，对中断的管腔进行修复，防止误诊。

眼部外伤患者行 CT 检查时，重点观察是否存在眶壁或视神经管骨折。尤其是怀疑视神经管骨折时，需要根据视神经管的走行进行多平面重组（图 10-75）。

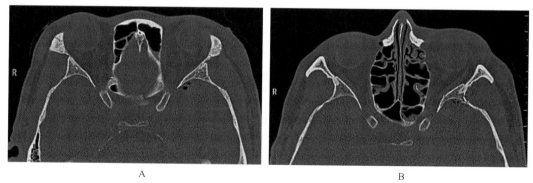

图 10-75　视神经管 CT 的重组图像

A. 重组方式不规范，使得视神经管呈锥形显示；B. 规范重组图像，视神经管全长显示清楚

解决策略是，熟悉掌握解剖结构，图像重组时根据所要显示的结构和病变选择合适的重组方向和角度。

四、处理参数选择不当引起的图像诊断信息丢失

能谱 CT 成像已广泛应用于临床，40～140keV 系列单能量图像的重建可根据解剖结构和病变的显示需求进行合理的选择。如果单能量重建图像选择不当，则有可能影响病变的显示（图 10-76）。

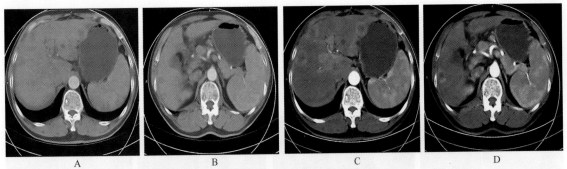

图 10-76 能谱 CT 单能量图像对肝部疾病的显示

A、B. 能谱扫描患者，由于重建了过高的单能量图像，导致图像丢失肝脏肿瘤强化信息；C、D. 合适的单能量图像，使得图像获得了最佳对比度，提供了丰富的诊断信息

解决策略是，通过重建合适的图像后处理参数，结合能谱曲线进行疾病的显示，避免图像诊断信息丢失。

（刘　杰　赵永霞）

第11章　MRI影像处理技术

第一节　MRI影像处理常用技术

一、最大密度投影

　　磁共振影像MIP处理技术的基本原理与CT的MIP图像一致。以颅脑3D时间飞跃法磁共振血管成像（TOF-MRA）为例，轴位三维扫描获取的原始体数据重建生成多层二维原始图像后，MIP处理时，将所有层面的图像数据集合，假设用平行光线从轴位方向投射到一个二维平面上，将光线投射路径中像素信号强度值最大的值作为该二维平面图像上的像素信号强度值，即获得从轴位扫描层面方向投影重组的MIP图像，见图11-1。同理，从矢状面方向、冠状面方向或任意方向投射重组均可获得相应方向的MIP图，见图11-2。

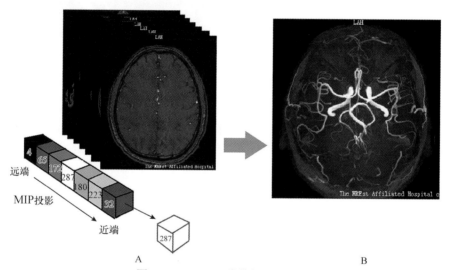

图 11-1　MRA三维数据MIP重组

A.轴位方向从颅底（远端）向颅顶（近端）或相反方向的MIP投影，获取投影路径中信号强度最高的体素作为最高信号强度（如A中287）；B.产生轴位MIP投影后的MIP图

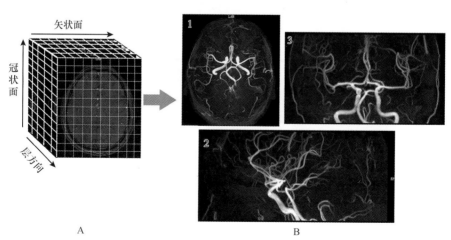

图 11-2　颅内血管成像MIP重组

A.分别从轴位、矢状面、冠状面方向的MIP投影；B.获得相应方位的血管MIP图

值得注意的是，由于投影光线是假设的平行直线光线，投影是直线方向上的体素的集合，因此，同一直线方向上的投影，无论是从直线的哪一端投向另一端，所获得的 MIP 图像信息是完全相同的，只不过两个图像是彼此的反像/镜像而已，两图所提供的信息并无增加，见图 11-3。

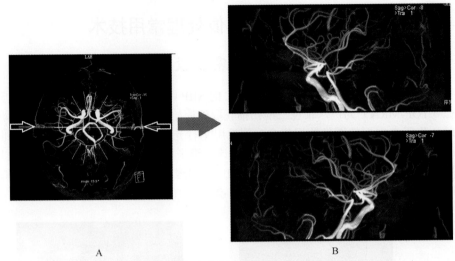

图 11-3　相同直线方向分别从两端投影获得的 MIP 镜像

A. 投射方向相反的投射（左、右方向粗箭头所示）；B. 获得互为反像的投射影像

磁共振成像 MIP 处理技术能反映相应像素上的信号强度值，对信号强度对比显著的影像，如管道类结构与管道外背景组织的影像对比显示较有意义，通常应用于磁共振血管成像、磁共振水成像、磁共振神经根成像等的影像处理，以显示管道类液体结构的连续走行及其形态，如狭窄、扩张、畸形等病变。

二、最小密度投影

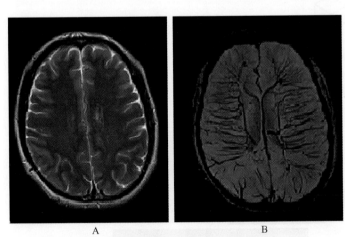

图 11-4　颅内静脉畸形最小密度投影

A. T_2WI 序列未显示；B. SWI 序列经最小密度投影处理后的影像，可见大脑两侧静脉扩张、迂曲及增多畸形

最小密度投影与最大密度投影原理基本类似，但其像素的信号强度值取光线投射路径中像素信号强度最小的值作为该二维平面图像上的像素信号强度值。

最小密度投影通常应用于磁共振磁敏感加权成像（susceptibility weighted imaging，SWI）获得的极低信号静脉的影像处理，使极低信号的静脉投影重组影像在二维平面上能与其他组织信号形成极大的对比，从而突出显示静脉的连续走行，以直观地观察静脉的形态、结构，判断畸形、迂曲、扩张等静脉疾病，见图 11-4。

三、多平面重组

　　与 CT 同理，MRI 也可以进行 MPR 处理，即将 MRI 三维扫描原始数据图像重组为任意方位、厚度（不小于原始三维扫描层厚）的二维影像。

　　对 MRI 影像进行 MPR 处理时，其原始序列必须是三维扫描的数据。而 MRI 三维扫描的时间比二维扫描的时间大大增加，如果仅需要进行常规序列成像，则分别完成轴位、矢状位、冠状位三次二维扫描的总时间，也比单一方位三维扫描的时间要短，而且，二维扫描影像的信噪比、对比度噪声比也优于三维扫描影像。另外，MPR 的影像质量与三维扫描时矩阵体素是否是各向同性有关。各向同型矩阵即体素为正立方体时，则 MPR 的任意方位影像的质量与原始扫描方位的影像一致；而非各向同型矩阵时，则 MPR 的其他方位的影像质量会比原始扫描方位的图像质量降低，主要是空间分辨力下降，各向矩阵差别越大，非原始扫描方位的 MPR 影像质量下降越严重，见图 11-5。

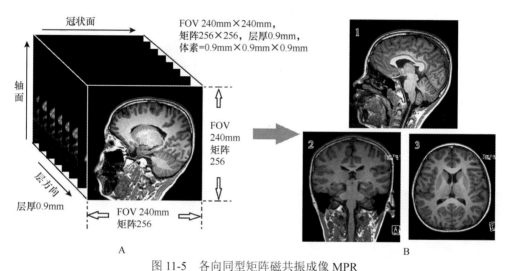

图 11-5　各向同型矩阵磁共振成像 MPR

A. MRI 三维各向同型矩阵扫描，各方向 MPR 图像空间分辨力不变；B. 图像质量相同。FOV. 视野

四、减　　影

　　减影在 MRI 的应用，通常是将两组影像相减，以达到消除某些影像而突出显示感兴趣影像的目的。例如，将 T_1WI 平扫影像（蒙片）与增强影像的相减、对比增强磁共振血管成像（CE-MRA）注射对比剂前的影像（蒙片）与注射对比剂后的影像的相减等类似成像。减影后，脂肪、软组织等背景组织的信号被减掉（被抑制），剩下增强后的强化灶、血管影像，由于背景信号极度降低，从而使剩下的高信号对比更突出鲜明。

　　需要进行减影处理的序列，扫描时必须是相同参数、相同层面的同一序列进行的前、后两次扫描，即注射对比剂前和注射对比剂后的无解剖位移的扫描，两次采集的数据，只有增强后的数据多出对比剂的信息，因此，两两相减后，只留下对比剂的高信号（强化灶或血管影像）。两次扫描必须无解剖位移，无参数改动，如果有位移，则减影不彻底，影响诊断；如果参数前后不一致，则减影软件不支持该序列减影。减影技术可应用于其他多种成像序列，如非对比剂血管成像序列收缩期和舒张期影像的减影（图 11-6、图 11-7）。

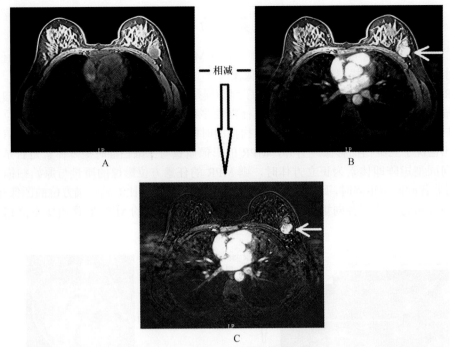

图 11-6　乳腺 MRI 增强影像减影

A. 注射对比剂前的梯度回波-T_1WI 影像（平扫蒙片），腺体组织等显示为高信号；B. 相同序列注射对比剂后的增强影像，腺体组织及强化灶均显示为高信号，不利于病灶的观察；C. 平扫蒙片与增强影像相减后的减影图，脂肪、腺体组织等的信号被减掉，使背景显示为极低信号，突出了强化灶高信号（箭头所示）的显示

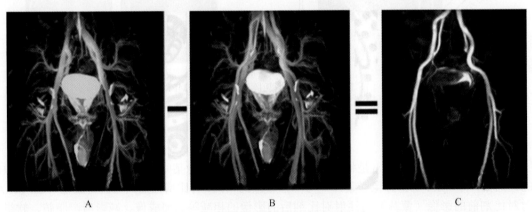

图 11-7　心电触发采集非对比剂 MRA 减影

A. 收缩期影像，静脉血呈高信号（因流速慢），动脉血无信号（因流速快产生流空效应）；B. 舒张期影像，动脉、静脉均呈高信号（动脉血流速减慢，接近静脉血流速）；C. 收缩期影像和舒张期影像相减后，剩余动脉影像

五、伪 彩 色

医学影像无论是 X 射线摄影、CT、DSA、MRI，原始数据经处理后大多是沿袭传统 X 射线影像以黑白灰阶图的形式显示。然而，原始影像数据也是可以采用其他形式表达的。如磁共振波谱成像（magnetic resonance spectroscopy，MRS），如果采用灰阶图，则难以显示各化合物含量，而采用谱线图的方式，其可视化数据信息则更直观、准确。同理，为了视觉上分辨组织器官解剖、病变结构，以及病变性质程度，将 MRI 原始数据以彩色的色系、色阶的方式表示，或在灰阶图上叠加彩色的色系、色阶，以增加区别度（对比度），达到分割、阅读更明确的目的。

　　MRI 伪彩色处理常应用于 T_1、T_2-Mapping 定量成像，弥散张量成像（diffusion tensor imaging，DTI）、弥散谱成像（diffusion spectrum imaging，DSI）、体素内不相干运动（intravoxel incoherent motion，IVIM）、弥散峰度成像（diffusion kurtosis imaging，DKI）、灌注成像的外源性示踪剂动态磁敏感对比灌注加权成像（dynamic susceptibility contrast perfusion weighted imaging，DSC-PWI）及内源性示踪剂即动脉自旋标记（arterial spin labeling，ASL）、脑功能成像的血氧水平依赖（blood oxygenation level dependent，BOLD）、脂肪定量成像的高速 T_2 校正多回波磁共振波谱成像（high-speed T_2-corrected multiecho acquisition magnetic resonance spectroscopy，HISTO MRS）等序列的影像后处理中（图 11-8）。

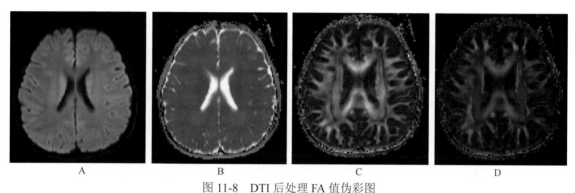

图 11-8　DTI 后处理 FA 值伪彩图

A. DTI 的弥散图像；B. DTI 的表观弥散系数（apparent diffusion coeffecient，ADC）图像；C. DTI 的各向异性分数（fraction anisotropy，FA）原始图像，以灰阶表示 FA 值大小；D. DTI 的 FA 伪彩色图像，以彩色色系、色阶代表 FA 值大小

六、影像配准与融合

　　MRI 的影像配准与融合，常见于需使用两个不同序列或不同时相的图像进行处理的后处理中。如 T_1-Mapping 或 T_2-Mapping 序列计算 T_1 值或 T_2 值的后处理、将功能图像的结果显示在解剖图像上的处理、伪彩色图像与灰阶图像的集合处理、一组动态影像数据进行时间与信号强度关系的处理、相同序列不同解剖部位扫描的影像进行拼接的处理等，均需要经过不同影像之间的配准与融合处理环节（图 11-9）。

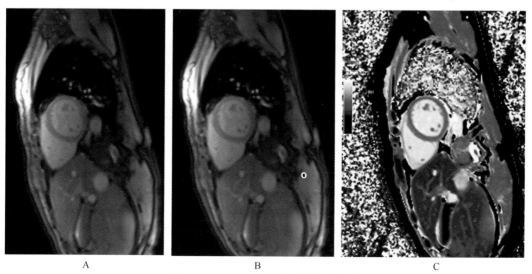

图 11-9　T_1-Mapping 序列的影像配准

A、B. T_1-Mapping 序列不同激励角或不同 TR、TI，其他参数不变，进行两次采集获得的同一解剖层面影像，伪彩色处理前需进行解剖位点的校正、配准；C. 经方程换算处理获得 T_1 值的伪彩色图像，以色系、色阶表示 T_1 值的大小

七、器 官 分 割

器官分割技术广泛应用于医学影像临床中，其目的是提取感兴趣区（如病灶、组织器官）进行定性、定量分析，或独立显示等。

器官分割在 MRI 临床应用中常见的例子，如 MRA 后处理裁剪背景、海马体积测量选区、心功能分析牛眼图等的分割，可采用裁切法；ADC 图可采用阈值法，通过设置阈值剔除或分割感兴趣区外（阈值以下）的影像或伪影；DTI 可采用区域生成法，通过程序计算自动完成分割，神经脑网络可进行综合性划分（图 11-10）。

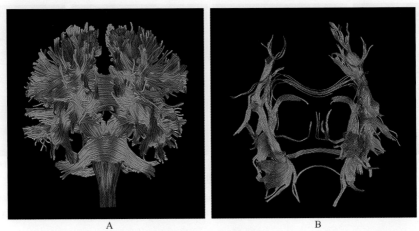

A   B

图 11-10　区域生成法器官分割

图示采用区域生成法处理 DTI 数据追踪生成的感兴趣区内脑白质神经纤维束走行影像
A. DTI 神经纤维束影像；B. 脑白质神经纤维束影像

八、频 谱 线 图

磁共振波谱成像（magnetic resonance spectroscopy，MRS）是利用化学位移现象来检测分子组成及空间分布，无创伤性研究活体器官组织代谢、生化变化及化合物定量分析的磁共振成像技术。

MRI 的常规序列及功能成像序列采集数据后，结果的可视化通常以灰阶图像或伪彩色图像的方式呈现。

然而，在 MRS，由于检测到的各化合物含量较小，MRI 信号强度极弱，各化合物信号强度差异也小，并且，各组织器官中均含有相同或不同的化合物，用信号强度灰阶图像则难以分割各化合物及判断各化合物的含量，分辨各化合物的可视化效果极差。因此，将 MRS 扫描获得的各化合物的化学位移信号强度以谱线图的方式表达，更利于结果的可视化。横坐标表示质子的共振频率区间（位移），纵坐标表示质子的信号强度。横坐标的位移代表不同的化合物，纵坐标的峰高代表各化合物的浓度，各峰高下的面积代表各化合物的含量。这样，MRS 的谱线图可直观、准确地区分不同的化合物及各化合物的含量（图 11-11）。

九、其 他 后 处 理 方 式

容积再现（VR）、曲面重组（CPR）、仿真内镜等，这些后处理需要的原始数据是三维体数据。CT 扫描获得的原始数据即是三维体数据，因此，可以进行较多种类的三维处理。在 MRI 则需额外进行三维序列的扫描成像，才能获得体数据，然后进行体数据相关的处理。但 MRI 三维扫描时间较长，如一个满足质量要求的神经导航全脑三维 T_1WI 各向同型矩阵序列的成像时间，在 3.0T 磁共振仪单个序列一般需要 5 分钟左右，随着加速技术如压缩感知或其他快速技术的开发，扫描

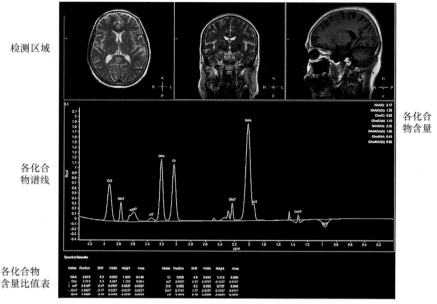

图 11-11　正常脑组织 MRS 谱线图

谱线图纵坐标为峰度，代表化合物浓度，峰下三角形面积积分代表化合物含量，横坐标为频谱位点，各化合物具有特定的频谱，因此，特定的频谱位点代表特定的化合物。各化合物含量表及比值表如图中标示（谱线右上方、下方）

时间会得到加快。因此，涉及需要三维体数据的后处理技术，在 CT 中的应用均较 MRI 广泛，在 MRI 则主要是为临床特殊需求而附加应用。例如，为神经外科颅内肿瘤术前定位进行的神经导航全脑三维 T_1WI，经 VR 处理及神经导航软件处理，进行术前精准模拟定位靶区的三维空间位置，以指导手术方式或治疗方案；DTI 序列神经纤维束影像与三维扫描解剖影像序列的配准、融合，进行 VR 处理或切割，便于立体显示白质纤维束走行及其与颅内结构的关系，为临床医师提供直观的神经纤维束三维立体影像。

CPR 可用于血管斑块黑血序列成像的处理，将陆续显示在各层的血管影像连续显示并拉直显示血管走行在一个二维平面上；同理，也可用于脊柱侧凸冠状位 T_2WI-FS 的处理，使断续显示的椎管影像连续显示在一个平面上（图 11-12）。

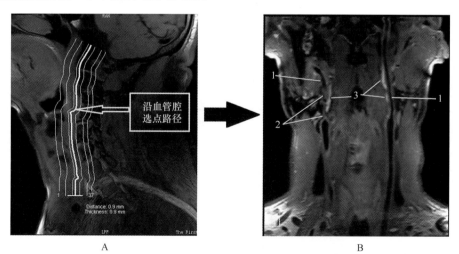

沿血管腔
选点路径

A

B

图 11-12　颈部血管斑块 MRI 黑血序列 CPR 处理

A. 显示 CPR 选点路径（箭头所示），即在原始三维图像上沿着颈动脉管腔路径逐层逐步移动选点，使非直线走行的血管腔随选点逐步生成拉直的血管影像，并显示在一个二维平面图像上；B. CPR 处理后拉直的颈动脉影像，显示两侧颈内动脉段（$C_1 \sim C_7$）狭窄（1 线所示低信号管腔）、动脉斑块形成（3 线所示管壁高信号影）、右侧颈内动脉部分闭塞（2 线所示）

十、病变识别及测量

MRI 能提供形态学、功能学、生化代谢、分子影像等众多信息。后处理图像,除了提供形态学几何参数(如大小直径、体积等)的测量外,还提供 MRI 特有的各种诊断指标,如不同序列的信号强度对比特征、弥散成像评估指标、灌注成像评估指标、T_1-Mapping 值、T_2-Mapping 值、心功能分析指标、MRS 化合物分析指标等,给予医师较多的病变识别影像特征,帮助做出诊断,因此,MRI 在多种影像检查技术中具有独特的影像诊断优势。

目前,CAD 软件及 AI 软件在影像学诊断的临床应用,较成熟的仍然是在 X 射线源的影像,如肺结节的 AI 检出等。对于 X 射线源的影像而言,无论是 X 射线摄影还是 CT,病变识别的征象均是基于密度的变化及其他辅助信息,如大小直径、体积、边缘、形态等。因此,X 射线源影像的 AI 诊断软件需要考量的信息量相对少些,而 MRI 的影像则较复杂。MRI 是一个多参数、多序列、多方位成像的影像,其信号的变化涉及多个参数、序列脉冲方式,AI 诊断软件需要综合编程的信息量大大增加,如众多不同序列的影像信号特征、众多不同参数的影像信号特征、不同厂商 MRI 设备的影像信号特征等。相对于仅基于密度变化的 X 射线源影像而言,MRI 的诊断信息变量要多得多、复杂得多。目前,在 MRI 诊断方面应用 AI 软件仍然主要在于器官分割、测量、自动计算生成量表,以及神经脑网络的分割等的定量分析,而对病变识别(定性诊断)的人工智能诊断软件的研发和临床应用,还任重而道远。

第二节　MRI 影像处理技术的临床应用

一、头　颈　部

(一)MRA 的处理

1. MIP　临床常用的头颈部血管成像方法有非对比剂法和对比剂增强法,均采用 MIP 后处理获取多角度旋转(投射)的血管造影影像。MIP 处理时,裁剪血管外背景组织的影像,以减少遮挡。对比剂增强法分别对不同时相的血管影像(如动脉期、静脉期)进行重组(图 11-13)。

2. MPR　除了进行 MIP 处理,还可以有针对性地对感兴趣区血管进行靶区的 MPR 处理,通过选取重建厚度、角度、方位,显示局部靶区血管,避开遮挡(图 11-14)。

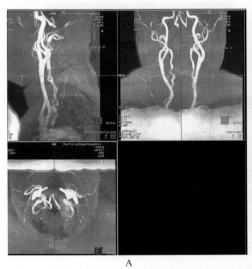
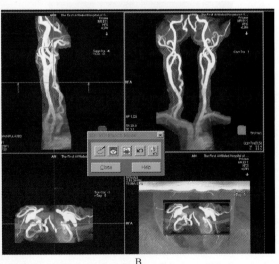

图 11-13　MRI 颈部血管成像 MIP 处理

A. 未裁剪的 MIP 血管影像;B. 裁剪后的 MIP 血管影像

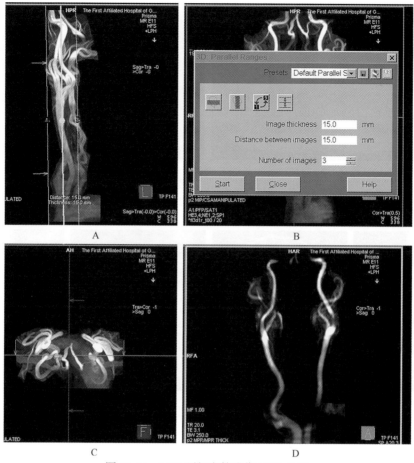

图 11-14　MRI 颈部血管成像 MPR 处理

A. 设置斜冠状面 MPR 层面；B. 厚度为 15mm，3 层；C. MPR 处理后的影像；D. 靶区中间层显示颈总动脉及颈内动脉影像，无前后
其他影像重叠遮挡

（二）磁敏感加权成像的处理

磁敏感加权成像的影像处理，较为常见的是最小密度投影（MinIP）和相位减影，获得的图像较为普及的是磁矩图、相位减影图、最小密度投影图，以及磁敏感图（如 SWI）。

磁敏感加权成像对颅内静脉血管疾病、微出血、铁沉积、肝脏纤维化等较为敏感，表现为低信号。值得注意的是，由于 SWI 病灶区域的低信号源于灶区铁离子的超顺磁性、磁矩所产生，因此，微出血病灶低信号虽易于检出，但往往存在过度评估，低信号的范围大小不能代表实际出血点大小或出血量多少（图 11-15、图 11-16）。

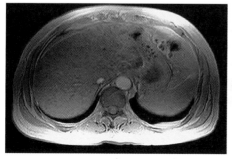

A

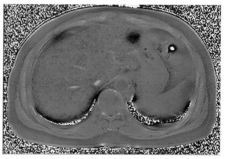

B

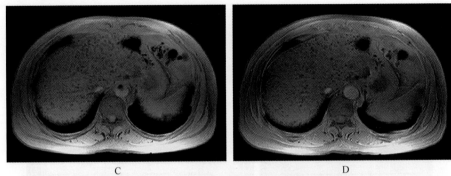

图 11-15 肝脏铁沉积磁敏感加权成像（SWI）

图像显示磁敏感影像见肝区多发点状低信号影。A. 磁矩图；B. 相位图；C. MIP 图；D. SWI 图

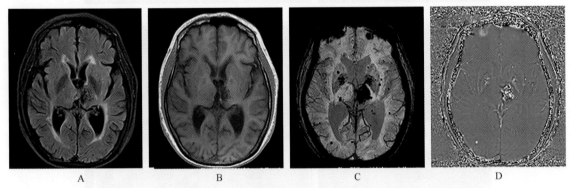

图 11-16 大脑多发微小出血灶 SWI

T_2-FLAIR 像（A）及 T_1WI（B）未见微小出血灶，仅见左侧丘脑区低信号，范围较 SWI 小；磁敏感加权成像的 MinIP 图（C）可见两侧大脑多发点状低信号（微小出血灶）及左侧丘脑区片状低信号（陈旧性出血灶）；相位图（D）显示相应区域呈点状高信号，左侧丘脑区混杂信号

（三）弥散成像的处理

1. 弥散加权成像（diffusion weighted imaging，DWI） 在 MRI 中具有非常重要的诊断价值，临床常用于超急性/急性脑梗死的诊断，为脑梗的临床治疗窗口期提供重要价值，对肿瘤的定量、定性、鉴别诊断也由中枢神经系统拓展应用于全身各组织器官。

生物体内水分子的弥散运动通常有两种模型，一种是正态分布，也叫高斯分布，另一种是非高斯分布。在弥散成像技术中，对高斯分布模型通常采用弥散加权成像（DWI）、弥散张量成像（DTI）、弥散谱成像（diffusion spectrum imaging，DSI）进行研究分析，而体素内不相干运动（IVIM）、弥散峰度成像（DKI）则较适用于非高斯分布模型。

DWI 序列的设计模型是圆形球体，其假设圆形球体的三个互为垂直方向上的水分子运动是高斯分布，即均质、各向同性的状态。

表观弥散系数（apparent diffusion coefficient，ADC）图不是一个独立的成像序列，而是将弥散加权序列扫描后获得的两个不同弥散敏感度（b 值）的原始图数据进行计算处理后产生的 ADC 图。在 ADC 图上勾画 ROI 测量，即获得 ROI 的 ADC 值。

处理原始图数据获得 ADC 图的方法有系统自动处理和人工手动处理。自动处理在 DWI 序列设置时勾选自动生成 ADC 图选项即可；手动处理一般见于多 b 值的 DWI 序列。多 b 值序列，系统默认处理 b 值为 0 与其他 b 值中的 1 个 b 值（一般是最大 b 值组）原始图数据的计算，如果还需处理其他 b 值的 ADC 值计算，则需要手动处理。

手动处理方法：DWI 序列扫描后，打开 ADC 后处理功能选项卡，选取原始图像 trace 图 b 值为 0（T_2WI-透射图）及欲处理 b 值组的原始图，载入 ADC 选项卡，设置阈值，确定后，系统自动运算，产生新的 ADC 图。在 ADC 图感兴趣区勾画"ROI"，即获得该感兴趣区的 ADC 值数据。阈值的高低，与生成 ADC 图噪声水平呈负相关，阈值过低，噪声大，阈值过高，部分正常组织被过滤掉，需要注意设置适当的阈值（图 11-17）。

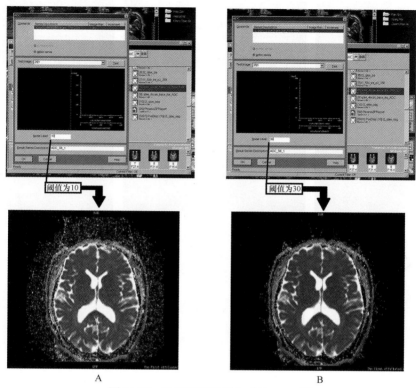

图 11-17　比较不同阈值生成的 ADC 图

A. 设置阈值=10 时，图像噪声较大；B. 阈值=30 时，图像噪声降低

2. 弥散张量成像（diffusion tensor imaging，DTI）　是在 DWI 的基础上设计更高级的模型，通过施加至少六个方向的扩散敏感梯度进行成像，采用椭圆球模型来描述生物体内不均质弥散的各向异性，因此，更接近生物体神经纤维等结构的质子弥散现象。

随着设备技术的发展，DTI 也广泛应用于临床及科研，如脑肿瘤的组织特性及恶性程度的评估、脑占位性病变术前及术中神经导航、癫痫、先天性发育异常、多发性硬化、阿尔茨海默病、精神神经疾病及抑郁症等的评估。

（1）DTI 全脑影像处理：常采用基于体素分析（voxel-based analysis，VBA）和基于纤维束空间统计（tract-based spatial statistics，TBSS）两类方法进行处理。VBA 处理一般包括参数指标图获取、参数指标预处理和空间平滑；TBSS 处理一般包括数据预处理、配准、构建平均 FA 纤维骨架、投射。

（2）DTI 脑白质纤维束追踪处理：脑白质纤维束追踪技术（tractography）将 DTI 数据通过种子生成法，从"种子点"的体素开始追踪，由于 DTI 模型为椭球方案，在各向异性体素中，最大弥散系数方向即是脑白质主要纤维的方向，因此，用不同计算方法可以确定脑白质纤维走行方向。

但由于 DTI 扫描参数的差异、分辨力的受限、追踪算法的不同、种子点的区域大小等，均会导致追踪的纤维数目、长度等参数的不一致，以及不同脑分割图谱构建的脑网络差异，因此，定量分析存在一定限度，在临床应用中一般作为辅助参考（图 11-18）。

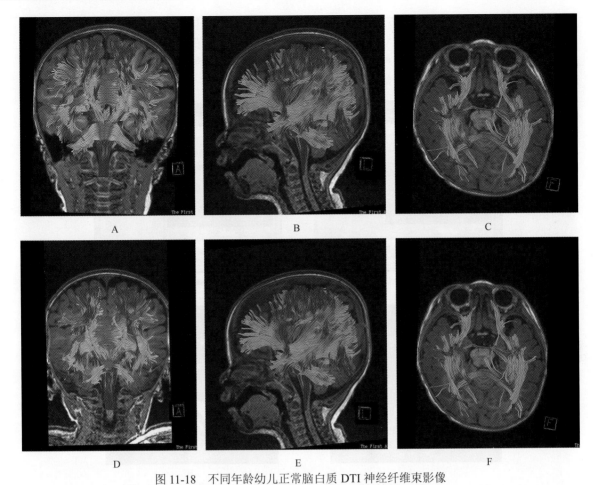

图 11-18　不同年龄幼儿正常脑白质 DTI 神经纤维束影像

A～C. 1 岁 9 个月幼儿正常脑白质神经纤维束影像，分别为前面观、左侧面观及足侧观；D～F. 9 个月幼儿正常脑白质神经纤维束影像

（四）灌注成像的处理

磁共振灌注加权成像（PWI）是采用快速 T_2 加权序列动态检测组织微循环血流对比剂灌注状态的磁共振成像技术，分为外源性示踪剂动态磁敏感对比（DSC）灌注加权成像及内源性示踪剂即动脉自旋标记（ASL）灌注成像。

灌注成像后处理一般进行解剖图像和功能图像及不同时相的配准、融合后，计算生成灌注参数图、伪彩色图像及时间-信号强度曲线（TIC）。

1. DSC　DSC 伪彩色图像评估参数主要包括局部脑血容量（regional cerebral blood volume，rCBV），为每克组织中的血管结构内的血容量；局部脑血流量（regional cerebral blood flow，rCBF）。为每克组织每秒通过的血液流量；平均通过时间（mean transit time，MTT），可通过计算获得，即 MTT=rCBV/rCBF，此外，还有到达时间 T_0 和达峰时间（time to peak，TTP）（图 11-19）。

2. ASL　不需外源性对比剂，仅利用自身动脉血作为内源性示踪剂，采用特定脉冲对动脉血质子进行标记激发，从而获取脑组织标记血流的灌注信息。须进行两次采集，获取非标记脉冲图（control imaging）和标记脉冲图（label imaging），两组图相减得到标记动脉血质子的弥散相位信号，再用血流动力学模型处理获得脑血流量（CBF）图像。多反转时间动脉自旋标记（mTI-ASL）序列，即多期 ASL，能够准确获得 rCBF 灌注时间-信号强度曲线，量化评估感兴趣区是否低灌注、晚灌注，或高灌注、早灌注（图 11-20）。

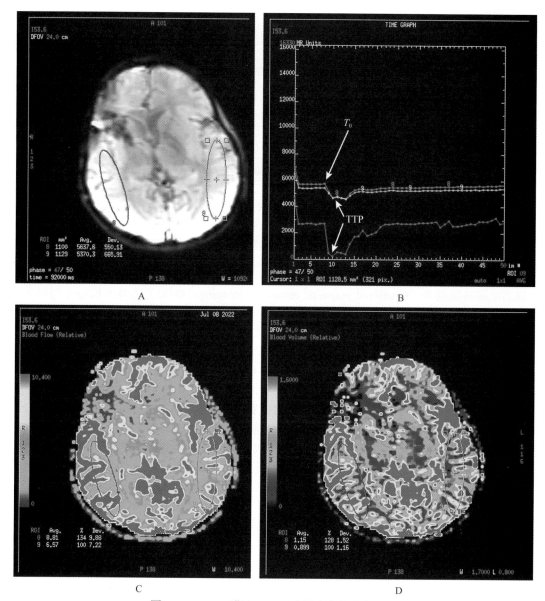

图 11-19　DSC 灌注 TIC 及定量参数伪彩色图像

A. DSC 后处理。B. 显示感兴趣区（ROI）8、ROI 9 的 DSC 灌注 TIC，底部 TIC 为大脑中动脉的灌注曲线（作为参考）；TIC 横坐标为时间，纵坐标为信号强度；T_0 箭头所示为基线段，即对比剂到达前的时间，TTP 箭头所示为对比剂灌注达峰（谷底）时间。C. 相应的 rCBF 伪彩色图像及量表。D. rCBV 伪彩色图像及量表

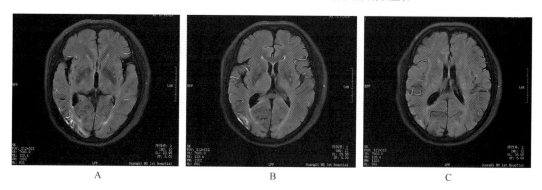

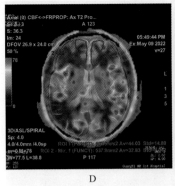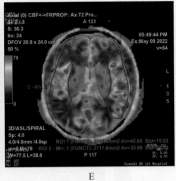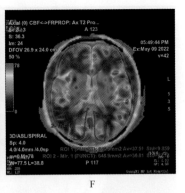

图 11-20 急性脑梗死单期 ASL

A～C. 相邻 3 层 T₂-FLAIR 像，可见右侧枕叶、颞叶皮层及皮层下异常高/低信号灶；D～F. 显示 ASL 后处理 ROI 选区依次在两侧大脑的额叶、颞叶及枕叶，相应 CBF 值右侧（ROI2）均低于左侧（ROI1），提示右侧额叶、颞叶、枕叶低灌注可能

（五）脑功能成像的处理

脑功能磁共振成像（functional magnetic resonance imaging，fMRI）的技术核心是利用血氧水平依赖（BOLD）效应，采用时间分辨力和空间分辨力均较高的序列检测脑神经元活动功能。

BOLD 效应是指血液中氧合血红蛋白和去氧血红蛋白的比值改变时引起磁共振 T₂ 信号变化。血液中去氧血红蛋白具有顺磁性，可缩短 T_2，使 T₂ 信号强度降低；氧合血红蛋白为逆磁性物质，可延长 T_2，使 T₂ 信号增高。血液中的氧合血红蛋白和去氧血红蛋白含量存在一定的比值，当比值增高时，相应组织的 T₂ 加权像信号增高，比值越高，T₂ 信号越强。

fMRI 利用脑组织中神经元活动引起局部血氧饱和度变化（BOLD 效应）导致 T₂ 信号的改变，从而间接反映神经元的活动功能。为临床开展神经精神、认知领域的研究提供重要的帮助。

BOLD 脑功能磁共振成像分任务态功能磁共振成像和静息态功能磁共振成像。

1. 任务态功能磁共振成像 任务态 BOLD 主要检测大脑在执行特定任务时激活区域的功能状态。

当大脑某功能区活动（执行任务、被激活）时，该区域内脑组织耗氧量增加，相应的血液灌注量也会增加，其综合效应是局部血液中氧合血红蛋白与去氧血红蛋白的比值升高，致使相应区域 T₂ 信号增强。

任务态 BOLD 后处理一般包括数据预处理、数据分析、生成激活伪彩色图像（图 11-21）。

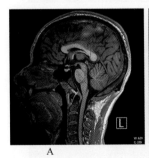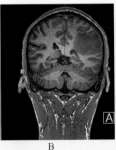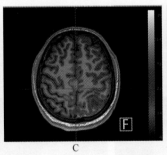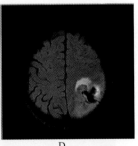

图 11-21 右手运动障碍患者双手扣指运动 BOLD 影像

A～D. 显示左侧大脑顶叶占位性病变。比较两侧大脑中央前回激活区（伪彩色），左侧未见激活，或可提示右手运动脑功能区功能障碍，与临床症状相符

2. 静息态功能磁共振成像 静息态 BOLD 主要研究大脑在无任务状态下 BOLD 信号的自发改变。

静息态 BOLD 需要大量的组数据进行复杂的批处理。处理流程包括数据预处理、数据分析、脑网络的图论分析（图 11-22）。

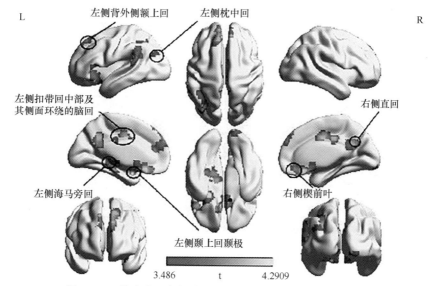

左侧背外侧额上回　　左侧枕中回

左侧扣带回中部及
其侧面环绕的脑回

右侧直回

左侧海马旁回

右侧楔前叶

左侧颞上回颞极

3.486　　t　　4.2909

图 11-22　基底节区急性脑梗死患者静息态 BOLD 脑网络图

与健康对照组比较，基底节区急性脑梗死患者存在多个脑功能区（见伪彩色所示区域）神经动态活动性异常

（六）MRS 的处理

　　MRS 是利用质子共振频率的化学位移现象检测组织化合物成分及其含量的 MRI 技术。临床主要应用于局灶性病变，如肿瘤、脑梗死的定性、代谢性脑病、缺氧缺血性脑病（HIE）、癫痫、痴呆、精神疾病等的辅助诊断。

　　与磁共振形态学序列及其他功能序列的结果显示方式（灰阶图像、伪彩色图像）不同，MRS 序列的结果显示采用坐标系谱线、数值的方式显示。MRS 将采集的自由感应衰减（FID）信号通过傅里叶变换为波谱信号。纵坐标代表化合物的浓度，横坐标代表化合物的位移，不同的化合物具有不同的化学位移，因此，横坐标区分不同的化合物。化学位移采用磁场强度共振频率（MHz）除以化合物共振频率（Hz）的 10^{-6} 次方即百万分之几（parts per million，ppm）为单位，不同的化合物在 MRS 频率编码上的共振频率不同，因而在横坐标上得以区别。

　　MRS 后处理大多数机型都设为自动处理，其处理环节一般包括水参照后处理、过滤、零填充插值、傅里叶变换、频率漂移校正、基线校正、相位校正、曲线拟合等，处理后产生谱线图及数值量表，直观显示各化合物的含量（图 11-23）。

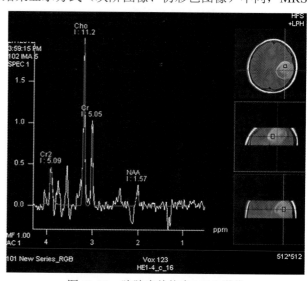

图 11-23　脑肿瘤单体素 MRS 谱线

显示瘤体区域单体素 MRS，Cho（胆碱）峰增高，NAA（氮-乙酰天冬氨酸）降低，提示肿瘤恶性可能

（七）脑脊液电影序列的处理

　　磁共振脑脊液成像（magnetic resonance cerebrospinal fluid imaging）是利用磁共振水成像技术或血管成像技术对流动相对缓慢的脑脊液进行的磁共振成像。磁共振脑脊液电影成像基本原理为扫描层面垂直于脑脊液流动方向，结合心电门控、呼吸门控获取不同时相的脑脊液 MRI 信号，使

用电影回放软件播放动态影像，观察脑脊液的流动状态，同时将扫描采集的 MRI 信号数据（幅度、相位）进行流速敏感相关算法的处理，得到与心动周期匹配的脑脊液动力学参数，如流速、流量等，从而可进行脑脊液的定性（脑脊液流动功能）、定量（流速）的判断，对临床评估脑脊液通路情况、治疗方案、术式的制订等提供帮助（图 11-24）。

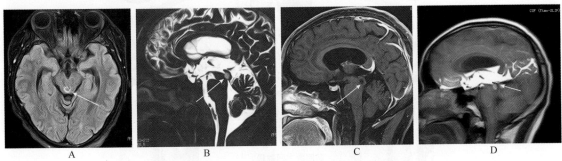

图 11-24　中脑导水管占位性病变脑脊液成像

A～C. MRI 平扫可见中脑导水管占位性病变（箭头所示）；D. 中脑导水管脑脊液电影成像序列未见中脑导水管及桥前池脑脊液下移流动（箭头所示）

（八）海马体积测量

海马是大脑边缘系统的一部分，主要负责短时记忆的存储转换和定向等功能。研究表明，一些疾病与海马体积大小存在相关性，如阿尔茨海默病、复发性和持续性抑郁症患者的海马体积会缩小。磁共振成像海马体积测量，虽然精确度存在一定不足，但仍然可为临床提供参考。

磁共振海马体积的测量，最初级的方法是人工手动在颅脑三维或二维斜冠状位（海马轴位）影像上逐层沿海马边缘分割后求总面积，再乘以总层厚（层厚乘以层数），二维影像还需加上总层间隔厚度，粗略得到总体积参数。相对改进的方法是采用自动求和处理软件或 AI 赋能的分割软件，基本的设计理念是分割后体积求和，分割的处理方法与结果数据相关，如手动勾画选区、密度识别自动选区、AI 解剖结构自动选区。

（九）内耳水成像的处理

内耳结构精细，磁共振水成像需要足够的分辨力，通常采用三维超薄层采集，影像的后处理主要进行 MIP、MPR 重组。MIP 重组后多角度旋转，MPR 主要进行轴位、斜矢状位（垂直于面听神经干长径）重组（图 11-25）。

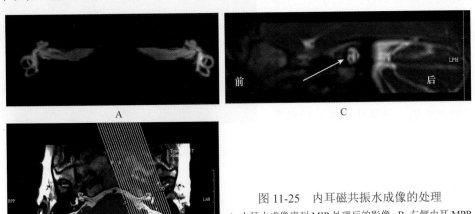

图 11-25　内耳磁共振水成像的处理

A. 内耳水成像序列 MIP 处理后的影像；B. 左侧内耳 MPR 方位，垂直面听神经管长轴方向，范围覆盖面听神经管至外半规管外；C. 左侧内耳 MPR 处理后的影像之一，显示面神经、耳蜗神经及前庭神经断面（箭头所示）

（十）手术导航定位

　　磁共振为手术导航进行的成像，目前主要应用于神经外科、脊柱外科等。其主要技术核心是将术前或术中获得的三维影像，如 3D-T_1WI 影像、DTI 白质神经纤维束影像，单独或融合，导入手术导航系统，使解剖结构及病变靶区可视化，进行精确定位，指导术者精准手术。如颅内占位手术导航，术者通过操作实物探针在患者头部表面移动，导航系统显示屏显示颅内虚拟探针移动，同时影像解剖位置实时跟随移动，直到找到病变靶区，系统实时记录并显示靶区距离实物探针探头的距离、方向等定位信息，术者在定位体表作标记，进行手术精准操作，从而实现虚拟与现实的结合。手术导航可在术前、术中进行（图 11-26）。

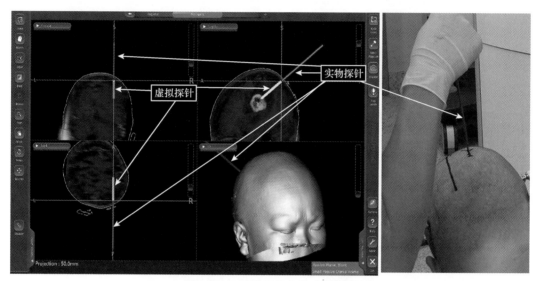

图 11-26　手术导航定位系统探针

显示颅外段实物探针及颅内段虚拟探针

二、心　胸　部

（一）心功能测定

　　心脏电影序列采用回顾性门控全心率周期采集，其影像具有时序信息，因此，通过后处理软件，可以实现心功能参数的计算测定。大部分 MRI 设备心功能电影成像配备后处理软件进行处理。比较常用的方法是采用盘型总和算法，在心脏短轴位电影序列像上手动或自动勾画心室内膜、外膜后，叠加从心底部至心尖部各个层面总和计算出心功能各指标参数，并获得心室壁厚度、运动功能牛眼图。心功能指标一般包括收缩末期容积、舒张末期容积、心室面积变化百分比、心输出量、每搏输出量、射血分数、心肌质量等数值。测量值的大小与心室轮廓清晰度和图像层面选择密切相关（图 11-27）。

（二）心肌功能测定

1. 灌注增强

　　（1）眼观影像表现：MRI 心肌灌注增强采用对比剂增强超快速 T_1WI 序列进行多期扫描，获取心肌对比剂首过微循环信息。注射对比剂后心肌信号逐渐增高并达峰值，一定时间后逐渐降低。当心肌发生病变致心肌功能受损，如心肌梗死时，梗死区心肌微循环减慢，其灌注期的 T_1WI 影像信号为低信号，表现为低灌注，但由于超快速扫描心肌信噪比较低，一般眼观不易观察到不明显的梗死区低信号，采用时间-信号强度曲线（time-signal intensity curve，TIC）进行后处理可获得参考信息。

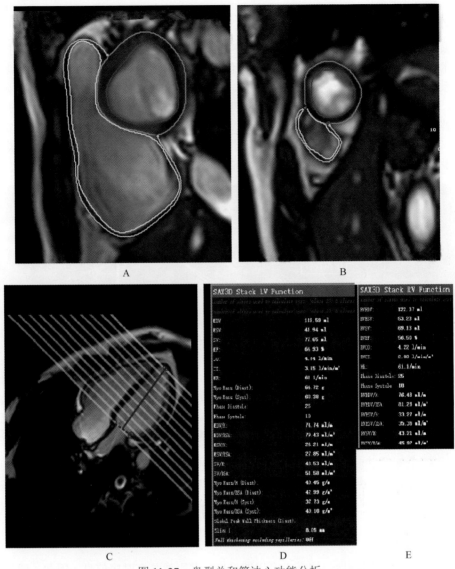

图 11-27　盘型总和算法心功能分析

图示批量勾画电影序列心脏短轴位像从心底部（A）至心尖部（B）层面的心室内膜、外膜，获得左心室（D）、右心室（E）心功能各项指标参数；C. 心脏短轴重组定位

（2）半定量分析：由于采用超快速动态多期采集，获得具有时序信息的影像，因此，可进行半定量或定量分析。采用时间-信号强度曲线，装载动态灌注增强扫描序列的影像，包含注射对比剂前、后全部图像，选择心肌和心室血池对比较好的时相勾画心室内、外膜，批量处理剩余期相图像，定义对比剂流入时间，选择感兴趣区，获得分区段的时间-信号强度曲线，得到的结果参数一般包括上升斜率、达峰时间及峰值信号强度等灌注参数（图 11-28）。

（3）定量分析：自动像素级的全定量灌注技术。通过静息及应激状态的 CMR 灌注图像，可以定量分析心肌血流量，以检测冠状动脉疾病和微血管功能障碍，快速生成像素级心肌血流图，得到心肌血流量（myocardial blood flow，MBF）、冠状动脉血流储备（coronary flow reserve，CFR）等，以便可视化描绘缺血情况（图 11-29）。

2. T_1 值、T_2 值及 ECV 值（心肌细胞外液与细胞总体积的比值）定量测定　通过组织信号强度、T_1-Mapping、T_2-Mapping 测值，分析心肌组织水肿、纤维化、瘢痕、梗死、铁沉积定量等，具有一定诊断价值（图 11-30）。

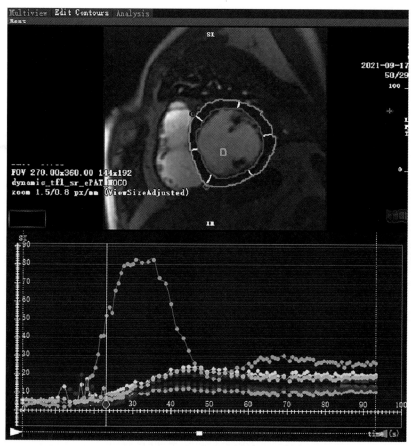

图 11-28　心肌灌注增强分区段 TIC 分析

显示左心室血池及各区段心肌对比剂灌注 TIC

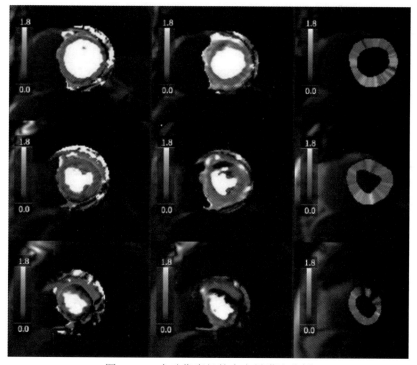

图 11-29　自动像素级的全定量灌注分析

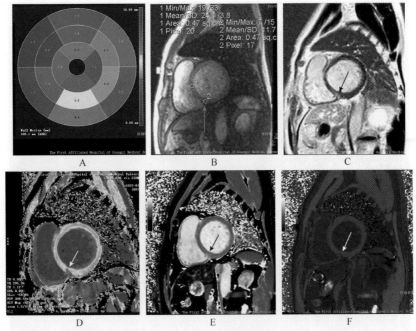

图 11-30 心肌受累疾病 MRI

提示心肌受累疾病（临床资料：有酗酒史，不排除酒精性心肌病可能）。基底段室间隔心肌壁见弧形异常信号灶（箭头所示），灌注增强（B）呈低信号，延迟强化（C）高信号，打药前 T_1-Mapping 伪彩图（E）呈高信号，打药后 T_1-Mapping 伪彩图（F）呈低信号，ECV（D）增高；室壁运动度（A）降低

（三）乳腺

乳腺腺体微循环代谢缓慢，MRI 动态增强扫描的周期时间较长，后处理 TIC 分析主要参考对比剂到达时间、达峰时间等参数（图 11-31）。

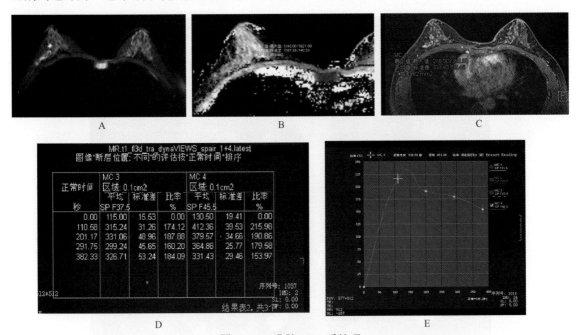

图 11-31 乳腺 MRI 后处理

A. DWI 弥散图；B. DWI 的 ADC 图，显示 ROI 中 ADC 值降低，提示弥散受限；C. 显示动态增强 ROI 的信号强度；D. 动态增强前、后各期各 ROI 的信号强度值；E. 动态增强前、后各期的 TIC

三、腹　盆　部

（一）水成像

腹部磁共振水成像主要部位是磁共振胆胰管成像（magnetic resonance cholangiopancreatography，MRCP）和磁共振尿路成像（magnetic resonance urography，MRU），采用 MIP 重组或有目的性的靶区 MPR（图 11-32）。

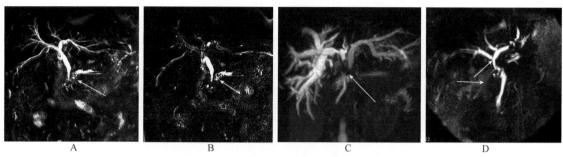

图 11-32　MRCP 后处理影像

A、C、D. 为 MIP 图像；B. 为 MPR 图像。A、B. 胰管结石患者，显示胰头部胰管内多发结石状充盈缺损影（箭头所示）并胰体部胰管扩张，肝内胆管未见扩张；C. 胆管癌患者，显示肝总管、右前叶肝内胆管占位性充盈缺损，高位胆道梗阻（箭头所示）；D. 肝移植患者，显示肝门部胆管吻合口狭窄（箭头所示），内见一引流管（箭头所示），下段胆管通畅，肝内胆管轻度扩张

（二）动态增强定量分析

双室模型（Tofts 模型）是动态灌注增强定量分析模型之一，其采用组织四维（Tissue 4D）后处理软件，通过量化分析各定量参数，获取组织微循环灌注信息。Tofts 模型的双室是指血管内（第一室）和血管外细胞外间隙（第二室），静脉注射钆对比剂后，钆剂在血管腔内和血管外细胞之间双向对流交换（图 11-33）。

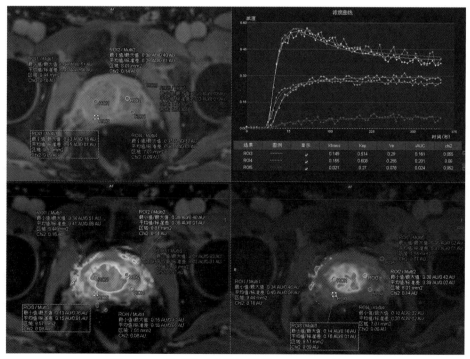

图 11-33　前列腺动态灌注增强 Tissue 4D 后处理

四、周围血管

（一）MIP 和 MPR

磁共振血管成像（MRA）无论是非对比或对比增强磁共振血管成像（CE-MRA），3D 序列扫描的数据均可以进行 MIP 和 MPR（图 11-34）。

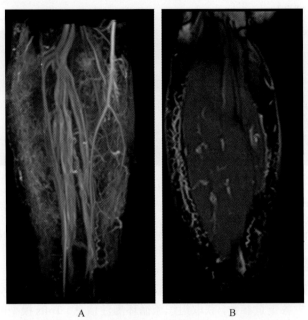

　A　　　　　　　　　B

图 11-34　小腿非对比 MRA 后处理——MIP 及 MPR

A. MIP 处理影像，皮肤及皮下组织高信号与血管影像重叠；B. MPR 处理后充分暴露、显示靶区病变曲张的静脉影

（二）减影

血管成像减影一般用于 CE-MRA，需要注射对比剂前扫描蒙片，即使用同一参数序列、扫描定位不变，注射对比剂前扫描 1 期，称蒙片，注射对比剂后扫描各期，将蒙片分别与注射对比剂后各期相减，得到的结果是相同的组织（对比剂以外的组织）被减掉，剩下增强后高信号的血管（对比剂）影像（图 11-35）。

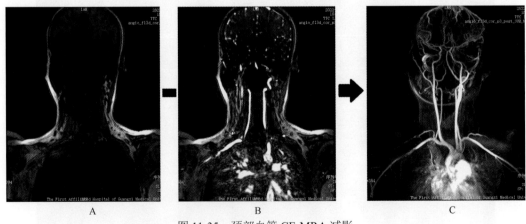

　　A　　　　　　　　　　　　　B　　　　　　　　　　　　　C

图 11-35　颈部血管 CE-MRA 减影

A. 蒙片（注射对比剂前的影像）；B. 动脉期影像（注射对比剂后动脉期影像）；C. A 与 B 相减后，得到减影后动脉期影像

（三）裁剪

在 MRA 后处理中裁剪，一般用于把血管外的背景组织剪切，进一步去除血管外组织的遮挡，以突出显示整体血管或病变血管（图 11-36）。

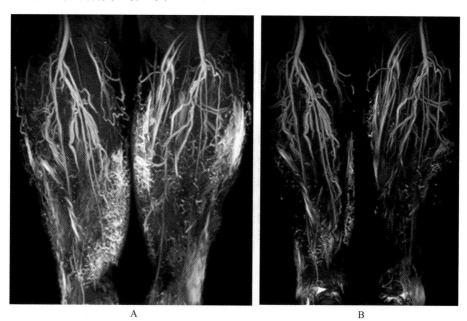

A

B

图 11-36　小腿非对比 MRA 后处理——裁剪

A. 未裁剪的 MIP MRA 影像，皮肤及皮下水肿高信号与血管重叠；B. 裁剪皮肤及皮下水肿影像后，充分暴露、显示迂曲的静脉

（四）图像拼接

图像拼接应用于大范围的 MRI，如全脊柱 MRI、全身血管 CE-MRA 等。需要分段采集，阅片时可以分段，也可以拼接起来整体显示。脊柱 MRI 拼接有利于精确定位椎体顺序位置。如胸椎 MRI，上端及下端均无法识别是第几胸椎椎体，与颈椎影像拼接后，则可以借助第 2 颈椎齿状突的特征性形态而识别其为第 2 颈椎，继而以此往下定位胸椎体顺序；或者与腰椎（包含部分骶椎）影像拼接，借助第 1 骶椎的特征性形态识别其为第 1 骶椎，继而以此往上定位胸椎体顺序，从而定位胸椎段的病灶位于第几胸椎水平。一般以借助第 2 颈椎定位以下椎体的方法比较准确，因为颈椎没有生理性变异，而腰椎存在生理性变异，如骶椎腰化或腰椎骶化，存在导致胸椎定位错误的风险（图 11-37）。

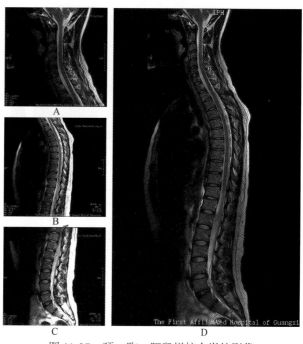

图 11-37　颈、胸、腰段拼接全脊柱影像

A、B、C. 分别为独立扫描后的颈、胸、腰段影像；D. 三者经拼接处理后，获得解剖位点配准的全脊柱拼接影像，利于准确定位椎体，特别是胸椎

五、周围神经

（一）MIP 和 MPR

周围神经三维 T_2 加权像不同厂商设备的序列稍有不同，但技术核心均是获取重 T_2 像，并施加脂肪抑制技术，以实现神经鞘管脑脊液显示为高信号，其他组织被衰减为低信号及脂肪组织被抑制。使用 MIP 和 MPR 可显示周围神经的走行和相关疾病。

（二）裁剪

将抑制不完全的周围背景组织的影像进行裁剪，以充分显示神经鞘管局部细节（图 11-38）。

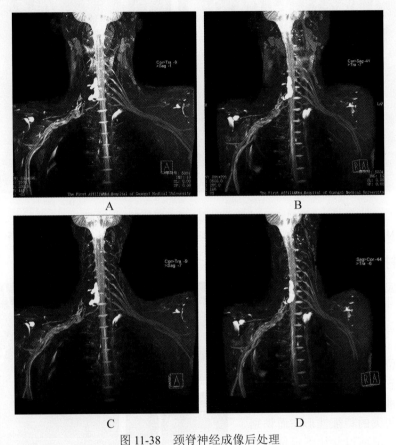

图 11-38　颈脊神经成像后处理

A、B. 未裁剪的 MIP 图像，周围组织高信号与脊神经鞘管重叠；C、D. 裁剪后的 MIP 图像，充分暴露、显示脊神经鞘管。
图示右侧臂丛神经中断、水肿、囊肿

第三节　影响 MRI 影像处理质量的因素

一、设备因素

（一）与系统硬件相关

1. 磁体系统　主要是提供一个均匀恒定的静磁场，静磁场的均匀性是影响 MRI 图像质量的主要因素之一，高均匀度的磁场有助于图像信噪比的提升，保证磁共振信号空间定位的准确性。

2. 梯度系统　其功能是为磁共振系统提供满足要求、可迅速开关的梯度磁场，对磁共振信号进行空间定位编码和选层，另外，梯度磁场的翻转还有对射频脉冲激发后原子核进行相位重聚、产生梯度回波信号的作用。

3. 磁共振屏蔽 由磁屏蔽和射频屏蔽组成。磁共振系统工作的稳定性与外界环境关系密切，磁场周围各种静止或移动的铁磁性物质都会对静磁场的稳定性和均匀性产生干扰，从而影响到磁共振的成像质量（图11-39）。

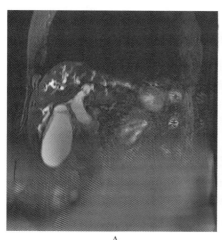 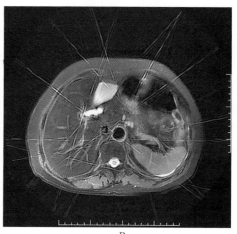

图 11-39 射频屏蔽泄漏，射频脉冲受到干扰导致的伪影

A. 网状伪影；B. 条状伪影

（二）与系统软件（数据重建）相关

1. 数据处理中的噪声污染 尖峰噪声是延续时间短促且幅度较大的噪声脉冲，是相关电路部件间的连接发生松动、计算机元件瞬时失灵、数模转换器性能不佳或在磁盘写入数据时出现故障时，在相位编码线突然出现意外的尖峰噪声，经过傅里叶变换后，可能会在相位或频率编码方向上形成振荡函数。在正常的磁共振信号上叠加了这种尖峰噪声，形成类似织物的条纹状伪影（图11-40A），从而影响图像质量。

2. 数据的丢失 在数据处理过程中，如果出现线路故障、数模转换器及梯度磁场不稳定的情况下，可导致部分相位编码线的丢失，图像表现为垂直、平行或斜行的条纹状伪影（图11-40B）。

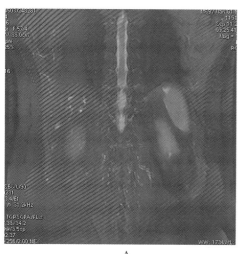 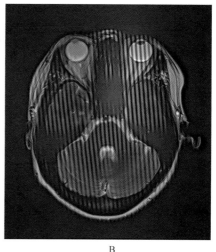

图 11-40 设备故障导致的 MRI 伪影

A. 腹部冠状位 T_2WI 上叠加了尖峰噪声而出现的条纹状伪影；B. 头颅轴位 T_2WI，因数据丢失导致部分相位编码线的丢失而出现垂直的条纹状伪影

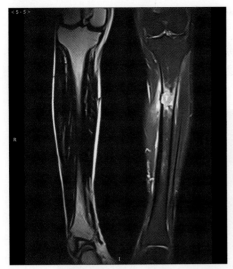

图 11-41 因软件计算错误，出现双下肢水相、脂相相反的图像

3. 不同的扫描序列，其成像时间和图像质量也都不相同，不同的后处理软件、不同的后处理方法也会影响图像质量。另外，计算机软件出现计算错误可引起图像的表达不正确（图 11-41）。

二、被检者因素

（一）检查前准备不充分

1. 腹盆腔的 MRI 检查患者没有按照要求空腹或准备不彻底，造成非检查组织特别是胃肠道、膀胱等空腔脏器内容物引起局部磁场的不均匀及磁敏感伪影、运动伪影的增加，导致被检组织显示不佳、图像质量下降。

2. 患者带有金属异物进行检查，造成金属或磁敏感伪影的产生，使局部组织出现变形、缺失等，严重者会导致图像的失真，容易出现误诊、漏诊的现象。

（二）被检者不配合

1. 危重患者不自主运动造成图像的模糊。

2. 腹部等需要屏气序列扫描时，患者不能有效屏气，导致图像的模糊。

3. 患者的被动体位，引起被检部位或组织显示不佳。

三、操作者因素

（一）体位摆放、扫描定位不规范

被检者体位摆放、扫描定位不规范，可引起扫描部位或病变显示不佳、图像的信噪比及对比度下降等，影响图像的质量。特别是磁共振波谱扫描，如颅底病变如果定位不规范，以及扫描视野内包含有骨骼、气体等易产生磁敏感效应的物质，重建出的 MRS 谱线不能够真实反映病变或组织的化合物，而影响临床对疾病的判断。

（二）线圈选择不合适

根据被检部位的大小、位置选择合适的表面线圈，否则可能出现图像信号强度不均、信噪比下降等而影响临床诊断。

（三）并行采集序列中参考扫描不规范

在并行采集扫描序列中，校准扫描序列与扫描部位中心不一致或包含范围不一致时，在 FOV 内出现无信号区域、卷褶伪影、信噪比降低等，从而影响图像质量。

（四）参数选择不当

脉冲序列由一系列的参数组成，每个参数对图像都有一定的影响，参数选择不当会引起图像加权成分的下降及图像信噪比、对比度、空间分辨力降低，以及图像伪影的出现或加重。

（五）动态增强扫描时机选择不当

不同器官组织、不同的患者对比剂达峰时间不同，如果扫描时机选择不当，会引起目标组织的血管显示欠佳，从而影响到临床判断的准确性。

四、影像处理方法因素

（一）测量不规范

　　组织、病变的大小对某些疾病的临床诊疗有较大的意义，如果在图像处理中测量的目标组织不是最大层面或在最大层面上测量的起止点放置不准确，都会影响到测量数据的准确性。

（二）感兴趣区位置不合适

　　感兴趣区（ROI）内应该尽量包含同一组织或病变，如包含有其他非目标组织，则测出的数据或曲线存在误差，而影响到临床的诊疗（图 11-42）。

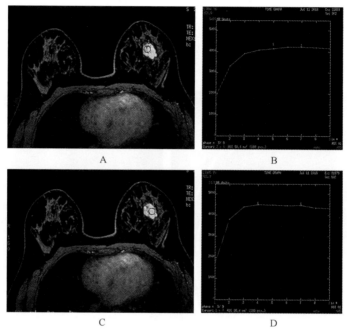

图 11-42　左侧乳腺占位性病变，动态增强扫描时间-信号强度曲线处理

A. 处理不规范，ROI 包含有病变以外的组织；B. 导致时间-信号强度曲线呈现缓升趋势；C. ROI 放置规范，ROI 内全部为病变组织；
D. 显示为速升平稳（缓降），对病变性质的判断有一定的影响

（三）图像处理错误

　　目标组织被人为裁剪或融掉，引起假象（图 11-43）。

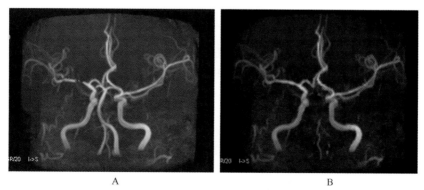

图 11-43　后处理过程中正常血管被裁

A. 显示右侧大脑中动脉中间部分缺如；B. 椎基底动脉不显示

第四节　MRI 影像处理的伪影及对策

MRI 成像原理复杂，图像受影响的因素也较多，除了设备硬件、操作者因素外，在图像处理过程中也会出现伪影。

一、截断伪影

在重建 MRI 信号使用傅里叶变换过程中，由于 MRI 信号的采样不足，通过有限的谐波来还原原始信号，在组织对比度高的界面上，频率域波形就会出现截断现象，表现为负向和正向的振荡而形成截断伪影，也称为 Gibbs 伪影、环状伪影。截断伪影源于图像的傅里叶变换过程，因此无法完全消除，它们在相位和频率方向都会出现。而相位编码方向的空间分辨力往往设置较低，以缩短采集时间，所以相位编码方向的截断伪影更明显。其特点是，截断伪影在相位编码方向明显；截断伪影表现为明暗相间的细线状低信号影（图 11-44）。应对策略是，提高图像扫描的空间分辨力（增加相位编码矩阵或者减小 FOV）；减小带宽。

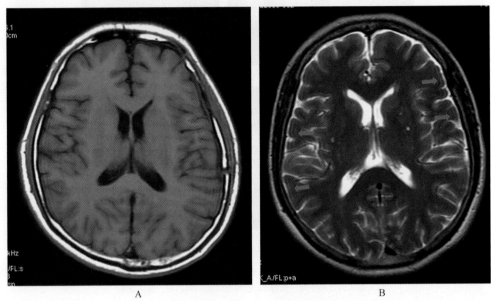

图 11-44　头颅轴位 T_1WI、T_2WI 像中的截断伪影
可见环状明暗相间的截断伪影
A. T_1WI 像；B. T_2WI 像

二、化学位移伪影

MRI 是通过施加梯度磁场造成不同部位氢质子的共振频率差异，反映人体组织的不同位置和解剖结构。在 MRI 的图像频率编码方向上，MRI 信号是通过施加频率编码梯度磁场造成不同位置上氢质子进动频率差别来完成空间定位编码，不同组织中氢质子的进动频率不同，MRI 通常以水质子的进动频率为中心频率，由于脂质子的进动频率低于水质子的进动频率，在傅里叶变换时，会把脂质子进动的低频率误认为空间位置的低频率，在重建后的 MRI 图像上脂肪组织的信号会在频率编码方向上向梯度磁场强较低（进动频率较低）的一侧错位，而水质子群则不发生移位，这种移位在组织的一侧使两种质子群在图像上相互分离而无信号，而在另一侧因相互重叠则表现为高信号，即在含水组织和脂肪组织界面，表现为无信号的黑色和高信号的白色条状或月牙状影像（图 11-45A）。

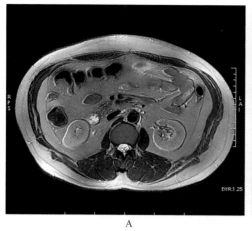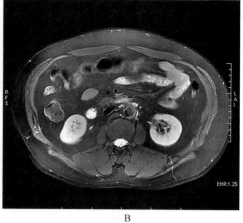

图 11-45　化学位移伪影

A. FSE T$_2$ 像（频率编码方向 L/R），肾脏边缘出现明显的化学位移伪影，即肾脏右侧边缘出现高信号半弧影、左侧边缘出现低信号半弧影；B. FSE 压脂 T$_2$ 像（频率编码方向 L/R），使用脂肪抑制技术，化学位移伪影消失

　　化学位移伪影的特点：①化学位移伪影常出现在频率编码方向上，脂肪组织与其他组织的界面与频率编码方向垂直时，化学位移伪影比较明显；②脂肪组织的信号向频率编码梯度磁场强度较低的一侧移位；③主磁场强度越高，水质子与脂质子的频率差异越明显，化学位移伪影越严重，错位也越明显；④在 EPI 序列上可出现在相位编码方向上；⑤化学位移伪影如出现在脂肪与含水组织的界面上时，在反相位上可表现为脏器与脏器间的勾边效应（图 11-46）。应对对策：①增加频率编码的带宽，也就是增加采样带宽；②选用主磁场较低的 MRI 设备进行扫描，可减轻化学位移伪影；③改变频率编码的方向，使脂肪组织和其他组织的界面与频率编码方向平行，可消除或减轻伪影的程度；④施加脂肪抑制技术（图 11-45B）。

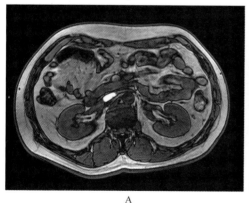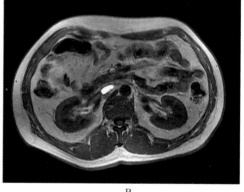

图 11-46　腹部同、反相位图像

A. 反相位图像，肾皮质与周围脂肪组织形成弧形的低信号影；B. 同相位图像

三、数据重建受干扰引起的伪影

　　数据中的意外噪声污染即尖峰噪声。在数据处理过程中，如果电路部件之间的连接发生松动、计算机元件瞬时失灵、数模转换器性能不稳定，以及数据写入时出现故障，在相位编码线上连续变化的信号强度曲线上突然出现的意外尖峰噪声经过傅里叶变换后，可能会在相位或频率编码方向上形成振荡函数，正常的磁共振信号上叠加了这种尖峰噪声，会形成类似织物的条纹状伪影（图 11-47），从而影响图像质量。

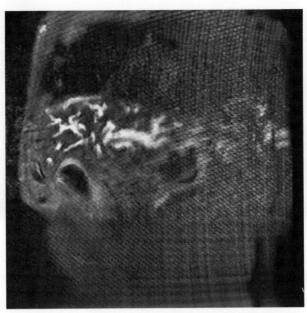

图 11-47　腹部 MRI 冠状位图像中条纹状伪影

　　数据丢失伪影，在数据处理过程中，如果出现数模转换器、线路故障或梯度磁场不稳定时，可以导致部分相位编码线的丢失，图像表现为垂直、平行或斜行的条纹状伪影（图 11-40）。线条伪影的轻重不同，当接近梯度编码中心梯度较小的相位编码线时，对图像的影响最大，数据丢失伪影可以通过后处理进行去除和减轻。

（李文美　窦社伟）

第12章 DSA 影像处理技术

第一节 DSA 影像处理常用技术

随着介入放射学、DSA 设备与新技术的发展，更多的 DSA 影像处理技术应用于临床。常用的主要包括再蒙片、图像合成或积分、像素位移、补偿滤过、界标与感兴趣区的处理、三维重组、最大密度投影、最小密度投影、容积重组、图像融合、仿真内镜、伪彩色等。

一、再蒙片

再蒙片（remasking）是重新确定蒙片像，对患者运动引起的减影对错位的后处理方法。通过观察造影的系列图像，在原始图像中挑选一帧作为蒙片与其他图像相减以形成理想的减影图像。再蒙片的局限性是，替换的蒙片中含有一定量的对比剂，这就会使减影后的血管图像信息减少（图 12-1）。

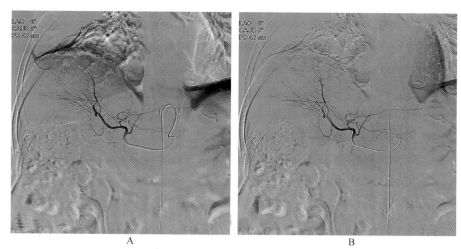

图 12-1 患者运动导致的再蒙片
A. 显示呼吸运动引起减影不彻底；B. 重置蒙片后的图像

二、图像合成或积分

图像合成或积分是一种将多幅图像处理成一幅图像的处理方法。它是一种空间滤过处理，积分因素越多，图像噪声越低。在 DSA 检查的序列曝光中，摄影采集一次可以得到几帧到几十帧的影像，而作为减影的仅为其中的一对或几对，从 X 射线曝光的利用率来讲是低效率的。若将多帧蒙片积分，并作为一个负数加权，将经积分和加权后得到的影像做减影处理，则可得到积分后的减影像，提高了图像信噪比，改善了图像质量。

三、像素位移

像素位移（pixel shift）是通过计算机内推法来消除移动伪影的技术。主要用于消除患者位移引起的减影影像中的配准不良。为了改善减影对的配准不良，可以将蒙片的局部或全部像素向不同的方向移动一定的距离，使之与对应的像素更好地配准，从而消除伪影。同时注意，像素位移对影像的改善能力是有限的。其方法分为手动像素位移、自动像素位移，以及灵活像素位移三种。

其中自动像素位移使用方便，它是在感兴趣区内自动调节不同方向蒙片移动的距离，实时与造影图相减，达到效果最佳的一种影像处理方式。另外，三维图像重组前也可以使用像素位移技术，使图像质量明显提高（图12-2）。

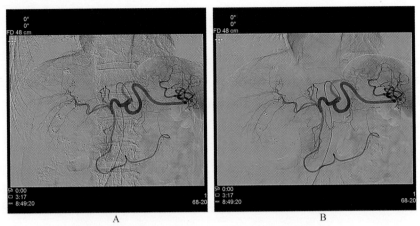

图12-2　像素位移解决患者移动导致的减影不良

A.患者移动伪影图像；B.像素位移减影后图像

四、补偿滤过

补偿滤过（compensating filtration）是在X射线管与患者之间放置附加的衰减材料，在视野内选择性地衰减特定的辐射强度较大区域，使成像区域内射线强度一致，避免产生饱和伪影的方法。

DSA检查过程中，为了达到理想的减影效果，必须调整成像部位的X射线衰减范围与DSA设备的动态范围相吻合，以免产生饱和伪影。在影像增强器型DSA成像系统中，决定系统动态范围的关键部件是TV摄像机系统，若成像部位衰减值的动态范围超出摄像机可精确复制的信号范围时，就会产生影像饱和，减影图像中出现均匀灰度值的无组织结构的盲区，即饱和伪影，该区

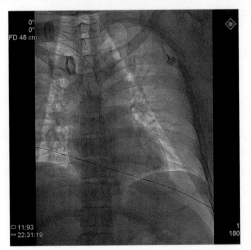

图12-3　冠状动脉造影时透视图像肺野补偿滤过

域内的诊断信号不可逆转地丢失。平板DSA设备在组织密度相差较大的相邻区域内也会产生饱和伪影。降低影像饱和的方法有增加kVp、附加滤过材料、增加影像接收器射线敏感度和转换率、降低摄像机的电增益等。

在心脏介入检查时，由于胸部的肺野与纵隔心脏大血管密度不同，透视和摄影时的透光度就不同，在肺野内加入补偿滤过板，使X射线在被照射区衰减接近均匀，防止饱和伪影的产生（图12-3）。在肝脏介入治疗中，肝区血管图像采集时，右侧膈上、下肺野及肋膈角区域透光度大，容易形成饱和伪影，需要加入补偿滤过板来消除。加入补偿滤过板的方法根据不同人体部位和体位，可有手动和自动之分。

五、界标与感兴趣区的处理

界标（landmark）是为DSA设备的减影图像提供的一个解剖标志，对病变区域血管准确定位，为疾病诊断或外科手术提供参考。减影图像只显示含有对比剂的血管，解剖定位不十分明确。如

果需要体内标志，可用一幅具有增强血管的 DSA 减影像，与增强后的未减影像重合，这样得到的图像同时显示减影血管与背景结构，也提高了血管的显示程度，即为界标影像。临床上，常把骨性标记调节为显示一定百分比的图像作为源图像来生成界标图像（图 12-4）。

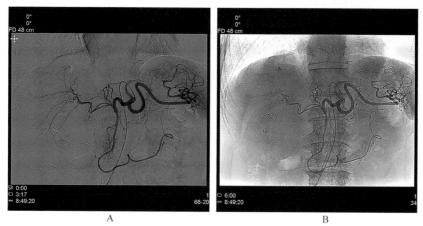

图 12-4　减影图像（A）和界标图像（B）

在介入放射学中，对感兴趣区的处理方法有：①对病变区进行勾边增强，建立图像的轮廓，突出病灶，便于诊断和测量；②对病变区可以使用窗口技术、放大及移动、灰度校准及转换、附加文字说明；③对病变区进行角度变化、图像换算，以观察图像的细致程度；④对病变区计算、统计，包括图像密度统计、计算两个感兴趣区的密度比率、建立病变区直方图、计算直方图密度统计曲线；⑤建立时间-密度曲线，规定在做总的密度曲线时，病变区作为时间的函数，X 轴是采像时间，Y 轴是所选病变区内的总密度；⑥病变区曲线的处理；⑦确定心脏功能参量，测定心室容积和射血分数及室壁运动的相位和振幅；⑧研究对比剂流过血管的情况，从而确定血管内的相对流量、灌注时间和血流速度，同时可以测出血管内狭窄的程度、大小、相对百分比，以及狭窄区的密度改变和百分比等。

六、三维重组

三维重组技术以动态旋转 DSA 设备采集的影像数据为基础，在工作站采用三维可视化技术显示出逼真的血管和组织影像，可对影像在三维空间进行任意角度的观察处理，利用三维重组技术为临床提供更多有价值的影像信息（图 12-5）。

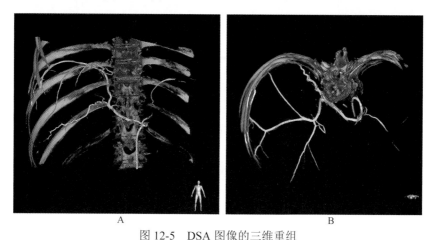

图 12-5　DSA 图像的三维重组

A. 三维重组前后位（AP）；B. 三维重组左前斜 139° 并头侧 86° 位（LAO139°、CRAN86°）

七、最大密度投影

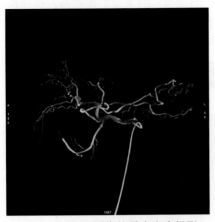

图 12-6　DSA 图像的最大密度投影

最大密度投影（MIP）是血管三维图像的重组方法之一。血管造影中，血管的密度高于周围组织结构的密度，用最大密度投影就可以把密度高的血管勾画出来，低密度的组织结构被去掉，得到类似传统的血管造影效果。因为成像数据为容积数据，可以任意改变投影方向，在 360° 全方位旋转，血管影像清晰，原始信息丢失较少，清楚地显示对比剂强化的血管形态、走向、异常改变，以及血管壁钙化和分布的情况。MIP 主要用于血管直径和动脉瘤直径的测量（图 12-6）。

八、最小密度投影

最小密度投影（MinIP）是 C 臂 CT 对所选取的某一厚度范围内三维容积数据中，按照选层方向最小密度体素进行投影，并在一个平面中显示出来的图像处理方法。此技术多用于显示气管，见图 12-7。

九、容 积 重 组

容积重组（volume reformation，VR），也叫容积显示，是利用容积扫描数据，将所有体素的密度值设定为不同的透明度，显示容积内不同密度的组织结构，且保存容积内组织结构的三维空间关系，同时利用虚拟照明效应，用不同的灰阶或伪彩色显示三维立体图像。通过调节阈值和旋转角度，VR 图像能更准确地显示动脉的特征、解剖，以及与周围组织的毗邻关系。如果使用双容积显示技术，可以明确显示血管与周围组织之间的解剖关系，指导临床介入手术（图 12-8）。

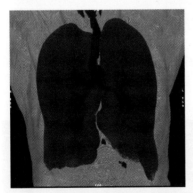

图 12-7　C 臂 CT 图像的最小密度投影重组图像

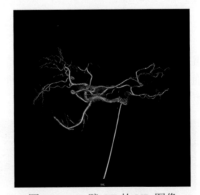

图 12-8　C 臂 CT 的 VR 图像

十、图 像 融 合

图像融合（image fusion）是将两个或两个以上的影像设备获得的数字影像信息，对应同一目标的图像数据经过图像处理技术，最大限度地提取各自图像的有效信息，最后融合成高质量的图像，提高图像信息的利用率，以形成对目标的清晰完整和信息的准确描述的方法。图像融合技术将 DSA 设备采集二维或三维图像与 CT、MRI、US 等图像，或是 DSA 设备采集的不同类型的二维、三维图像之间融合在一起。其弥补了单一成像模式的局限性，可以更直观地显示解剖及病变结构，提高治疗的精准性。

　　DSA 图像显示血管具有较大优势，但无骨性标记对病变部位及手术的精确指导，具有较大的局限性。三维图像融合技术是利用计算机技术将各种影像设备获得的数字图像信息，通过 DICOM 接口传输到一个特定的工作站进行数字化综合处理，并进行空间配准，获得一种全新的图像。也就是说，将各自单一的图像融合成一幅图像，显示更多的具有各自特点又在一幅图像上显示的特殊处理技术。这既能显示解剖结构，又能显示功能，提高影像诊断的精准度，也能更准确地指导微创手术。

　　根据信号源及融合的结果，融合方式有以下几种。① DSA 设备自身图像融合：信号源来自 DSA 设备，即术前 DSA 设备检查同时采集类 CT 图像与三维图像，在后处理工作站进行图像融合；②其他设备图像的融合：信号源来源于 CT、MRI、US 等设备，通过 PACS 进入目标 DSA 设备的后处理工作站，进行图像融合；③实时三维影像融合：新型 DSA 设备通过一键融合技术实现对所有厂家的 CT、MRI、PET、US 等影像信息进行无缝融合，实现三维影像的实时融合，直接指导介入手术，缩短手术时间，减少辐射剂量，降低手术风险。

　　融合过程为，当设备完成了 3D-DSA 数据采集时，根据介入手术医师要求，需要明确解剖结构时，应进行 C 臂 CT 扫描以获得 CT 图像。若需要外部影像资料时，应通过医院 PACS 把需要的同一部位的影像资料（CT、MRI、PET、US、DSA 等）下载到本机图像后处理工作站。根据介入医师的手术要求进行相应的图像融合处理。滤器置入手术时下腔静脉和腹部透视图像融合见图 12-9。

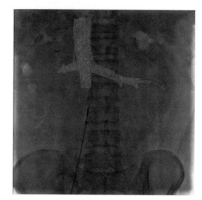

图 12-9　滤器置入术中下腔静脉和腹部透视图像融合

十一、伪彩色处理

　　伪彩色处理是 DSA 图像处理中为了直观地观察和分析血管图像，将 DSA 黑白图像中的各个灰度值按照一种线性或非线性函数关系映射到彩色空间，对灰度图像进行伪彩色处理，突出感兴趣区或待分析的数据段，从而达到图像增强的效果。通常在 DSA 设备工作站用专门的软件，对血管的动脉期、静脉期及实质期用红色、绿色与蓝色分别在一幅图像显示血管或血管病的全程影像，并可计算出感兴趣点对比剂达峰时间或灌注血容量，用以判断血流时间及评价治疗效果（图 12-10）。

十二、仿 真 内 镜

　　仿真内镜（VE）是以容积扫描为基础，对容积图像信息进行特殊的三维后处理，即对血管内表面具有相同像素值范围的部分进行三维重组，显示血管腔内表面的立体图像，再利用计算机的模拟导航技术进行腔内观察，效果类似于纤维内镜所见。DSA 仿真内镜技术通过自行设定漫游的起始点及终点的位置，可随病变的部位和性质而定，可选择慢、中、快速度，系统自动将镜头置于血管中心位置并沿血管轴向运动，进行漫游观察血管腔内情

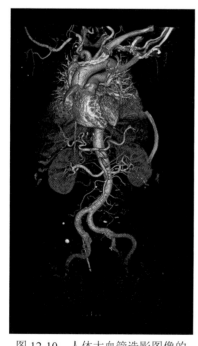

图 12-10　人体大血管造影图像的伪彩色处理

况。VE 的不足之处是，不能进行特异性分析、不能观察血管搏动情况和进行血流动力学分析等（图 12-11）。

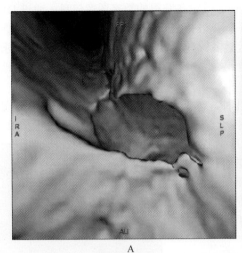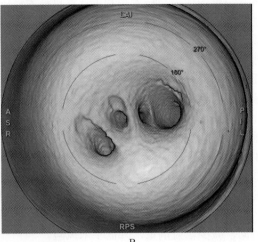

图 12-11　胸主动脉仿真内镜

A. 近景图像；B. 远景图像

第二节　DSA 影像处理技术的临床应用

DSA 检查技术主要应用于心、脑及全身血管等的介入诊疗，其影像采集与处理技术被广泛应用于临床工作中。

一、头　颈　部

DSA 设备三维成像（3D-DSA）是一种常用的 DSA 技术，可对脑血管病变情况予以清晰、立体地显示，对脑血管病变的临床诊治具有重要意义。

1. 图像采集　患者取仰卧位，常规消毒铺巾，经股动脉 Seldinger 法穿刺，将导管头端置入颈内动脉，在常规二维采集后行 3D-DSA 采集。采集过程中嘱患者头颅保持不动，不要做吞咽动作等。影像采集方式一般有两种。

（1）旋转一圈影像采集模式：曝光采集联动高压注射器，注射速率 3ml/s，注射总量 18ml，X 射线延迟 2 秒；C 臂从患者右侧以正中矢状面为轴心向左侧旋转，旋转时间为 4 秒，旋转角度为 240°，采集一圈，将数据传输至专用后处理工作站，即可得到 3D 血管像。

（2）旋转两圈影像采集模式：第一圈不联动高压注射器，采集一组蒙片，第一圈采集结束后，不松开曝光手闸，C 臂回位至测试准备位置，这期间联动高压注射器，待 C 臂回位至测试准备位置时，松开曝光手闸，随即再次按下手闸，采集含有一组血管像的 3D 图像。将两次采集图像做减影，得到 3D-DSA 脑血管像。

2. 图像处理

（1）在后处理工作站对采集数据进行后处理：在旋转一圈影像采集模式下，通过改变影像阈值，去除非感兴趣颅骨等其他器官，也可利用剪切工具，将多余非感兴趣区裁剪；旋转两圈影像采集模式可以使两次采集数据进行减影及重置蒙片等影像处理，使 3D 血管像更清晰，信息更丰富。

（2）图像重组：在得到 3D 血管像的基础上，可对感兴趣区进行进一步重组。选择重组视野大小、图像平滑度，以及分辨力大小，可重组出以感兴趣区为中心的影像，进一步显示通过动脉瘤的细小血管等详细信息。

（3）双容积显示：利用颅骨等骨性标记配准，使头颅影像与 3D 血管像同时显示，可清晰显示血管病变部位及在头颅的空间位置，为病变进一步治疗提供影像资料。

两种不同的采集方式有各自的优点。采用旋转一圈影像采集模式，可减少患者接受辐射剂量。需要患者配合时间相对短，减少两次采集过程中由于运动导致的减影失败。设置合适的阈值可形成立体感较强的图像，显示 3D 血管像。如阈值设置不当，则会使细小的血管消失，因此，有可能会丢失部分信息。采用旋转两圈影像采集模式，通过两次原始数据减影后可得到信息丰富的血管像，对动脉瘤置入弹簧圈栓塞后手术效果的评价，要优于旋转一圈影像采集模式。但是，对于危重患者，时间显得非常重要，旋转一圈影像采集模式能够快速得到图像，快速进行影像后处理，观察影像及病情，及时救治。可见，影像处理时间与影像质量之间需要权衡，有的设备机型具备两种模式选择使用，有的机型只有旋转两圈影像采集模式。影像的采集与处理要以患者及病情为中心，这一点是需要重视的（图 12-12）。

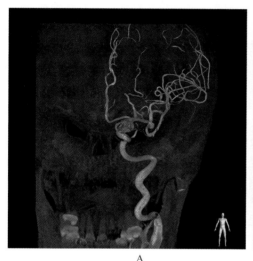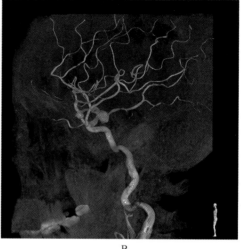

图 12-12　3D-DSA 脑血管造影图像

A. 前后位；B. 侧位

二、心　胸　部

随着介入医学的发展，临床工作中胸主动脉夹层的患者可以通过介入治疗挽救生命。胸主动脉夹层腔内隔绝术就是一种行之有效的方法。首先对患者术前的 CTA 数据进行容积重组（VR），得到主动脉的 3D 立体图像，并将该图像与术中 DSA 设备采集的图像融合，为术者直观显示主动脉走行和重要分支血管开口位置，指导术者输送和释放支架。该技术的应用降低了大血管介入手术的难度、减少了对比剂的用量。

1. 图像提取　将患者术前 CTA 数据下载至 DSA 图像后处理工作站，并对 CTA 数据进行容积重组，分别重建出 3D 血管像和 3D 骨骼像。3D 血管像用于手术规划和术中导航，3D 骨骼像用于图像配准。初次重建出的 3D 血管像包含了许多细小分支血管结构，而这些细小分支血管影像对主动脉介入手术意义不大，相反，还容易干扰术者对主动脉及主要分支血管的观察。所以需要对 3D 血管像进行进一步提取。通常进一步提取后的血管像能清晰显示主动脉主干和头臂干、左颈总动脉、左锁骨下动脉、腹腔干等血管开口即可。使用图像处理中的"去骨"功能，将多余的细小分支血管裁剪掉，从而完成 3D 血管像的进一步提取。

2. 手术规划　提取的 3D 血管像可用于术前手术规划。在图像后处理工作站上可以对 3D 血管像进行全方位任意角度的观察。通过观察，术者可以快速准确地找到主动脉弓上三支血管展开的最佳角度，并在术中将 C 臂转到这个角度上进行主动脉弓造影。这样采集的影像中，主动脉弓上三支血管开口不会重叠。在图像后处理工作站上也可以对 3D 血管像的血管直径、长度进行测量，测得的这些参数对术者确定主动脉支架的型号有指导意义。术者也可以用蒙片在 3D 血管像上标记分支血管开口。术中导航时，这些做的标记会与 3D 血管像一起与 DSA 设备透视影像融合，帮助术者准确确定支架释放区域。

3. 图像配准　患者仰卧于导管床，常规消毒铺巾，在患者全身麻醉后可进行图像配准。图像配准采用 2D-3D 配准方式，即 2D 透视影像与 3D 骨骼像进行配准。进入图像配准模式后，C 臂采集一幅正位透视影像，随后将 C 臂转到左前斜 55° 采集第二幅透视影像。3D 骨骼像分别叠加在两幅透视影像上，拖动 3D 骨骼像，使 3D 骨骼像与透视影像中的骨骼重合，即完成图像配准。

4. 术中导航　术中 3D 血管像会随着 C 臂转动、导管床移动做出对应的位置变化，并会实时与 DSA 设备采集的图像进行融合，融合后的图像显示在图像后处理工作站显示屏上。除控制间外，通常会在手术间也安装一个图像后处理工作站显示屏，术者在术中能看到实时的融合图像。这种实时的融合图像可以有效地为术者指引导丝、导管和支架等的输送路径，以及支架释放的目标区域。在融合图像中，DSA 设备透视采集的导丝、导管和支架等的影像会在一定程度上受 3D 血管像遮掩而影响术者对其观察。为确保导丝、导管和支架等能够较为清晰地显示，在图像后处理中可以调整 3D 血管像的不透明程度，或是仅显示 3D 血管像的边缘轮廓。实际上这两种对 3D 血管像的图像处理方式是降低了 3D 血管像整体清晰度，但目前只能以这种折中的方式使术者既能看清患者的主动脉，也能看清在主动脉中穿行的导丝、导管和支架等。

相关研究表明，在胸主动脉夹层腔内隔绝术中使用图像融合导航技术，可以有效减少手术时间、降低患者和术者所接受的辐射剂量、减少术中造影次数，从而减少对比剂使用量。能否成功应用图像融合导航技术的关键点有两方面：一是提取的 3D 血管像的图像质量；二是图像配准的精准程度。用于 VR 重建的 CTA 数据量直接影响着 3D 血管像的图像质量。通常下载 CTA 薄层数据进行 VR 重建。图像配准方式目前主要有两种，即 2D-3D 配准方式和 3D-3D 配准方式。2D-3D 配准方式在前文中已有介绍。3D-3D 配准方式是在开始图像配准前对患者手术区的 C 臂进行 CT 扫描，在采集的 C 臂 CT 图像上和术前下载的 CTA 图像上分别找到三组标志点进行标记。标记时要确保每组标志点必须是同一点，可以选择明显的骨性标志或清晰的钙化点作为标志点。相关研究及临床应用表明，3D-3D 图像配准方式精准程度更高，但 2D-3D 图像配准方式更为简单易行（图 12-13）。

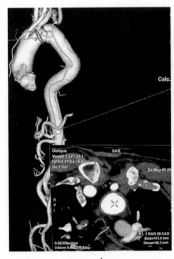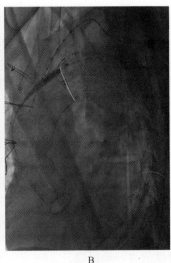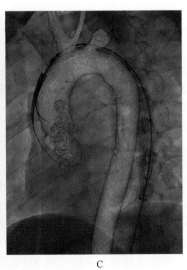

图 12-13　图像融合导航技术在胸主动脉夹层腔内隔绝术中的应用

A. 术前手术规划图像；B. 实时导航图像；C. 调整 3D 血管像不透明程度图像

三、腹　盆　部

（一）3D 血管图像重建技术在宫颈癌子宫动脉栓塞术中的应用

3D 血管图像重建技术在宫颈癌子宫动脉栓塞术中的应用，首先利用 3D 血管图像重建技术得到髂内动脉 3D 影像，在 3D 图像工作站可进行"去骨"、涂"伪彩色"等图像处理，以突出显示感兴趣区血管，通过拖动、旋转髂内动脉 3D 影像，可对其进行任意角度全方位观察，克服了 2D-DSA 影像上髂内动脉分支相互重叠的不利因素，使术者能够快速、准确地找到子宫动脉开口位置。同时，术者也可利用重建的髂内动脉 3D 影像进行 3D 路径图导航，帮助其将导管超选进入子宫动脉（图 12-14）。

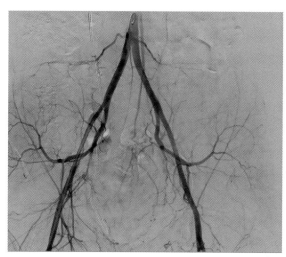
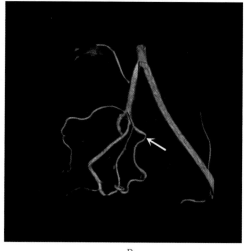

A　　　　　　　　　　　　　　　　　　　B

图 12-14　3D 血管图像重建技术在宫颈癌子宫动脉栓塞术中的应用

A. 腹主动脉造影显示两侧髂总动脉；B. 右前斜 60°，显示左侧髂内动脉三维图像（箭头所指为左侧子宫动脉开口及走行）

1. 图像采集　患者仰卧于导管床，机架转为左侧位，导管头置于髂内动脉内。使用正位透视和侧位透视进行定位，使感兴趣区位于采集视野中心。高压注射器注射速率 3ml/s，总量 21ml，X 射线延时 2 秒。选择盆腔 3D 采集程序，进行 C 臂旋转采集。在采集过程中要确保髂内动脉对比剂充盈良好，始终有对比剂不断地注入髂内动脉内。

2. 图像重建与图像处理　3D 采集的图像数据发送至图像后处理工作站，通过容积重组（VR），自动得到不显示骨骼和软组织仅显示髂内动脉的 3D 影像。对干扰术者观察的非感兴趣髂内动脉分支血管，可利用"去骨"功能将其裁剪掉。重建的髂内动脉 3D 影像也可以被涂上伪彩色，使其突出显示。术者在 3D 图像后处理工作站可以通过拖动、旋转髂内动脉 3D 影像，全方位、多角度观察髂内动脉各分支血管的解剖位置关系，快速、准确地找到子宫动脉开口位置，并能确定最佳显示子宫动脉开口的 C 臂投照角度。

3. 3D 路径图　术者可激活 3D 路径图（3D-roadmap）功能，髂内动脉 3D 影像便直接作为 3D 路径图影像与 DSA 设备实时透视影像融合叠加，显示在图像后工作站显示屏上，并且髂内动脉 3D 影像会实时随着 C 臂的旋转和导管床的移动而做出对应改变。通常，术者会将 C 臂转到能最佳显示子宫动脉开口的投照角度上进行插管操作。因为有髂内动脉 3D 影像作为 3D 路径图影像进行导航，髂内动脉走行及各分支血管间的解剖位置关系一目了然，这就减少了术中 2D-DSA 采集次数。

3D 血管图像重建技术在整个图像采集过程中 C 臂仅旋转采集一次，其直接采集血管充盈像，不采集蒙片像。之所以路径图像重建后能仅显示血管的 3D 影像而不显示骨骼影像，是因为在图像重建过程中图像处理计算机直接将骨骼的密度作为一阈值，并将这一阈值以下密度的组织影像直接去除不再显示。基于此，在 3D 采集过程中，对比剂注射参数的准确选择尤为重要。如果对比剂注射参数选择不当，造影时的血管密度与骨骼密度不能够很好地区分，就会导致 3D 采集失败，重建后的图像中骨骼与血管混杂在一起，髂内动脉显示不清。与旋转两圈影像采集模式的 3D-DSA 技术相比，3D 血管图像重建技术的优势是操作方便、快速和辐射剂量小，但其血管图像的细节显示要弱一些。

因为髂内动脉 3D 影像数据在术中由 DSA 设备采集，所以在应用 3D 路径图时可直接与 DSA 设备透视影像融合进行导航，无须进行图像配准。

（二）图像融合导航技术在腹主动脉瘤腔内隔绝术中的应用

临床工作中，对于近肾型或肾下型腹主动脉瘤，且锚定区 ≥1.5cm，可行腹主动脉瘤腔内隔绝术。将患者术前的 CTA 数据进行容积重组（VR），得到腹主动脉及其分支的三维立体图像，并将该图像与术中 DSA 设备采集的图像融合，为术者直观显示腹主动脉走行和重要分支血管开口位置，指导术者输送和释放支架。该技术可多角度实时显示腹主动脉及其分支情况，降低了大血管介入手术的难度，减少了对比剂的用量及辐射危害。

1. 图像提取 将患者术前 CTA 数据下载至图像后处理工作站进行容积重组，分别重建出 3D 血管像和 3D 骨骼像。3D 血管像用于手术规划和术中导航，3D 骨骼像用于图像配准。初次重建出的 3D 血管像包含了许多细小分支血管结构，需要对 3D 血管像进行进一步提取。

2. 手术规划 在图像后处理工作站对 3D 血管像进行全方位任意角度的观察，术者可以快速准确找到肾动脉开口及腹主动脉瘤清晰显示的最佳角度，并在术中将 C 臂转到工作角度上进行腹主动脉造影。在图像后处理工作站上，可以对 3D 血管像的动脉瘤近端及远端瘤颈直径、长度进行测量及动脉瘤直径、长度测量，这些参数对术者选择支架的型号有指导意义，也可以在 3D 血管像上标记分支血管开口。术中导航时，做的这些标记会与 3D 血管像一起与 DSA 设备透视影像融合，帮助术者准确定位支架释放区域。

3. 图像配准 采用 2D-3D 配准方式，即 2D 透视影像与 3D 骨骼像进行配准。进入图像配准模式后，C 臂在正位采集一幅透视影像，随后将 C 臂转到左前斜 55° 采集第二幅透视影像。3D 骨骼像分别叠加在两幅透视影像上，拖动 3D 骨骼像，使 3D 骨骼像与透视影像中的骨骼重合即完成图像配准。

4. 术中导航 骨骼像配准完成后，切换至 3D 血管像，术中 3D 血管像会随着 C 臂转动、导管床移动做出对应的位置变化，并会实时与 DSA 设备采集的图像进行融合。这种实时的融合图像可以有效地为术者指引导丝、导管和支架等的输送路径，以及将猪尾导管放置肾动脉开口以上，完全清晰显示肾动脉开口及瘤体情况，确定支架释放的目标区域。腹主动脉造影，可印证骨骼像配准精度，如有空间位置偏移，可利用 3D 血管像与造影像再次进行配准（图 12-15）。

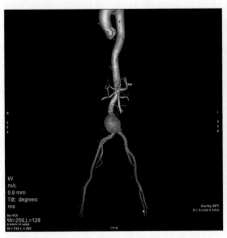
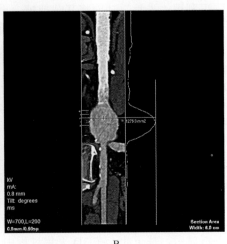

A   B

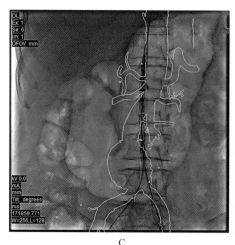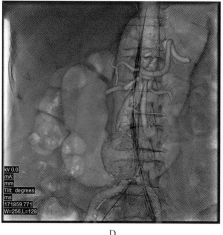

图 12-15　图像融合导航技术在腹主动脉瘤腔内隔绝术中的应用

A. 腹主动脉瘤 3D 图像；B. 术前规划，血管曲面重组；C. 血管轮廓融合像；D. 术中定位像

四、骨 肌 系 统

骨肌系统的血管病变或外伤的介入治疗广泛应用于临床工作，DSA 技术对于四肢动脉性疾病的诊断及介入治疗方案的拟定具有重要的价值。常规使用两种模式，即步进采集血管模式、对比剂智能跟踪血管摄影技术。

（一）下肢动脉造影

1. 图像的采集　对比剂智能跟踪血管摄影（bolus chase）技术，可智能连续移动采集，它采用一次注药，移动导管床追踪对比剂成像。透视下移动床到起始位、终止位。自动采集蒙片并回到起始位，平静呼吸状态下，由高压注射器注射对比剂，根据实时显示的下肢血管血流流速，以床速控制按钮控制导管床移动速度进行造影图像的采集。

2. 图像拼接与处理　采集得到序列图像并自动拼接，形成整个下肢（单侧或双侧）血管 DSA 设备图像，整体观察下肢血管情况，制订手术方案。分段图像可以分别进行窗口技术处理、像素位移处理、拼接时手工配准等处理，使图像拼接准确度高。而配置影像增强器的 DSA 设备为圆形视野，边缘有失真现象。重建的步进全景影像，存在拼接部位的图像失真，影响诊断（图 12-16）。

（二）下肢静脉造影

透视下移动床到起始位、终止位。将起始位置定在踝部并确定，平移床面，在透视下使整个下肢在床直线运动过程中始终处于影像范围之内，将终止位置定在髂嵴水平并确定，DSA 设备将会记录该透视路径。

首先采集蒙片，X 射线管与影像接收器保持不动，导管床根据透视记录的位置由起点向终点运动。蒙片采集完毕后导管床恢复至起点，然后采集造影图像。启动

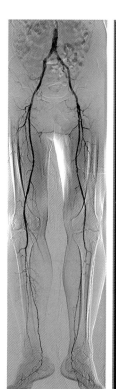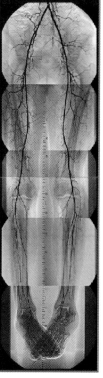

图 12-16　双侧下肢动脉造影

A. 平板探测器 DSA 设备的造影图像；B. 影像增强器 DSA 设备的下肢动脉造影图像

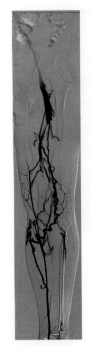

图 12-17 单侧下肢
静脉造影图像

曝光，延迟 0.5 秒注射对比剂，根据对比剂在静脉中的充盈程度移动导管床步进跟踪造影，即人为控制导管床运动速度，根据血管中对比剂的峰值步进跟踪采集图像。将采集得到的图像传至后处理工作站，通过专用图像拼接软件对采集得到的图像进行无缝拼接，得到一幅完整的全景下肢静脉图像，不但可以看到病变部位的血供情况，同时可以观察到其远端血流的变化，根据需要可以对其进行减影或非减影处理（图 12-17）。

第三节　影响 DSA 设备影像处理质量的因素

一、患者和检查部位

DSA 设备可应用于患者全身各个部位的介入诊疗。患者的身体状况和检查部位对 DSA 设备影像处理质量至关重要。患者清醒且配合、能够屏气等，采集与处理的图像质量很容易达到诊断与介入治疗的要求；反之，患者意识不清、昏迷、不由自主地移动等状况，得到的图像不能达到临床要求，给图像后处理带来很大难度，直接影像 DSA 设备图像的处理质量。

颅脑病变的患者意识不清、躁动时，脑血管造影图像的运动伪影会很明显。即使通过像素位移技术处理，也需根据运动伪影位移大小和角度来判断是否能够得到一幅能满足临床要求的图像。肝癌介入治疗时行肝动脉造影，肝脏上缘与右下肺组织密度相差较大，图像采集摄影条件不均衡，会出现饱和伪影。采集时常采用补偿滤过的方法提前弥补图像后处理的困难。另外，此部位还容易出现呼吸运动伪影，有的设备采用防止呼吸运动软件来进行图像后处理。

二、介入治疗学要求

介入治疗学要求图像采集与处理组合运用，静态图像与动态影像相结合，实时快速得到一幅或一个序列的影像，辅助介入医师尽快完成手术。另外，介入治疗学的不同专业对图像要求有所不同，如心血管介入医师希望观察血管越清楚越好，血管锐利度、对比度和边缘增强效果越明显越好。而外周血管介入医师希望看到大血管的同时，也能观察到肿瘤染色。一台设备往往不能二者兼顾，各有特点。

三、采集模式

采集模式的参数包括 DSA 设备成像链中的 X 射线管（kV、mAs、SID）、准直器、滤过板、补偿滤过、影像接收器、电离室、源像距及图像处理曲线等，这些参数直接影响图像的采集质量，图像的采集质量高低直接影响图像后处理的效果。

四、影像处理方法和算法

图像融合导航技术在胸主动脉夹层腔内隔绝术中应用时，有的设备型号的 CT 原始图像，不能在 DSA 设备图像后处理工作站上重建 3D 图像；不同品牌 CT 的 CTA 图像与 DSA 设备图像匹配时有误差；不同厂家的图像处理方法和算法存在差异，缺少规范与标准。

五、重建算法

平板 DSA 设备的 C 臂 CT 功能，不同厂家的旋转角度、采集速度、重建算法均有差别。旋转角度不同所采集的数据量差别较大，插值算法导致图像质量存在差别，支架精显技术通过算法来增强支架可视化，不同程序中一些重建算法的参数直接影响图像处理质量。

六、影像处理参数

DSA 设备影像处理参数对图像处理质量具有决定性影响，下面以路径图图像质量为例讨论处理参数的影响。

（一）血管路径图图像中的血管变粗失真

路径图蒙片图像选用首次透视所产生的图像，即最后一帧透视图像。其透视减影时间与介入医师准备注射药物的时间基本重合，背景减影可得到理想效果。此时在图像上显示注入药物的影像，当药物的注射满足医师要求时，停止注射及透视，系统保留了注射药物时的多幅图像，并对其进行叠加，只在无呼吸运动伪影的部位图像较为清晰，而其他部位会较为模糊且宽度增加。总之，血管路径图图像失真变粗是由于图像叠加过多及运动伪影造成的。

（二）背景减影程度不够

在血管路径图中可以清晰地看到背景，干扰了路径图图像，而在理想的路径图中背景应该完全减掉。有些设备中设有实时减影背景衰减系数，当预设值设定过低时，导致图像受到背景干扰。

（三）注入药物路径图图像质量差

有研究发现，对 DSA 设备参数（如对比度、亮度等）进行适当的调节，可有效改变图像质量，为临床诊断提供更多依据。

总之，根据图像质量下降的原因分析，需要对设备中某些参数进行重新设置并进行评价，从而提高图像质量。

第四节　DSA 影像伪影的处理及对策

伪影是图像中明显可见的，既不体现物体结构，也不能用噪声或系统的调制传递函数来说明的纹理。

一、影像采集质量不佳

（一）设备性伪影

DSA 设备性伪影可来自多方面，如 X 射线管、X 射线束、影像接收器、数据处理和传输、灰阶图像显示及图像密度和对比度调节等。

1. 条纹伪影和旋涡伪影　由摄影系统中的 X 射线管、影像接收器、摄像机等性能不稳定造成。

2. 设备软件伪影

（1）条纹伪影：丢失的高频信号会在低频处以条纹的形式重新出现，以锐利界面或物体边缘为明显。

（2）过冲伪影：当空间频率过高时，在物体的锐利界面以光密度的梯度出现。如头颅 DSA 设备成像中，这种光密度过冲使颅骨内侧出现密度减低环。

3. X 射线束的几何伪影　X 射线束的密度均匀性、宽度、长度，以及 X 射线束与影像接收器几何尺寸的偏差或失准等都会引起 X 射线束的几何伪影。

4. X 射线束硬化　X 射线束的平均能量随物体的厚度增加，与之相应的衰减系数则减少，由此而产生 X 射线束的硬化伪影。

5. C 臂 CT 扫描引起的 CT 图像伪影　具备 C 臂 CT 扫描功能的平板 DSA 设备在成像过程中

也产生CT图像伪影。设备性伪影需要通过定期、不定期检修及质控设备来解决。突然出现的伪影，要根据具体情况通过图像后处理的方法对应处理与消除。

6. 射线剂量不稳定导致蒙片后移 DSA设备采集序列影像时，如果起初射线剂量不稳定，则会导致采集的序列影像中前几帧图像亮度变化较大。此时设备会自动选择射线剂量稳定后所采集的图像作为蒙片，也就是蒙片后移。由于蒙片后移，使得作为蒙片的图像中已经有血管显影，以致在减影中部分血管被减除。

改善图像质量的方法首选重置蒙片。但重置蒙片只是临时改善图像质量的方法，如果要从根本上解决这一图像质量问题，就需要与设备维修工程师沟通，排除射线剂量不稳定的故障，必要时需要更换X射线管。

7. 图像污点伪影 X射线管组件的准直器或影像接收器上存在污点导致图像产生伪影，以及显示器屏幕上的污点所导致的显示伪影。应定期和随时清洁DSA设备，特别是X射线管、准直器、影像接收器，以及显示器上对比剂、血液、尿液及引流液等污染物。

（二）运动性伪影

1. 患者引起的运动伪影 患者在DSA设备检查过程中的身体自主或不自主运动是运动伪影的主要来源，包括躯体的运动、呼吸运动及胃肠道蠕动等。为此，要求患者主动配合，并根据实际情况适量给予药物，用副作用小的非离子型对比剂，尽可能缩短造影检查时间。

脑血管造影的患者，头颅不可避免地左右摆动，加之患者常常伴有烦躁、打鼾、吞咽动作、病理呼吸，以及因对比剂注入时的刺激，患者的自然反应而引起的局部运动等，这些运动会使充盈相与蒙片之间存在像素区域的差异，从而使减影后的图像出现伪影，妨碍医师的正确诊断，尤其是三维重建的DSA图像。

要改善这一状况，首先需要对每一角度每一帧图像的伪影信息进行消除，再通过SSD、MIP、MPR进行图像处理。像素位移通过计算机内推法程序来消除移动伪影，为了改善蒙片与充盈相之间减影的配对不良，将蒙片的全部或部分像素向不同方向移动一定距离，使之与充盈相对应的像素更好地配准，再经减影，去除充盈相之前的像素信号，留下血管信号。在三维重建前对旋转DSA设备的影像进行像素自动移位，首先对于一幅图像中的某一点，根据一定的相似度函数找到另一幅图像中的对应点，并求出相对位移；然后对其中一幅图像（蒙片）进行变形，以达到与另一幅图像（充盈像）配准的目的；用插值法（双线性插值）得到非整数像素位置上的像素值，获得少数特征点（控制点）的位移，再通过插值方法得到所有点的位移，以此得到快速配准的方法。

像素位移技术可以尽可能地消除旋转DSA设备的移动伪影，使重建的三维图像质量提高，避免遗漏微小动脉瘤。三维DSA图像减影彻底，血管边缘清楚，图像层次丰富。经像素位移后图像质量依然较差者，多因患者意识障碍、躁动、难以配合、移动度很大并伴有严重的旋转运动所致。

DSA设备具有多种图像采集速率可选，对于无法配合的危重患者：①可以适当增加采集速率，以期增加图像配对良好的减影数目。图像采集速率不能一味地增加，必须要考虑患者接受辐射剂量和X射线管热容量等问题。②可以采取基础麻醉或者全身麻醉进行介入诊疗。

2. 设备产生的运动伪影 如果在进行C臂CT扫描时，C臂底座不牢固会导致C臂运动时细微颤动，产生运动伪影；导管床运动不稳同样会产生运动伪影。

通过像素位移的方法可以解决程度小的运动伪影。图像采集时改变患者状态、去除设备隐患是首要的解决方法。基础图像好，图像后处理更容易，重新采集率才能够降低。

二、特殊解剖结构

人体的特殊解剖结构，如脊柱胸腰段、肺肝交界处组织密度相差较大，在进行肝脏血管造影时，采集的影像上容易形成饱和伪影，需要添加补偿滤过板才能很好地解决密度差别较大的问题。临床工作中可以采取手动添加补偿滤过板的方法进行解决。

在 DSA 设备引导下进行胸椎经皮椎体成形术（PVP）治疗时，双肺野与胸椎的透光度不同，容易形成饱和伪影，需要在胸椎正位时，双肺野手动插入补偿滤过板以获得相对一致的密度，获得更好的图像质量。

心脏冠状动脉造影时，如选择心脏采集模式，双肺野会自动添加两个补偿滤过板遮挡肺野，以降低肺野透光度，增加了图像的组织均衡度，可以得到质量较好的冠状动脉影像。即使变换不同的患者检查体位，补偿滤过也能够起到很好的作用。当然，如果补偿滤过随体位和组织透光度变化而自动变换位置，效果会更好。

三、操作不当

1. 几何投影关系设计不当　DSA 设备进行图像采集时，X 射线管、影像接收器、人体检查部位三者之间的几何投影关系，与获得的图像质量具有直接关系。患者检查部位与影像接收器距离（物像距）越小，图像放大失真越小；X 射线管到影像接收器的距离（源像距）越大，图像放大失真越小，图像越清晰。

（1）患者与影像接收器距离过大，将导致图像几何模糊增加。

改善图像质量的方法：只有使患者尽量贴近影像接收器，才能改善图像质量。另外，从防护的角度来说，在介入手术过程中患者贴近影像接收器可减少散射线量，降低对术者的辐射伤害。

（2）DSA 设备的 C 臂进行大角度采集影像时，图像质量变差，噪声加大：当大角度采集影像时，相当于 X 射线穿过被照体的厚度增加，这会使产生的散射线量增大，图像质量降低，特别是当患者体型过大时，图像质量下降会更明显。

2. 患者被检部位、体位选择不当　患者被检部位选择不当、采集模式不恰当、采集图像的参数和图像处理参数就不确切，会严重影响图像处理的质量。如果部位选择正确，而体位选择不正确，同样也会导致图像采集及处理的质量。体位不正引起图像解剖结构不易辨认或者形成伪影。

3. 补偿滤过板的使用不当　补偿滤过板手动放置时，位置、大小及角度都会影响图像质量，有时可能形成伪影。如图像的密度、对比度差异或存在边界伪影。

应合理选择 X 射线管、影像接收器、人体检查部位三者之间的几何投影关系，选择正确的患者检查部位和体位。正确合理使用补偿滤过板，不满意时加以改进。

4. 高压注射器参数设置不当　高压注射器参数设置不当，会直接导致 DSA 图像质量下降。在二维 DSA 时，如果流速、压力限值设置过大，会出现对比剂反流，使非目的造影血管显影，干扰医师观察；如果流速、总量设置过小，会使血管内对比剂浓度低，造影血管显影不充分。

四、处理参数选择不当

图像的采集依赖采集模式的设置。如果图像处理参数设置欠合理，图像质量与临床要求就会有差异。不同厂家、不同医院、不同专家等对图像的要求和理解也不尽相同。如图像锐化的处理，有的厂家为了凸显血管，处理就会相对较强，心内科介入医师相对偏好锐化图像；有的厂家考虑血管兼顾肿瘤染色，处理就会相对柔和，外周介入医师比较认可。对窗口技术的调节，不同介入医师的认可度也不一样。

五、算法功能不完善

图像采集后，图像的处理算法对图像质量起决定性作用。算法缺陷就会导致算法功能不完善，如骨科金属植入物患者介入治疗时，行 DSA 设备常规摄影采集，由于容积效应会出现金属植入物边界黑边；在做 C 臂 CT 时，由于去金属软件算法不完善，就会产生较显著的金属伪影。支架显示软件算法存在功能缺陷或不完美的地方，不足以较好满足临床要求而清晰显示支架。

（王红光　高丽敏）

第13章 医学影像处理技术科研设计

第一节 医学影像处理技术研究的基本方法

一、基本科研方法

（一）科研论文撰写原则、方法

撰写论文就是通过文字、图片、表格等媒介的形式将我们的想法进行表达，从而传递给读者。科研论文的核心就是论文中的思路和内容，因此，论文的内容需要丰富、论点需要扎实、写法需要简单，一篇关于医学影像处理的论文大致包含题目、摘要、背景介绍、数据来源、算法介绍、结果评估、讨论与结论等主要内容，下面将以一篇发表在 *Biomedical Optics Express* 期刊上的、关于医学影像处理的论文为例，对这几部分进行详细介绍。

1. 题目 科研论文的题目在于告诉读者这篇文章的研究主题，并且对读者暗示其主要的研究成果，所以题目即为整篇论文的精髓。好的题目能够引起读者的关注，会让读者对论文产生阅读的兴趣，因此，题目的拟定特别重要。即使有了好的论文内容，如果论文题目拟定不恰当，也会使得论文整体水平受到影响。因此，题目必须要贴切、新颖、有创意，切实反映论文内容。对论文题目的长短及词语精准度的掌握要得当，本着多一字太多、少一字太少的原则，让读者一看题目，就对研究内容有所期待。此外，题目不宜太长，如果题目太长，将会大大降低论文的吸引力，所以拟定好的题目也是写好科研论文的第一步。以下为举例中的题目：

Automated drusen detection in dry age-related macular degeneration by multiple-depth, en face optical coherence tomography

题目中虽然只有 15 个单词，但是却说明了研究的方向与大致方法。这是一个关于干性老年性黄斑变性（年龄相关性黄斑变性）（dry age-related macular degeneration）玻璃疣（drusen）自动检测（automated detection）的研究，使用的方法是在光学相干断层扫描（optical coherence tomography）C-scan（C 扫描，en face）方向上的多深度（multiple-depth）检测。近年来，关于玻璃疣的自动检测方法已成为光学相干断层扫描图像研究领域中的热点，但题目中所说的利用 C-scan 方向上的多深度检测手段，是较为新颖的，同时也是本论文的创新之处，能够吸引读者了解其研究内容。因此，在题目中体现出论文的创新点，如同点睛之笔，提高了论文对读者的吸引力，也增加了审稿人对论文的阅读兴趣，增大了论文评审通过的可能性。

2. 摘要 是论文的缩影，因此，摘要必须提纲挈领，内容不要过于冗长，要体现论文的要点，让读者在读完后对整篇论文有一个清晰的认识，才是一段较为成功的摘要。举例中的摘要如下：

We introduce a method to automatically detect drusen in dry age-related macular degeneration (AMD) from optical coherence tomography with minimum need for layer segmentation. The method is based on en face detection of drusen areas in C-scans at certain distances above the Bruch's membrane, circumventing the difficult task of pathologic retinal pigment epithelium segmentation. All types of drusen can be detected, including the challenging subretinal drusenoid deposits (pseudodrusen). The high sensitivity and accuracy demonstrated here shows its potential for detection of drusen onset in early AMD.

整段摘要不到 90 个单词，却浓缩了整篇论文七千多个单词的内容。第一句话直截了当地交代了研究方向，并且还说明了本研究方法的优点，即最低程度地依赖于层分割（minimum need for layer segmentation）。因为目前玻璃疣的探测方法基本上都是依赖层分割，所以本方法相比于传统方法是有一定创新与改进的，这就足以吸引读者或者审稿人的注意力了。第二句话是对方法的介绍，并再次强调了该方法的优势，能够规避病理性视网膜色素上皮分割的困难任务（circumventing the difficult task of pathologic retinal pigment epithelium segmentation）。第三句话是对结果的评估，所有类型的玻璃疣都可以检测出来［All types of drusen can be detected, including the challenging subretinal drusenoid deposits (pseudodrusen)］。这句话在摘要中是非常重要的，也是审稿人和读者极为关注的，因为不管实验方法有多新颖，最后还是要用实验结果来量化评估。第四句话作为摘要的结束语，总结了一下本实验方法在辅助医学早期检测中的意义，让审稿人和读者了解到这项研究究竟有什么，彰显此研究的应用价值与科学意义。

综上所述，这篇摘要只用了四句话就说明了研究的方向、方法、结果评估及意义，总体较为简洁、明了，对审稿人和读者也具有一定的吸引力，正是医学影像处理科研论文的典范。

3. 背景介绍　背景介绍是引导审稿人和读者进入论文的核心，因此，在介绍中要说明论文的动机。同时，也要说明想要解决的问题是什么及其重要性。在这部分可以阐述目前对于解决此问题的相关研究成果及其优缺点，最重要的是，我们的研究方法比他们的好在哪里。在这里，我们可以先将别人的方法作简短的介绍，让读者有更多的了解，以便之后和我们的方法作比较。这一部分不需要将别人的内容整个复制，只需要浏览其摘要，截取重点内容进行介绍即可。以下为举例中的部分背景介绍。

Several semi-automated image-processing methods have been proposed to detect drusen location, number and size. In early works, researchers tried to first homogenize the background and then apply a thresholding scheme based on intensity distributions rather than single pixel intensity levels for drusen detection. For instance, Rapantzikos et al. utilized a complex multi-level histogram equalization routine to enhance drusen contrast and incorporated a larger number of descriptors in order to achieve unsupervised detection. Alternatively, statistical differences of the texture of drusen vs healthy regions have been used to differentiate them. On the other hand, region growing methods have been used to complete the drusen detected by a method that analyzed the collective behavior of pixel brightness in local regions of incrementing size as well as to recognize the healthy retinal area rather than the drusen area in the inverse segmentation approach proposed by Ref. More recently, machine learning has also been applied to drusen detection and classification. For a more comprehensive comparison of the methods found in this extensive literature, we refer the reader to the informative review article in Ref.

A non-invasive alternative to display all types of drusen both en face and cross-sectionally is optical coherence tomography (OCT). Over the past 25 years, OCT has consolidated as the most versatile technology used in ophthalmic care. It has shown value in the diagnosis and assessment of vision-threatening ocular diseases such as glaucoma, diabetic retinopathy (DR), and AMD. Unlike all of the 2D techniques mentioned above, OCT does allow depth-resolved analysis of retinal tissue. Logically, the methods developed for drusen detection on OCT images have exploited its three-dimensional (3D) nature. Generally, they heavily rely on the segmentation of the RPE in cross-sectional images of the retina (B-scans) and further generation of an estimated "healthy" baseline by interpolation methods. Several approaches have been proposed to solve the problem of accurately delineating the pathologic RPE boundary in an automated manner, based on active contours models (deformable spline), dual-scale gradient maps, graph search, probabilistic models and more recently, deep learning. Accurate detection of layer boundaries with irregular shape in diseased cases is a major line of active research in OCT image processing, but RPE segmentation errors still abound in current techniques. An additional challenge is the task of determining a reliable threshold that recognizes RPE segmentation elevations caused by actual drusen from healthy regions in all cases. In consequence, most of these methods can detect neither early drusen deposits that do not result in significant elevation of the RPE nor subretinal drusenoid deposits located above the RPE, and could even overestimate the size of drusen (Fig. 1). Only recently, one method based on retinal layer segmentation showed ability to detect all types of drusen, limited to elevations larger than 20m.

第一段简单介绍了几种其他图像上分割玻璃疣的方法，对于每个工作，作者只用一句话来进行概述，从而突出重点，让读者了解到此研究领域的大致现状。而第二段，则引出了光学相干断层扫描（OCT），亦用一句话对基于 OCT 图像上的玻璃疣分割与探测方法进行了描述，最后总结了一下现在方法的不足，从而为本论文研究方法的提出作铺垫。

In this report, we introduce a highly sensitive drusen detection algorithm that uses C-scans contained in reflectance OCT slabs at different depths. This method does not need to perform delineation of the pathologic RPE boundary. By this approach, we can exploit OCT's three-dimensionality for the detection of all types of drusen while requiring segmentation of only the Bruch's membrane/choriocapillaris interface.

这是背景介绍的最后一段，简单介绍了本论文的算法，并说明了其科学创新性，回归了主题，将读者或审稿人的关注点吸引到论文的研究上，为接下来论文主体的展开进行铺垫。

4. 数据来源 在关于医学影像处理的科研论文中，要向读者或审稿人讲明研究所用数据的来源，以增加论文的可信度。以下为举例中的数据来源。

Healthy participants and participants diagnosed with dry AMD were imaged at the Casey Eye Institute of Oregon Health & Science University (OHSU). All participants were enrolled after informed consent. The protocol was approved by the Institutional Review Board/Ethics Committee of OHSU, and adhered to the tenets of the Declaration of Helsinki.

A pair of successive volumetric scans acquired at orthogonal raster directions were collected from one eye of each participant two times by using a commercial spectral domain OCT system (RTVue-XR; Optovue, Fremont, CA). The instrument operates at a central wavelength of 840nm, with a full-width half-maximum bandwidth of 45nm and axial scan rate of 70kHz. Each scan was captured in less than 3seconds, which covers a $3\times3mm^2$ area with a 2mm depth, comprising a total of $304\times304\times2$ A-scans. The structural data was generated by averaging the two B-scans acquired consecutively at each scanning position. Then, each pair of volumetric scans underwent registration and merging by an eye motion correction algorithm incorporated in the Angiovue software. As a result, two motion-free data cubes containing reflectance OCT data of the retinal layers were obtained for each eye.

第一段介绍了患者是在哪里接受的 OCT 成像（the Casey Eye Institute of Oregon Health & Science University），并说明数据是经过伦理委员会批准的，这样既增加了数据的可靠性，又增强了论文的说服力。第二段交代了扫描仪器的特征及整体图像的大小，让读者或审稿人对要处理的数据格式和大小有了大致的了解。

5. 算法介绍 在进行具体算法的介绍之前，首先要向读者或审稿人展示算法的概述，让他们了解算法的流程。以下是举例论文中的算法流程图（图 13-1）。

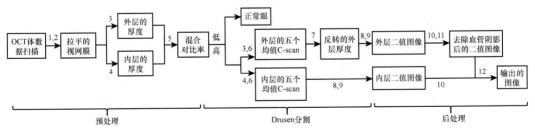

1.Bruch层分割；2.视网膜拉平；3.将Bruch层分别上移0～6个像素；4.将Bruch层分别上移20～26个像素；5.计算混合对比率；6.三维均值滤波器与归一化；7.外层厚度反转；8.双尺度顶帽变化；9.大律法分割；10.连续性检测；11.开操作；12.逻辑或运算

图 13-1 示例中的算法流程图

如图 13-1 所示，医学影像处理技术的算法一般包括三个部分，即前处理、具体算法、后处理。本例中的具体算法是玻璃疣的分割。在本流程图中，方框代表每一步处理后的结果，而箭头上方的数字则代表具体的处理步骤。因此，算法的流程图只求简单明了、条理清晰，让人一目了然。之后，开始对算法的三个部分依次进行介绍就可以了。在描述算法时，要图文并茂，描述一步处理，后面也要放置上这步处理前、后的图像，在视觉角度上让读者或审稿人明白这步处理的作用。

6. 结果评估　叙述研究的结果，可采用文字与图表相结合的方式来表达结果，以帮助读者或审稿人的理解。通过图像展现处理结果，让读者或审稿人首先对结果有一个直观的认识，之后再用表格将准确度等指标量化，并与其他方法的评价指标进行比较，突出算法的优势，增加论文的说服力。

7. 讨论与结论　分析结果的意义，包括对结果的解释和推断、结果是否支持或反对某种观点、已有文献中正反两面的证据如何等，最后做出结论。结论是否单独列为一节可视拟投稿期刊的习惯和要求而定，如果论文篇幅较长，所叙述内容较多，可单独列节。

8. 参考文献　应包括被引用论文的作者、题目、期刊名、年份、卷（期）、页码等信息，具体格式要根据投稿期刊的要求来确定。在整理、分析研究结果的同时，一定要充分重视检索并查阅相关重要文献，一定要避免有意或无意的剽窃行为。

（二）专利撰写原则、方法和申请流程

专利是由政府机关或代表若干国家的区域性组织根据申请而颁发的一种文件，这种文件记载了发明创造的内容，并且在一定时期内产生这样一种法律状态，即获得专利的发明创造在一般情况下他人只有经专利权人许可才能予以实施。在我国，专利分为发明、实用新型和外观设计三种类型。以下将详细介绍专利的撰写原则与要求。

1. 说明书的结构与内容　专利说明书主要包含了名称、所属技术领域、现有技术和背景技术、发明目的、技术方案、技术方案与现有技术相比具有的优点、附图及其说明、具体实施方式这八个部分，每一部分均需要在专利说明书中有详细的说明和体现。

（1）发明或实用新型专利的名称：名称要简洁明了地表达主题，说明发明对象是在哪个领域中的产品或方法。例如，"具有强化滴状冷凝传热的金属基超疏水表面制备方法"就说明发明的是一种与金属相关的制备方法，而"一种用于穿孔的监测装置及光纤激光器"就是一种在激光领域的产品。

（2）发明或实用新型专利的所属技术领域：需要注意的是，所属技术领域是指特定的技术领域，如"光纤激光器""CT 图像分割"，而不是"物理""医学图像处理"等学科领域，可以表达为"本发明涉及一种……"的形式。

（3）现有技术和背景技术：申请人在这一部分需写明专利技术的研究背景和现状，对背景技术和现有技术进行引证。需要注意的是，所引证的背景技术和现有技术必须和本专利技术方案的用途和目的相同，不能与本专利的用途和目的背离太大。

（4）发明目的：一般采用"本发明的目的在于解决……中存在的……问题，从而提出了一种……的新产品（方法）"的形式对发明目的进行描述。很明显，这种表达方式既说明了当前技术的不足，也表达了本申请专利的发明目的，即要解决现有技术中的某个问题。

（5）技术方案：简单明了地说明专利的技术方案，采用"本发明的目的通过以下措施来达到……"的形式进行表达，一定阐明专利所涉及的全部重要技术。然后，对于多个技术特征，需用相应的多个自然段对其进行详细说明。

（6）技术方案与现有技术相比具有的优点：此部分应说明现有技术的缺陷，彰显本发明技术的优点。如可从"缩短了运算时间""提高了输出功率""降低了使用成本""辅助医师减少了临床工作量"等方面相比较。需要注意的是，务必要客观公正地进行评价。

（7）附图及其说明：附图要求清晰可见、大方美观，能够较好地向读者表达申请人想要传递的信息。需要注意的是，关于数据展示的图片一定要客观、真实，不可使用 Photoshop 等绘图软件进行篡改。关于附图说明，首先需要说明附图的编号与名称，如"图 1 是本发明的实物图"，然

后再对附图中所标注的每个符号与数字进行一一解释（根据实际需要，有的附图中没有标注就不需要解释）。

（8）具体实施方式：在此部分，申请人应列举一个或多个典型实例，为读者详示自认为比较好的实施方式，重点说明和专利相关的技术指标和参数，总体要求详细、具体。

若专利内容较为复杂，则以上几个部分需要分段陈述；若专利内容较为简单，则技术方案、附图的说明、具体实施方式这三个部分能够共用一段来描述。

2. 申请流程　专利申请流程见图 13-2。

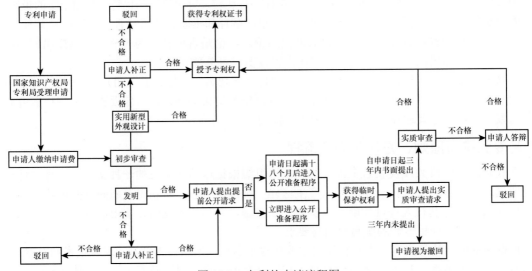

图 13-2　专利的申请流程图

（1）将申请提交至国家知识产权局专利局进行审查，若符合受理条件，专利局将确定申请日，给予申请号，核实文件清单后，发出受理通知书，通知申请人。

（2）专利局受理后，申请人按照规定缴纳申请费，进入初审阶段。对于实用新型和外观设计专利，若初审合格，则直接授予专利权，获得专利权证书；若初审不合格，则要求申请人进行补正，补正合格后方可授予专利权，补正不合格者直接驳回。对于发明专利，若初审合格，则进入公布阶段；若初审不合格，则要求申请人进行补正，补正合格后方可进入公布阶段，补正不合格者直接驳回。

（3）进入公布阶段后，若申请人没有提出提前公开的请求，则要等到申请日起满十八个月才能进入公开准备程序；若申请人请求提前公开，则申请立即进入公开准备程序。申请公布以后，申请人就获得了临时保护的权利。

（4）发明专利申请公布以后，若申请人从申请日起满三年还未提出实质审查请求，则申请被视为撤回；若申请人已经提出书面实质审查请求，则申请进入实质审查阶段。若实质审查合格，则授予专利权，获得专利权证书；若实质审查不合格，则需要申请人进行答辩，答辩合格后方可获得专利权证书，答辩不合格者直接驳回。

（三）软件著作权撰写原则、方法和申请流程

软件著作权在 IT 行业当中起着至关重要的作用，开发者在办理过程中需要填写软件著作权申请表，所用到的具体材料为软件著作权登记简要申请表、软件源代码、企业营业执照副本扫描件/单位法人证书副本扫描件、软件说明书（或软件功能操作手册）。

1. 软件著作权申请表填写方法

（1）软件名称栏：包含了全称、简称、分类号、版本号、软件作品的情况这五个部分。其中，全称和简称要求简短明了，让读者一目了然；按照国家标准 GB/T 4754—2017 中的代码可查询分

类号；在申请时所登记的软件版本号即为版本号。

在介绍软件作品情况时，首先需要说明其类型，在原创软件、修改本、合成软件和翻译本中进行选择；其次，若登记的软件为高版本或使用特定版本号时，需要提交申请来说明登记软件为原创软件的版本。最后，若登记的软件不是原创软件时，概括说明据此取得著作权的材料和新增部分说明。

（2）日期栏：包括开发完成日期和首次发表日期。开发完成日期即开发者将该软件全部固定在某种物质载体上的日期；首次发表日期即著作权人首次将该软件公之于众的日期。

（3）软件开发情况栏：包括开发方式和开发者情况。开发方式要在独立开发、合作开发、委托开发和下达任务开发中进行选择；开发者情况包括开发者的姓名、证件类型、证件号码等信息。

（4）原始取得权利栏：栏中应填写著作权人的姓名、证件类型、证件号码等信息。

（5）继受取得权利栏：包括继受情况、软件著作权人情况、权利范围情况。继受情况需要在继承人、受让人、承受人中三选一；软件著作权人情况应填写著作权人的姓名、证件类型、证件号码等信息；权利范围情况应在全部权利和部分权利中二选一，在选择部分权利时，需要注明具体的权项和地域。

（6）软件用途和技术特点栏：栏中需要写明的内容包括软件的适用行业和用途、其开发和运行的软硬件环境、编程语言及版本号、创作目的、主要功能、技术特点、报价等信息。

（7）申请者栏：若申请者是单位，则应写出单位全称、地址、营业执照号或者事业法人代码证书号、电话、邮政编码、传真号、E-mail，并指定专人作为联系人；若申请者是个人，则应写出其姓名、地址、身份证号（护照号）、电话、邮政编码、传真号、E-mail。

（8）代理者栏：代理者应写出单位全称（或个人的姓名）、地址、营业执照号（或身份证号）、电话、邮政编码、传真号、E-mail，代理机构应指定一名专人作为联系人。代理者应当与授权委托书的单位全称（或个人的姓名）一致。

（9）软件鉴别材料交存方式栏：交存方式分为一般交存和例外交存。若选择例外交存（专门的服务项目，另行收费），则根据实际情况选择以下三种情况中的一种进行提交。

1）用黑色宽斜线覆盖所提交源程序前后 30 页的 50%（由登记机构实施）。

2）提交源程序的前 10 页和任选连续的 50 页。

3）提交目标程序的前、后 30 页和源程序任选连续的 20 页。

封存方式分为封存全部或者部分源程序和文档，也可封存登记软件的样品。

（10）申请人签章栏：申请人或代理者应认真阅读并承诺权利保证条文。申请人为个人时请签名或者加盖人名章；申请人为单位时请加盖公章，影印无效。委托代理者的，由代理者签章。

2. 申请流程 软件著作权的申请流程见图 13-3。

（1）先进行前期咨询，在网上填写申请表、准备相关材料。

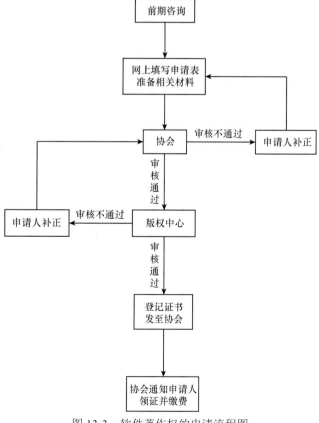

图 13-3 软件著作权的申请流程图

（2）将填好的相关材料提交至协会，等待协会审核；若材料审核不通过，则申请人需要补正材料，并再次提交材料至协会；若材料通过，则协会会将材料提交至版权中心，等待版权中心审核。

（3）若版权中心审核通过，则版权中心会将登记证书发至协会，由协会通知申请人领证并缴费；若审核不通过，则申请人需要补正材料，并提交材料至协会，协会审核通过后，将材料提交至版权中心进行再次审核。

二、科研课题设计和实施

（一）科学问题挖掘

提出一个问题往往比解决一个问题更重要。因为解决问题也许仅是一个数学上或实验上的技能而已，而提出新的问题，却需要有创造性的想象力，而且标志着科学的真正进步。

——阿尔伯特·爱因斯坦

科研选题的首要问题就是提出拟计划研究学科中存在的科学问题。而科学问题的定义是指一定时代的科学家在特定的知识背景下提出的关于科学知识和科学实践中需要解决而尚未解决的问题。提出问题是在基础研究或临床医学工作实践的基础上，经过总结经验、认真分析后形成具体问题的过程。能够在科研工作中提出问题是很可贵的，尤其是提出一些原创性的问题，它比解决问题更难，是科学工作者思维上的火花，能点燃智慧的火光，引导人们追求和探索。很多伟大的发现都是从提出问题开始的，如牛顿见苹果落地而导致万有引力定律的发现，而在实践中要善于捕捉这些灵感，才能为科学问题的挖掘提供线索。发现本领域存在的科学问题，我们可以从以下几个方面进行。

1. 在阅读论文中发现新思路和空白点　这类方法比较常用，尤其是对于基础研究人员，通过这种方法可以尽快掌握专业的发展趋势，在他人研究的基础上提出新观点和新方法。选题空白指的是在研究领域中还没有引起人们重视的课题，或者是在学术研究中一些争论不休、相持不下的问题。有的人看不到本学科存在的问题，是对本学科前沿学术问题不了解，必须通过阅读文献补上这一课。阅读文献时应重点关注有争论的问题以及有待进一步研究的问题，这些问题常常存在于论文的讨论部分，尤其是最后两段文字。

2. 在实践中发现问题　及时抓住日常科研工作以往没有发现的问题及偶然出现的现象和问题，经过细心分析比较，就可能产生重要的思路。有了思路，就有可能发展成为科研课题，而原始实验记录尤为重要。

3. 从学科的知识空白点寻找问题　任何知识都具有自身固有的知识体系结构，在揭示自然现象的客观真实过程中，有一些规律性的东西可以给予我们提示。知识固有结构体系中的空白点就是课题之所在。

4. 从边缘学科交叉发展中发现问题　从学科交叉、渗透中选题是去往研究成功道路的一条捷径。现代科学更加注重学科间相互渗透、交叉研究。对不同学科间的交叉，通过比较分析，会发现有大量的新问题等待被挖掘。

5. 在学术交流中发现问题　利用国内外学术会议和与同行交流的任何机会获取相关信息。可以从同行的研究进展或交流中得到启发；也可利用同行在相关技术领域中的突破，解决正在研究课题中出现的问题；另外还可以借鉴同行的研究思路、技术手段解决自己正在研究的课题中的相关问题。补充丰富别人的观点并不等同于重复选题，相反，这正可以从他人的选题中发现问题，得到启示，在此基础上产生新的认识、新的观点，使之更加全面、丰富。

6. 从招标课题范围中选题　如国家自然基金《课题申请项目指南》。

（二）研究现状分析与文献阅读

分析研究现状，需要在确定大致的研究选题后，基于该选题，广泛地收集和整理相关文献，对该领域的研究现状，包括主要学术观点、前人研究成果和研究水平、新动态、新发现、新技术，以及存在的不足和问题等进行总结。

　　然而研究现状的分析建立在大量阅读文献的基础之上，我们阅读文献的过程，实际上就是获取科研成果信息的过程。通过阅读文献，我们可以了解到本专业领域的主要发展情况，在这个了解的过程中也能不断地积累本专业领域的知识，产生属于自己的思路和观点。如何正确地阅读、分析和应用文献，对于医学科研工作极为重要，初学者均需要经过一定时期的训练和摸索才能掌握正确有效的方法。简单来说，文献阅读应注意以下问题。

　　1. 注意标题、摘要和前言　文献的标题是直接体现一篇文章的核心思想的地方之一，一般好的文献都能够以最恰当、简洁的词语来反映出整篇论文中的核心内容和逻辑组合。标题一般都能够起到窗口、导读和检索的功能。人们在阅读论文之前首先注意到的就是标题，读者可以通过这个标题窗口来看到文章的"身形"，通过标题读者也能够抓住文章的"灵魂"。所以在阅读文献之前，我们最好注意一下优秀文献的文章标题是怎么取的，与文章核心内容有什么关联，在我们以后写作的过程中有什么可以参考的地方。

　　但是，仅仅只有标题的话依然不足以让我们了解论文的主要内容，摘要的存在就充分弥补了题名的不足。文献的摘要和前言同样也作为整篇文章的"窗口"而存在，多数文章看摘要，少数看全文。前面已经提到过有参考价值的论文并不算多，如果论文都追求全文阅读，那将浪费大量时间。而标题、摘要和前言的存在，就能让我们在最短的时间内快速掌握文章的大致信息，从而判断出这篇文章是否适合我们花费大量心思去阅读。

　　总的来说，文献的标题、摘要和前言能够让我们快速了解文献的核心内容。当代互联网数据库支撑下的文献信息浩瀚如海，学会通过标题和摘要来初步判断论文的可读性非常重要，因此，我们也需要学会模仿好文献的标题和摘要，能否在一开始就吸引到读者和将文章主要内容介绍给读者，全看这两方面了。所以在阅读优秀文献的时候，多注意标题、摘要和前言是绝对有用的。

　　2. 注意文献阅读的顺序和侧重　单篇文献的阅读顺序和侧重也是比较关键的一步，我们需要明白摘要和引文主要是用来介绍研究背景和主要信息的，而图表、结果和讨论是了解数据、解释数据，以及论证核心观点的位置。

　　目前，比较推荐的阅读顺序就是摘要—图表—观点讨论—文字结果—方法，好的阅读顺序能够让我们更为清晰地理解整篇文章的逻辑结构，同时也能指导和提示之后我们自己在写作过程中所需要注意的写作顺序和逻辑论证的推进。

　　3. 通读全文　在通过标题、摘要和前言初步判断出论文是否可读之后，通读全文就是接下来要做的事。然而，这里指的通读仅仅只是第一遍快速阅读，这一遍阅读的主要目的就是抓住重点，可以暂时忽略掉一些细节。

　　第一遍通读其实就是为了印证之前我们通过标题摘要等原文作者所提供的简介式内容所获取的信息是否正确，再一次判断论文的参考性，毕竟有时候标题和摘要也是不准确的，未必通过这种作者提供的总结性文字就能产生正确的判断。当我们通读完第一遍后，认为这篇文献确实值得深入阅读进行思考，那么就需要准备进行第二次阅读了。

　　第二遍阅读要认真研读论文的内容，争取不放过任何重要的细节。第二遍阅读可以采取的技巧。

　　（1）重点关注文献中的图表内容：图表内容一般都是整篇论文中重要的部分，其中会蕴含不少的细节，我们在阅读的时候可以关注其所得出的结论与图表给出的数据是否一致、结论是否有统计的意义，也可以关注文献的小细节有没有做到位，如图表中坐标轴的标记是否正确、数据是否正确对应等。所谓细节见真章，一般论文和好论文的区别除了最重要的核心要点之外，往往也体现在一个个细节当中。

　　（2）标记所引用的参考文献：无论是普通期刊中发布的一般文献还是核心期刊中发布的重要文献，其所引用的参考文献一般都值得一读。这些参考文献中一定存在着启发他们的点，特别是其中我们尚未阅读过的，可以在这之后进一步阅读，从而对这一篇论文进行更深入的探索。当然，也不是所有的参考文献都需要阅读，这样太花费时间。此处我们同样需要对论文进行参考性的价值判断，判断方法在前文中已有介绍，这里不再赘述。

（3）确立文章句子的架构，从而抓住核心：不管是读英文原文的文献，还是阅读中文原文的文献，确立文章句子的架构都是很重要的一步。文献注重的是逻辑和推理，从开始到结尾都是非常严格的推理过程，如果我们能够将文章句子的架构整理总结出来，甚至做出严谨的提纲，那将会大大减少我们深入理解文献的时间。在优秀文献的每一段中整理并总结出它的主题信息是非常容易的事情，忽略其中大量的无用信息，从而为文献的阅读省下大量宝贵的时间和精力。

基本上，在第二遍阅读文献之后，通过上述技巧就能够掌握整篇文献的主旨和细节，但这也不是必然的，好的论文或许需要我们进行第三次、第四次甚至第五次的阅读，而且往往在新的一次阅读中我们还能获取到新的信息或者是产生新的想法，这可能就是好论文的出色之处，宛如佳酿一般，不管多少次品尝总能让人们体会到不同的感觉。

4. 总结归纳　俗话说"好记性不如烂笔头"，在进行深入阅读的时候归纳总结和及时记笔记显然有助于我们之后启发研究思路和写作思路。我们可以对文献的整体结构、核心观点的逻辑辩证过程、图表数据的展示方法等内容进行归纳总结，将总结所得及时记录到阅读笔记本当中，在之后的研究中，可以经常翻阅、查看其中是否有什么重要的点可以启发我们。

另外，文献天天有，下载的目的是学习，如果只做一个收藏家，下载的文献就失去了的意义。只有通过阅读，才能掌握专业领域的基本知识和方法；只要坚持学习，就一定会积累起自己的知识架构，做到水到渠成，游刃有余。这是一个由杂到精的过程。有了一定的知识基础以后，对于繁杂的文献，才可能有个人的判断，才能在此基础上追踪某个专题、某个专家的研究进展，比较对于同一专题的论点发展，掌握其新方法或新结论，或注意作者观点的改变，探究其原因，逐步培养个人的学术修养。在这一过程中，由于研究者进入相关领域的时间不同，且获取和挖掘信息的能力需要逐步提高，故对研究论文的阅读有先后不同的阶段。

阶段一："知事"。知事是指了解所读论文的研究内容和研究结果，即英文中的"What had been done? What was the result?"。通过阅读摘要（abstract）或提要（summary），可以知道研究结果，即知道"What"；而参读全文则可以知道实验方法和策略，即知道"How"。

阶段二："知人"。研读文献，在某一阶段或一部分人只达到"知事"的水平。事实上，从文章中可以知道研究人员及其所在研究机构等资料。了解研究人员及其所在的研究机构是获得信息的一个重要方面。通过获取这些信息，可以了解相关研究的背景。通常，许多重大的成果，都是长期研究的结果，了解研究及研究人员的背景，有助于了解论文的水平、研究的现状，以及进行的学术交流。

阶段三："知因"。实际上，以上两个阶段并不难，关键在于我们有无这样的习惯和意识。那么，要到第三阶段，就需要有心人。当我们看到一篇高水平的文章，有三个问题需要我们思考：一是为什么研究者能够想到做这个研究；二是研究者为什么这样设计实验；三是如果让我们来做，我们会怎样设计该实验。事实上，对高水平的人来说，第三个问题通常是在阅读摘要或概要之后就思考的问题。这样对训练思维、提高水平极有帮助，尤其对缺乏解决问题能力的人来说，更是不可缺少的环节。

阶段四："知短"。应该说，不是所有的研究论文都是完美的，许多实验在设计上可以改进，"真理"不是绝对的。至于所引出的未解决的问题，更是无穷尽的，这正是科学研究的奥妙。因此，拿到一篇文章，即刻看出研究的缺陷或破绽，这需要长期的积累，只有一流专家才能轻易地做到。

总之，文献的选择和应用应该建立在已有的工作积累的基础上。科研新手首先应该查阅的其实是与本课题组相关的文献，然后向外扩展。积累可以是个人积累，也可以是本人所在单位的长期积累。只有勤奋努力才能不断有优秀的工作积累，才能在工作中逐渐产生真正的别人无法想到的创新思想，才能在重大问题上取得突破。

（三）科研技术路线

技术路线一般是对研究的"准备—启动—进行—再重复—取得成果"的过程展示。技术路线是指包含申请者对要达到的研究目标准备采取的技术手段、具体步骤及解决关键性问题的方法等在内的研究途径，是指进行研究的具体程序的操作步骤，应尽可能详尽，每个步骤的关键点要阐述清楚并具有可操作性。合理的技术路线能够保证既定目标的顺利实现。技术路线的合理性并不是技术路线的复杂性。如有可能，可以使用流程图或示意图加以说明，以达到一目了然的效果。

通常，技术路线的展示往往依赖于技术路线图。技术路线图是指应用简洁的图形、表格、文字等形式描述技术实施的步骤或者技术相关环节之间的逻辑关系。技术路线图具有高度概括、高度综合及前瞻性的特点。合理的技术路线图在科学研究中能够帮助我们总览课题完成情况，协助科研工作者厘清课题思路，同时它也是基金申请书中的一项不可或缺的课题思路展示。然而在制作技术路线图时，我们应当注意控制文字字数，争取以最简练的文字概括想要表达的想法，提炼出精髓；逻辑环节应当紧密连接，避免思维跳跃，以便提供给阅读者完整清晰的技术思路；另外，技术路线图还要与使用环境相符，避免追求形式新颖。

三、医学影像处理研究的实验方案

（一）实验方法设计

广义的实验设计指科学研究的一般程序的知识，它包括从问题的提出、假说的形成、指标的选择等一直到结果分析、论文写作一系列内容。它给研究者展示如何进行科学研究的概貌，试图解决研究的全过程。狭义的实验设计特指实施实验处理的一个计划方案及与计划方案有关的统计分析。良好的实验设计为实验实施提供了依据，是获得预期结果的重要保证。

1. 实验设计的基本原则

（1）对照原则：对照是实验设计中最常用的方法。科学研究一般影响因素多，实验条件复杂，如果没有严格的对照，很多问题就很难得出肯定的结论。为避免非实验因素造成的干扰，就需要设立对照组以消除无关因素。对照有多种形式，可根据实验研究目的和内容加以选择。

1）空白对照：空白是指对对照组不施加任何处理。其特点是保证了对照组的固有自然特性，可清楚地看出处理因素的作用。

2）标准对照：标准是指肯定有效的处理方法，是临床治疗研究中最常用的对照。不设立对照组，实验结果与标准值或正常值对比。

3）自身对照：在同一受试对象上进行前后对照。

4）组间对照：不专门设立对照组，而是几个实验组之间相互对照。

（2）随机原则：随机化是指分组时，样本来自同一总体，按机会均等的原则而抽样和分组的方法。通过随机化，使各组样本的条件尽量一致，减少系统误差，从而使处理因素产生的效应更客观。随机化的方法很多，如抽签法、随机数字表法、随机化分组表法等。

（3）重复原则：重复就是多次实践，任何实验必须是在多次重复中得到相同或者相似的结果，才是准确可信的。在抽样中，随着样本量的增大或重复次数的增加，抽样误差将逐渐减少。

（4）均衡原则：为了保证对比研究结果准确可靠，在相互比较各组间（实验组与对照组间、实验组与实验组间）的处理因素需要一致外，其他因素也要尽量一致。

（5）经济原则：不论什么实验，都有它的最优选择方案，这包括在资金的使用上，也包括人力时间的损耗上，必要时可以预测一下自己实验的产出和投入的比值，这个比值在当下的实验条件基础上越大越好。

2. 实验设计的流程　实验设计是紧紧围绕科研题目展开的，科研项目的完成，由一个实验设计或者多个实验设计组成，每个实验设计都包括以下几个内容。

（1）实验研究的意义和目的：可以先介绍一下研究背景和相关进展，然后说明为什么要进行本实验，其实验的理论根据和实验依据是什么，本实验拟解决哪些问题，本实验的特点或创新点及本实验的意义等。

（2）实验研究的内容和流程：简要介绍实验的主要项目或内容，以及整个实验的流程，流程的设计一定要遵循实验设计的基本原则，做到逻辑严谨清晰。

（3）实验研究的材料与方法：材料与方法需要写明所需要的动物、器材、药品及数量、手术方法、给药途径及用量等。在实验中这些条件必须前后一致，不能在实验过程中随意改变，避免一些未知因素干扰实验结果。

（4）实验研究的观察指标：观察指标是反映受试对象所发生的生理现象或病理现象的标志。所选定的指标，应符合以下基本条件：首先，最好选用能特异地反映某一特定现象的指标；其次，最好选用可用数值或图形表达的客观指标；最后，选定的指标一定要有据可依，或根据文献或根据通用法则，切勿凭空捏造指标。选定指标以后最好预先制定表格，实验过程中可直接将原始数据填入其中，这种方法既简便又能体现实验设计方法。

（5）实验研究的预期结果：根据选题和实验设计，提出可能出现的预期结果及相关的讨论分析。

（二）数据分析

在实验研究中，实验数据的分析是获得科学结论的必要论据，因此，数据分析是研究过程的关键环节之一。一项优秀的研究工作不应等到实验的全过程结束后才根据所采集的实验数据决定采用何种分析方法，而是在实验设计中就对于应该采用的分析方法做过多方论证和比较，尤其是参阅已有文献的处理方法。

1. 常见数据类型 确定总体之后，研究者应对每个观察单位的某项特征进行观察和测量，这种特征能表现观察单位的变异性，称为变量（variable）。对变量的测得值称为变量值（value of variable）或观察值（observed value），由变量值构成资料（data）。可将资料分为以下几种类型：

（1）计量资料（measurement data）：又称定量资料（quantitative data）或数值变量（numerical variable）资料，是测定每个观察单位某项指标的大小而获得的资料。变量值是定量的，表现为数值的大小，一般有度量衡单位，如调查某幼儿园3岁女童的发育状况，以女童为观察单位，女童的身高（cm）、头围（cm）、体重（kg）等资料均属此类资料。

（2）计数资料（enumeration data）：又称定性资料（qualitative data）或无序分类变量（unordered categorical variable）资料，是将观察单位按某种属性或类别分组计数，分组汇总各组观察单位数后而得到的资料。其变量值是定性的，表现为互不相容的属性或类别，如将试验的结果分为阳性、阴性的二分类或将人类血型分为A、B、AB、O型的多分类。

（3）等级资料（ranked data）：又称半定量资料（semi-quantitative data）或有序分类变量（ordinal categorical variable）资料，是将观察单位按某种属性的不同程度分成等级后分组计数，分类汇总各组观察单位数后而得到的资料。其变量值具有半定量性质，表现为等级的高低或属性程度，如观察患者尿液中的蛋白质含量，以人为观察单位，根据反应强度，结果可分为–、±、+、++、+++、++++六级。

统计分析方法的选用，是与资料类型密切联系的。在资料分析过程中，根据需要在有关专业理论指导下，各类资料间可以互相转化，以满足不同统计分析方法的要求。对于能测量的指标，尽可能设计为定量指标，这将为分析中的资料转化带来方便；此外，对于那些原本为计数或等级的资料，在资料分析过程中，为满足某些统计分析方法的要求（如各类回归分析的要求），有时要在有关理论和实践的指导下设法转化为计量资料，称为资料或指标的量化，具体内容请参考相关专业书籍。

2. 实验数据的处理

（1）实验数据的逻辑检查：在数据分析开始时，应首先对数据进行逻辑检查，以保证数据不会出现大的偏差，这些偏差可能来自原始数据，可能来自数据录入过程，也可能来自数据转换过程。逻辑检查最简单的方法是根据最大值和最小值判断。例如，当某资料身高变量的最大值显示为17.8m时，很可能原始数据为1.78m，在记录或录入过程中点错了小数点而导致出错。

（2）偏离数据的判断和处理：个体数据偏离其所属群体数据较大，且经证实确为实验所得时，被称为偏离数据。偏离数据有两种简单的划分形式，即极端值（extreme value）和异常值（outlier）。个体数据大于第75百分位数或小于第25百分位数的值超过3倍的四分位间距时被定义为极端值；个体数据大于第75百分位数或小于第25百分位数的值在1.5～3倍的四分位间距时被定义为异常值。

对偏离数据的处理通常用敏感性分析（sensitivity analysis）方法，即将这些数据剔除前后各做一次分析，若结果不矛盾，则不剔除；若结果矛盾，并需要剔除，必须给予充分合理的解释。例如，该数据在实验中因何种干扰而产生，应予以说明。

（3）缺失数据的处理：由于实验中遇到各式各样的原因，最终数据可能是不完整的，即产生了所谓的缺失数据（missing data）。处理缺失数据的最简单方法是剔除缺失数据所属的观察单位，但该方法浪费信息严重，特别是在变量较多的情况下。为避免浪费信息，采用的方法是仅剔除分析过程所涉及的缺失数据。例如，在做10个变量的两两相关分析时，某一个变量的缺失数据只在该变量与其他变量的相关分析中被剔除，而其他变量之间的相关分析并不失去该缺失数据所属的观察单位。处理缺失数据的最复杂方法是估计缺失数据，该方法的优点是充分利用了信息，但操作难度较大。

（三）统计与结果展示

分析数据的首要前提是能够正确地识别资料类型，在此基础上，结合统计方法的适用条件，最后选择恰当的统计方法进行分析。

计量资料的统计分析方法可以分为两大类，即参数、非参数统计方法。若原始数据满足正态分布和方差齐性要求，可用参数方法；若不满足正态分布和方差齐性要求，可选择非参数方法。多数情况下，医学中的计量数据符合正态分布，因而参数方法是较为常用的分析方法。需强调的是，如果资料满足参数方法的条件，就不选用非参数方法处理，以避免降低检验效率和损失信息。两个样本均值比较时，如果方差齐性，用 t 检验；多个样本均数比较，用方差分析。

计数资料一般情况下选用 χ^2 检验或秩和检验，如两样本率进行比较时常采用 χ^2 检验。对于等级资料，常使用秩和检验，虽然也有文献介绍用 χ^2 检验处理，但 χ^2 检验只能说明两组或多组之间的分布有无差异，而不能说明两组或多组之间量方面的差异。等级资料又称单向有序列联表资料，在应用秩和检验公式时，一律用校正公式。

在精心设计并辛苦完成试验后，完美而专业地展示结果与数据，才能使研究获得应有的价值，为全部工作画上完美的句号。

通常来说，试验成果的展示，至少应该包括三个部分的内容，即基线数据、结局数据及试验信息。

基线数据是所有类型的试验所必须要提供和展示的信息，具有描述研究所纳入的样本特征、标示研究所关注的变量等重要作用。

在主要结局数据表格中，与基线数据形式类似，同样是以各种变量或事件的名称作为表格每行的标题，而不同的组名为表格每列的标题，不同之处在于需要增加两列，分别是报告效应指标的大小和 P 值。效应指标需要包括点估计与区间估计。在这里，强调一下区间估计的重要性，并解释一下点估计与区间估计的关系：点估计可以得到一个具体的数值，表示结果的大小，而这一结果存在很大程度的不确定性，区间估计即可表达这种不确定性，通常用95%置信区间（confidence interval）表示。

试验信息也是需要展示的部分，用以清晰直观地描述在试验进程中各个时间点的操作，以及在各个操作后各组人数的变化及原因，方便读者对研究有直观的了解。试验信息多以流程图的形式进行展示，按照时间和操作顺序排列，清晰列出每一部分的人数，需要展示的重要操作节点至少应包括随机分组、完成随访及数据分析。

第二节　医学影像处理技术的科研热点

一、医学影像处理技术的研究内容

（一）医学影像处理研究前沿

深度学习和人工智能的浪潮席卷全球，深度学习模型模仿人脑的神经元连接，在精确度等方面已经远超传统机器学习算法。研究人员用深度学习模型进行目标识别、模式识别、预测、分类等。不同的医学影像模态，如 X 射线、CT、MRI、PET、超声等蕴含了巨大的信息，深度学习在医学影像分析处理中的广泛应用，为医学影像处理领域带来了新的发展。深度学习在医学影像处理中的应用主要分为影像配准、影像分割、分类、定位和目标检测四个方面，下面展开详细介绍。

1. 医学影像配准与融合　配准在医学影像处理中占据重要的地位，在医学影像分析处理和医学影像融合中起重要作用。传统的人工配准对物理师和医师来讲是极为耗时的，而深度学习在医学影像配准中的应用提高了配准的效率和精度。大约 50% 的癌症患者会接受放疗，而在放疗中影像配准至关重要。随着癌症患者数量逐年递增，许多医师寻求医学影像处理工具的帮助。比较常用的软件有 ITK 开发的 Elastix，该软件可以实现 3D 医学影像的配准。2018 年，Chee 等提出了采用一种自监督学习的神经网络进行 3D 医学影像的配准，该神经网络可用于不同模态脑影像的配准，配准速度比现有的方法快了 100 倍左右。

2. 医学影像分割　在疾病的诊断中发挥着重要作用。通过分割算法将医学影像分成若干部分，可以使疾病检测变得简单且快捷。近年来，许多交叉学科方案被用于医学影像的分割当中。Guo 等采用有监督的神经网络并结合多模态影像特征进行影像分割，此外，该团队还讨论了基于多模态影像同时采用 CNN 分割并表征软组织病变的可行性。结果证明，这种方法在医学影像存在误差的情况下是行之有效的。基于深度学习的医学影像分割所面临的挑战是缺少带标注的数据集。为了解决这一问题，Seebock 提出了贝叶斯 U-Net 模型，并采用弱解剖标签的数据集训练神经网络，实现了 MRI 影像上的前列腺分割。

3. 分类　分类问题在医学影像处理领域通常称作计算机辅助诊断（CAD）。CAD 模型的输入为医学影像或者医学影像特征，模型的输出为诊断结果，即所谓的类别。Rajpurkar 提出了名为"CheXNET"的深度网络模型，该模型包含 121 层卷积层，经过 14 种肺部疾病超过 10 万张胸部 X 射线影像的训练，"CheXNET"的诊断准确率与专业的影像科诊断医师相比也毫不逊色。Raj 等提出了一种深度学习分类器，可以用于肺癌、神经退行性疾病（如阿尔茨海默病）等的诊断。该模型可以选择医学影像中合适的部分进行分类，准确率、灵敏度和特异度分别为 95.22%、86.45% 和 100%。

4. 定位和目标检测　在分类的过程中，医学影像输入到机器学习模型中，然后得到诊断结果。分类的同时，可以用定位和目标检测技术来检测病灶的位置，为临床诊断提供更多信息，这时需要边界框（bounding box）框出病灶的位置。通过影像定位和目标检测技术寻找到一些可能的病变结构或病灶位置，可以辅助影像诊断医师更好地发现病灶，进行疾病的诊断。近年来，随着深度学习和计算机视觉的发展，众多基于深度学习的医学影像定位和目标检测技术涌现。

Guo 等采用深度学习模型定位前列腺的 T_2 加权 MRI 影像中的肿瘤。该模型利用堆叠稀疏自编码器（stacked sparse auto-encoder）训练前列腺的 MRI 影像，可以精确地定位前列腺癌。Shin 等提出了基于乳腺超声图像的乳腺癌肿块定位和分类模型，该模型采用弱标记数据集和小部分完全标注数据集混合的方式训练神经网络模型，结果表明，该模型可以很好地在超声影像中识别乳腺癌肿块。Ghesu 等提出深度学习和边缘法结合的目标检测模型和灵活的训练策略，提高了深度神经网络的效率，该模型被用来检测心脏超声影像上的主动脉瓣，效率比之前的方法提升了45.2%。

（二）组学分析研究前沿

影像组学是一门新兴的交叉学科，它利用计算机技术从 X 射线、CT、MRI、PET 或超声等医学影像中提取人眼无法发现的定量化数据特征，并用其来诊断疾病，预测癌症治疗后患者的生存时间、是否复发和转移，以及预测基因表达与突变。影像组学特征包含描述形状的特征、一阶统计量特征、纹理特征和基于滤波器的特征等。图 13-4 是影像组学的流程图。

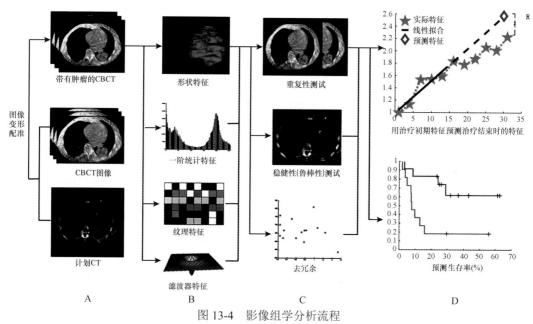

图 13-4　影像组学分析流程

A. 肿瘤区勾画：将放疗计划 CT 与锥形线束 CT 进行图像配准，并在配准之后，将计划 CT 上的肿瘤区（GTV）映射到锥形线束 CT（CBCT）上；B. 特征提取：共提取四种特征，即形状特征、一阶统计特征、纹理特征和滤波器特征；C. 特征选择：从提取的特征中选出具有较好重复性、稳健性，并且相互之间不冗余的特征；D. 数据分析：选择出来的特征做两方面的分析，即预测放疗之后的生存率和用治疗初期的特征值预测治疗结束时的特征值

研究人员对比了影像组学和传统的直方图方法在基于冠状动脉 CT 血管成像诊断动脉粥样硬化方面的表现，他们发现，虽然冠状动脉 CT 血管成像的分辨力有限，但是影像组学可以提升动脉粥样硬化的检出率，同时可以辅助医师对患者进行风险评级，其效果优于传统的方法。另一项研究表明，血管炎症可能归因于靠近血管脂肪组织的纤维化和微血管重塑。依靠在心脏 CT 影像中提取的影像组学特征可以辅助动脉粥样硬化斑块、纤维灶的检出，基于影像组学中的高阶统计特征对纤维灶进行检测，其准确率高于传统的影像学方法。

大量的研究发现，影像组学可以非常准确地诊断疾病和预测预后，在临床上具有巨大的应用潜力和价值。但是目前影像组学仍处于科研阶段，在临床上的推广仍是一个巨大的挑战。影像组学在临床推广的首要条件是预测准确度的保障，目前的影像组学研究大多数是单中心的研究，各个研究机构之间相互独立，没有统一和规范化的流程。在预测同一个疾病的情况下，有的研究发现影像组学特征具有较好的预测性，而有的研究则指出其没有预测性，并且每个机构所发现的具有预测性的特征也不尽相同，这使得影像组学特征对疾病的预测性能变得扑朔迷离。此外，影像组学对于医学图像的质量和成像参数的标准化具有较高的要求，因此，许多影像组学的研究样本量都很小，收集的病例不足百例，这也使影像组学的研究结果之间存在较大的偏差。为解决这个问题，多中心、大样本的影像组学研究是非常有必要的。建立多中心的智能预测数据库，是影像组学临床推广的重要一步。

二、医学影像处理技术论文的撰写和投稿

（一）中文论文的撰写与投稿

1. 中文论文的撰写　一般研究性论文主要由题目、摘要、正文、图片、表格和参考文献这几部分构成，而正文一般包括引言、方法、结果、讨论这几部分。下面分别详细介绍。

（1）题目：力求高度概括、言简意赅，且能反映论文的主题，文题字数一般不超过 20 个汉字，尽量不设副标题，题目中尽量不使用阿拉伯数字开头。

（2）摘要：原创研究性论文一般使用结构式摘要。阐明摘要的目的、方法（研究时间、基本过程中受试者的选择、场所、测量方法、分析方法）、结果（主要发现或数据，给出具体效应值及其统计学意义和临床意义）、结论。如果是临床试验则需要在摘要末尾刊出临床试验注册（trial registration）机构及注册号。

（3）引言（背景）：即论文的研究背景或问题的性质和意义。阐明该文的具体目的或目标，或待验证的研究假说。只引用直接相关文献，不涉及文中研究数据和结论。

（4）方法：清晰描述如何及为何以某种特定的方法（仪器或试剂应给出厂家的名称、地点和操作步骤）进行研究，"方法"部分力求足够详细，从而使其他获得这些资料的人能够重复出结果。不被人熟知的方法应给出参考文献并作简要叙述；如果是新的或改良方法应详细描述，同时要说明采用的理由并作出评价；如果付费给某个机构，或者与其签约帮助实施研究（如资料收集和管理），则应在"方法"部分对此予以详细说明。

论文的主体是以人或动物为研究对象时，应提供伦理委员会审核文件（包括批准文号），作者应说明该研究遵循的程序是否符合负责人体或动物实验委员会（单位性的、地区性的或国家性的）所制定的伦理学标准。提供该委员会的批准文件（批准文号著录于论文中）及以人为受试对象或其亲属的知情同意书。如果没有正式的伦理委员会，则要说明研究是否符合《赫尔辛基宣言》的原则。

在受试者选择与描述时，仔细观察试验对象（健康人或患者，包括对照）的选择，包括纳入和排除标准以及对来源人群的说明。由于在研究设计时，不知道相关信息，如年龄、性别或种族等与研究的相关性，研究者应尽量在各种类型的研究中纳入代表性的人群，至少提供这些变量及其他相关人口学变量的描述性数据资料。

（5）结果：按照逻辑顺序在正文和图表中描述结果，给出主要和最重要的结果及实施研究计划、研究方案时获得的全部信息。不要在正文中重复图表中的所有数据，仅需强调或概述最重要的观察结果；方法中提及的主要和次要结局指标都应提供数据；附加或补充材料及技术细节可放在附录中置于文末。

（6）讨论：强调研究的新发现和重要方面，将结果置于全部相关证据背景下进行讨论；指出研究的局限性；不能重复具体数据或"引言（背景）""结果"等已给出的其他信息；避免在论据不足时妄下断言和结论，注意区分临床意义与统计学意义。

（7）参考文献：中文论文的参考文献格式一般根据 GB/T 7714—2015《信息与文献 参考文献著录规则》。采用顺序编码制著录，依照其在文中出现的先后顺序用阿拉伯数字标出，并将序号置于方括号中，排列于文后。内部刊物、未发表资料（不包括已被接收的待发表资料）、个人通信等一般不作为文献引用，如有特殊情况确需引用时，可将其在正文相应处注明。日文汉字请按日文规定书写，不应与我国汉字及简化字混淆。同一文献作者不超过 3 人的全部著录；超过 3 人的只著录前 3 人，后依文种加表示"，等"的文字。作者姓名一律姓氏在前、名字在后，外国人的名字采用首字母缩写形式，缩写名后不加缩写点；不同作者姓名之间用"，"隔开，不用"和""and"

等连词。题名后标注文献类型标志。文献类型和电子文献载体标志代码参照 GB/T 7714—2015《信息与文献　参考文献著录规则》。外文期刊名称用缩写，可以采用国际医学期刊编辑委员会推荐的 NLM's Citing Medicine 中的格式。中文期刊用全名。文献数字对象唯一标识符（DOI）可著录在该条文献最后。

（8）图片：显示部分轮廓清晰、层次分明、反差适中、无杂乱背景。人体照片只需显示必要部位；颜面或全身照片，若不需显示眼或阴部的则需加以遮挡。文稿中的数字图像按序连续编码随文，先见文字后见图。根据图的数量按序连续编码，在图的下面要有图题、图注；组织病理图中应有标物尺、染色方法、放大倍数；图中的量、单位、符号、缩略语等必须与正文一致，为保持图的自明性，缩略语应有注释。图片需提供 TIF 格式的位图，或 PDF、EPS 格式的矢量图，位图分辨力应在 300dpi 或以上。

（9）表格：按照统计学制表原则设计，力求结构简洁，采用三线表；表在正文中依次按序编码，先见文字后见表；表纵横标目间为主谓关系，主语在表的左侧，谓语在表的右侧；表中不设"备注"，需要释义的可在表中相关处注释符号，如 a、b、c……。各栏参数单位相同，可标注在表题之后的括弧内；参数单位不同，标注在各栏的标目词之后的括弧内。表中的量、单位、符号、缩略语必须与正文一致，缩略语应在表下注释。

2. 中文论文的投稿　医学影像处理技术类的论文投稿选择众多，下面以《中华放射学杂志》和《中国医学影像技术》两本代表性期刊为例，介绍中文论文的投稿流程。

（1）《中华放射学杂志》：为中国科协主管、中华医学会主办的放射学专业学术期刊，创刊于1953 年，现为月刊。《中华放射学杂志》以广大放射学工作者为主要读者对象，报道放射学领域领先的科研成果和临床诊疗经验，以及对放射学临床有指导作用且与放射学临床密切结合的基础理论研究。

1）投稿方式：中华医学会系列杂志不接收纸质来稿，稿件需经中华医学会杂志社远程稿件管理系统投送，注册为作者后选择目标期刊，阅读本刊稿约，来稿须经作者单位主管学术机构审核。如涉及保密问题，须附有关部门审查同意发表的证明。切勿一稿两投。投稿时必须注明该文稿是否已在非公开发行的刊物上发表，或在学术会议上交流过，或已用其他文种发表过（须征得首次刊登期刊的同意方可投稿），此三种情形不属于一稿两投。

2）报告指南：来稿要求对不同的研究设计均应遵守其设计指南（见检查清单），如随机对照试验的综合试验报告标准（Consolidated Standards of Reporting Trials，CONSORT）、针对观察性研究的加强流行病学观察性研究报告（Strengthening of Reporting of Observational Studies in Epidemiology，STROBE）（strobe-statement.org）、针对系统综述和 Meta 分析的系统综述和荟萃分析优先报告的条目（Preferred Reporting Items for Systematic Reviews and Meta-Analyses，PRISMA），以及针对诊断准确性研究的诊断准确性报告标准（Standards for Reporting of Diagnostic Accuracy，STARD）、病例报告写作清单。

3）文稿要求：文稿应具有创新性、科学性、导向性、实用性。来稿文字务求准确、精练、通顺、重点突出。

一般原则：原创性研究论文采用结构为"引言（背景）""方法""结果""讨论"四个部分。其他类型的论文，如 Meta 分析、病例报告、叙述性综述和专论可采用不同的格式。

4）作者署名：作者应同时具备以下四项条件。①对研究的思路或设计有重要贡献，或者为研究获取、分析或解释数据；②起草研究论文或者在重要的智力性内容上对论文进行修改；③对将要发表的版本作最终定稿；④同意对研究工作的各个方面承担责任，以确保与论文任何部分的准确性或诚信有关的质疑得到恰当的调查和解决。

所有作者应该满足作者署名的四条标准，而所有满足以上四条标准者也都应该被确定为作者。未满足以上四条标准者应该在文后致谢。

通讯作者是在投稿、同行评议及出版过程中主要负责与期刊联系的人，并在整个投稿和同行评议过程中应当能及时回答编辑方面的问题、在论文发表后应及时回复对研究工作的评论。仅参与获得资金或收集资料者不能列为作者，仅对科研小组进行一般管理也不宜列为作者。作者姓名在题名下按序排列，排序应在投稿前由全体作者共同讨论确定，投稿后不应再作改动，确需改动时必须出示单位证明及所有作者亲笔签名的署名无异议的书面证明。

5）论文撰写中的要求：主要有以下几个方面。①名词：准确说明所用全部药物和化学试剂的通用名、试剂量及使用途径。使用全国科学技术名词审定委员会公布的名词。尚未通过审定的学科名词，可选用最新版《医学主题词表（MeSH）》《医学主题词注释字顺表》《中医药主题词表》中的主题词。对没有通用译名的名词术语于文内第一次出现时应注明原词。中医名词术语按GB/T 16751.1/2/3—1997《中医临床诊疗术语疾病部分/证候部分/治法部分》和GB/T 20348—2006《中医基础理论术语》执行，腧穴名称与部位名词术语按GB/T 13734—2008《耳穴名称与定位》执行。中西药名以最新版本《中华人民共和国药典》和《中国药品通用名称》（均由中国药典委员会编写）为准。确需使用商品名时应先注明其通用名称。中药应采用正名，药典未收录者应附注拉丁文名称。②计量单位：执行GB 3100/3101/3102—1993《国际单位制及其应用》《有关量、单位和符号的一般原则》《（所有部分）量和单位》的有关规定，具体执行可参照中华医学会杂志社编写的《法定计量单位在医学上的应用》第3版。③文字：执行《中华人民共和国国家通用语言文字法》（2000-10-31）和新闻出版总署2010年12月24日发布的《关于进一步规范出版物文字使用的通知》，以及1992年新闻出版署、国家语言文字工作委员会发布的《出版物汉字使用管理规定》，以1986年10月国家语言文字工作委员会重新发布的《简化字总表》和1988年3月国家语言文字工作委员会和新闻出版署发布的《现代汉语通用字表》为准。④数字用法：执行GB/T 15835—2011《出版物上数字用法》。详细描述统计学方法，提供并说明所使用的统计学软件及版本；研究设计和统计学方法参考文献应尽可能引用标准出版物（标明页码）；统计术语、缩写和大多数符号要做定义；统计学符号按GB/T 3358.1—2009《统计学词汇及符号第1部分：一般统计术语与用于概率的术语》的有关规定，一律采用斜体。⑤其他注意事项：中华医学会系列杂志实行以同行审稿为基础的三审制（编辑初审、专家外审、编辑委员会终审）。审稿过程中保护作者稿件的私密权。对不拟刊用的稿件将告知退稿意见，对稿件处理有不同意见时，作者有权申请复议，并提出申诉的文字说明。

根据《中华人民共和国著作权法》，并结合本刊实际情况，凡接到本刊收稿回执后3个月内未接到稿件处理情况通知者，则稿件仍在审阅中。作者如欲投其他刊，务必事先与编辑部联系，否则将视为一稿多投，予退稿处理并给予相应的处罚。

对重大研究成果，可申请"快速通道"发表，经审核同意后一般在收到稿件4个月内出版。凡要求以"快速通道"发表的论文，作者应提供关于论文的创新性书面说明、省部级或以上图书馆的查新报告及2位专家（非本单位）的推荐信，以说明该项成果的学术价值。申请进入"快速通道"的稿件视情况交纳一定的加急审稿费。

（2）《中国医学影像技术》：本杂志创刊于1985年，是国内唯一的临床医学影像学与影像医学工程及理论研究相结合的国家级学术期刊。本刊编委会由国内外影像界知名专家组成，登载放射、超声、核医学、影像技术、介入治疗、数字人体、医学物理与工程学等的基础研究及临床研究最新成果；以医、理、工相结合，综合医学影像学研究成果与临床应用，信息量大，发表周期短。发文形式包括论著、综述、经验交流和个案报道等。

1）投稿的要求

A.总体要求：文稿应具有科学性、先进性、创新性和可读性，力求重点突出、论点明确、资料翔实、数据可靠、结构严谨、写作规范、表达准确、文字精练。文稿撰写应遵照国家标准科学技术报告、学位论文和学术论文的编写格式，以及文摘编写规则、文后参考文献著录规则；专家述评4000字左右，研究论著、综述类论文5000字左右，经验交流一般不超过2500字，短篇报道不超过1000字。

a. 题目：力求高度概括、言简意赅，且能反映论文的主题，文题字数一般不超过 20 个汉字，尽量不设副标题，题目中尽量不使用阿拉伯数字开头。

b. 作者：作者姓名标注在文题下方，按贡献大小排序，投稿后作者署名及顺序不得随意修改或变更。具备下列条件者可列为作者：①参加选题、研究工作并能解答论文有关问题者；②起草或修改论文中关键性理论或主要内容者；③能对编辑部的修改意见进行核修，并最终同意该文发表者。对研究工作有贡献的其他人可在致谢中列出。通讯作者姓名旁应上标加注"*"号，其应对全文内容负责，还应具有对读者提出的质疑进行答辩的能力和义务。如有外籍作者，应征得本人同意，并附有本人签字。

c. 单位：在作者的下一行写出单位的全称（具体到科室）、省市和邮政编码。署名作者分别在多个单位者，应分别写出各单位的全称（具体到科室），并用阿拉伯数字在对应的署名作者右上角标注。

d. 英文题目：应简明扼要，便于检索，与中文题名在内容上一致，以不超过 10 个实词为宜。除已得到整个科技界或本行业科技人员公认的缩略词语外，不宜使用缩略词语。

e. 英文作者：用汉语拼音拼写，姓前名后，姓氏全部大写，名首字母大写，双名间加连字符"–"。此外，依据《中国人名汉语拼音字母拼写规则》（GB/T 28039—2011），姓氏"吕"的汉语拼音应为"LYU"。

f. 英文单位：应与中文单位对应，按查阅本单位官方网站或咨询相关职能部门，规范英文单位名称。

g. 基金项目：书写格式应为：××基金（编号××）。基金论文投稿时应同时将基金项目批文扫描上传。本刊将优先选登基金论文。

h. 作者简介：书写格式为姓名（出生年—）、性别、籍贯、学位、职称、研究方向和 E-mail。尚未毕业者学位写为"在读××"，如"在读硕士""在读博士"。投稿时，简介中须注明第一作者联系电话。

i. 通讯作者：通常为稿件所涉及研究工作的负责人，通讯作者简介包括其姓名、单位、邮编和 E-mail。

j. 摘要：研究论著和综述性论文均须附中、英文摘要，英文在前，中文在后；经验交流和短篇报道不设摘要。摘要应以第三人称撰写，不宜超过 350 个汉字，不宜使用"我们""作者"等词作为主语。研究论著类论文的摘要应按结构式摘要的特征撰写，包括目的（objective）、方法（methods）、结果（results）、结论（conclusion）四项。综述性论文的摘要应按指示性摘要的特征撰写，简要叙述文章内容，无须按"四项式"编写。摘要应具有独立性和自明性，并且拥有与文献同等量的主要信息，在有限的字数内向读者提供尽可能多的定性或定量信息，充分反映该研究的创新之处。英文摘要在 300 个实词左右，内容和形式要求与中文摘要基本对应。

k. 关键词：中文关键词应以医学主题词注释字顺表最新版为准，以标引能表达全文主题概念的叙词 2～5 个，尽量少用自由词。英文关键词应与中文对应，以医学主题词注释字顺表最新版及 *MeSH* 内所列的主题词为准，每个英文关键词第一个词的首字母大写，各关键词之间用分号隔开。

l. 正文标题层次：如 1　资料与方法（或材料与方法），1.1 资料（或材料），1.2 方法，2　结果，3　讨论，一般不超过三级标题，文内序号用圈码，如用①、②、③……表示。

m. 医学名词：应注意规范、标准、前后统一，尽量少用缩略语，原词过长且在文中多次出现（两次以上）者，可于括号内写出全称并加注简称，以后用简称。医学名词术语，以全国科学技术名词审定委员会审定公布的医学名词为准。

n. 计量单位：采用国际单位制并严格执行国家标准关于量和单位的规定，使用法定计量单位，不再使用 N（当量浓度）、M（克分子浓度）、百分比浓度［%（*V/V*）、%（*m/m*）］等已废除的非标准计量单位和符号。

o. 统计学符号：以国家标准规定的统计学名词及符号为准，样本算术平均数用英文小写斜体 $\pm s$；标准差用英文小写斜体 s；t 检验用英文小写 t；F 检验用英文大写 F；卡方检验用希文斜体 χ^2；相关系数用英文小写斜体 r；自由度用希文斜体 γ；概率用英文大写斜体 P；样本数用英文小写斜体 n。

p. 统计学方法：须注明使用的统计学软件名称和版本，以及所使用的统计学方法。率的计算保留小数点后两位，年龄需要提供 $\pm s$ 或者中位年龄，保留小数点后一位。

q. 图片：研究论著类论文和短篇报道均需附有相应患者的影像学资料，图片分辨力应在 300dpi 以上，JPG/JEPG 格式，有良好的清晰度和对比度，最好是医院图像工作站中直接提取的图像。每图下面应标有图号、图题、图注（解释图片内容的文字），文中应有图位。图中箭头所示或文字应有说明，病理图应注明染色方法及放大倍数。

r. 表格：本刊采用三线表，表格列于文后，每表应标有表号、表题，文中应有表位。

s. 参考文献：按照参考文献著录规则国家标准的规定，采用顺序编码制。仅限于作者直接阅读的近 5 年的文献，尽量不用二次文献；无特殊需要，不必罗列众所周知的教科书或某些陈旧史料；提倡引用国内外同行新近发表的研究论文为参考文献，引用论点必须准确无误，不能断章取义。除短篇报道外，论文参考文献应来源于五种以上的期刊，研究论著类论文参考文献不少于十三条，综述类论文参考文献应在二十条以上，以反映论文的科学依据，以及对前人科学工作的继承性。参考文献的编排应按每条文献在文中出现的先后顺序逐条列于文后，并在文内引用处用右上角加方括号注明角码。参考文献书写格式如下。

[1] LOPERA J E, TRIMMER C K, LAMBA R, et al. MDCT angiography of mesenteric bypass surgery for the treatment of chronic mesenteric ischemia. AJR Am J Roentgenol, 2009, 193（5）：1439-1445.

[2] 陈奇琦, 吴婷, 康冰, 等. 脑磁图观察针刺太冲穴所致脑部能量变化. 中国医学影像技术, 2013, 29（12）：1927-1930.

B. 投稿须知

a. 投稿方式：本刊已启用编辑系统，投稿请登录本刊主页，点击左上角"作者登录"进入，首次投稿需要注册，登录编辑系统投稿，本刊不接收电子邮件投稿及软盘或信件投稿。内容包括作者单位推荐信和医学伦理知情同意书，推荐信中注明无一稿多投、不涉及保密、署名无争议三项，扫描上传；正文内容一律用宋体 5 号字，不分栏，页边距上下左右统一为 1.5cm，以 Word 格式存储；图片插入正文相应位置，图号不要标在图片上，而应标在图片下面，图片下面需要注明图号、图题、图片说明，格式为"图号　图题　图片说明"。本部会通过 E-mail 告知您稿号，请谨记稿号，以便查询稿件情况。

b. 审稿及录用：所有来稿均须经本刊编辑部初审、同行专家评议、作者修改，审稿人姓名对作者保密，投稿时作者可以提出要求回避的评审专家的姓名。本刊已启用学术不端检索系统，凡复制比达到或者超过 15% 的文章直接退稿，其余稿件根据本刊编委会评审意见、作者的修改情况，以及论文质量等级决定稿件取舍，录用通知通过邮件发送，稿件已被录取的作者如需纸质录用通知书，请与编辑部邮件联系。

c. 稿件修改：本刊编辑部通过网站编辑系统给作者发送修改意见，同时会有邮件提醒。一般情况下，作者应于 7 天内将修改后稿件上传编辑系统。1 个月未修回的稿件将以退稿处理。依照《中华人民共和国著作权法》有关规定，本刊编辑部可对来稿做文字修改、删节，凡有涉及原意的修改，请作者在寄回校样时提出。

d. 稿件查询：作者投稿后 1 周未收到 E-mail 回复的稿号即为本期刊社未收到投稿，请重新投稿；收到稿号后可登录本刊网站实时查询稿件处理状态，1 个月内未查询到稿件审理进展者可以发邮件咨询；本刊收费通知一律以 E-mail 形式发出，如需出具纸质通知另行联系；作者交纳发表费后 1 个月内未查到发票信息或者未收到发票者，请及时发邮件与期刊社联系。

（二）英文论文的撰写与投稿

英文论文的结构与中文论文类似，下面直接以英文医学影像处理领域两个顶级期刊 *Radiology* 和 *Medical Image Analysis* 的投稿要求为例，介绍英文论文的撰写与投稿。

1. *Radiology*（放射学）　为北美放射学会（RSNA）主办的放射学专业学术期刊，创刊于 1923 年，现为月刊。*Radiology* 作为放射领域的顶级期刊，旨在报道放射领域最新、最前沿的研究进展，同时刊登权威性的综述、专家意见等形式的文章。

（1）原创性研究论文撰写的总体要求：*Radiology* 要求原创性文章能够提供放射学领域新的知识。原创性研究必须是假设驱动的，而且需要有详细的方法和手段，回答提出的科学假说。该类文章需要适当的统计分析方法。如果涉及临床试验，须提供临床试验注册（trial registration）机构及注册号。

1）字数限制：不超过 3000 个单词（从引言到讨论）。

2）摘要：结构性摘要，不超过 300 个单词。

3）参考文献：不超过 35 篇。

4）图片数量限制：不超过 6 张。

5）表格数量限制：不超过 4 个。

6）关键性结果：需要列出 3 条主要的结果（不超过 75 个单词）。关键性结果不能重复文章中总结性的话语。关键性结果将会在视频摘要中呈现，不要使用空洞的词汇，同时避免出现缩写（注：本领域常见的缩写，如 CT、MRI 可以出现）。

7）总结性陈述：用一个句子总结文章的主要发现（不超过 30 个单词）。

8）人口学表格：对于涉及人类的研究，需要包括一个表格描述招募被试的人口统计学信息，该表格应作为论文的表 1。否则，读者将无从得知论文研究的对象。该表格至少要包含被试的数量、性别、平均年龄及其他临床信息。

9）流程图：论文需包含一张流程图（通常为图 1），展示初始的被试数目和筛选过后的被试数目，以及淘汰某些被试的原因。

10）检查清单：涉及人类的研究应遵守其设计指南。

（2）*Radiology* 论文撰写细则

1）投稿信（cover letter）：*Radiology* 要求论文投递时附一封投稿信。投稿信需包含以下内容：论文题目、作者名单（若文章只有两名作者，需简单解释为何两名作者的贡献是平等的）、文章第一作者是否正在接受规培，如影像诊断、核医学或放疗科的规培。

投稿信还需要指出文章是否有一稿多投的情况，或文章的部分内容已经发表，或文章中的被试者、动物或实验已被报道过，如果是的话，需要指出目前这篇文章的创新点。投稿信中还需提供利益冲突声明（conflict of interest statement）。如果文章有共同作者（共同第一作者或共同通讯作者），还需要在投稿信中加以解释。

2）标题页（title page）：*Radiology* 投稿时需要提供独立的标题页。标题页应包含以下内容：论文题目（不超过 15 个单词）、作者姓名、学历、工作单位和工作单位地址及通讯作者的电话号码、E-mail 和通信地址，以及经费支持情况、论文类型（原创性文章、综述等）、字数统计和数据共享声明。

3）简明标题页（盲审用）：需包含的信息有论文题目（不超过 15 个单词，题目需要包含影像模态和涉及的疾病，如果字数允许，需要指出研究类型和临床试验名称）、文章类型、总结性陈述（一句话，不超过 30 个单词）、关键性结果（3 条关键性结果，不超过 75 个单词，不能重复总结性陈述的内容），还需提供缩写和全称对照表。

4）摘要：*Radiology* 要求原创性文章采用结构式摘要，摘要字数不超过 300 个单词，结构式摘要分为以下五部分。①背景（background）：1～2 句话概述研究的背景和意义。②目的（purpose）：

1 或 2 句话简要陈述研究目的。③材料和方法（materials and methods）：指出研究为前瞻性或回顾性、指出研究时间范围；如果为动物实验，提供动物的品种和数量；说明分组情况（含对照组）、描述实验步骤、概述实验评价方式（需要与结果部分相对应）；用一句话描述统计分析。④结果（results）：第一句话需要指出实验被试者的数量、性别、年龄，如 100patients（mean age, 47 years +/– 10 [standard deviation]; 60 men），提供与材料和方法描述的评价方式相对应的结果，需要提供显著性的统计指标，所有 P 值需要提供对应的比较值，如能够需提供置信区间。⑤结论（conclusions）：必须是直接从文章结果得出的，不要叙述文章的重要性或者文章的潜在影响力，结论必须与目的相呼应。

5）文章主体：对于原创性研究，文章主体需要包含四部分，即引言、材料和方法、结果和讨论。作者可以在材料和方法以及结果章节加入子标题。

A. 引言（introduction）：通常不超过 400 个单词。引言主要介绍研究背景，陈述研究目的，而不是复杂的文献综述。简明和聚焦是引言写作的重点。在引言的最后一段，陈述实验假设和目的，对于回顾性研究、Meta 分析和综述类型的文章，则不需要提供假设。

B. 材料和方法：通常不超过 800 个单词，与结果部分一一对应。材料和方法部分应该包含以下部分：清楚的声明研究类型（前瞻性或回顾性研究）；对于前瞻性研究，全文应该统一将入组患者（enrolled patient）称为参与者（participant）；研究的时间范围；入组条件，详细描述筛选和排除条件；指出样本数量的取得方式；指出负责进行测试（包括临床、数据采集和统计学）的人、专业和训练时长，如果是作者的话，需要附上作者姓名的首字母缩写，如果进行测试的人不是作者，需要在致谢部分提及；指出研究采用了何种评价方式，指出评价是基于何种数据或影像进行的；指出主要评价指标、次要评价指标和其他研究变量。

其他注意事项：对于涉及人类的前瞻性和回顾性研究，需要在材料和方法的第一段指出：①所在单位的伦理委员会批准该研究，以及获得了受试者知情同意书；②美国地区的研究应该指明医疗保险转移和责任法；③临床试验注册号和注册名称。对于涉及动物的实验，提供所在单位动物护理委员会或相关职能部门的同意书。如果研究使用的部分人或动物已经出现在之前发表的刊物上，需要注明。

在材料和方法中要写明样本数量（患者、实验动物和对照组的数量）。使用括号标注使用的设备、仪器、药品（包括安慰剂）的生产厂家、品牌。详细提供实验步骤，使他人可以重复实验。对于使用已建立的方法，包括统计方法，需要提供参考文献；若采用了新技术、新方法，需要提供使用该技术的原因。

材料和方法的最后一段，需要说明数据分析使用的统计学方法，提供统计学软件及软件型号和版本；说明显著性 P 值；说明是谁进行的统计分析，若是作者之一，须注明。*Radiology* 强烈推荐计算样本量和统计效力。*Radiology* 推荐作者在研究之前，咨询统计学方面的专家进行实验样本设计和统计软件的使用。

C. 结果（results）：结果部分通常不超过 1000 个单词。结果部分的第一段应当总结样本的人口学和临床信息，至少需要提供参与者数量、年龄（平均±标准差）、性别。对于涉及人类研究的论文，将人口学和临床信息整理成表格。同时，需要在材料和方法部分提供被剔除的被试者和被试者数量，在结果部分制作流程图描述被试者的筛选和剔除过程。

按照逻辑顺序撰写结果部分，包括图标。与材料和方法对应提供所有的结果，在结果部分可以使用与材料和方法一致的子标题。

结果部分要提供具有统计学意义的结果。但是同时需要提供所有变量的统计学分析结果，不要只提供具有显著意义的结果。对于不显著的结果，不要使用"趋势"（trend）或"边界"（marginal）这类词语。

提供所有百分数的分子或分母，包括灵敏度（sensitivity）、特异度（specificity）、准确率、阳性预测值（positive predictive value）和阴性预测值（negative predictive value）。回归系数、组间

比较的均值和 P 值均需提供。关于 P 值，需要提供小数点后两位有效数字（无论 P 值是否显著）。若 $P<0.01$，则需要提供小数点后三位有效数字。P 在 0.001 和 0.99 之间时，均需提供 P 的准确值。

D. 讨论（discussion）：讨论部分通常不超过 800 个单词。不要重复数据结果，也不要引用图表中的结果。①讨论的第一段应该简洁地陈述研究的问题和主要结果，应该是总结全文的一段，重申研究背景和目的，陈述重要发现。不要提供泛泛的描述，需要提供支撑结论的具体评价指标和 P 值。②讨论中需要讨论研究结果的临床意义和当前研究的不足之处；需要讨论相关方法、统计或其他实验步骤的参考文献；讨论实验观测和相关的研究，将结论与研究目标结合起来。讨论中不要使用数据不支持的结论和陈述，不要夸大研究成果，不要描述正在进行的或者不是本研究的结果；可以提出新的假设，但是需要谨慎使用。③讨论的倒数第二段要指出当前研究的不足之处。最后一段作为结论段落，需要总结论文的主要结果，如果可以的话，陈述下一步的研究计划和目标。

6）补充材料（supplementary materials）：提供可以帮助读者理解论文的背景信息、数学公式、详细的统计分析。在文章中适当地引用补充材料，如果补充材料包含多媒体文件，需要单独上传。*Radiology* 鼓励作者共享上传原始数据，在上传之前确保所有数据是匿名的。补充材料不会经过编辑的修改，因此需要注意拼写或语法错误。

7）致谢（acknowledgements）：在致谢部分应该感谢对文章作出贡献而不在作者之列的人员。致谢部分需要得到被致谢人的书面许可，需要他们同意论文的数据和结论。*Radiology* 需要将致谢部分单独上传。

8）参考文献（references）：按照出现顺序为参考文献添加标号。参考文献中期刊名称要提供简称形式，具体可参考美国国家医学图书馆的期刊简称格式（https://www.ncbi.nlm.nih.gov/nlmcatalog/journals）。需要作者确保参考文献的准确性，具体格式如下。①期刊文章引用格式：Tyler LN, Harville TO, Blackall DP, et al. 2007. Multiple alloantibodies after transfusion in an infant treated with infliximab. N Engl J Med, 357: 2092-2093. doi: 10.1056/NEJMc070741. ②线上文章引用格式：Wilson CR, Sherritt L, Gates E, et al. 2004. Are clinical impressions of adolescent substance use accurate? Pediatrics, 114: e536-e540. doi: 10.1542/peds.2004-0098. Published November 1, 2004. Accessed November 10, 2004. ③书籍引用格式：Brown M, Gray L. 1975. Indications for hematology. In: Wintrobe MM, ed. Clinical hematology. 3rd ed. Philadelphia, Pa: Lea & Febiger, 1146-1167. ④线上内容引用格式：Integrating the Healthcare Enterprise: connectathon results. Radiological Society of North America Web site. http://www.rsna.org/IHE/connectathon.shtml. Published January 10, 2003. Updated May 1, 2003. Accessed December 13, 2003.

9）表格（tables）：使用 Word 编辑表格，在文章的最后附上表格。每一个表格需要出现在单独的一页，有简明的标题；表格不能超过 40 行，必须大于 1 行；表格按照阿拉伯数字排序，按照阿拉伯数字顺序在原文中引用；灵敏度、特异度等指标以分数形式提供，同时提供分子和分母；需要提供差异性（如同时提供平均值、标准差或置信区间）；表格中每一列需要一个表头；表格和文章中的数据需要统一（小数位数等）；用行代表自变量（x），用列代表因变量（y）；表格中所有缩写需要在脚注中提供全称。

10）图片（figures）：对于初次投稿，直接将图片和图例置于文档之中；对于修回的投稿，需要将图例置于文档的结尾；每一张图像都要提供图例。在图片和图例中使用的缩写需要在图例中提供全称；图例中不要重复正文中的材料。对于涉及人体的图像，如需要，应在图例中注明年龄、性别、临床病史、疾病情况等；对于涉及动物的图像，图例中需要注明动物的种类、年龄、体重、诊断等。图例中需提供图像的种类、图像的视图、是否使用了对比剂，对于 MRI 需要提供序列采集参数（通常来说，具体的 MRI 序列信息应该在方法中给出，而不是在图例中给出）。*Radiology* 支持的图片格式为 PSD（Photoshop）、TIF、AI 和 EPS；图片分辨力为 300～600dpi；图片尺寸为 3～7 英寸 ［1 英寸=2.54 厘米（cm）］。

2. *Medical Image Analysis*（医学影像分析） 是医学影像和生物影像分析的顶级期刊，该期刊侧重应用计算机视觉、虚拟现实、机器人等技术解决医学影像问题。*Medical Image Analysis* 接收全部模态的医学影像处理研究，包含分子、细胞影像、组织器官影像，以及传统的医学影像模态（磁共振、超声、CT、核医学、X 射线、光学和共聚焦及医学影像相关视频等）。*Medical Image Analysis* 接受基于集合、统计、物理或者功能模型进行算法开发、应用，来解决影像表征、可视化、特征提取、分割、影像配准、纵向研究、影像引导手术或干预、纹理、形状和运动检测、波谱分析、数字化解剖图谱、基于虚拟和增强现实的疗法等。在投稿之前，确保稿件包含对医学影像分析领域的方法学贡献。如果稿件并未包含对医学影像分析领域的方法学贡献，将会被直接拒绝。如果稿件只是描述对现有模型的应用，请考虑临床相关的期刊。

在投稿之前，需要将文章用连续数字分章节。各子章节将以 1.1 及 1.2 的顺序出现，下一级子章节以 1.1.1 及 1.1.2 的形式出现。注意摘要不需要标号。同样使用章节号在文章中进行引用。每一章节可以包含一个简短的题目，单独一行。

下面简述一下 *Medical Image Analysis* 文章各部分的撰写要求。

（1）引言（introduction）：描述研究目的，提供足够的背景信息，避免过于冗长的文献综述，或者是简单的前人研究结果总结。

（2）材料和方法（material and methods）：提供足够的细节，使研究能够被其他研究人员重复。已经发表的方法只需简述，并添加相关的参考文献。如果是直接引用了之前被报道过的方法，需使用引用标记，同时引用相应的文献。对现有方法的改进也应详细说明。

（3）理论/计算（theory/calculation）：理论章节应该是背景知识的扩展，而不是简单地重复。相反，计算章节应该描述基于理论的实际进展。

（4）结果（results）：结果部分应该清楚而简洁。

（5）讨论（discussion）：讨论部分应该探讨结果的重要性，而不是简单地重复结果。结果与讨论合并在一起撰写也是可以的。应该避免过度引用和过度讨论。

（6）结论（conclusions）：研究的主要结论可以作为简单的结论章节进行呈现，*Medical Image Analysis* 支持结论与讨论独立，也支持结论与讨论部分合在一起。

（7）附录（appendices）：如果有多条附录，应该以 A，B…进行编号。附录中的公式应该区别于正文，单独编号，如 Eq.(A.1)、Eq.(A.2) 等。附录中图表的编号也是一样的，如 Table A.1、Fig. A.1 等。

（8）简历（vitae）：*Medical Image Analysis* 需要每个作者提供一个简短的个人简历（不超过100 个单词），简历需以 Word 可编辑形式提供。

（9）标题页（title page）：必须包含以下信息。①简短而富有信息的题目；②作者和所在单位，单位用上标小写字母在作者名称后面标注，每个单位都要提供完整的邮政编号、国家，每个作者都要提供 E-mail；③注明通讯作者；④临时/永久地址，如果作者之一经历了搬迁、访学等，可以通过脚注提供其临时或永久地址。

（10）亮点（highlights）：*Medical Image Analysis* 投稿要求稿件必须提供亮点描述，因为这有助于提高相关文稿的可发现性。亮点应包含若干条总结全篇创新点、主要结果和新方法的关键语句。亮点需要作为独立的可编辑的文档上传投稿系统。文档以"Highlights"命名，包含 3～5 条关键语句（每条最多 85 个字符，包含空格）。

（11）摘要（abstract）/图文摘要（graphical abstract）：简明的摘要为投稿所需，摘要需要说明研究的目的、主要结果和结论。摘要通常独立于正文，所以摘要应该具备独立性。因此，摘要中不能有参考文献和引用，不标准或不常见的缩写形式也要尽量避免。

Medical Image Analysis 要求投稿必须提供图文摘要。图文摘要需要以简明、概括的形式总结全文内容，同时吸引读者。作者需要提供能清楚展示研究成果的图片作为图文摘要。图文摘要的要求为 531×1328（高×宽）像素，或者等比例扩大。图文摘要需要在常规 96dpi 分辨力的显示屏

上以 5cm×13cm 的尺寸展示，因此，要求图文摘要在这一尺寸的可读性要高。图文摘要的格式可以是 TIFF、EPS、PDF 或者 Office 文档格式。

（12）关键词（keywords）：摘要之后，需要提供最多 6 个关键词。关键词中尽量只使用本领域内常用的缩写。

（13）缩写（abbreviations）：对于本领域不常见的关键词，需要在文章首页以脚注的形式给出其全称。对于摘要中出现的缩写，需要在第一次出现时给出全称，同时也要给出脚注。确保文章通篇缩写的一致性。

（14）图表要求：①确保所有图片中字体大小写和字号一致；②在图片中嵌入所使用的字体；③图片中可使用的字体为 Arial、Courier、Times New Roman、Symbol；④确保彩色图像对所有人的可读性，包含视力损伤或者色盲人士。

三、科　研　实　例

（一）基于 CLAHE 算法的图像自动增强研究

1. 摘要

（1）目的：由于用于日常放疗的 X 射线影像对比度不足，会影响患者的治疗。本文提出了一种自动、用户独立的 X 射线影像增强方法，目的是提供最优化的组织对比度，支持精准的患者日常治疗和后续随访。

（2）方法：本文提出的 2D X 射线影像处理方法包含以下一个降噪滤波器和一个高通滤波器，跟随限制对比度自适应直方图均衡（CLAHE）滤波器。最重要的创新之处是自适应的最优化图像处理参数及决定不同部位和不同模态的影像对比度。此方法有三个核心控制参数，如高通滤波器的高斯平滑权重因数、区块大小及 CLAHE 滤波器的限幅参数。这些参数均由内点有约束优化算法计算得到。

（3）结果：本研究收集了 52 张 kV 级和 MV 级的 X 射线影像。通过人工评价图像自动增强的效果，给予 1～5 分的得分（1 分为最低分，不可接受；5 分为最高分，足够好，视觉上赏心悦目）。本文提出的方法、CLAHE 滤波器及调窗法的平均得分分别为 3.92、2.83 和 2.27。三种方法中最高分为 5 分的图像占比为 48%、29% 和 18%。

（4）结论：本文提出的方法比常规的医学影像对比度调整方法表现更好。当本文提出的方法在临床应用之后，可以带来更快、更准确的治疗和日后随访。

2. 材料和方法

（1）流程：本文提出的图像处理流程如下：包含去噪滤波器，对于 MV 级的 X 射线影像，还设置了额外的强度阈值来检测射线束的位置。只有在射线束中的影像像素才被列为下一步分析的对象。

CLAHE 滤波器之前加入高通滤波器的原因有二：一是为了减少图像强度不均匀性的影响，二是为了增强骨性结构的边缘。高通滤波器通过原始图像减去加权高斯模糊图像实现，见式（13-1）。

$$F_{\mathrm{H}} = F_1 - p_1 G_\sigma \otimes F_1 \qquad (13\text{-}1)$$

上式中，F_1 为输入 X 射线影像，F_{H} 为高通滤波后的影像，$p_1 \subset (0, 1)$ 为决定轮廓增强程度的加权因子，G_σ 表示二维高斯核，σ 代表高斯核的窗宽。

然后采用 CLAHE 滤波器来均衡影像的灰度直方图。CLAHE 滤波器通过对影像块全局的灰度直方图平坦化加权来避免直方图均衡和自适应直方图均衡带来的灰度尖峰。在此算法中，p_2 为影像上沿 X 或 Y 方向的影像块的数目，因此决定了影像块的尺寸。p_3 为修剪限制度，以限制每一个影像块中灰度直方图的截断或尖峰。F_{H} 被分割为 p_2^2 个图像块，在每一个影像块中计算修剪灰度直方图均衡函数，然后在整个 F_{H} 上通过邻域插值的方法应用。

（2）模型优化：高通滤波器串联 CLAHE 滤波器的整体表现受到一些参数的影响，如高通滤

波器中的权重参数 p_1、影像块大小 p_2 及 CLAHE 滤波器中的修剪限制度 p_3。这些参数的最优值通常根据经验决定。为了自动和量化地确定它们的最优值，本文采用了迭代方法，参数通过先验的患者和影像知识进行初始化，然后根据病灶位置、影像模态及采集目的，通过最优化迭代过程得到最优值。

优化过程中，处理影像的最大熵值可以表示为式（13-2）和式（13-3）。

$$E(p_1, p_2, p_3) = \text{entropy}[F_C\{F_H[F_1(x, y), p_1], p_2\}, p_3] \tag{13-2}$$

$$(\hat{p}_1, \hat{p}_2, \hat{p}_3) = \text{argmax}_{p_1, p_2, p_3}[E(p_1, p_2, p_3)] \tag{13-3}$$

式中，F_H 表示高通滤波器，F_C 表示 CLAHE 滤波器，entropy 是计算影像熵值的函数，$\hat{p}_1$、$\hat{p}_2$、$\hat{p}_3$ 是参数的最优值。影像的对比度通常通过局部明亮处与暗处灰度值的差异，而影像的极值则用来表示系统水平上的不确定度。若干研究证实影像熵值可以代表影像全局对比度的丰度。

（3）实现：对于 MV 级的影像，通过阈值法寻找射线束的束中，阈值法通常设置为影像中灰度极值的 50%。在射线束外的像素赋值为 0，不参与优化过程。迭代优化通过内点法实现，内点法通过寻找可能区域的内点来寻找非线性凸集的最优值。为了提高计算效率，各参数的初始值和搜索范围通过经验给出。例如，p_1 的范围为（0，1），而有用的范围为（0，0.85）。因为高通滤波器在 $p_1 > 0.85$ 时噪声太大。相似地，p_2 的范围被限制在（2，6）之间的整数。因为熵值受影像噪声和边界的影响，可能会出现极值。当我们限制了参数的范围，影像的噪声可以停留在可接受的范围内。

骨性结构的可视化增强通过熵值的最优化方法得到，对于特定的部位，如乳腺和肺部，需要对软组织进行增强，而对于骨盆，需要增强植入的金属标记。对于这些部位，通过经验对参数进行初始化，以达到植入物或软组织的最佳对比度。

3. 结果　本研究包含了 34 张 kV 级和 18 张 MV 级的接收放疗的患者的 X 射线影像，所有图像全部匿名。解剖部位包括颅脑、头颈、胸部、腹部和骨盆。图 13-5 展示了示例影像，影像中的骨性结构，如脊柱和盆骨被明显增强，尤其是在明亮处。图 13-6 展示了两幅优化后的影像中的软组织和金属植入物，图像的平均处理时间为 0.78 秒。

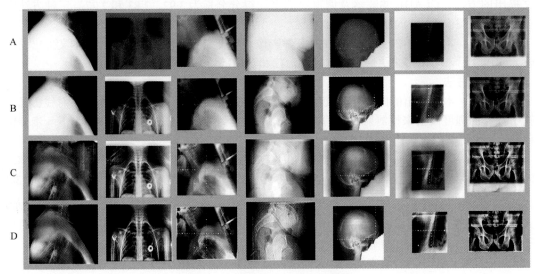

图 13-5　不同算法处理后的图像

A. 原始图像；B. 最优窗位调整法处理后的图像；C. 标准 CLAHE 算法处理后的图像；D. 本文提出的算法处理后的图像。1～4 列为 kV 级的图像，5～7 列为 MV 级别的图像。D 中最后两张图像的白边是由光束准直器造成的，经过自动检测被去除了

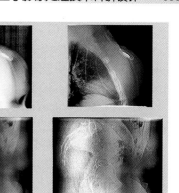

图 13-6　软组织和植入物的对比度增强结果
A. 原始图像；B. 最优窗位调整法处理后的图像；C. 标准 CLAHE 算法处理后的图像；D. 本文提出的算法处理后的图像

　　两位经验丰富的物理师和两位经验丰富的放射肿瘤医师对原始图像、最优窗位调整法处理后的图像、标准 CLAHE 算法处理后的图像，以及本文提出的方法处理后的图像进行盲眼打分。分数为 1～5 分，1 分最差，表示影像质量无法接受；2 分代表影像质量差强人意，刚刚能支持临床决策；3 分表示可以接受，为临床决策提供支持；4 分表示图像质量较好；5 分表示影像质量非常好。图像的顺序被打乱，所以评分者无法知道图像经过哪种方法处理。评分结果见表 13-1，本文提出的方法平均得分为 3.92 分，接近 4 分，说明经过本文提出的方法处理后影像质量较好，而且影像质量明显高于其他三种方法（$P=0.0011$）。经过本文提出方法的处理，无法接受的影像数量降到了 10%，远小于未经处理时无法接受的影像的比例或其他方法处理后无法接受的影像的比例。值得一提的是，无法接受的影像全都是 MV 级的影像。受限于成像模态，这些 MV 级的影像分数较低，是因为其图像噪声大或对比度低。

表 13-1　不同方法处理后图像的主观评分

图像	1 分（%）	2 分（%）	3 分（%）	4 分（%）	5 分（%）	平均得分
原始图像	72	14	6	4	4	1.54
最优窗位调整法处理后的图像	48	20	7	7	18	2.27
标准 CLAHE 算法处理后的图像	39	13	7	13	29	2.83
本文提出的方法处理后的图像	10	9	10	24	48	3.92

　　4. 结论　本研究提出了一种 2D X 射线影像对比度自动增强的方法，结果表明，此方法比目前临床中应用的方法效果更好，此方法可以对患者的治疗、回访等提供帮助。

（二）基于乳腺 DCE-MRI 功能参数图的瘤内和瘤周影像组学预测 HER-2 和 Ki-67 状态

1. 摘要

（1）背景：影像组学已被应用于乳腺磁共振成像（MRI）以预测基因状态。然而，对肿瘤周围区的特征研究还不够深入。

（2）目的：评价基于乳腺动态增强 MRI（DCE-MRI）的功能参数图在预测 HER-2 和 Ki-67 状态中的作用。

（3）研究类型：回顾性研究。

（4）研究对象：共有 351 名经病理证实的女性乳腺癌患者（平均年龄 51 岁），被分配到训练（$n=243$）和验证（$n=108$）队列中。

（5）场强/序列：3.0T，T_1 梯度回波。

（6）评估：根据 DCE-MRI 的时间-强度曲线计算六个功能参数图，从瘤内和瘤周区域提取放射学特征。采用组内相关系数（ICC）判断特征提取的重复性。基于瘤内、瘤周、瘤内和瘤周联合区域，分别采用 LASSO Logistic 回归模型建立了三个影像组学标签。

（7）统计检验：Wilcoxon 秩和检验、最小冗余最大相关性、LASSO、受试者操作特征（ROC）曲线分析和 DeLong 检验。

（8）结果：在验证集中，预测 HER-2 和 Ki-67 状态的瘤内、瘤周影像组学标签的曲线下面积（AUC）分别为 0.683（95%CI，0.574～0.793）、0.690（95%CI，0.577～0.804）和 0.714（95%CI，0.616～0.812）、0.692（95%CI，0.590～0.794）。联合区域影像组学标签的 AUC 分别为 0.713（95%CI，0.604～0.823）和 0.749（95%CI，0.656～0.841）。在瘤内、瘤周和联合影像组学标签之间的预测性能没有显著差异。大部分（69.7%）的特征具有良好的一致性（ICC＞0.8）。

（9）结论：基于乳腺 DCE-MRI 功能参数图的瘤内和瘤周区域的放射学特征，有可能确定 HER-2 和 Ki-67 的状态。

2. 材料与方法

（1）资料收集：在这项研究中，共有 351 名在 2018 年 1 月至 2020 年 9 月期间接受治疗并符合纳入和排除标准的乳腺癌患者被回顾性录入。根据手术时间，将患者按 7∶3 的比例分配到训练集和验证集。免疫组化分析检测每个乳腺癌患者雌激素受体（ER）、孕激素受体（PR）、HER-2 和 Ki-67 的表达水平。当至少 1% 的肿瘤细胞核被 ER 或 PR 染色阳性时，ER 或 PR 状态被认为是阳性。Ki-67 阳性大于 14% 被认为是高表达，否则被认为是低表达。HER-2 染色强度得分为 3+ 被认为是阳性，而得分为 0 或 1+ 被认为是阴性。若 HER-2 染色强度评分为 2+，而荧光原位杂交证实基因扩增，则被认为是阳性。

（2）图像处理：两位放射科医师在不参考临床和组织病理学资料的情况下，一致选择的病变直径最大的体层图像作为代表图像。当出现分歧时，另一位资深放射科医师则做出最终决定。在三位放射科医师选择的减影图像上，绘制一个圆形感兴趣区（ROI），最大程度覆盖病变区域。然后自动获得 DCE-MRI 的平均时间-强度曲线，根据该曲线选择增强相位最强的减影切片图像进行瘤内区域的分割。距肿瘤边界 4mm 的距离被定义为瘤周区域。在标记瘤内 ROI 后，根据体素的大小，进行形态学扩张操作以分割肿瘤周围区域，最大径向距离为 4mm。然后从扩大的 ROI 中减去瘤内 ROI，得到瘤周 ROI。

使用式（13-4）至式（13-9）逐像素地计算基于 DCE-MRI 的时间-强度曲线的瘤内和瘤周区域的六个功能参数图，即最大增长斜率（MSI）、信号强度斜率（SI_{slope}）、峰增强初始百分比（$E_{initial}$）、早期信号增强比（ESER）、峰增强百分比（E_{peak}），以及第二次增强百分比（SEP）图。代表性图像见图 13-7。

$$MSI = \max(SI_{i+1} - SI_i) \tag{13-4}$$

$$SI_{slope} = [(SI_8 - SI_{mean}) / SI_{mean}] \times 100\% \tag{13-5}$$

$$E_{initial} = (SI_1 - SI_0) / SI_0 \times 100\% \tag{13-6}$$

$$ESER = (SI_1 - SI_0) / (SI_2 - SI_0) \times 100\% \tag{13-7}$$

$$E_{peak} = (SI_{peak} - SI_0) / SI_0 \times 100\% \tag{13-8}$$

$$SEP = (SI_2 - SI_0) / SI_0 \times 100\% \tag{13-9}$$

其中，SI 是图像中每个像素的信号强度，SI_0 表示预对比度图像中的像素值，SI_i，$i=1, 2, 3, 4, 5, 6, 7, 8$，表示在第 i 次增强扫描中像素的值，SI_{mean} 为前两个对比度后时间点的平均值，SI_{peak} 为从时间强度曲线中识别出的峰值增强时间点的图像像素值。

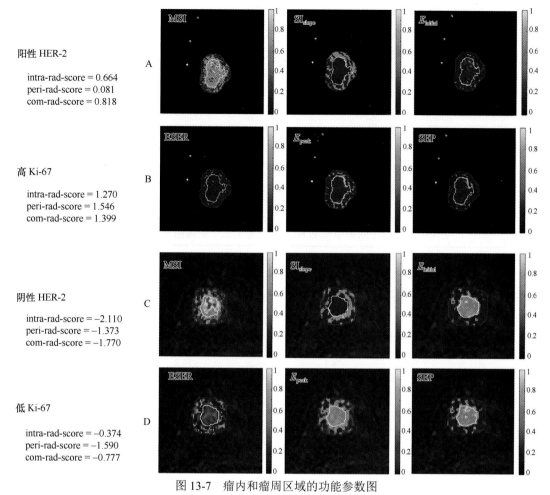

阳性 HER-2

intra-rad-score = 0.664
peri-rad-score = 0.081
com-rad-score = 0.818

高 Ki-67

intra-rad-score = 1.270
peri-rad-score = 1.546
com-rad-score = 1.399

阴性 HER-2

intra-rad-score = −2.110
peri-rad-score = −1.373
com-rad-score = −1.770

低 Ki-67

intra-rad-score = −0.374
peri-rad-score = −1.590
com-rad-score = −0.777

图 13-7　瘤内和瘤周区域的功能参数图

A、B. 阳性 HER-2 和高 Ki-67 状态的代表性图像，其中两个轮廓线分别表示功能参数图上的瘤内和瘤周边缘；C、D. 阴性 HER-2 和低 Ki-67 状态的代表性图像

（3）影像组学特征提取：在特征提取之前，将瘤内和瘤周感兴趣区内的所有像素强度进行归一化。然后提取了 14 个肿瘤内 ROI 的形态特征，从参数图中提取 82 个纹理特征，包括以下三个特征组：① 9 个灰度共生矩阵（GLCM）特征组；② 25 个 Laws 特征组；③ 48 个 Gabor 特征组。每个参数图每个区域产生 410 个统计特征，每个提取的放射学特征的平均值分别减去并除以各自的标准差值（Z-score 归一化）。

（4）特征选择与影像组学标签构建：用组内相关系数（ICC）计算瘤内分割和放射学特征提取的重复性和稳定性。在 ICC＞0.8 的情况下，特征提取的一致性较好，在此基础上收集的特征用于后续的影像组学分析。

对训练集执行三步特征选择方法。首先，采用单变量排序法（WLCX）对 $P < 0.1$ 的特征进行初步识别，以避免在多变量分析而不是单变量分析中剔除高区分性特征；其次，采用多元排序法（最小冗余度、最大相关度）对 20 个相关性高、冗余度低的特征进行排序；最后，利用最小绝对收缩和选择算子（LASSO）方法进行正则化多元 Logistic 回归，选择最优特征子集构建影像组学标签。根据 Lasso Logistic 回归模型中系数非零的特征，计算每例患者识别 HER-2 和 Ki-67 状态的影像组学评分（rad-score）、瘤内影像组学评分（intra-rad-score）、瘤周影像组学评分（peri-rad-score）和联合区域影像组学评分（com-rad-score）。

最终计算受试者操作特性（ROC）曲线下面积（AUC）、分类准确性、敏感性、特异性、阳性预测值（PPV）和阴性预测值（NPV），用于预测训练集和验证集中 HER-2 和 Ki-67 的状态。

3. 结果 在所提取的 2474 个放射学特征中，1724 个（69.7%）具有良好的观察者间一致性，ICC > 0.8，包括 14 个形状特征和 1710 个纹理特征。从瘤内、瘤周和联合区域中分别选择了 17、20、20 及 18、20、19 个特征，用于鉴别 HER-2 和 Ki-67 状态，然后据此计算两个指标的 intra-rad-score、peri-rad-score 和 com-rad-score。表 13-2 与表 13-3 分别总结了每个标签辨别 HER-2 和 Ki-67 状态的性能。图 13-8 显示了预测 HER-2 状态的三个标签的 ROC 曲线。在训练集和验证集中，联合区域影像组学标签的 AUC 最高（0.808，95%CI 0.747～0.869 和 0.713，95%CI 0.604～0.823）、分类准确率最高（78.6%，95%CI 78.5%～78.7% 和 72.2%，95%CI 71.9%～72.6%）。用于鉴定 Ki-67 表达状态三个标签的 ROC 曲线见图 13-9。在训练集和验证集中，联合区域影像组学标签的 AUC 最高（0.875，95%CI 0.830～0.919 和 0.749，95%CI 0.656～0.841）、分类准确率最高（82.7%，95%CI 82.6%～82.8% 和 73.1%，95%CI 72.8%～73.5%）。

表 13-2 在每个队列中预测 HER-2 状态的三个影像组学标签的表现

模型	队列	AUC	准确性（%）	敏感性（%）	特异性（%）	PPV（%）	NPV（%）
瘤内	训练集	0.773 (0.707, 0.839)	74.9 (74.7, 75.0)	65.3 (54.6, 76.1)	79.2 (73.0, 85.3)	58.3 (47.8, 68.9)	83.6 (77.9, 89.4)
	验证集	0.683 (0.574, 0.793)	68.5 (68.1, 68.9)	61.3 (44.1, 78.4)	71.4 (61.3, 81.5)	46.3 (31.1, 61.6)	82.1 (72.9, 91.3)
瘤周	训练集	0.784 (0.720, 0.848)	76.1 (76.0, 76.3)	68.0 (57.4, 78.6)	79.8 (73.7, 85.8)	60.0 (49.6, 70.4)	84.8 (79.2, 90.4)
	验证集	0.690 (0.577, 0.804)	67.6 (67.2, 68.0)	64.5 (47.7, 81.4)	68.8 (58.5, 79.2)	45.5 (30.7, 60.2)	82.8 (73.6, 92.1)
联合区域	训练集	0.808 (0.747, 0.869)	78.6 (78.5, 78.7)	69.3 (58.9, 79.8)	82.7 (77.0, 88.5)	64.2 (53.8, 74.6)	85.8 (80.4, 91.2)
	验证集	0.713 (0.604, 0.823)	72.2 (71.9, 72.6)	58.1 (40.7, 75.4)	77.9 (68.7, 87.2)	51.4 (34.9, 68.0)	82.2 (73.4, 91.0)

表 13-3 在每个队列中预测 Ki-67 状态的三个影像组学标签的表现

模型	队列	AUC	准确性（%）	敏感性（%）	特异性（%）	PPV（%）	NPV（%）
瘤内	训练集	0.845 (0.796, 0.895)	79.8 (79.7, 80.0)	84.1 (78.2, 90.1)	73.5 (64.7, 82.2)	82.4 (76.3, 88.6)	75.8 (67.2, 84.4)
	验证集	0.714 (0.616, 0.812)	68.5 (68.1, 68.9)	68.3 (56.8, 79.7)	68.9 (55.4, 82.4)	75.4 (64.3, 86.6)	60.8 (47.4, 74.2)
瘤周	训练集	0.835 (0.784, 0.886)	76.5 (76.4, 76.7)	73.8 (66.6, 81.0)	80.6 (72.8, 88.4)	84.9 (78.7, 91.2)	67.5 (59.0, 76.0)
	验证集	0.692 (0.590, 0.794)	69.4 (69.1, 69.8)	85.7 (77.1, 94.4)	46.7 (32.1, 61.2)	69.2 (59.0, 79.5)	70.0 (53.6, 86.4)
联合区域	训练集	0.875 (0.830, 0.919)	82.7 (82.6, 82.8)	79.3 (72.7, 85.9)	87.8 (81.3, 94.2)	90.6 (85.5, 95.6)	74.1 (66.2, 82.1)
	验证集	0.749 (0.656, 0.841)	73.1 (72.8, 73.5)	65.1 (53.3, 76.9)	84.4 (73.9, 95.0)	85.4 (75.4, 95.4)	63.3 (51.1, 75.5)

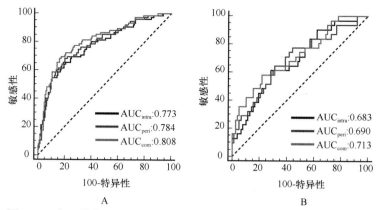

图 13-8 在训练集和验证集中鉴别 HER-2 状态的三个标签的 ROC 曲线

A. 在训练集中预测 HER-2 状态的影像组学标签的 ROC 曲线；B. 在验证集中预测 HER-2 状态的影像组学标签的 ROC 曲线。
AUC_{intra}：瘤内区域 AUC；AUC_{peri}：瘤周区域 AUC；AUC_{com}：联合区域 AUC；AUC. 曲线下面积；ROC. 受试者操作特征

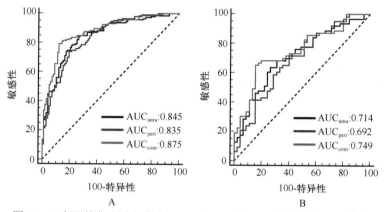

图 13-9 在训练集和验证集中鉴别 Ki-67 状态的三个标签的 ROC 曲线

A. 在训练集中预测 Ki-67 状态的影像组学标签的 ROC 曲线；B. 在验证集中预测 Ki-67 状态的影像组学标签的 ROC 曲线。
AUC_{intra}：瘤内区域 AUC；AUC_{peri}：瘤周区域 AUC；AUC_{com}：联合区域 AUC；AUC. 曲线下面积；ROC. 受试者操作特征

4. 结论 在这项影像组学分析中，基于 DCE-MRI 的六个功能参数图进行特征提取，并分别利用瘤内、瘤周及瘤内和瘤周联合区域特征建立了三种类型的影像组学标签，用于预测 HER-2 和 Ki-67 的状态。结果表明，结合瘤内和瘤周特征构建标签的 AUC 在训练集和验证集中都是最高的，说明 DCE-MRI 功能参数图中瘤周和瘤内特征的结合能够鉴别 HER-2 和 Ki-67 的状态。

（邱建峰 尹建东）

参 考 文 献

霍宏涛, 2002. 数字图像处理. 北京: 北京理工大学出版社.

李真林, 雷子乔, 2016. 医学影像成像理论. 北京: 人民卫生出版社.

刘惠, 郭冬梅, 邱天爽, 2020. 医学图像处理. 北京: 电子工业出版社.

罗述谦, 周果宏, 2010. 医学图像处理与分析. 北京: 科学出版社.

聂生东, 邱建峰, 郑建立, 2010. 医学图像处理. 上海: 复旦大学出版社.

牛延涛, 李文美, 刘建新, 2013. 乳腺 X 线摄影技术. 2 版. 北京: 人民卫生出版社.

邱建峰, 聂生东, 2013. 医学影像图像处理实践教程. 北京: 清华大学出版社.

宋彬, 李真林, 吕粟, 2019. 医学影像图像后处理技术. 北京: 人民卫生出版社.

田捷, 包尚联, 周明全, 2003. 医学影像处理与分析. 北京: 电子工业出版社.

杨正汉, 冯逢, 王霄英, 2007. 磁共振成像技术指南. 北京: 人民军医出版社.

姚敏, 2012. 数字图像处理. 2 版. 北京: 机械工业出版社.

医学名词审定委员会, 医学影像技术学名词审定分委员会, 2020. 医学影像技术学名词. 北京: 科学出版社.

于兹喜, 郑可国, 2016. 医学影像检查技术学. 北京: 人民卫生出版社.

余建明, 李真林, 2021. 实用医学影像技术. 2 版. 北京: 人民卫生出版社.

余建明, 牛延涛, 2009. CR、DR 成像技术学. 北京: 中国医药科技出版社.

赵小川, 何灏, 缪远诚, 2013. MATLAB 数字图像处理实战. 北京: 机械工业出版社.

郑传胜, 吕维富, 李智岗, 2021. 介入治疗学. 北京: 科学出版社.

GONZALEZ R C, WOODS R E, 2020. 数字图像处理. 4 版. 阮秋琦, 阮宇智译. 北京: 电子工业出版社.